Kohlhammer

Die Herausgeberin

Profⁱⁿ. Drⁱⁿ. Drⁱⁿ. Marina Kojer ist Geriaterin, Palliativmedizinerin und Psychologin, Honorarprofessorin der Universität Klagenfurt, Gründerin und ehem. Chefärztin der Abteilung für palliativmedizinische Geriatrie, Geriatriezentrum am Wienerwald (GZW), Wien.

Marina Kojer (Hrsg.)

Alt, krank und verwirrt

Einführung in die Praxis der Palliativen Geriatrie

4., erweiterte und aktualisierte Auflage

Verlag W. Kohlhammer

4., erweiterte und aktualisierte Auflage 2022

Alle Rechte vorbehalten
© W. Kohlhammer GmbH, Stuttgart
Gesamtherstellung: W. Kohlhammer GmbH, Heßbrühlstr. 69, 70565 Stuttgart
produktsicherheit@kohlhammer.de

Print:
ISBN 978-3-17-039162-8

E-Book-Formate:
pdf: ISBN 978-3-17-039163-5
epub: ISBN 978-3-17-039164-2

Autorenverzeichnis

Arndorfer, Regina, DGKP
Stationsleitung
Pflege Simmering
Dittmanngasse 5
A – 1110 Wien
regina.arndorfer@gesundheitsverbund.at

Binder, Siegfried, DGKP
Wiener Gesundheitsverbund Hauptgruppe 2, 1. stellvertretender Vorsitzender des
Dienststellenausschusses
Thomas Klestilplatz 7
A – 1030 Wien
siegfried.binder@gesundheitsverbund.at

Bonomo, Elisabeth, Dipl. PT^{in} i. R.
Ehem. Physiotherpeutin, Abteilung für palliativmedizinische Geriatrie, GZW
Hohe Wand Straße 43
A – 2344 Maria Enzersdorf
m.bonomo@utanet.at

Borasio, Gian Domenico, Prof. Dr. med
Lehrstuhl für Palliativmedizin CHUV
Universität Lausanne,
Av. Pierre Decker 5
CH – 1011 Lausanne
gian.borasio@chuv.ch

Breitenwald-Khalil, Magdalena, DGKP i. R.
Ehem. Vertreterin der Stationsleitung, palliative Demenzstation,
Abteilung für palliativmedizinische Geriatrie, GZW
Folusz 13
P – 32-200 Miechow

Chladek, Alfred, Dr. med. †
Geriater, Palliativmediziner
zuletzt Stationsarzt, Pflegewohnhaus Liesing, Wien

Falkner, Eduard i. R.
Ehem. Pfleger, Abteilung für palliativmedizinische Geriatrie, GZW
Langfeldgasse 2-16
A – 1210 Wien

Gutenthaler, Ursula, DGKP †
Langjährige Stationsleitung der palliativen Demenzstation
Abteilung für palliativmedizinische Geriatrie, GZW

Haider, Herbert †
Ehem. Pfleger, Abteilung für palliativmedizinische Geriatrie, GZW

Jox, Ralf J., Prof. Dr.med. Dr. phil.
Professur für Geriatrische Palliative Care
Abt. für Palliative und Supportive Medizin
Einheit für Klinische Ethik
Institut für Medical Humanities
Universitätsspital Lausanne
Fakultät für Biologie und Medizin
Universität Lausanne
Avenue Pierre-Decker 5
CH – 1011 Lausanne
ralf.jox@chuv.ch

Kojer, Marina, Hon.Prof[in]. Dr[in].med. Dr[in].phil.
Ehem. Chefärztin, Abteilung für palliativmedizinische Geriatrie, GZW
Ernst Karl Winter-Weg 8
A – 1190 Wien
marina.kojer@mc.com

Kunz, Roland, Dr.med.
Ehem. Chefarzt Stadtspital Waid und Triemli Zürich
Spiegelhofstraße 32
CH – 8317 Tagelswangen
kunz.rol@bluewin.ch

Lazelberger, Snezana, DGKP
Stationsleitung
Pflege Simmering
Dittmanngasse 5
A – 1110 Wien
snezana.lazelberger@gesundheitverbund.at

Martinek, Andrea, MSc, LL.M Mag^a. Dr^in med. Dr^in phil. i. R.
Ehem. Stationsärztin, Abteilung für palliativmedizinische Geriatrie, GZW
Liliengasse 47/9,
A – 1060 Wien
andrea.martinek1@chello.at

Michalek, Heinz †
Ehem. Pfleger an der Abteilung für palliativmedizinische Geriatrie im GZW

Pirker, Susanne, Dr^in med i. R.
Ehem. Oberärztin, Abteilung für palliativmedizinische Geriatrie, GZW
Hummelgasse 6
A – 1130 Wien
su.pi@aon.at

Schmidl, Martina, Dr^in. med. i. R.
Ehem. Oberärztin, Abteilung für palliativmedizinische Geriatrie, GZW
Ziehrerstraße 20
A – 2700 Wiener Neustadt
ma.sc@gmx.at

Schmidt, Gerda, DGKP, MAS (Palliative Care)
Wohnbereichsleitung
Stellvertretende Pflegedienstleitung
CS Caritas Socialis
Pflege- und Sozialzentrum Pramergasse
Pramergasse 7
A – 1090 Wien
gerda.schmidt@cs.at

Schragel, Susanne, Dr^in. med.
Oberärztin
Pflege Baumgarten
Seckendorfstraße 1
A – 1140 Wien
susanne.schragel@gesundheitsverbund.at

Stöckl, Andrea, Dipl. ET^in
Ergotherapeutin, Validationslehrerin
Pflege Innerfavoriten
Bernhardtstalgasse 32
A – 1100 Wien
andrea@sfinks.net

Thaller, Manuela, DGKP i. R.
Ehem. Stationsleitung, Abteilung für palliativmedizinische Geriatrie, GZW
Pumgasse 11-13/2/12
A – 1230 Wien

Urban, Renate, MTF
Dipl. Med. Techn. Fachkraft i. B. Physiotherapie
Pflege Meidling an der Abteilung
Stüber Gunther Gasse 2
A –1120 Wien
Renate.Urban2@gesundhetsverbund.at

Vasko, Greta †
Ehem. Patientin/Bewohnerin
Abteilung für palliativmedizinische Geriatrie, GZW

Zadak, Ingrid, DGKP i. R.
Ehem. Dipl. Pflegeperson, Abteilung für palliativmedizinsche Geriatrie, GZW
Spengergasse 4/14
A – 1050 Wien
ingrid.zadak@chello.at

Zsifkovics, Michaela, DGKP
Stationleitung
Pflege Baumgarten
Seckenhofstraße 1
A – 1140 Wien, Österreich
michaela.zsifkovics@gesundheitsverbund.at

Geleitwort zur 4. Auflage

von Gian Domenico Borasio

Diese Neuauflage von Marina Kojers Buch »Alt, krank und verwirrt« in der »Münchner Reihe Palliative Care« ist zweierlei: eine Notwendigkeit und eine Hommage.

Eine Notwendigkeit, denn dieses Buch ist so wichtig, dass es immer verfügbar sein sollte. Es war das erste Buch weltweit, das den inhaltlichen Ansatz der geriatrischen Palliative Care umfassend und patientennah dargestellt hat. Und dies nicht aus noch so schönen geistig-theoretischen Überlegungen heraus (Gott schütze uns heute und fürderhin vor den Palliativ-Theor-Ethikern), sondern aus einer über viele Jahre entwickelten, täglich gelebten und verfeinerten klinischen Praxis heraus. Die von Marina Kojer gegründete palliativgeriatrische Abteilung im Geriatriezentrum am Wienerwald war – genauso wie das St. Christopher's Hospice in London – ihrer Zeit mehrere Jahrzehnte voraus. Die dort erstmals erprobten Konzepte, die radikale Orientierung an den Bedürfnissen der hochbetagten Patientinnen und ihrer Familien, die Hervorhebung der Notwendigkeit einer wahrhaftigen und situationsgerechten Kommunikationspraxis, dies alles eingebettet in eine zutiefst ärztliche Haltung der Empathie und Menschenliebe – das war damals revolutionär und ist es (leider) zum großen Teil noch heute.

Eine Hommage, weshalb Marina Kojer zustimmen musste, dieses Geleitwort von ihr ungeprüft erscheinen zu lassen. Sie hätte sonst garantiert ihr Veto eingelegt, denn wie vielen wahrhaft großen Menschen ist ihr Geltungsbedürfnis ein Fremdwort, und zwar ein ungeliebtes. Ich erinnere mich noch gut an das erste Mal, als ich Marina Kojer bei einem Vortrag zuhören durfte. Die unglaubliche Begeisterung für die Sache, die von dieser zierlichen Person ausging und den ganzen Raum erfüllte, hatte ich davor nur zweimal erleben dürfen: bei Vorträgen von Karl Rahner, einem der größten Theologen des 20. Jahrhunderts, und von Viktor Frankl, dem Psychiater und Begründer der Logotherapie, wie Marina Kojer ein Wiener, ihr wohlbekannt (sie besuchte regelmäßig seine Vorlesungen und er versuchte vergebens, sie für die Psychiatrie zu gewinnen) und wie sie durch den Zweiten Weltkrieg gezeichnet. Es ist kein Zufall, dass Marina Kojer nicht nur Ärztin, sondern auch Psychologin ist, also zwei der wichtigsten Berufe der Palliative Care und gleichsam den Leib-Seele-Dualismus in sich vereint. Diese Multiprofessionalität hat sie mit Cicely Saunders gemeinsam, die als Ärztin, Sozialarbeiterin und Pflegende die moderne Palliative Care begründet hat. Man darf mit Fug und Recht Marina Kojer als die Cicely Saunders der palliativen Geriatrie bezeichnen – gerade, weil sie das weit von sich weisen würde.

Es gehört zu den leider häufigen Irrtümern der Medizingeschichte, dass die wunderbare Abteilung für palliative Geriatrie in Wien nach der Pensionierung von Marina Kojer schrittweise aufgelöst wurde und heute nicht mehr existiert. Aber der Geist dieser Abteilung lebt weiter, genau wie die von diesem Buch ausgegangene

Entwicklung für eine echte Umsetzung der Palliative Care-Prinzipien in der Geriatrie. Bestes Beispiel dafür ist die 2015 gegründete Fachgesellschaft für Palliative Geriatrie, deren Ehrenvorsitzende Marina Kojer ist. Roland Kunz, einer der profiliertesten Palliativgeriater Europas, geht darauf in einem eigens für diese Neuauflage verfassten Kapitel ein (▶ Kap. 23). Ein weiteres Beispiel ist die europaweit erste Professur für geriatrische Palliative Care, die 2016 an der Universität Lausanne eingerichtet werden konnte (▶ Kap. 24). Diese Initiativen tragen die bahnbrechenden Konzepte, die erstmalig von Marina Kojer und ihrem Team entwickelt wurden, in die klinische Praxis und in die akademische Forschung und Lehre weiter, getreu dem Motto von Jean Jaurès: »Tradition ist nicht die Anbetung der Asche, sondern die Weitergabe des Feuers«.

Dieses Buch ist aber nicht nur wichtig in seinem historischen Kontext, sondern ist von großer – angesichts der fürchterlichen Fehler, die in der Pandemie in vielen Alters- und Pflegeheimen weltweit gemacht wurden, muss man sogar sagen: schmerzhafter – Aktualität. Das Beispiel einer Ärztin (es ist weiß Gott kein Zufall, dass sowohl Cicely Saunders als auch Marina Kojer Frauen sind), die im Brustton der Überzeugung und für jeden erkennbar glaubwürdig sagen kann »Von der Betreuung hochbetagter dementer Menschen kann man süchtig werden« ist ein Lichtblick in dieser immer dunkler werdenden Zeit. Wir brauchen diese Lichtblicke wie die Luft zum Atmen, und wir dürfen nicht zulassen, dass sie in Vergessenheit geraten. Daher ist es für die Münchner Reihe Palliative Care eine große Freude und Ehre, diese Neuauflage von »Alt, krank und verwirrt« zum 80. Geburtstag von Marina Kojer ihrem Wirken als Ärztin und Lehrerin und ihrer Pioniertätigkeit für die palliative Geriatrie zu widmen.

Lausanne/München, im November 2021
Prof. Dr. med. Gian Domenico Borasio

Inhalt

Teil I: Die Suche nach neuen Wegen in der Geriatrie

Teil III: Was ändert sich, wenn ein Mensch stirbt?

Teil IV: Aufgaben und Probleme der Palliativen Geriatrie heute

Vorwort zur 4. Auflage

Ende des vorigen Jahrhunderts fassten die Mitarbeitenden einer Abteilung des damals größten Pflegeheims[1] Europas den nicht alltäglichen Entschluss, miteinander ein Buch über ihre Arbeit zu schreiben. Der Grund dafür: Sie hatten über Jahre gemeinsam die Grundlagen eines neuen, aus ihrer Sicht zukunftsweisenden Betreuungskonzepts für multimorbide Hochbetagte mit und ohne Demenz erarbeitet; das Konzept bekam den Namen Palliative Geriatrie.

Unsere Bemühungen verfolgten im Grunde ein sehr schlichtes Ziel: Wir wollten unseren Patientinnen und Patienten bis zuletzt ein möglichst gutes Leben ermöglichen. Sehr bald stellte sich heraus, dass dies nur gelingen konnte, wenn wir uns von den alten Menschen zu ihren Zielen führen ließen, statt wie zuvor weitgehend über sie zu bestimmen. Unser Weg ähnelte der Reise in ein unbekanntes Land, einer Reise, auf der an jeder Ecke etwas Unerwartetes geschehen kann. Fast jeden Tag entdeckten wir Neues, sahen Erfolge, lösten uns ein wenig mehr von alten »Selbstverständlichkeiten«. Rückblickend können wir diese »Reise« durchaus als einen Organisationsentwicklungsprozess bezeichnen, mit dem wir gemeinsam Schritt für Schritt eine neue Realität schufen. Allmählich begann sich die Atmosphäre im ganzen Haus zu verändern. Es gelang uns immer besser mit den Menschen, die wir betreuten in Beziehung zu treten. Sie standen uns jetzt näher und wir verstanden sie viel besser als zuvor. Daher fiel es uns auch leichter ihre körperlichen und seelischen Nöte rechtzeitig zu erkennen, ihnen wirklich zu helfen und zugleich die Wärme und Zuwendung zu schenken, die sie so dringend brauchten.

Motor des Wandels zum Positiven war für jede von uns die Verbesserung von Einstellung und Haltung. Das bedeutete: Respekt vor jedem Menschen, unabhängig von Alter, Gebrechlichkeit, Multimorbidität und Demenz. Es bedeutete weiter: Achtsamkeit und Offenheit für körperliche und seelische Schmerzen sowie für soziale und spirituelle Nöte und Bedürfnisse. Diese Veränderungen prägten mit der Zeit den Geist unserer Abteilung und verbesserten die Lebensbedingungen für die alten Menschen, für ihre Angehörigen und nicht zuletzt für uns selbst. Dies gelang, obwohl vieles andere – vor allem Wohnqualität und Personalstand – unverändert blieben und sehr viel zu wünschen übrig ließen.

Seither ist viel Zeit vergangen. Palliative Geriatrie – anfangs vielfach belächelt und von vielen energisch abgelehnt (»Demenzkranke sind nicht palliativbedürftig!«) –

---

1 In den 13 Abteilungen dieses Pflegekrankenhauses »Geriatriezentrum am Wienerwald« (GZW) wurden damals mehr als 2.400 multimorbide Hochbetagte behandelt, gepflegt und betreut.

hat sich mittlerweile allgemein durchgesetzt. Das Konzept hat längst die Grenzen der Pflegeeinrichtungen überschritten und wird jetzt auch für andere berufliche Kontexte übernommen und adaptiert, z. B. für die ambulante Pflege oder die Versorgung Hochbetagter in Krankenhäusern. 2015 wurde die deutschsprachige internationale Fachgesellschaft für Palliative Geriatrie (FGPG) gegründet (www.fgpg.eu). Ihr Ziel ist die Förderung, Verbreitung, gesellschaftliche Verankerung und Weiterentwicklung der Palliativen Geriatrie. Ein entscheidender, zukunftsweisender Schritt war die Einrichtung der weltweit ersten Professur für Palliative Geriatrie an der Universität Lausanne im Jahr 2016.

Über viele Jahrhunderte wurde für beide Geschlechter im Schrifttum mit Selbstverständlichkeit ausschließlich die männliche Form verwendet. Seit der Erstauflage dieses Buches ist das Genderbewusstsein deutlich gestiegen; die eigenständige Rolle der Frau in Familie, im Beruf und in der Gesellschaft hat an Bedeutung gewonnen. Doch auch weiterhin wird in fast allen Büchern nur das generische Maskulinum verwendet. Dieses Buch weicht davon ab: Pflegeheime sind Frauenwelten – Welten, in denen überwiegend hochbetagte Frauen leben, die von jüngeren Frauen gepflegt, ärztlich behandelt, therapeutisch betreut sowie von weiblichen Angehörigen und Ehrenamtlichen besucht werden. Um diese Realität zu spiegeln, und auch um der weniger schwerfälligen Lesart willen, verzichten wir, wenn nicht ausdrücklich von einem Mann die Rede ist, auf Gendergerechtigkeit und verwenden ausschließlich die weibliche Form. Eine Diskriminierung für die Patienten, Mitarbeiter, Ehemänner und Söhne, die natürlich auch in den Heimen anzutreffen sind, ist durch diese Wortwahl bestimmt nicht beabsichtigt.

Das »Geriatriezentrum am Wienerwald« ist mittlerweile Geschichte, es wurde über einige Jahre schrittweise aufgelöst, durch kleinere, auf die Bezirke Wiens aufgeteilte Einheiten ersetzt und 2015 endgültig geschlossen. Die »Abteilung für Palliative Geriatrie« gibt es daher schon lange nicht mehr. Der Großteil der Mitarbeiterinnen, mit denen ich dieses Buch gemeinsam geschrieben habe, ist inzwischen in Pension oder knapp davor. Nur ganz wenige stehen noch mitten im Arbeitsleben. Drei Pflegekräfte und ein Arzt sind in der Zwischenzeit bereits gestorben.

Als feststand, dass unser Buch noch einmal aufgelegt wird, baten mich alle Autorinnen bis auf eine, die Überarbeitung der Texte für sie zu übernehmen. Die Ergotherapeutin Andrea Stöckl machte zu meiner Freude auch diesmal mit. Sie überarbeitete nicht nur ihre eigenen Texte, sondern brachte ihre Kompetenz auch in andere Kapitel ein und half mir vor allem bei der Bearbeitung der so wesentlichen Beiträge über die Kommunikation mit Menschen mit Demenz[2]. Dafür möchte ich Dir, liebe Andrea ganz herzlich danken!

»Alt, krank und verwirrt« bildet ein gewachsenes Ganzes; es hält die Pionierarbeit meines interprofessionellen Teams während eines bestimmten Zeitraumes fest. Es schildert unseren gemeinsamen Weg, einen Weg, der genau so und nicht anders verlaufen ist. Daher habe ich die Texte sehr zurückhaltend überarbeitet, und nur Unverzichtbares hinzugefügt. Einiges wurde ergänzt, einiges weggelassen, auf be-

---

2 Andrea Stöckl ist nicht nur Ergotherapeutin, sondern seit vielen Jahren auch Validationslehrerin nach Naomi Feil.

deutende Veränderungen hingewiesen und die Literatur durchgehend aktualisiert. Unsere Patientinnen waren unsere wichtigsten Lehrerinnen, ihre Geschichten vermitteln nach wie vor die aussagekräftigsten Einblicke in das Wesen der Palliativen Geriatrie. Daher habe ich sie unverändert übernommen.

Beim neuerlichen Lesen der Texte wurde mir bewusst, dass sich in der Zwischenzeit zwar manche Anschauungen geändert haben und neue Erkenntnisse dazugekommen sind, dass aber das wirklich Wesentliche gleichgeblieben ist. Es geht auch heute darum, jeden Menschen, ungeachtet seines Alters und seines körperlichen und geistigen Zustands für ein gleichwertiges und gleichwürdiges Du anzusehen, ihm mit Respekt, Wertschätzung und Mitgefühl zu begegnen und ihm Selbstbestimmung zuzubilligen. Ist diese Grundhaltung, gepaart mit der unverzichtbaren fachlichen Kompetenz, vorhanden, ergeben sich die nächsten Schritte fast von selbst.

Ich hoffe, dass dieses Buch seine Leserinnen ermutigt, sich nicht von oft unzureichenden Rahmenbedingungen abschrecken zu lassen. Niemand kann Wunder wirken, aber jede Einzelne kann durch Zuwendung, Mitgefühl, zur richtigen Zeit eingesetzte fachliche Kompetenz und nicht zuletzt durch ein wenig Kreativität dazu beitragen, dass Patientinnen – heute sprechen wir meistens von Bewohnerinnen – bis zuletzt ein gutes Leben haben.

Marina Kojer   November 2021

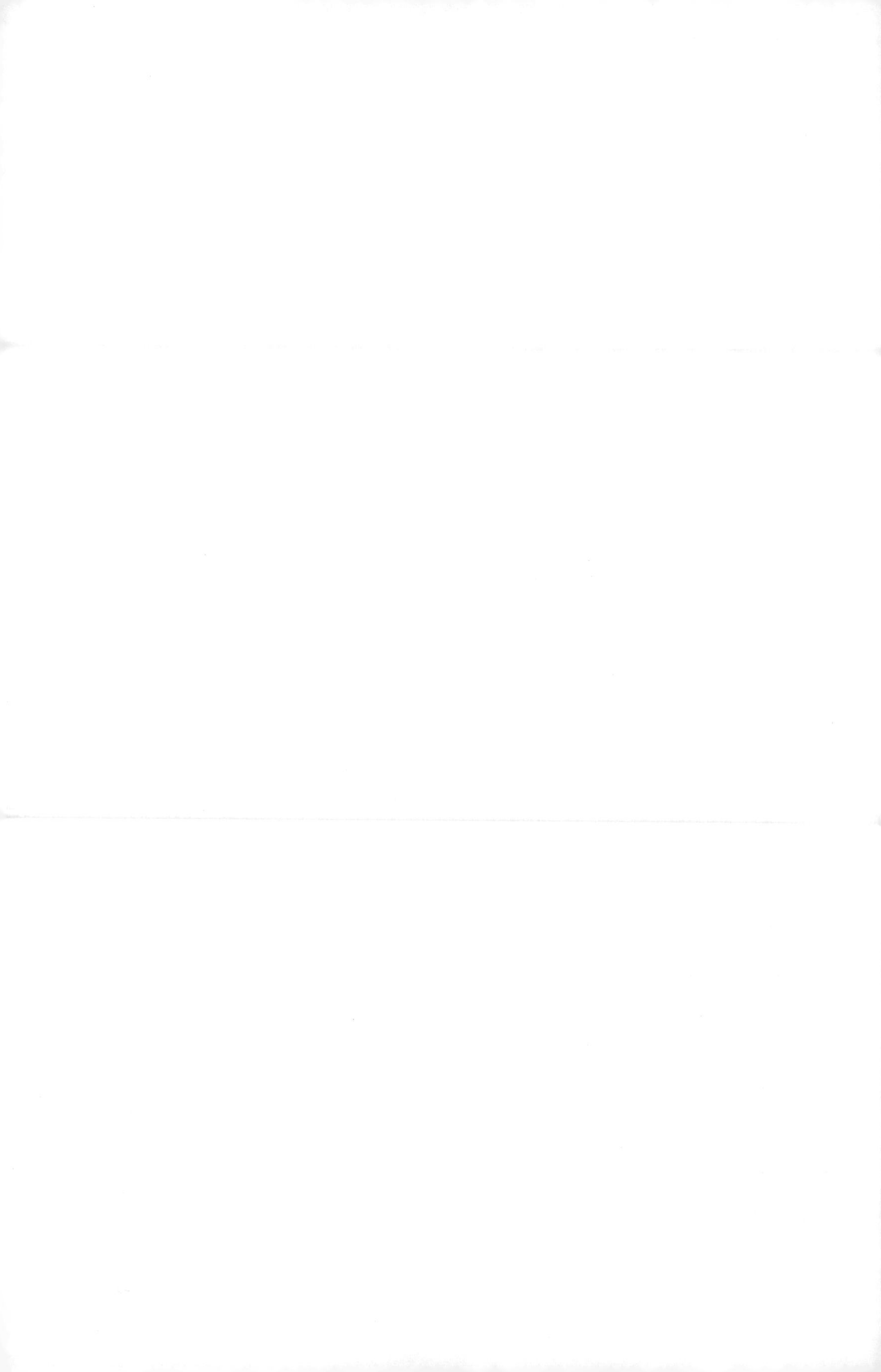

Vorwort zur 1. Auflage

Die Liebe nimmt an, nicht weg.
Sie ergreift nicht Besitz.
Sie ist zugetan.
Sie ist das Geheimnis
der Brotvermehrung.

Christine Busta

Ich arbeite seit mehr als 20 Jahren mit und für fortgeschritten multimorbide, demenzkranke, völlig hilflos gewordene alte und hochbetagte Menschen. In dieser Zeit habe ich mich mit ganzer Kraft, mit Herz und Verstand dafür eingesetzt, erst meine Mitarbeiterinnen und Mitarbeiter, später auch andere von meinem Weg des Respekts, der Behutsamkeit und der Mit-Menschlichkeit zu überzeugen. Dieses Buch, unser Buch, ist das Ergebnis jahrzehntelangen Bemühens, gleichsam die Bilanz meines Berufslebens. Es ist nicht mein Buch, es ist unser Buch. Ich bin zutiefst dankbar dafür, dass ich nicht nur »den undenkbaren Traum« träumen durfte wie Don Quichotte, sondern meine Vision im Wirken meiner Mitarbeiterinnen und Mitarbeiter lebendig werden sah. Wir, die Mitarbeiterinnen und Mitarbeiter verschiedener Berufsgruppen, haben dieses Buch gemeinsam geschrieben. Jeder Beitrag der 21 Co-Autorinnen und -autoren, ob groß oder klein, war für das Gelingen wertvoll. Erst alle gemeinsam ergaben ein Ganzes.

Wir widmen das Buch unseren Patientinnen und Patienten, den vielen kranken, alten Menschen, die wir betreuen und betreut haben. Ihnen gilt unser besonderer Dank: Sie sind und waren unsere Lehrerinnen und Lehrmeister, sie nehmen uns immer wieder an der Hand und führen uns, bis wir, oft erst nach langer Zeit, endlich begreifen, was für sie wichtig ist. Sie sind unersetzbare Kritikerinnen und Kritiker, sie machen uns auf unsere Fehler aufmerksam und lassen sich nicht so leicht täuschen. Sie sind unsere Freundinnen und Freunde und beschenken uns reichlich mit ihrem Lächeln, ihrem Vertrauen und ihrer Zuneigung. Sie sind nicht zuletzt auch unsere Kraftquellen und geben uns den Mut, auch dann weiterzumachen, wenn es schwer wird.

Nach diesen sehr persönlichen Sätzen möchte ich Sie, unsere Leserinnen und Leser, kurz mit dem Umfeld vertraut machen, in das unsere Patientinnen und wir eingebettet sind. Die Entwicklung der Abteilung für Palliativmedizinische Geriatrie kann nur im Gesamtkontext des Geriatriezentrums am Wienerwald (GZW) gesehen werden. Als Teil einer Krankenanstalt der Gemeinde Wien haben wir geringe Freiräume; wir haben vor allem keinen nennenswerten Einfluss auf Personalsituation und Wohnqualität. Frei verändern können wir ausschließlich uns selbst: Unsere Haltung, unser Verhalten, unsere Konzepte, unsere Kompetenz und Professionalität.

Das GZW wurde vor knapp 100 Jahren gegründet und war damals als Versorgungsinstitution für sozial Schwache gedacht. Über viele Zwischenstufen entwickelte es sich im Laufe der Jahre zum größten Pflegeheim (Pflege-Krankenhaus) Europas. In seiner Anlage gleicht das GZW einer kleinen Stadt. In dem weitläufigen Gelände bleibt zwischen den Gebäuden genug Platz für Bäume und große Grünflächen. Fast jede der 13 Abteilungen ist in einem eigenen Pavillon untergebracht. In einem weiteren Pavillon befindet sich der Großteil der Ambulanzen der Geriatrischen Poliklinik. Alle erforderlichen Untersuchungen können rasch und unkompliziert von geriatrisch geschultem Fachpersonal durchgeführt werden.

Im Unterschied zu vielen anderen Pflegeheimen verfügt das GZW über rund 120 angestellte Ärztinnen und Ärzte, die bestimmten Abteilungen oder Ambulanzen zugeordnet sind. Zwischen 1990 und 2000 wurde die medizinische und pflegerische Versorgung in vielen Richtungen wesentlich verbessert und genauer an die Bedürfnisse unserer hochbetagten Patientinnen und Patienten angepasst. Einzelne Abteilungen, zum Teil auch einzelne Stationen, haben spezifische Arbeitsschwerpunkte gefunden und sich in diesen Bereichen zunehmend spezialisiert. Die bedarfsgerechte Zuweisung erfolgt über zwei Aufnahmestationen und ein mobiles Team.

Im krassen Gegensatz zu den hervorragenden ärztlichen und pflegerischen Leistungen steht leider die unzulängliche Wohnqualität. Der größte Teil unserer Patientinnen und Patienten ist nach wie vor in 7–8-Bettzimmern ohne eigene Nasseinheiten untergebracht. Die Wege zur Toilette sind für hochbetagte, gebrechliche, von Inkontinenz bedrohte Menschen viel zu weit. Es gibt so gut wie keine Rückzugsmöglichkeiten. Das größte Handicap aber ist der, am eigentlichen Bedarf der Patientinnen gemessene Mangel an Pflegepersonal. Verglichen mit dem Personalstand der meisten anderen Pflegeeinrichtungen in Österreich dürfen wir uns nicht beklagen. Für die Leistungen, die wir erbringen sollten und selbst von uns erwarten, ist der Personalschlüssel allerdings bei weitem zu gering. Ungeachtet dieser Strukturmängel gelingt es den Mitarbeiterinnen und Mitarbeitern des GZW jedoch erstaunlicherweise, in den wesentlichen Bereichen hervorragende Leistungen zu erbringen.

Im Rahmen dieser Gesamtstruktur wuchs und reifte im Laufe vieler Jahre in mir und später auch in meinen Mitarbeiterinnen der Wunsch, uns besonders für fortgeschritten multimorbide Hochbetagte einzusetzen, für schwer Behinderte, schwer demenziell Erkrankte, für Menschen, die nur mehr eine kurze Lebensspanne vor sich haben. Wir beschlossen, uns für die Hilflosesten zu engagieren, aus denen nach landläufiger Meinung »nichts mehr werden kann«. Wir versuchten sie besser zu verstehen, unsere fachliche und menschliche Kompetenz sowie Kreativität dazu zu nutzen, ihre körperlichen und seelischen Schmerzen, ihre Angst, Bedrückung und Einsamkeit zu lindern. Aus dieser Haltung, im Verein mit gezielter Fortbildung und zunehmender Erfahrung, entstand mit der Zeit unser Konzept der Palliativen Geriatrie.

Zu meinem großen Glück fand ich in meiner Kollegin Susanne Pirker eine Mitstreiterin aus tiefster, persönlicher Überzeugung. Ohne sie wäre es mir vermutlich nur sehr schwer gelungen, gegen den Strom der modernen Geriatrie, gegen den Strom der inneren Antriebe vieler Mitarbeiterinnen und Mitarbeiter schwimmend, genug Überzeugungsarbeit zu leisten und genügend Menschen für diese Form der Arbeit zu begeistern. Ohne sie wäre ich Gefahr gelaufen, auch selbst zu verzagen.

Susanne Pirker hatte gemeinsam mit ihrer Stationsleitung Michaela Zsifkovics auf der eigenen Station viel bewegt. Darüber hinaus war sie der gute Geist der Abteilung. Ihre selbstverständliche Offenheit, ihr einfaches, unglaublich treffsicheres Denken, ihre Geduld, ihre Bescheidenheit, ihr stiller Fleiß und nicht zuletzt ihre Liebe zu den Menschen verliehen ihr Kraft und öffneten ihr die Herzen. Ich habe sie stets bewundert, sie oft um Rat gefragt, viel von ihr gelernt und bin zutiefst dankbar dafür, dass ich elf Jahre lang mit ihr zusammenarbeiten und gemeinsam mit ihr die Weichen für eine menschlichere Geriatrie stellen durfte.

Immer wieder waren wir enttäuscht oder fanden uns auf einem Irrweg wieder, doch immer häufiger entdeckten wir auch kleine »Edelsteine«, erlebten positive Überraschungen und gewannen so allmählich viel mehr Freude an unserer Arbeit. Auf diesem Weg haben wir eine Reihe von Konzepten entwickelt, die der kritischen Prüfung durch die Praxis standhalten konnten. Mit ihrer Hilfe gelingt es uns immer öfter, die Wünsche und Bedürfnisse schwerkranker, fortgeschritten dementer und todesnaher Hochbetagter besser zu erkennen und unsere Patientinnen und Patienten heute besser und liebevoller zu betreuen als früher.

Um allen, die alte Menschen beruflich, ehrenamtlich oder als Angehörige behandeln, pflegen und betreuen, Mut zu machen und ihnen uns bereits bekannte Irrwege zu ersparen, haben wir 1999 beschlossen, unsere Erfahrungen schriftlich festzuhalten. In der Folge machten sich viele Mitarbeiterinnen und Mitarbeiter, Pflegende, Ärztinnen, Ärzte und Therapeutinnen in ihrer Freizeit an die Arbeit, um ihren Teil zum Entstehen dieses Buches beizutragen. Besonderen Wert legten wir dabei auf den engen Bezug zur Praxis, die einfache Umsetzbarkeit und die gute Lesbarkeit. Manche Leserin, manchen Leser mag es als ungewohnt berühren, dass wir unsere Patientinnen und Patienten oft beim Vornamen nennen. Das ist kein Zeichen von Respektlosigkeit! Wir sprechen die alten Menschen so an, wie sie selbst angesprochen zu werden wünschen. So betreuten wir z. B. eine alte Dame namens Rudolfine, die von Anfang an sagte: »Ich bin die Tante Rudi! Bitte nennen Sie mich so.« Vor allem in Wien ist – zumal in der Generation der heute (2002) 90-Jährigen – die Anrede »Frau Maria« oder »Tante Maria« noch immer sehr gebräuchlich. Ein großer Teil unserer demenzkranken Patientinnen und Patienten identifiziert sich selbst nur mehr mit dem Vornamen und nicht mit dem Familiennamen. Auch viele nicht Demenzkranke fühlen sich nur dann angenommen oder verstanden, wenn wir sie in dieser viel persönlicheren Art ansprechen.

Unser »Werk« erhebt keinen Anspruch darauf, der Stein der Weisen zu sein. Es bleibt lückenhaft, behandelt einige wichtige Themen nicht oder reißt bestehende Probleme nur kurz an. So verbindet dieses Buch nicht nur sein Thema, sondern auch seine Begrenztheit mit Palliative Care: Da und dort kann es uns hilflosen Helferinnen und Helfern bestenfalls gelingen, weniger Fehler zu machen als vorher.

Ich möchte diese Einführung nicht beenden, ohne allen Co-Autorinnen und Autoren dieses Buches von ganzem Herzen für ihre spontane Bereitschaft mitzumachen und für ihren großen Einsatz zu danken. Manche von ihnen haben seit ihrer Schulzeit nichts mehr geschrieben und mussten eine hohe Hemmschwelle überwinden, ehe sie ihre Gedanken zu Papier brachten.

Marina Kojer   April 2002

Danksagung

26

Ich möchte meinem Freund, PD Dr. Ulf Schwänke, herzlich für seine Bereitschaft danken, Fragen und Probleme, die sich während der Überarbeitung ergaben, geduldig mit mir zu diskutieren und die fertigen Kapitel kritisch zu lesen. Seine wertvollen Anregungen haben zu wesentlichen Ergänzungen und Verbesserungen geführt.

Teil I: Die Suche nach neuen Wegen in der Geriatrie

1 Palliative Geriatrie

Marina Kojer

Als ich Ende der 70er Jahre des vergangenen Jahrhunderts in der Geriatrie zu arbeiten begann, erkannte ich bald, dass sich vieles ändern musste, wenn ich in diesem Beruf Erfüllung finden sollte. Nichts war so, wie ich es mir vorgestellt hatte: Meine Patientinnen waren weder »lieb« noch »dankbar« noch »zufrieden«, sondern zum Großteil mürrisch, aggressiv, unzugänglich und unglücklich. Es fiel mir schwer, mich ihnen zuzuwenden. Ich musste herausfinden, was diese alten Menschen brauchten und wünschten (aber sichtlich nicht bekamen!). Wie konnte ich ihnen als Ärztin dazu verhelfen? Die meisten Pflegekräfte und Ärztinnen, denen ich begegnete, wirkten uninteressiert-gleichmütig und schienen sich dabei auch recht wohl zu fühlen. Würden sie sich jemals aus ihrer Lethargie aufrütteln und für neue Ideen begeistern lassen? An der Logik der Altenarbeit, der ich hier begegnete, stimmte etwas von Grund auf nicht. Was es genau war, hätte ich nicht sagen können, ich wusste nur, dass das, was geschah, an den meisten Patientinnen vorbeizielte.

Das größte Pflegeheim Europas war damals in vieler Hinsicht ein Aufbewahrungsort für anderwärts nicht mehr tragbare alte Menschen. Im Gegensatz zu den meisten solcher Institutionen beschäftigte es eine große Zahl angestellter Ärztinnen. Sie betreuten 3.000 Langzeitpatientinnen rund um die Uhr. Sie behandelten allfällige akute Krankheiten und führten, da sie im Allgemeinen nur wenig Zeit mit ihren Patientinnen verbrachten, darüber hinaus ein ziemlich bequemes Leben. Die Pflegenden arbeiteten intensiv, die meisten Tätigkeiten dienten allerdings der Aufrechterhaltung der Reinlichkeit. Einige Schwestern, gütige, mütterliche Frauen, suchten aufrichtig nach einem Weg zu den alten Menschen, ein paar schlecht oder gar nicht ausgebildete Gutwillige taten freundlich, was von ihnen verlangt wurde, die meisten anderen erledigten einfach ihren Job. Eine Zeitlang überlegte ich ernsthaft, ob ich mich nicht nach einem anderen Arbeitsplatz umsehen sollte.

Meine Ratlosigkeit angesichts dieser bedrückenden Gegenwart machte mich zu Beginn fast aktionsunfähig. Ich war enttäuscht – enttäuscht vom Alltag des Pflegeheims (ich hatte es mir ganz anders vorgestellt), enttäuscht von den Patientinnen (sie »wollten« mich gar nicht), enttäuscht von mir selbst. Da ich mich von Kindheit an zu alten Menschen besonders hingezogen gefühlt hatte, hatte ich mich bewusst für eine Arbeit in der Geriatrie entschieden. Ich war mit vielen unrealistischen Ideen und Plänen hierhergekommen, doch diese idealistischen Vorstellungen verloren angesichts ernüchternder Tatsachen rasch ihren Glanz.

Ich war gekommen, um mich als Ärztin und als Mensch für alte Menschen einzusetzen. Ich wollte nicht nur ihre Krankheiten behandeln, ich wollte sie als ganze Menschen wahrnehmen, mich ihnen zuwenden, ihr Vertrauen und ihre Zuneigung gewinnen und mit ihnen über ihr Leben sprechen. Meine Patientinnen sollten das

Pflegeheim als zweite Heimat erleben und Freude am Leben haben. Die Realität schaute anders aus. Wenn ich zurückdenke, tauchen viele Bilder vor mir auf, Bilder, die sich – wenn auch mit unterschiedlichen Gesichtern, Körpern und Stimmen – im Laufe der Jahre noch oft wiederholten. Erst in den letzten zehn Jahren meiner Tätigkeit als ärztliche Leiterin einer Abteilung kamen seltener neue, negative Bilder hinzu.

Der demenzkranke, alte Mann ist mit einem zusammengerollten Leintuch an seinem Stuhl festgebunden. Wird das Leintuch entfernt, versucht er sogleich aufzustehen und fällt hin. Er könnte sich dabei verletzen, davor muss er »geschützt« werden. Es »geht nicht anders«. Er sitzt regungslos, den Kopf nach vorne geneigt, mit resigniert geschlossenen Augen. Sein unbewegtes Gesicht ist eine Maske der Trostlosigkeit. Er wirkt auf mich wie ein angeketteter Strafgefangener. Ich spreche ihn an – sein Gesicht bleibt regungslos, er hebt seinen Kopf nicht.

Urlaubszeit, Krankenstände, Personalnot, Zeitnot. Ich gehe im Nachtdienst zur Zeit der Abendarbeit über den Gang. Eine Patientin schreit, ihre Stimme ist voller Angst: »Mama, Mama hilf mir!« Darauf die Stimme der Pflegenden, ungeduldig, zornig und laut: »Sei ruhig! Die Mama kann dir jetzt auch nicht helfen!« Es ist eine altgediente, angesehene Schwester, und ich bin erst kurz im Haus. Ich zwinge mich dazu, in das Zimmer zu gehen: »Müssen Sie so schreien? Die Frau fürchtet sich doch!« Die Pflegekraft schaut nur kurz auf: »Frau Doktor, wenn man zu zweit 40 Patientinnen fertig machen muss, kann man sich den Luxus nicht leisten, jede Einzelne mit Glacéhandschuhen anzufassen und zu streicheln!«

Ich stehe am Bett einer Sterbenden. Ich bin sicher, dass sie nur mehr kurz zu leben hat. Ob sie in einem Tag, in drei Tagen oder in einer Woche stirbt, weiß ich freilich nicht. Ihr Herz ist schwach, sie trinkt kaum mehr, kann keine Medikamente schlucken. Ich handle, wie ich es gelernt habe: Blut abnehmen, Infusion anhängen – die Patientin ist unruhig, ihr Arm muss fixiert werden – Therapie auf Spritzen umstellen, Dauerkatheter. Als ich damit fertig bin, überfällt mich der quälende Gedanke: Habe ich wirklich geholfen oder war am Ende alles, was ich getan habe, falsch? Was ist richtig?

Viele Jahre später …
Von dem Augenblick an, in dem ich das Zimmer betrete, halten mich die Augen der hochbetagten Frau fest. Sie sitzt im Lehnstuhl. Ihr Gesicht ist von Schmerz und Erschöpfung gezeichnet. Sie ist 94 Jahre alt. Ich gehe zu ihr, sie blickt flehend, mit erhobenen Händen zu mir auf: »Frau Doktor, haben Sie Erbarmen mit mir, lassen Sie mich wieder ins Bett gehen!« Ich schäme mich. Die Pflegerin erklärt: »Frau Primaria, wir haben sie wirklich erst vor einer halben Stunde herausgesetzt. Wenigstens anderthalb Stunden muss sie sitzen bleiben, das viele Liegen tut ihr nicht gut.« Ich bitte darum, dass sie ins Bett gebracht wird.

Ich will eine sehr alte, schwerkranke Patientin zu einer Untersuchung schicken. Die Stationsleitung legt ihre Hand auf meinen Arm und schaut mich bittend an: »Wird sich durch das Untersuchungsergebnis etwas ändern? Können wir ihr den Transport, die Angst und das Warten nicht ersparen?« Ich spüre tief innen, dass sie Recht hat und verzichte auf die Untersuchung. Später weiß ich nicht mehr, ob ich damit das Richtige getan habe.

Visite. Ich betrete eines der großen Zimmer, in dem mehrere Patientinnen leben. Drei schwerkranke Patientinnen liegen im Bett, die restlichen fünf sitzen auf ihren Stühlen. Alle wirken traurig, einsam. Niemand spricht, niemand schaut auf. Ich setze mich zu einer Patientin und spreche sie an. Ihr müder Blick streift mich kurz, bleibt nicht hängen, sie versinkt wieder in ihrer Einsamkeit.

Mir fallen ein paar Zeilen aus dem Gedicht »Der Panther« von Rainer Maria Rilke ein:

> Sein Blick ist vom Vorübergehen der Stäbe
> so müd geworden, dass er nichts mehr hält.
> Ihm ist, als ob es tausend Stäbe gäbe
> und hinter tausend Stäben keine Welt.

Immer wieder denke ich nach: Wir wollen doch alle (zumindest fast alle) helfen – aber tun wir es wirklich? Freilich gibt es auch »liebe«, »pflegeleichte« Patientinnen, die uns anstrahlen, plaudern und uns ihrer Dankbarkeit und Zufriedenheit versichern. (Erst viel später finde ich heraus, dass viele von ihnen gar nicht so »lieb« sind, sondern gelernt haben, wie man sich zu verhalten hat, damit es einem im Pflegeheim halbwegs gut geht!) Aber was ist mit den vielen anderen? Sind sie, wie ich immer wieder höre, »undankbar«, »lästig«, »aggressiv« und »machen uns alles zu Fleiß«? Viele Jahre später gab Michaela Zsifkovics, Stationsleitung auf einer unserer Frauenstationen, in meiner Gegenwart einer Mitarbeiterin, die anklagend zu ihr kam, die Antwort, nach der ich damals noch vergeblich gesucht hatte: »Schau dir die hilflose und verzweifelte alte Frau doch einmal mit offenen Augen an! Wie kann sie dir etwas zu Fleiß machen?« Ich verstand einmal mehr, dass wir alle erst lernen müssen zu schauen.

Unheilbar kranke, behinderte und demenzbetroffene Hochbetagte, die ihre Ansprüche nicht mehr selbst geltend machen können, finden in den derzeitigen Betreuungseinrichtungen keine ihren besonderen Bedürfnissen entsprechende Infrastruktur vor. Mit Methoden, die sich für jüngere, weitgehend autonome Kranke eignen, lässt sich die subjektive Lebensqualität unserer Patientinnen sehr oft nicht entscheidend verbessern. Ihr Zustand erfordert, insbesondere wenn das Lebensende näher rückt, andere Denkmodelle und Zielsetzungen im Hinblick auf Diagnose, Therapie, Kommunikation, Tageseinteilung und Angehörigenbetreuung. Bisher wurden weder befriedigende Strukturen dafür geschaffen noch die am Krankenbett Tätigen so ausgebildet, dass sie über die nötige Kompetenz verfügen. Der immense und sicher weiterhin anwachsende Bedarf nach solchen Modellen wird uns immer deutlicher, je länger und intensiver wir uns mit dem Thema auseinandersetzen.

Im Laufe der Zeit wurde mir immer klarer: Wir werden unsere Arbeit nur dann als sinnvoll und erfüllend erleben, wenn sie den Wünschen und Bedürfnissen der Menschen, die wir betreuen, gerecht wird. Solange wir uns damit begnügen, uns allgemein gängige Berufsziele zu stecken (ordentliche Pflege, moderne medizinische Behandlung, Mobilisation um jeden Preis), wird uns das große Unbehagen nie verlassen, wir werden weiter jeden Tag frustriert nach Hause gehen. Das Individuum selbst mit seinen ganz besonderen, einmaligen und einzigartigen Nöten, Wünschen und Bedürfnissen muss unser Auftraggeber sein. Seine Lebensqualität ist das einzig sinnvolle Maß für unsere Leistung. Es geht also nicht primär um »Ziele der Institution« oder um das, was heute in der Geriatrie à la mode ist – es geht in erster Linie immer um Leben und Sterben von Individuen! Wenn wir Helferinnen sein wollen, muss es unsere vornehmste Aufgabe sein, die Menschen, die wir betreuen zu verstehen, ihre Wünsche und Bedürfnisse zu erkennen, ihr Vertrauen zu erwerben und ihren Ansprüchen gerecht zu werden. Erst dann werden wir unsere fachliche Kompetenz so einsetzen können, dass ihnen damit tatsächlich geholfen ist. Professionalität darf gerade in der Geriatrie nicht dort enden, wo Heilung oder wesentliche Besserung nicht mehr möglich sind. Unser Auftrag gilt auch dann, ja, er gilt dann mehr denn je! Je kränker und hilfloser unsere Patientinnen werden, desto mehr brauchen sie uns. Nicht der Mensch, den wir nach kurzer Behandlungszeit gesund und vergnügt nach Hause entlassen, braucht die fachkundigsten Helferinnen, die besten und einfühlsamsten Ärztinnen und Pflegepersonen. Es sind die Leidenden am Ende ihres Weges, die sich selbst nicht mehr helfen können und zu schwach sind, um nach Hilfe zu schreien, die uns am dringendsten brauchen. Sie sind voll und ganz auf Menschlichkeit und Können ihrer Betreuerinnen angewiesen. Heute wissen wir längst, dass Pflegende und Ärztinnen noch sehr viel tun können, wenn der Tod näher rückt. Zur Zeit der 1. Auflage dieses Buches waren solche Gedanken im Pflegeheim fast schon revolutionär und lösten bei sehr vielen – selbst bei etlichen Kolleginnen – nur ein befremdetes Kopfschütteln aus.

Schließlich zeigte sich für mich, nach einer langen, von Enttäuschung, Zweifeln, Unsicherheit und Traurigkeit geprägten Zeit, das Licht am Ende des Tunnels. Ich fand meinen persönlichen Weg: Ich hörte auf, mich »anders« oder gar »besser« zu fühlen als die Menschen, die ich betreute. Stattdessen öffnete ich mein Herz ganz weit und ließ mich vom Leid meiner Patientinnen, vom Leid »der Menschen auf der anderen Seite«, anrühren. Ich nahm jetzt immer deutlicher wahr, dass jede von ihnen ein »Ich« besitzt, genauso wie ich selbst. Immer häufiger stellte ich mir, wenn ich an einem Bett stand, die Frage: »Wie würde ich mich fühlen, wenn ich an ihrer Stelle wäre?« Ich musste auch lernen, meinen Schmerz und meine Hilflosigkeit zuzulassen, wenn ich nicht helfen konnte. Ich musste lernen, auch das nicht zu übersehen, zu beschönigen oder wegzuschieben, was sich im Augenblick nicht verändern ließ. Diese neue Einstellung führte mich ohne viele Umwege zu den eigentlichen Bedürfnissen meiner Patientinnen. Damit war mein Weg zur Schmerztherapie und in die Palliative Care vorgezeichnet (Kojer 2007). Ich bin ihn viele Jahre gegangen und stehe in vieler Beziehung noch immer am Anfang.

Bald stieß ich auf eine Barriere, die ich zwar bereits zu Anfang gesehen hatte, die aber während meiner Orientierungsphase in den Hintergrund getreten war: Auch wenn ich selbst überzeugt war, den richtigen Weg gefunden zu haben – ich konnte doch nur in Einzelfällen helfen. Verändern konnte ich allein nichts. Bravourleistungen oder Solodarbietungen kompetenter und engagierter Ärztinnen und Pflegenden reichen allein niemals aus, um Menschen am Lebensende zu helfen. Es gibt in der Medizin wenige Tummelplätze für Solistinnen; Palliative Care ist jedenfalls bestimmt keiner von ihnen. Für Behandlung, Betreuung und Begleitung Schwerkranker und Sterbender ist eine tragfähige Betreuungskette aller Helfenden unverzichtbar. Jedes Teammitglied muss ein wertvolles Glied dieser Betreuungskette sein und an seiner Stelle dazu beitragen, dass diese auch unter Belastung nicht reißt. Ich finde daher das Wort »Palliativmedizin« irreführend und bin überzeugt davon, dass der umfassendere Begriff Palliative Care das Wesentliche – die unverzichtbare Leistung eines ganzen Teams – viel genauer umreißt.

Aber auch wenn die am Krankenbett Tätigen ein gemeinsames Verständnis im Sinne der Palliative Care erreicht haben, müssen noch immer die Institution und ihre Träger dafür gewonnen werden, ehe die Weichen tatsächlich umgestellt werden können.

Theoretische Erkenntnisse sind eine schöne Sache, aber sie machen den, der sie hat, nicht für lange froh! Wie sollte ich meine fast 150 multiprofessionellen Mitarbeiterinnen für meine Vorstellungen begeistern?

Als ich 1989 die Leitung der 1. Medizinischen Abteilung im Geriatriezentrum am Wienerwald (GZW) übernahm, erwartete mich dort Susanne Pirker, die sehr ähnlich dachte wie ich und als langjährige Oberärztin bereits einiges bewegt hatte. Von nun an versuchten wir gemeinsam, andere auf unseren Weg mitzunehmen. Konnte uns das überhaupt glücken? Und wenn ja, würde die Institution jemals bereit sein, Rücksicht auf Menschen zu nehmen, mit denen »kein Staat zu machen ist«? Würde sie bereit sein, beträchtliche (vor allem personelle) Ressourcen in diese »unattraktive« Zielgruppe zu investieren?

Zu diesem Zeitpunkt kam uns das Glück zu Hilfe: 1993 wurde die Idee geboren, im Rahmen des GZW ein Hospiz für Krebspatientinnen ab dem 19. Lebensjahr zu eröffnen. Im Zuge der immer konkreter werdenden Planungen stellte sich heraus, dass eine solche Initiative in einer Pflegeeinrichtung der Gemeinde Wien nur dann politisch korrekt ist, wenn zugleich auch etwas für die Betreuung schwerkranker und sterbender geriatrischer Patientinnen getan wird. 1995 begann der vom Gemeinderat der Stadt Wien beschlossene, für zwei Jahre anberaumte »Modellversuch Sterbebegleitung« (Kojer 1997), in dessen Rahmen das Hospiz seinen Probebetrieb aufnahm. Gleichzeitig sollte auch »etwas geschehen«, um Behandlung, Pflege und Begleitung am Lebensende alter Menschen zu verbessern. Das GZW begann als erstes Pflegeheim, sich ernsthaft Gedanken über die Qualität des Sterbens seiner Patientinnen zu machen.

Mir wurde von der Direktion die Leitung des gesamten Modellversuchs übertragen. Am meisten Kopfzerbrechen machte mir dabei die Entwicklung brauchbarer Strategien für den geriatrischen Bereich. Erwähnenswerte Ressourcen waren dafür nicht vorgesehen. War von »oben« nicht mehr als ein »geriatrisches Feigenblatt« geplant? In den Mitgliedern der kleinen, aus verschiedenen Berufsgruppen zusammensetzten Projektgruppe fanden Susanne Pirker und ich Gleichgesinnte, die ebenso wie wir fest entschlossen waren, Tabus anzugreifen und alte, verkrustete Strukturen infrage zu stellen. In den zwei Jahren gelang es uns tatsächlich, Weichen zu stellen und Veränderungen in Gang zu setzen, die seither nie mehr ganz zum Stillstand gekommen sind.

Eine der Initiativen des Modellversuchs bestand in der Etablierung von drei »Modellstationen«. Die drei Teams wurden eigens geschult und während des gesamten Zeitraums psychologisch unterstützt. Unser Ziel war zu überprüfen, ob diese Maßnahmen auch ohne Strukturänderungen (weder mehr Personal noch weniger Patientinnen pro Zimmer) die Qualität der Betreuung nachweislich verbessern würden. Eine Station meiner Abteilung bewarb sich darum mitzumachen. Unter der Leitung von Susanne Pirker und Michaela Zsifkovics entdeckte das Team in dieser Zeit seine Liebe zu schwerkranken und sterbenden alten Menschen. Nach Beendigung des Modellversuchs entwickelte sich die Station selbstständig und gezielt in die eingeschlagene Richtung weiter; die »Modellstation« ging in das Projekt »Sterbebegleitung = Lebensbegleitung« über. Susanne Pirker und ich waren nicht mehr allein mit unseren Vorstellungen: Zumindest auf eine unserer sechs Stationen war der Funke übergesprungen.

Gegen Ende des vorigen Jahrhunderts hat sich die Geriatrie in Österreich rasch weiterentwickelt. Das GZW übernahm dabei auf vielen Gebieten eine dankenswerte Vorreiterrolle; die Sorge um die letzte Lebensphase alter Menschen trat dabei leider wieder etwas in den Hintergrund. Unter dem Motto »Wir sind keine Endstation!« wurden neue Konzepte erarbeitet, die entscheidend dazu beitrugen, die Türen des Pflegeheims für viele Menschen noch einmal zu öffnen: Patientinnen, die früher für immer in der Institution geblieben wären, konnten dank gezielter, kompetenter Hilfe und Förderung doch wieder nach Hause gehen. Für die Mehrzahl unserer Patientinnen, für die vielen schwerkranken, von fortgeschrittener Demenz betroffenen, schwer pflegebedürftigen Menschen, für die es keine Alternative gibt, die weiterhin bis zu ihrem Tod bei uns blieben, änderte sich durch die attraktiven Konzepte allerdings wenig. Auch die der Geriatrie nun etwas reichlicher zuströmenden Ressourcen flossen an ihnen, den auch weiterhin ungeliebten Stiefkindern der Wohlfahrtsgesellschaft, vorbei. Sie blieben politisch uninteressant, mit ihnen ließ sich das Ansehen der Geriatrie nicht verbessern. Da sich die Öffentlichkeit von ihnen abwandte, blieben auch die Medien stumm. Das Lebensende alter Menschen blieb ein weißer Fleck auf der Landkarte menschlichen Lebens. Wie die Corona-Krise ab 2019 deutlich machte, ist das leider heute noch vielfach genauso.

Unsere Abteilung war eine Langzeitabteilung. Von unseren Patientinnen gehörten bestenfalls vereinzelte zu den »Hoffnungsträgern«. Dennoch bedeutete es für meine Mitarbeiterinnen eine gewaltige Entscheidung, sich ausschließlich in den Dienst jener alten Menschen zu stellen, deren Zustand nicht mehr wesentlich verbessert werden kann und die »nur mehr auf das Sterben warten«. Noch immer empfinden sehr viele am Krankenbett Tätige das Sterben als Niederlage oder als Regiefehler, der – wenn er sich auch leider oft nicht vermeiden lässt – eigentlich nicht vorkommen sollte. Sterbende Patientinnen wurden über lange Zeit nur als Belastung empfunden. »Hoffentlich stirbt sie nicht bei mir«, war ein Stoßseufzer, den ich ungezählte Male gehört habe.

Allmählich gelang es Susanne Pirker und mir gemeinsam, festgefahrene Gewohnheiten in einer Strategie der kleinen Schritte infrage zu stellen. Der Umgangston an der Abteilung begann sich zu verändern, er wurde verständnis- und liebevoller. Schmerztherapie und die Begleitung Sterbender gewannen fast unmerklich auf allen Stationen an Bedeutung. Wünsche und Bedürfnisse unserer Patientinnen wurden zu zentralen Anliegen, die Zusammenarbeit mit den Angehörigen bekam allmählich einen höheren Stellenwert. Viele Mitarbeiterinnen schienen geradezu auf diese Veränderungen gewartet zu haben und begannen sich rasch und voll Freude eigenständig in diese Richtung zu entfalten.

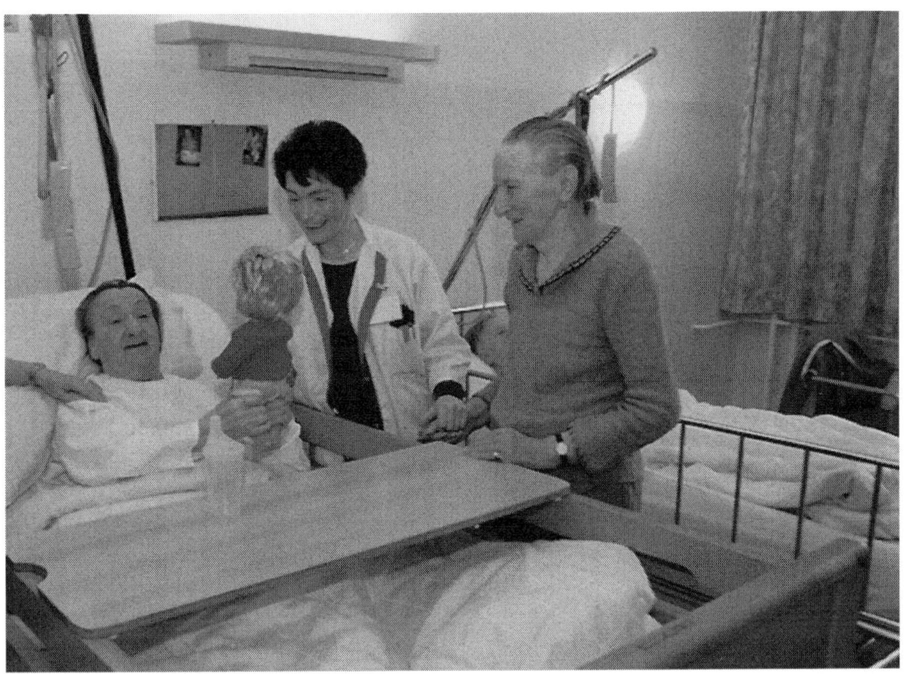

Ende 1997 entschieden sich die Mitarbeiterinnen aller Stationen und aller Berufs-gruppen dafür, schwerstkranke, zum Großteil demenzkranke Hochbetagte nach den Grundsätzen und Erkenntnissen der Palliative Care bis zu ihrem Tod zu betreuen, ihre Wünsche und Bedürfnisse kennen zu lernen und sich zu bemühen, diese so gut es geht zu erfüllen. Unser gemeinsamer Entschluss markiert die Geburtsstunde der Palliativen Geriatrie. Von nun an setzte ein Circulus virtuosus ein, eine nach oben führende Spirale, in der jeweils eines dazu beitrug, das andere besser zu machen. Es gelang, einzelne Mitarbeiterinnen und später auch ganze Teams zielführend auszu-bilden. Interesse und Freude an der Arbeit stiegen. Immer mehr Mitarbeiterinnen entwickelten ihre eigenen, weiterführenden Ideen. Seit 1999 erarbeiteten Martina Schmidl und Ursula Gutenthaler gemeinsam mit ihrem Team unter großem Einsatz und mit hohem Engagement ein palliatives Betreuungskonzept für hochbetagte Menschen mit fortgeschrittener Demenz. Das Konzept fand bald nationale und internationale Beachtung (► Kap. 10, ► Kap. 11, ► Kap. 19).

Natürlich blieben auch Rückschläge nicht aus. Wir hatten nie die Möglichkeit, uns unsere Mitarbeiterinnen auszusuchen, wir bekamen sie zugewiesen. Unsere Arbeitsschwerpunkte konnten nicht allen gefallen und bildeten bestimmt auch nicht für alle den geeignetsten Weg.

Das Team einer unserer Stationen stellte im Laufe der Zeit fest, dass es eigentlich lieber etwas anderes gemacht hätte. Dank der hohen Kooperationsbereitschaft der Direktion konnte die Station zur allseitigen Zufriedenheit an eine andere Abteilung übersiedeln und einer Station Platz machen, die sich zu uns gewünscht hatte und bereit war, sich mit unseren Zielen zu identifizieren. Es kam auf allen Stationen vor, dass sich Schwestern und Pfleger von uns weg meldeten. Mindestens ebenso viele an anderen Abteilungen Beschäftigte interessierten sich für unsere Arbeitsweise und wollten bei uns mitarbeiten. Im Großen und Ganzen verlief die Entwicklung so, wie wir es uns wünschten. Es ging nicht gerade schnell und ich wurde manchmal recht ungeduldig, aber wenn ich dann zurückblickte, erkannte ich, dass wir bereits einen weiten Weg zurückgelegt hatten. Mit der Zeit wurde unsere Arbeit nicht nur im GZW, sondern in weiten Kreisen im In- und Ausland anerkannt. 1999 gründeten wir – in der Hoffnung, Geld für Fortbildung, wissenschaftliches Arbeiten und kleinere »Luxus«-Investitionen für unsere Patientinnen zu gewinnen – den »Verein der Freunde der Palliativen Geriatrie«. Geld aufzutreiben ist nicht leicht, aber es gelang uns in den Folgejahren doch, wesentliche Fortbildungsveranstaltungen für Mitarbeiterinnen, die vom GZW nicht übernommen werden konnten, zu finanzieren. Im Jahr 2000 wurde unsere Leistung vom Wiener Krankenanstaltenverbund (KAV)[3] öffentlich anerkannt: Die Abteilung wurde in »Abteilung für Palliativmedizinische Geriatrie« umbenannt. Im gleichen Jahr begann die Umgestaltung der Grünfläche hinter dem Pavillon zu einem Therapiegarten. Seit dem Sommer 2001 stand der Garten unseren Patientinnen zur Verfügung. Dass dieses aufwendige Projekt gelang, ist das große Verdienst von Fritz Neuhauser, der dafür lange Zeit mit großem Einsatz gekämpft hatte. Ebenfalls im Jahr 2001 begann die »Jungpensionistin« Susanne Pirker damit, ehrenamtliche Mitarbeiterinnen zu rekrutieren, zu schulen und zu organisieren. Es waren nicht sehr viele, doch wir sahen bald deutlich, dass ihre Arbeit Früchte trägt (Pirker und Pirker 2021) und hofften zurecht darauf, dass das kleine Häuflein mit der Zeit anwachsen würde.

Um die Jahrtausendwende gelang es letztlich unsere Ziele klar zu definieren und in einer Zielplanung festgehalten:

Bestmögliche Lebensqualität bis zuletzt durch

- Schmerzlinderung
- Ganzheitliche Behandlung, Betreuung und Begleitung:
  - Linderung quälender körperlicher Beschwerden
  - Linderung seelischer sozialer und spiritueller Nöte
  - Palliative Pflege
- Kompetenz der Mitarbeiterinnen in Ethik
  - Respektvoller Umgang mit jeder Patientin, unabhängig von ihrem Alter, ihrem körperlichen und geistigen Zustand
  - Anerkennung des Selbstbestimmungsrechts der Patientinnen
- Kompetenz in Kommunikation
  - Optimierung der Kommunikation mit demenzkranken Patientinnen
  - Vermeidung des schrittweisen Rückzugs Demenzkranker in ein Stadium des Vegetierens durch Validation
  - Optimierung des Kontakts mit Schwerstkranken und Sterbenden durch Basale Stimulation

---

3 Seit 2020 Wiener Gesundheitsverbund (WiGev).

- Größtmögliche Selbstständigkeit bis zuletzt durch
  - reaktivierende Pflege
  - Physiotherapie
  - Ergotherapie

stets nur in Übereinstimmung mit den Wünschen und Bedürfnissen der Betroffenen.

- Vermeidung von sensorischer Deprivation:
  - Mehr Farbe ins Leben – Schrittweise Einführung bunter Dienstkleidung.
  - Privatkleidung für alle nicht bettlägerigen Patientinnen. Das ist heute selbstverständlich, aber noch am Ende des 20. Jahrhunderts bestand die »Pflegeheimtracht« oftmals aus Nachthemd und Schlafrock.
- Aufrechterhalten der lebendigen Verbindung zur Natur bis zuletzt.
  - Bettlägerige Patientinnen werden so oft wie möglich in den Garten gebracht.
  - Gartentherapie: Ergo- und Physiotherapie finden fallweise im Garten statt. Hochbeete für Patientinnen, die Gartenarbeit lieben.

Auseinandersetzung mit ethischen Fragen

- ethische »Alltagsentscheidungen«
- ethische Fragen am Lebensende.

Lebenswertes Leben bis zuletzt

Mehr Raum für die Wünsche und Bedürfnisse jeder Einzelnen, das heißt »Nicht nur am Leben sein, sondern ein Leben haben« (Erich Loewy).

Leben und Sterben in Würde

Wir sind überzeugt, dass Würde jeder – auch der (durch schwere Krankheit oder Demenz) nicht mehr handlungsfähigen – Person in ungeteilter Weise zukommt, weil sie ein Mensch ist.

Physisches, psychisches, spirituelles und soziales Wohlbefinden für alle Patientinnen
Intensive Angehörigenbetreuung und -begleitung

Wir betrachten auch die nächsten Angehörigen unserer Patientinnen von der Aufnahme ihrer Lieben bis nach deren Tod als Adressatinnen von Palliative Care. Das bedeutet: Laufende Gesprächskontakte, Vermittlung relevanter Informationen, Einbeziehung in Entscheidungen, Einladungen zu Stationsfesten, Anbieten von Unterstützung in der Begleitung Sterbender und beim Abschied von Verstorbenen, Einladung zu Nachgesprächen.

Bedürfnisgerechtes Wohnen:

- Stationssanierungen sollen Raum für individuelle Gestaltung, Intimsphäre und Gemeinsamkeit schaffen, aber auch für die Begleitung Sterbender durch Angehörige und Teammitglieder.
- Multifunktionsraum für besondere Bedürfnisse von Patientinnen und deren Angehörigen, z. B. Gespräche mit Ärztin oder Stationsleitung, Vorausplanung, Testamentserrichtung, Familientherapie, intime Gespräche zwischen Patientin und Angehörigen, Zweisamkeit von Partnerinnen …
- Verabschiedungsraum von Verstorbenen.

2 Die Umsetzung von Palliative Care in der Geriatrie

Marina Kojer, Susanne Pirker

2.1 Palliative Care

In der Definition der Weltgesundheitsorganisation (WHO 2002) heißt es: »Palliative Care ist die aktive, ganzheitliche Behandlung von Patienten mit einer progredienten, weit fortgeschrittenen Erkrankung zu der Zeit, in der die Erkrankung nicht mehr auf kurative Behandlung anspricht und die Beherrschung von Schmerzen, anderen Krankheitsbeschwerden, sozialen und spirituellen Problemen höchste Priorität besitzt.«

In den vergangenen Jahrzehnten haben diese Methoden sich allgemein durchzusetzen begonnen. Zunächst wurden sie ausschließlich für unheilbar kranke Krebspatientinnen in ihrer letzten Lebensphase genutzt, erst viele Jahre später begann man auch andere unheilbare Erkrankungen im Endstadium (z. B. Aids, neurologische Leiden) in dieser Weise zu behandeln. Unsere Überzeugung, dass auch multimorbide, fortgeschritten demenzkranke und sterbende Hochbetagte palliativ betreut werden müssen, stieß erst einmal auf Kopfschütteln und Ablehnung. Mittlerweile konnten sich die Gedanken und Lösungsansätze der Palliativen Geriatrie aber doch wider Erwarten erstaunlich rasch durchsetzen und haben heute bereits ihren festen Platz sowohl im Rahmen der Palliative Care als auch in der Geriatrie. Schließlich wurde 2015 die internationale, deutschsprachige Fachgesellschaft für Palliative Geriatrie (FGPG) gegründet (www.fgpg.eu).

2.2 Sind Hochbetagte tatsächlich Palliativpatientinnen?

- Hochbetagte haben unheilbare, chronisch fortschreitende Erkrankungen z. B. Herzinsuffizienz (Herzschwäche), Niereninsuffizienz (Nierenversagen), Demenz, Atemwegserkrankungen, Diabetes, Osteoporose und fortgeschrittene Durchblutungsstörungen. In der Regel leiden sie nicht nur an einer, sondern an mehreren dieser Erkrankungen gleichzeitig (Multimorbidität), wobei häufig ein bestimmtes Krankheitsbild stärker im Vordergrund steht und daher besonders beachtet werden muss.

- Die meisten von ihnen haben chronische Schmerzen und/oder andere quälende Beschwerden wie Atemnot, Übelkeit, Erbrechen, Angst, akute Verwirrtheit, Hautjucken oder Stuhlschwierigkeiten. Sie leiden aber auch an anderen altersbedingten quälenden Zuständen wie Tremor, Schluckbeschwerden, vermehrtem Speichelfluss, zunehmender Schwerhörigkeit und Sehschwäche.
- Alle leiden an »total pain«, d. h. neben den körperlichen Schmerzen belasten sie auch seelische (»ich bin nichts mehr wert«), soziale (»ich habe nur mehr liebe Menschen auf dem Friedhof«) und spirituelle (»mein Leben hat keinen Sinn mehr«) Schmerzen.
- Aus Alters- und Krankheitsgründen ist ihre Lebenserwartung mehr oder weniger eng begrenzt. In den letzten Jahren werden die Betroffenen zunehmend älter, kränker, mit weit fortgeschrittener Demenz und immer kürzerer Lebenserwartung aufgenommen.
- Maßnahmen, die Heilung oder auch nur wesentliche Besserung zum Ziel haben, kommen sehr häufig nicht mehr infrage: Die Eigendynamik der seit Jahren bestehenden Erkrankung lässt keine wesentliche Besserung mehr zu, Regenerationskraft und Lebenswille reichen nicht aus. Die erforderliche Behandlung hätte verheerende Folgen für andere, gleichzeitig bestehende Erkrankungen, der alte Mensch ist den Belastungen der Therapie (z. B. Operation, Chemotherapie) nicht mehr gewachsen. Kurative Maßnahmen sind auch dann nicht mehr sinnvoll, wenn die Lebenserwartung zu kurz ist und die Strapazen der Therapie die Patientin in der kurzen verbleibenden Lebensspanne nur unnötig belasten würden.
- Sehr alte Menschen sehen in vielen Fällen den Tod nicht mehr als Feind an. Sie fürchten sich vor der Ungewissheit des Lebens, das noch vor ihnen liegt oft mehr als vor dem Sterben und wünschen vor allem, dass die Zeit, die noch bleibt, eine gute Zeit sein möge. Das primäre Anliegen unserer Behandlung, Betreuung und Begleitung muss daher stets die Erhaltung oder Verbesserung der Lebensqualität sein.

Es kann kein Zweifel darüber bestehen, dass Hochbetagten in vielen Fällen am besten damit geholfen ist, Beschwerden, die ihr Leben schwer erträglich machen, zu lindern und dafür zu sorgen, dass sie bis zuletzt ein möglichst gutes Leben haben.

> *Hochbetagte brauchen Palliative Care – aber sie brauchen nicht nur Palliative Care!*

Es wäre demnach ein verhängnisvoller Irrtum zu glauben, dass unsere Patientinnen ausschließlich an Krankheiten und Symptomen leiden, für die kurative Maßnahmen nicht mehr infrage kommen! Wir dürfen uns niemals vorschnell und unkritisch damit begnügen, Symptome zuzudecken, solange andere Therapieoptionen sinnvoll und möglich sind. Dies hieße einem therapeutischen Nihilismus das Wort reden, der den baldigen »sanften« Tod alter Menschen als einzig mögliche Lösung begreift. Damit wären fachlicher Inkompetenz, mangelnder Sorgfalt und unethischem Verhalten Tür und Tor geöffnet. Womöglich würde unter dem Mantel der

Humanität wieder von »lebensunwertem Leben« gesprochen. Eine sorgsame Analyse der Ausgangslage muss daher in jedem Fall die selbstverständliche Voraussetzung für jede Entscheidung sein. Solange wir nicht wissen (können), nach welcher Seite sich die Waagschale des Lebens neigt, ist es die Pflicht von Ärztinnen und Pflegenden, alles dazuzutun, um ein Weiterleben zu ermöglichen. Immer wieder entdecken wir bei einer schwachen und hinfälligen Patientin doch noch unerwartete Kraftquellen, die – bei entsprechend fachkundiger Hilfe – noch entscheidende gesundheitliche Verbesserungen zulassen. Um zu gewährleisten, dass vor allem diejenigen, die die Patientin am besten kennen, ihre Kompetenz in Entscheidungsprozesse einbringen können, muss es möglich sein, die in Krankenanstalten übliche hierarchische Struktur zumindest für diese Situationen außer Kraft zu setzen (▶ Kap. 8.2).

Teamarbeit in der Palliative Care

- Wir begegnen einander mit Respekt.
- Wir erkennen jede Form der Kompetenz an.
- Erfahrungen und Beobachtungen aller Teammitglieder fließen in Entscheidungen mit ein.
- Die Kommunikation verläuft nicht nur »in der Linie« (d. h., der Hierarchie einer Berufsgruppe folgend), sondern vernetzt.
- Jede Stimme im Team wird gehört und hat Gewicht.
- Das Argument entscheidet, nicht die Position.
- Dadurch werden auch die Stimmen von Patientinnen und Angehörigen besser gehört und bekommen Gewicht.
- Nicht wir führen die Patientin, sie weist uns den Weg zu ihren Zielen.
- Patientinnen und Angehörige sind in Entscheidungen mit eingebunden.

Die Zigarette schmeckt noch...
Herr Otto hat die fünfte Lungenentzündung. Jeweils nur wenige Tage nach Absetzen des Antibiotikums beginnt die nächste. Geht sein Leben zu Ende? Wir sprechen im Ärztinnenteam darüber. Alle, einschließlich der Primarärztin, befürworten den Therapieabbruch, nur die Stationsärztin nicht: »Herr Otto lebt so gerne«, sagt sie, »Kaum geht es ihm ein bisschen besser, schmeckt ihm seine Zigarette wieder. Er ist ein Kämpfer, er hat sicher noch die Chance auf eine gute Zeit!« Sie kennt Herrn Otto am besten, ihr Wort gibt daher den Ausschlag: Wir entschließen uns gemeinsam zu einem weiteren Therapieversuch. Drei Wochen später sitzt Herr Otto wieder in seinem Rollstuhl, lächelt uns an und raucht zufrieden die geliebte Zigarette. Er ist zwar schwach, aber er freut sich. Herr Otto genießt sein Leben noch ein halbes Jahr lang.

2.3 Das Angebot an unsere Patientinnen

Kurative Behandlung, wenn möglich

Therapie von:

- akuten Infekten,
- akuten Erkrankungen,
- akuten Entgleisungen (z. B. Blutzucker, Elektrolyte),
- Unfällen.

Wir behandeln unsere Patientinnen mit dem Ziel, den akuten Krankheitszustand zu heilen oder wesentlich zu bessern, solange eine realistische Chance dafür besteht. Das ist sehr häufig der Fall. Wir bemühen uns allerdings auch darum, diagnostische und therapeutische Maßnahmen zu vermeiden, die die Kranken mit größter Wahrscheinlichkeit oder sogar erwiesenermaßen nur unnötig belasten (z. B. wiederholte Pleurapunktionen bei stets rasch nachlaufenden Ergüssen). Dass »man« in bestimmten Situationen, Leitlinien folgend, unabhängig von den Erfolgsaussichten, bestimmte Maßnahmen setzt, sollte unser Handeln nicht bestimmen. Das klingt einfacher, als es ist: Es gehören Ehrlichkeit und viel Mut dazu diese Haltung immer durchzustehen. Uns gelingt es zwar oft, aber nicht immer.

Rehabilitation so weit wie möglich,

d. h. für jede Patientin bis zu dem für sie erreichbaren Optimum an Lebensqualität. Dieses Optimum kann der einen die Tür zur Rückkehr nach Hause öffnen, für die andere darin bestehen, sich wieder selbstständig im Bett umdrehen zu können. Im Hinblick auf unsere Patientinnen verstehen wir Rehabilitation nicht nur als »Akutmaßnahme«, wenn Krankheit, Unfall oder ungünstige Lebensumstände den Bewegungsradius eingeschränkt haben, sondern – falls erforderlich – auch als lebenslanges Angebot. Das Angebot sollte gewährleisten, dass jede Einzelne bis zuletzt so viel wie möglich an Selbstständigkeit bewahren kann. Auch wenn ein alter Mensch nur mehr kurze Zeit zu leben hat, ist es nicht gleichgültig, ob er seinen Trinkbecher noch allein zum Mund führen kann oder warten muss, bis jemand ihm hilft. Es ist nicht gleichgültig, ob er eine Fliege, die ihn belästigt, selbst verscheuchen kann oder hilflos dulden muss, dass sie sich auf seiner Nase niederlässt.

Die Zahl der Physio- und Ergotherapeutinnen im Geriatriezentrum am Wienerwald war nicht hoch. Die vorhandenen Kräfte wurden vor allem für Kurzzeitpatientinnen eingesetzt, die voraussichtlich wieder nach Hause gehen konnten. Unserer Abteilung standen für (ursprünglich) 230 Patientinnen nur je eine diplomierte Physio- und Ergotherapeutin zur Verfügung – das ist nur wenig mehr als ein Tropfen auf den heißen Stein. Das Pflegepersonal bemühte sich nach Kräften, die Selbstständigkeit der Patientinnen durch Aktivierende Pflege zu unterstützen und war dabei oft sehr erfolgreich. Die Fachkompetenz der Therapeutinnen war dadurch natürlich nicht zu ersetzen.

Palliative Behandlung, Pflege und Betreuung auf jeden Fall

Alle unsere Patientinnen leiden an Schmerzen und/oder anderen quälenden Beschwerden, die palliative Maßnahmen erfordern. Alle weit fortgeschrittenen chronischen Erkrankungen (einschließlich der Demenz!), Todesnähe (aus welcher Ursache auch immer), aber auch »bloße« Altersschwäche rufen geradezu nach Palliative Care.

Das primär für andere Patientengruppen zugeschnittene palliative Repertoire reicht nur in wenigen Fällen aus, um allen körperlichen und seelischen Bedürfnissen Hochbetagter kompetent zu begegnen: Bereits bevor die erste sinnvolle Maßnahme ergriffen werden kann, muss die Kommunikation gelingen, müssen Wünsche und Bedürfnisse wahrgenommen und erkannt werden. »Unser Konzept der Pflege, Behandlung und Betreuung muss für die einzelne Patientin maßgeschneidert sein – so wie die Haute Couture ein Kleid für eine einzigartige Person anfertigt« (Kunz 2019, 2021b). Voraussetzung des Gelingens ist die Kunst, mit oft schwer kontaktierbaren alten Menschen in Beziehung zu treten, mit ihnen zu kommunizieren. Diese Kunst will erlernt sein, man beherrscht sie nicht im Handumdrehen!

2.4 Was wünschen sich unsere Patientinnen?

Es stellte sich sehr rasch heraus, dass es nicht sinnvoll ist, Methoden, die unter anderen Voraussetzungen erarbeitet wurden, kritiklos 1 : 1 für die Arbeit mit alten Menschen zu übernehmen. Hochbetagte haben nicht nur Schmerzen und belastende körperliche Symptome, sie leiden auch an einer Vielzahl anderer, ebenso quälender Bedürfnisse. Es ist oft nicht einfach, diese Bedürfnisse in Erfahrung zu bringen, denn der überwiegende Teil der sehr alten Menschen trägt sein Herz nicht auf der Zunge: Ende des vorigen Jahrhunderts waren bereits 60–70 % bei der Aufnahme an Demenz erkrankt und häufig verwirrt. Heute ist dieser Prozentsatz noch deutlich höher. Vielen nehmen Krankheit und Schwäche die Möglichkeit sich mitzuteilen. Manche noch in der österreichisch-ungarischen Monarchie geborene »Altösterreicherinnen« vergaßen im hohen Alter die deutsche Sprache ganz und sprachen und verstanden nur mehr tschechisch oder ungarisch. Viele sahen und hörten so schlecht, dass die Verständigung mit ihnen aus diesem Grund zum Problem wurde. Andere kamen verängstigt, misstrauisch und in sich gekehrt und ließen sich nur zögernd von unserer Glaubwürdigkeit und unseren guten Absichten überzeugen.

> Der erste und entscheidende Anspruch der Palliativen Geriatrie ist daher die Sicherstellung und kontinuierliche Verbesserung der Kommunikation! Ohne verlässlich gelingende Kommunikation sind fast alle anderen Bemühungen zum Scheitern verurteilt.

Besonders augenfällig wurde das Manko in der Verständigung dort, wo die hoffnungslos misslingende Kommunikation uns letztlich dazu veranlasste, wider jedes ethische Empfinden Zwangsmaßnahmen einzusetzen.

Vieles, was jeder Mensch für sich wünscht und beansprucht, ist so selbstverständlich, dass es gerade deshalb leicht übersehen wird. Wir alle brauchen für ein lebenswertes Leben Zuwendung, Wärme, Herzlichkeit, Anteilnahme und Mitgefühl. Wir alle können uns nur dann entfalten, wenn wir geschätzt und anerkannt werden. Niemand will übergangen, bevormundet, gezwungen werden. Es nimmt Hochbetagten den letzten Lebensmut, wenn andere immer besser zu wissen meinen, was für sie richtig ist und ihnen ihren Willen aufzuzwingen versuchen.

Demenzkranke können ihre Wünsche zwar nicht mehr formulieren, aber ihre Körpersprache und ihr Verhalten lehren uns, dass sie das Recht auf ihre Wirklichkeit für sich beanspruchen. Die Welt ist für jeden Menschen das, was er erlebt. Die Welt einer Demenzkranken wird sich in vielem nicht mit »unserer« Welt decken; dessen ungeachtet ist sie das, was sie erlebt. Menschen mit Demenz haben ebenso wie alle anderen das Recht auf ihre persönliche und individuelle Erlebniswelt. Sie sind weder »dumm« noch »wie unmündige Kinder«. Sie bearbeiten ihre persönlichen Lebensaufgaben in ihrer Weise, nur brauchen sie dazu mehr Hilfe von uns als andere alte Menschen. Auch wenn wir ihnen das oft nicht zutrauen: Demenzkranke verstehen es, die Haltung ihrer Betreuerinnen sehr rasch einzuschätzen. Sie spüren genau, ob wir uns ihnen von Herzen zuwenden oder ob sich unsere Freundlichkeit ablösen lässt wie eine Marke vom feucht gewordenen Briefumschlag.

Aber selbst dann, wenn wir nicht mehr wissen können, was Schwerkranke, schwer demenziell Veränderte, nicht mehr Ansprechbare sich in bestimmten Situationen wünschen, ist uns, wie Erich Loewy (1999–2001) immer wieder betont, vieles bekannt, was sie ganz bestimmt nicht wollen: Sie wollen keine Schmerzen haben, sich nicht ängstigen, nicht allein gelassen werden, nicht frieren, nicht unnötig durch Transporte oder Untersuchungen gequält werden ... Bereits, wenn wir uns nur daran orientieren, lassen sich viele Fehlerquellen ausschalten.

2.5 Palliative Geriatrie bedeutet Lebensqualität bis zuletzt

Gemeinsam mit unseren Mitarbeiterinnen aller Berufsgruppen arbeiteten wir über Jahre konsequent daran, den Grundstein zu einer Palliativen Geriatrie zu legen. Wir versuchten zu lernen, die Welt mit den Augen sehr alter Menschen zu sehen und ihre wesentlichen Probleme und Ansprüche zu erkennen. Das meiste bleibt freilich noch zu tun – das gilt bis heute. Abbildung 2.1 zeigt auf was es alles braucht, um Palliative Geriatrie in stationären Einrichtungen zu verwirklichen. Sie erhebt keinen Anspruch auf Vollständigkeit.

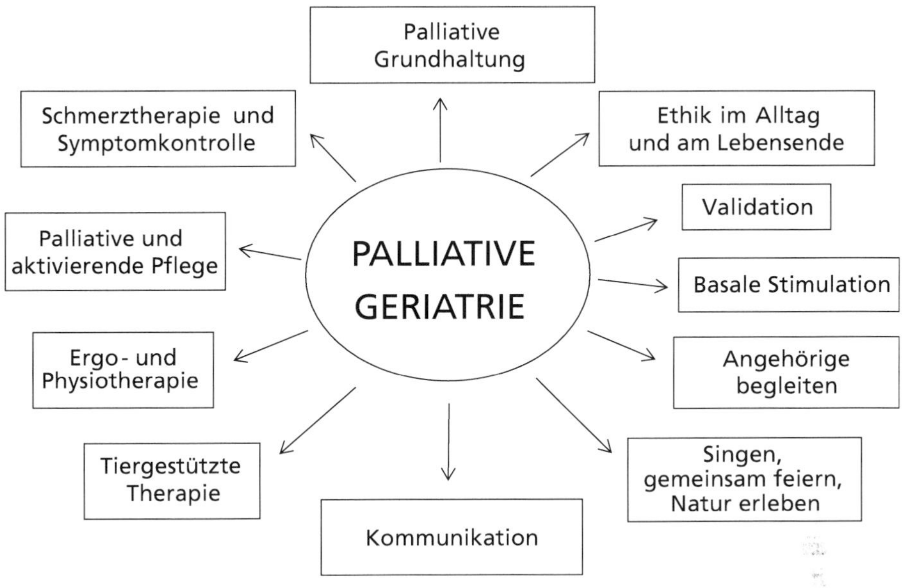

Haltung ist das Rückgrat der Palliative Care. Sie ist die wichtigste Voraussetzung einer gelingenden palliativen Betreuung. Jeder einzelnen unserer Patientinnen gebührt Respekt und Wertschätzung, unabhängig von Alter, Gebrechlichkeit und Schwäche, Hilflosigkeit und Demenz. Jede Patientin hat Anspruch darauf, als Person anerkannt, in ihren Bedürfnissen wahrgenommen und in ihrer Einzigartigkeit akzeptiert zu werden. Die Haltung von Palliative Care ermöglicht es uns, unsere Antennen auszufahren und wahrzunehmen, wie es dem Menschen vor uns geht, uns zu ihm »hinzufühlen« und ihm mitfühlend zu begegnen. Elisabeth Conradi (2014) umschreibt diese Einstellung sehr treffend als »achtsame Zuwendung«. Fehlt sie, dann fehlt unserem Tun »die Seele«, aus der das tiefe, innere Verständnis für die Not eines anderen erwächst.

Die Kunst der einfühlsamen *Kommunikation* mit zumeist schwer kontaktierbaren Hochbetagten bildet die Basis der Palliativen Geriatrie. Alles Fachwissen muss vergeblich bleiben, solange wir selbst wesentlichen Anliegen unserer Patientinnen ahnungs- und verständnislos gegenüberstehen, solange wir nicht in der Lage sind, ihnen in ihre Welt zu folgen oder ihnen unsere Gedanken begreiflich zu machen. Einer der Grundpfeiler der Palliativen Geriatrie ist der Respekt vor dem Willen jedes alten Menschen. Wann immer möglich, sollten Lösungen gemeinsam mit der Betroffenen gefunden werden und nur in Ausnahmefällen (z. B. wenn die Patientin nicht mehr ansprechbar und ihr mutmaßlicher Wille nicht bekannt ist) über ihren Kopf hinweg erfolgen. Dieses Prinzip muss für alte Patientinnen ebenso gelten wie für jüngere. Es kann daher nicht angehen, in der stationären Altenpflege von vornherein bereits mindestens 70 % der Patientinnen (d. h. alle Demenzkranken) ganz aus Entscheidungsprozessen auszuklammern!

Gute Kommunikation ist nicht nur die Vorbedingung einer gelingenden Beziehungskultur zwischen uns und unseren Patientinnen. Sie bestimmt auch den Kontakt mit deren Angehörigen und nahen Bezugspersonen und nicht zuletzt die Zusammenarbeit im Team. Erst wenn die Kommunikation auf allen drei Ebenen funktioniert, sind die menschlichen Voraussetzungen der palliativen Arbeit in der Geriatrie erfüllt.

Seit wir uns intensiv mit dem Thema Kommunikation auseinandersetzten, ist uns bewusst geworden, wie groß die Anzahl der *ethischen Entscheidungen* ist, mit denen wir Tag für Tag konfrontiert sind (▸ Kap. 6 und ▸ Kap. 6.2): Es handelt sich bei weitem nicht nur um Entscheidungen für Sterbende, die uns ihren Willen nicht mehr mitteilen können. Jede Entscheidung gemeinsam mit körperlich und/oder geistig Hilflosen zu jeder Zeit ihres Lebens ist eine ethische Entscheidung (▸ Kap. 5). Wie weit darf – soll – muss man in ihrer Hirnleistung reduzierten Menschen Entscheidungen über ihr weiteres Leben überlassen? Wann überschreiten wir die unsichtbare Grenze, jenseits derer wir eine Patientin, die die Konsequenzen ihrer Handlung nicht mehr abschätzen kann, leichtsinnig oder kaltblütig ihrer vermeintlichen Autonomie ausliefern? Nur die gelingende Kommunikation mit Patientinnen, mit Angehörigen und im Team kann uns helfen, den Einzelnen gerecht zu werden. Nur durch gute Kommunikation kann es im konkreten Fall gelingen, ihre Urteilsfähigkeit im Hinblick auf einen bestimmten Sachverhalt richtig einzuschätzen und gemeinsam mit ihr in ihrem Sinne zu entscheiden.

»Was der Mensch tun darf, ist keine Frage naturwissenschaftlicher Überlegung, sondern eine Frage der Ethik. Ethik heißt im Grunde, der Wirklichkeit gerecht werden« (Spaemann 1999). Die Wirklichkeit, auf die Robert Spaemann sich hier bezieht, kann nur die Wirklichkeit des betroffenen Individuums sein.

Kompetente *Behandlung von Schmerzen und quälenden Beschwerden* stellt einen Eckpfeiler der Palliativen Geriatrie dar. Unabhängig vom Alter der Patientin und der Art der Erkrankung, ist die Schmerzlinderung das dringendste Anliegen jeder Schmerzgeplagten. Auch dafür muss primär das Kommunikationsproblem gelöst werden. Die verwendeten Medikamente und Methoden selbst unterscheiden sich dann nur mehr im Detail von den für andere Altersgruppen gebräuchlichen.

Der zweite Eckpfeiler der Palliativen Geriatrie ist die *palliative geriatrische Pflege*. Ihre Grundsätze lauten:

- Jede Patientin ist einmalig und einzigartig,
- ihr Vertrauen muss erarbeitet werden,
- die Patientin und ihre nächsten Angehörigen sind eine Einheit.

Diese Grundsätze bilden gleichzeitig unsere, von allen Berufsgruppen akzeptierte, gemeinsame Philosophie. Stets in die palliative Pflege integriert ist auch die *Aktivierende Pflege*. Ihre wichtigste Aufgabe ist es – wenn möglich gemeinsam mit Physio- und Ergotherapeutinnen –, die Bürde der Hilflosigkeit und Unselbstständigkeit für unsere Patientinnen so klein wie möglich zu halten.

Ergo- und Physiotherapie sind aktive Lebenshilfe und daher in der Palliative Care unverzichtbar. Sie ermöglichen auch Schwerstkranken und Behinderten, ihr Leben zu meistern und Dinge, die ihnen Freude machen, doch noch zu tun.

Fachliche Kompetenz im Umgang mit schwierigen, demenziell erkrankten und verwirrten alten Menschen ist nicht bloß eine Frage der Erfahrung, sondern auch eine des Könnens. Ein offenes Herz und ehrliche Zuwendung können nur die Voraussetzungen dafür schaffen und so den Boden für die fundierte Ausbildung in Kommunikation mit demenzkranken Menschen vorbereiten. Für uns wurde die *Validation nach Naomi Feil* zur unersetzlichen Hilfe.

Die enge Verbindung mit einer Patientin muss auch nicht abreißen, wenn ihr Bewusstsein in Todesnähe getrübt ist. Zu einem Zeitpunkt, an dem alle anderen Kommunikationsmethoden bereits versagen, gelingt es oft durch *Basale Stimulation* die Sterbende doch noch zu erreichen und den lebendigen Kontakt zu ihr aufrechtzuerhalten.

Eva Fuchswans, damals ärztliche Leiterin der 8. Med. Abteilung im GZW, ist die Begründerin der *tierunterstützten Therapie* in Österreich. Diese Therapieform wurde an ihrer Abteilung über Jahre mit großem Erfolg eingesetzt und laufend weiterentwickelt. Mit ihrer Hilfe lassen sich gesundheitliche Fortschritte rascher erzielen (z. B. Rehabilitation nach Schlaganfall), sie hilft mit, Patientinnen aus ihrer Isolierung zu reißen und ihre Lebensfreude wiederzuerwecken. Wir haben den Gedanken dankbar aufgegriffen, Lebenswillen und Lebensqualität unserer Patientinnen durch den Kontakt mit Tieren zu steigern. Über Jahre wurde der Schäferhund Lord zur großen Freude unserer Patientinnen erfolgreich als Co-Therapeut in der Physiotherapie eingesetzt.

Unterstützung der Angehörigen und Zusammenarbeit mit ihnen hat in der Langzeitpflege einen wesentlich höheren Stellenwert als in der Akutmedizin. Unsere Patientinnen bleiben sehr lange bei uns, und ihre Bezugspersonen verbringen häufig viel Zeit auf der Station. Vielfach sind auch die Angehörigen selbst schon sehr alt, nur mehr einen kleinen Schritt von der eigenen Pflegebedürftigkeit entfernt und daher ebenfalls auf unsere Geduld und Zuwendung angewiesen. Wir beantworten ihre Fragen, zeigen Verständnis für ihre Sorgen und Nöte (Schmidl 2021) für die Trauer, die ihr Leben begleitet, wenn sie sehen, dass die Demenz des geliebten Menschen immer weiter fortschreitet. Wir unterstützen sie, wenn sie sich hilflos fühlen, vor allem aber dann, wenn das Lebensende der Betreuten näher rückt. Für unsere Patientinnen sind Angehörige die einzige Verbindung zu »früher« und »zu Hause«, zum »Draußen«. Für uns werden sie zu wertvollen Partnerinnen und Verbündeten, zu hoch willkommenen Informantinnen über die Biografie des alten Menschen, zu unersetzlichen »Dolmetscherinnen«, wenn wir nicht imstande sind, Bedürfnisse und Absichten zu verstehen. Als Gegenleistung informieren wir die Angehörigen gerne über alle wesentlichen Vorgänge und beziehen sie in alle wichtigen Entscheidungen mit ein. Der Kontakt mit den Angehörigen beginnt bereits bei der Aufnahme und reißt oft auch nach dem Tod einer Patientin nicht ganz ab.

Der Verlust wesentlicher Sinnesreize ist sicher eine der Hauptursachen dafür, dass der Pflegeheim-Alltag für viele zu einer endlosen Kette einförmig-grauer Tage verrinnt und die Patientinnen in diesem freudlosen Einerlei ihre noch vorhandenen Fähigkeiten viel zu rasch einbüßen. Vor der Jahrtausendwende war es in Österreich allgemein üblich, dass Mitarbeiterinnen von Pflegeheimen die gleiche Dienstkleidung trugen wie in den Krankenhäusern. Die Idee zur *Einführung bunter Dienstkleidung* an unserer Abteilung verdankten wir dem neuen Stationsteam, das im Herbst 1999 mit seinen Patientinnen bei uns einzog. Das Team brachte sein Projekt »Multicolor« als Einstandsgeschenk mit. Einige Jahre zuvor hatten Stationsärztin

Andrea Martinek und Stationspfleger Franz Hammer die Erlaubnis für ihr Team erkämpft, die eintönigen Bekleidungsvorschriften zu durchbrechen und bei der Arbeit bunte Kleidungsstücke zu tragen. Das Ergebnis war verblüffend: Die Patientinnen nahmen wieder mehr am Leben teil; einige alte Damen, die vorher bereits verstummt waren, begannen sogar wieder zu sprechen. Der »dienstliche« Abstand zwischen Betreuerinnen und Betreuten wurde merkbar kleiner, die Beziehungen zwischen ihnen herzlicher und persönlicher. Das Tragen bunter T-Shirts wurde zwar bald allgemein erlaubt, konnte sich aber leider nur zögerlich durchsetzen: Die T-Shirts mussten von den Mitarbeiterinnen selbst gekauft und (aus hygienischen Gründen) von ihnen selbst am Arbeitsplatz gewaschen und gebügelt werden. Vor diesem Aufwand schreckten viele zurück. Es fehlten auch noch neue, praktikable Lösungen für all das, was man ständig bei sich haben muss: Wo bringe ich Brille, Kugelschreiber, Stethoskop, Notizblock, Schlüssel und Taschentuch unter, wenn ich keine Manteltaschen habe? Darüber hinaus war das berufliche Selbstbild vieler Mitarbeiterinnen eng an ihre Berufsuniform geknüpft (»ich bin Ärztin«, »ich bin diplomierte Pflegeperson«). Es bedeutete einen wesentlichen Lernschritt zu erkennen, dass es nur auf den Menschen und nicht auf seine Berufsuniform ankommt.

Hilflose alte Menschen können die Station nicht mehr ohne fremde Hilfe verlassen. Für viele von ihnen geht damit die Verbindung zur Natur für immer verloren. Sie wissen nicht, ob Sommer oder Winter ist, sie sehen die Bäume bestenfalls durch das Fenster und haben vergessen, wie frisches Gras riecht. Oft werden sie von einem Tag auf den anderen gänzlich von der Natur abgeschnitten.

1998 begann mein Kollege Fritz Neuhauser dafür zu kämpfen, unseren Patientinnen den Zugang zur Natur offen zu halten. Mit der Zeit entstanden die Pläne zu einem *Garten* für alte, behinderte Menschen. Die Pläne wurden von der Direktion des GZW unterstützt. Im Spätherbst 2000 begann die gartenarchitektonische Umgestaltung des Areals hinter unserem Pavillon. Im Sommer 2001 konnten wir die neu geschaffene Anlage erstmals unseren Patientinnen zur Verfügung stellen. Die Freude war groß!

Unser Leben wäre kaum lebenswert, fänden sich nicht immer wieder kleine Glanzlichter, die die Tage erhellen. Der Alltag im Pflegeheim ist in der Regel arm an solchen Freuden. Wir versuchten – vor allem in der Betreuung der Demenzkranken – gegen dieses Manko anzukämpfen. Die Stationsleitung Ursula Gutenthaler plante gemeinsam mit ihrem Team so oft wie möglich *Aktivitäten und kleine Feste* ein, die das Einerlei des Pflegeheimalltags unterbrachen, die Patientinnen zu sozialen Interaktionen ermutigten und ihre Lebensfreude wachhielten.

3 Was lässt sich durch unseren Einsatz verbessern?

Marina Kojer

Unser vorrangiges Ziel ist das Erreichen der bestmöglichen Lebensqualität für jede Patientin. Ein sinnvolles Arbeitskonzept muss daher auf jeden Fall dazu beitragen, diesem Ziel näher zu kommen. Die gesteigerte Sensibilität für die Wünsche und Bedürfnisse schwerkranker und dementer Hochbetagter bereitet den Boden für Verbesserungen vor, reicht aber allein nicht aus, um grundlegende Veränderungen zu bewirken.

Unsere Aufgaben kommen aus vier großen Problemkreisen. Alle vier erfordern kreative Ideen und neue Konzepte:

1. Radikale Patientinnenorientierung,
2. Kommunikation und Zusammenarbeit im Team,
3. Kompetenzsteigerung der Mitarbeiterinnen,
4. Sichtbarmachen von Leistungen (Evaluierung).

3.1 Radikale Patientinnenorientierung

Sie bildet den entscheidenden Ansatzpunkt und das Herzstück unserer Arbeit. Unsere Vorstellungen und Konzepte dazu (Kommunikation, Schmerztherapie, palliative Pflege …) haben wir auf den vorhergehenden Seiten kurz vorgestellt. Die genauere Beschreibung dieser Konzepte und ihres Nutzens für die Lebensqualität unserer Patientinnen bilden den Hauptinhalt dieses Buches.

3.2 Kommunikation und Zusammenarbeit im Team

Krankenhäuser und Pflegeheime sind hierarchische Systeme. Das hat den Vorteil, dass Informationen schnell und sicher weitergegeben werden und somit nötige Reaktionen rasch erfolgen können. Die Verantwortungsbereiche Einzelner sind unmissverständlich abgesteckt und klar erkennbar. Der große Nachteil besteht darin, dass mehrere hierarchische Linien (z. B. Ärztinnen und Pflegepersonen) getrennt nebeneinander bestehen. Ihre Arbeit sollte ein Ganzes bilden, aber die Kommunikation zwischen den Linien bleibt oft dem Glück oder dem Zufall überlassen. Nicht selten ergibt sich daher der paradoxe Fall, dass Mitglieder verschiedener Berufsgruppen, die um dieselbe Patientin bemüht sind, einander widersprechende Konzepte verfolgen und sich nur schwer auf eine gemeinsame Strategie einigen können.

Ein entscheidender Nachteil hierarchischer Systeme ist auch ihre Einteilung in »oben« und »unten«. Diejenigen, die »oben« sind, haben das Sagen und die Macht, die »unten« haben dienstlichen Aufträgen zu gehorchen. Damit ist es für die »Basis« meist uninteressant, sich über das, was geschieht, eigene Gedanken zu machen. Wertvolle Ressourcen liegen brach: Jede, die – in welcher Funktion auch immer – mit Patientinnen zu tun hat, lernt sie dabei kennen, beobachtet manches und erfährt vieles, das möglicherweise nur sie allein wissen kann. Damit könnte jede einen wesentlichen Beitrag zum Erfolg der ganzen Gruppe leisten. Wenn nur Befehlsgehorsam zählt, wird diese Möglichkeit im Keim erstickt.

In streng hierarchischen Systemen sind die Schwächsten immer am tiefsten »unten«. Die Schwächsten in einem Pflegeheim sind die hier betreuten Menschen. Die meisten von ihnen können sich nicht mehr wehren, sie sind daher häufig die Leidtragenden eines erstarrten Systems. Die Gefahr, dass sie zu Sündenböcken frustrierter Mitarbeiterinnen werden, ist nicht zu unterschätzen.

Diese Überlegungen haben uns dazu geführt, den »*hierarchiefreien Raum*« zu entwickeln und zu erproben, ein neues Modell der Kommunikation und der interprofessionellen Zusammenarbeit. Wir gehen dabei von folgenden Grundüberlegungen aus:

Wir wollen und können die Hierarchie nicht abschaffen, wir können aber geschützte Räume für unsere gemeinsame Arbeit definieren, innerhalb derer die Hierarchie außer Kraft gesetzt ist. Die Voraussetzungen dafür sind Respekt und gegenseitiges Vertrauen. Jedes Teammitglied wird in seiner Kompetenz anerkannt und übernimmt damit Verantwortung. Geht es darum, gemeinsam zu einer Entscheidung zu gelangen, gibt das bessere Argument den Ausschlag und nicht die Berufsgruppe der Sprecherin oder ihre Stellung in der Hierarchie (▶ Kap. 8.2).

3.3 Kompetenzsteigerung

Es reicht nicht aus, guten Willens zu sein, gute Vorsätze zu haben und gute Worte zu finden! Wir brauchten ein Fortbildungs- und Finanzierungskonzept, das uns gestattete, möglichst viele Mitarbeiterinnen aus- und weiterzubilden und erworbenes Wissen an andere Teammitglieder weiterzugeben.

Palliative Care

- *Interdisziplinärer Palliativlehrgang der Kardinal-König-Akademie in Wien*
  Wir konnten die Direktion dafür gewinnen, zwischen 1998 und 2000 14 multidisziplinären Mitarbeiterinnen (Ärztinnen, Stationsleitungen und Therapeutin-

nen) den Besuch des einjährigen Lehrgangs zu ermöglichen. Für diese wichtige Unterstützung waren wir sehr dankbar. Stationsleitungen und Ärztinnen gaben im Anschluss an die Ausbildung das erworbene Können und Wissen so gut wie möglich an ihre Teams weiter. Die Ausbildung weiterer Mitarbeiterinnen mussten wir selbst finanzieren. In der Zwischenzeit ging Susanne Pirker in Pension, zwei Stationsleitungen fanden neue Arbeitsplätze, ein Stationspfleger kündigte an, uns im kommenden Jahr zu verlassen. Um wenigstens das bisher Erreichte zu halten, mussten laufend neu hinzukommende Leitungspersonen ausgebildet werden. Planten wir eine Erhöhung der Kompetenz der Abteilung, musste die Zahl der Lehrgangsabsolventinnen mit der Zeit ansteigen. Jede Ausbildung kostete viel Geld.

- *3-Tages-Seminar Palliative Care*
  Die Direktion bewilligte für unsere Mitarbeiterinnen jährlich ein im GZW abgehaltenes Seminar. Daran konnten jeweils maximal 18 Personen (drei pro Station) teilnehmen.
- *Weitere Fortbildungsveranstaltungen*
  Zahlreiche wertvolle ein- und mehrtägige Seminare bot vor allem die Abteilung Palliative Care und Organisationsethik der IFF (Fakultät für interdisziplinäre Forschung und Fortbildung der Universität Klagenfurt[4]) an. Auch sie mussten von uns bezahlt werden und kosteten viel Geld.

Validation

Die Zahl der an Demenz erkrankten Patientinnen nimmt mit den Jahren immer mehr zu. Nur wenn ausnahmslos alle Mitarbeiterinnen in der Lage sind, mit ihnen zu kommunizieren, können wir ihren Bedürfnissen tatsächlich gerecht werden. Das Erlernen der Validation nach Naomi Feil sollte daher für jede Mitarbeiterin ein Muss sein.1998, genau zum richtigen Zeitpunkt, wurde uns im Rahmen eines Pilotprojekts die kostenlose Ausbildung für ein gesamtes Stationsteam angeboten. Der Erfolg dieser Ausbildung war so verblüffend, dass sich sofort ein zweites Team für eine Ausbildung in Validation bewarb. Wir freuten uns sehr, als die Pflegedirektion die Finanzierung der Ausbildung für dieses Team übernahm. Unsere Abteilung bestand allerdings aus sechs Stationen.

Auch eine Teamausbildung löst die Probleme nicht endgültig: Immer wieder verließen uns ausgebildete Mitarbeiterinnen während andere ohne Ausbildung dazu kamen. Wir veranstalteten deshalb einen Nachschulungskurs in Validation für die neuen Mitarbeiterinnen bereits ausgebildeter Teams. Den Großteil des Unterrichts übernahm das Führungstrio der ersten ausgebildeten Station (Martina Schmidl, Ursula Gutenthaler, Magda Breitenwald); einige unverzichtbare professionelle Leistungen mussten wir zukaufen.

---

4 Die Fakultät wurde 2018 von der Universität Klagenfurt aufgelöst.

Basale Stimulation

Basale Stimulation eröffnet neue Wege der Kommunikation mit schwer Kontaktgestörten, seit langem Bettlägerigen, Schwerstkranken und Sterbenden. Die Ausbildung ist selbstverständlich für alle Berufsgruppen wichtig. An den vom GZW angebotenen Fortbildungen bestand vonseiten aller Abteilungen reges Interesse. Leider war die Anzahl der Kurse limitiert und es dauert lange, ehe man einen Platz bekam.

Im Herbst 2002 finanzierten wir erstmals selbst einen abteilungsinternen Ausbildungskurs für 20 Personen mit einer von uns gewählten hervorragenden Lehrerin. Ein zweiter Kurs wurde für das nächste Frühjahr eingeplant.

Aktivierende Pflege

Hauptanliegen der aktivierenden Pflege ist es, den Patientinnen zu mehr Selbstständigkeit und damit auch zu einer Zunahme von Lebensfreude und Lebensqualität zu verhelfen. Auch gebrechliche Hochbetagte sind froh darüber, nicht in allem und jedem auf Hilfe angewiesen zu sein. Es gelang die Ausbildung in aktivierender Pflege für drei unserer Teams zu finanzieren.

Weitere Fortbildungen

Erst mit der Zeit fanden wir heraus, welche weiteren Zusatzausbildungen für uns sinnvoll und nützlich waren. Die Kosten hierfür mussten von den Teilnehmenden selbst bezahlt werden. Ergänzend liefen seit Herbst 2002 hausinterne Fortbildungen zu unterschiedlichen Themen. Den größeren Teil gestalteten unsere Ärztinnen, Pflegenden und Therapeutinnen selbst; für einen Teil gelang es, kompetente Gäste zu gewinnen.

Supervision

Palliative Geriatrie stellt hohe Anforderungen an die seelische Kraft der Mitarbeiterinnen; tiefgreifende Konflikte führen nicht selten zu Zerreißproben für ein ganzes Team. Z. B. können ernsthafte Kommunikationsprobleme mit einer Mitarbeiterin oder zwischen Pflegeteam und Ärztin oder Therapeutin die positive Stimmung eines ganzen Teams zum Kippen bringen und schon Erreichtes gefährden, wenn das bestehende Problem nicht rechtzeitig aufgearbeitet wird. Zwei Stationen haben das vom Dienstgeber finanzierte Angebot der Supervision mit großem Nutzen wahrgenommen.

Finanzierung

Wie bereits erwähnt, gründeten wir im Dezember 1999 den gemeinnützigen unabhängigen »*Verein der Freunde der Palliativen Geriatrie*«. Zu diesem Zeitpunkt besaß niemand Vorerfahrungen in Fund raising. So begaben wir uns völlig blauäugig auf ein schwieriges Terrain. Es würde zu weit führen, unsere anfängliche Hilflosigkeit beim Akquirieren von Geld zu schildern. Für alle, die einen ähnlichen Weg planen, muss aber gesagt werden, dass das Problem der Finanzierung (z. B. von Zusatzausbildungen) nicht zu umgehen ist und von Anfang an einkalkuliert werden muss.

Heute kann sich niemand mehr darauf verlassen, dass Bund, Gemeinde oder Träger diese Kosten übernehmen. Geschieht es doch einmal, ist das eine angenehme Überraschung.

Was konnten wir tun, um dieses Problem zu lösen? Einige von uns spendeten immer wieder Honorare, die sie für ihre Vorträge bekamen. Alle Stationen verzichteten zugunsten des Vereins auf einen großen Teil der im Rahmen einer Studie verdienten Summe. Die Firma Mundipharma unterstützte uns mit einem Förderungsbeitrag. Das Rote Kreuz hatte Verwendung für unser Know-how und war bereit, als Gegenleistung Fortbildung für unsere Mitarbeiterinnen zu ermöglichen. Daneben flossen (in bescheidenem Rahmen) auch private Spenden ein. Auf diese Weise konnten wir zwar keine Wunder wirken, es gelang uns aber, etliche wichtige Ausbildungen (Palliative Care, Validation, Basale Stimulation) selbst zu finanzieren.

3.4 Sichtbarmachen von Leistungen

Es war erfreulich und befriedigend zu erkennen, dass es den Patientinnen mit der Zeit bei uns deutlich besser ging als noch wenige Jahre vorher. Es war auch schön, dass wir vonseiten der Angehörigen viel Lob bekamen und dass es kaum mehr Beschwerden gab. Wir fühlten uns bestätigt, wenn sich Besucherinnen und Praktikantinnen beeindruckt zeigten, die sich immer häufiger und zahlreicher für unsere Arbeitsweise interessierten. Es stellte sich aber dennoch immer deutlicher heraus, dass »Augenfälligkeit« allein nicht ausreicht, den Erfolg für Außenstehende erkennbar zu machen.

Als Erste von uns erkannte Martina Schmidl die Bedeutung objektivierbarer Messmethoden. Als sie gemeinsam mit ihrem Team begann, einen innovativen Denkansatz zur palliativen Betreuung hochbetagter Demenzkranker zu entwickeln und umzusetzen, wurde ihr die Dringlichkeit der schlüssigen Beweisführung deutlich bewusst. Daraus entstand schließlich die Idee zur Erstellung eines Instruments zur Messung der Lebensqualität demenzkranker alter Menschen (▸ Kap. 19).

In der Folge mussten wir wiederholt feststellen, dass unsere Erkenntnisse und Arbeitsansätze sich erst dann auf breiter Basis durchsetzen würden, wenn es uns gelänge, unsere Behauptungen hieb- und stichfest zu belegen. Es fehlten – und fehlen zum großen Teil bis jetzt – aussagekräftige Zahlen zur Schmerztherapie, Zahlen, die den Rückgang des Verbrauchs an Psychopharmaka und Schlafmitteln belegen, Zahlen zur Zufriedenheit der Angehörigen. Uns fehlten vorzeigbare Standards zu allen wesentlichen Handlungsabläufen. Die Palliative Geriatrie steckte noch in ihren Kinderschuhen. Wir lernten jeden Tag etwas Neues und erkannten so mit der Zeit immer deutlicher, was uns noch alles fehlt. Manches konnte in der Zwischenzeit an anderen Orten erarbeitet werden. Sehr viel fehlt leider auch heute noch.

4 Unspektakuläre Fortschritte – ein Bericht

Susanne Pirker, Michaela Zsifkovics

Frau Franziska und ihre Familie

Als Frau Franziska im Februar 2000 zu uns kam, war sie 88 Jahre alt und in sehr schlechtem Allgemeinzustand. Die auffallend kleine, sehr scheue Frau hatte das Gesicht eines gealterten Kindes. Eine schwere Verkrümmung ihrer Brustwirbelsäule, an der sie schon von klein auf gelitten hatte, ließ sie noch kleiner erscheinen als sie tatsächlich war. Frau Franziska verhielt sich von Anfang an sehr »angepasst« und sagte, um niemanden zu kränken, immer auf alles »ja«. Sie war sehr freundlich und lächelte jeden an, der zu ihr kam. Erst mit der Zeit fanden wir heraus, wie ängstlich sie war und dass ihr meist gar nicht froh zumute war.

Medizinisch bot sie laufend Grund zur Sorge. Sie befand sich auf einer kontinuierlichen Gratwanderung zwischen eben noch ausreichenden Organfunktionen und endgültigem Organversagen: Ihre schlechte Nierenleistung brachte sie wiederholt an den Rand des Zusammenbruchs, dazu kam noch ihre hohe Anfälligkeit für Harnwegsinfekte. Der Blutdruck war seit Jahren hoch, das Herz schon seit längerem sehr schwach und stets in Gefahr, endgültig zu versagen.

Alle liebten Frau Franziska von Anfang an. Ihre fast kindliche Erscheinung, ihre große Hilflosigkeit und ihr freundliches Wesen lösten in uns das Bedürfnis aus, sie wie ein geliebtes Baby zu behandeln, sie zu streicheln, zu verhätscheln, zu verwöhnen und ihr alle Entscheidungen abzunehmen. Frau Franziska wehrte sich nicht dagegen, wie ein Kleinkind behandelt zu werden, sie war für sich völlig anspruchslos und für jede Zuwendung dankbar. Wurde sie gefragt, ob sie mit einer Maßnahme einverstanden war, lächelte sie und sagte »ja«.

Mit der freundlichen alten Frau zog auch ihre Familie bei uns ein. Frau Franziska hatte nur ein Kind, einen Sohn. Zwischen den beiden bestand eine enge, wenn auch, wie sich herausstellte, recht zwiespältige Beziehung. Der Sohn war seit vielen Jahren Alkoholiker; er war beruflich als höherer Angestellter recht erfolgreich gewesen, musste aber dann wegen seines Alkoholproblems verfrüht in Pension gehen. Seine Frau trat bei uns nur selten in Erscheinung. Man spürte, dass sie viel im Leben mitgemacht hatte. Die Tochter des Ehepaars hatte eine sehr enge Beziehung zu ihrer Großmutter und kam häufig zu Besuch. Außerdem hatte Frau Franziska noch zwei Nichten, die sich intensiv um sie kümmerten. Die Familienmitglieder waren sich in ihrer Zuneigung zu Frau Franziska einig, darüber hinaus aber zerstritten. Jede wollte »das Beste« und versuchte, ihre Auffassung durchzusetzen. Die alte Frau wurde von allen bevormundet. Frau Franziska dankte jedem, lächelte und sagte, wenn sie doch einmal gefragt wurde, zu allem »ja«.

Das Pflegeteam hatte seine eigenen Vorstellungen davon, was für »seine« Patientin gut war. Im Team bestand Einigkeit darüber, dass man ihr alle unnötigen Belastungen aus dem Weg räumen musste. Sohn, Enkelin und Nichten waren dagegen überzeugt davon, dass nur sie wussten, wie ihre Mutter, Großmutter, Tante bei uns betreut werden sollte: Sie »musste« den ganzen Tag außerhalb des Bettes verbringen, »musste« ordentlich essen, »musste« endlich einmal auf den Tisch hauen, schimpfen, sich wehren und das einfordern, was ihre Familie für sie für richtig hielt. Ein Konflikt zwischen den beiden Gruppen schien von Anfang an vorprogrammiert. Daran, dass Frau Franziska, bei aller Hilflosigkeit, auch eigene Wünsche und Vorstellungen haben könnte, dachten erst einmal weder Familie noch Pflege.

4.1 Der palliative Behandlungsansatz

Um zu erfahren, wie man einem Menschen helfen kann, genügt es nicht, seine Befunde zu kennen und sein Befinden zu beobachten. Wichtig ist auch, ihn und seine Bezugspersonen kennen zu lernen, allmählich Eigenheiten und Zusammenhänge zu erfassen und geplante Maßnahmen stets im Rahmen dieses Gesamtkontexts zu sehen. Kennen- und Verstehenlernen, ärztliche Behandlung, Pflege und Angehörigenarbeit entwickeln sich gleichzeitig, sind miteinander verbunden und ineinander verwoben. In dem Ausmaß, in dem es gelingt, das feine Gespinst von Sorgen, Bedürfnissen, Nöten und Wünschen behutsam zu entwirren, können alle Maßnahmen an Treffsicherheit gewinnen; aus einem langsamen Herantasten wird, wenn alles gut geht, allmählich aktive Lebenshilfe.

Frau Franziska

Wir lernten ihr eigentliches Wesen erst nach und nach wirklich kennen: Sie war ihr ganzes Leben lang scheu, ängstlich und zurückhaltend gewesen. Ihr Kleinwuchs und ihre verkrümmte Wirbelsäule hatten ihre körperliche Leistungsfähigkeit von Anfang an reduziert und sie stets belastet und gekränkt. Da sie von Natur aus weich, sanft und freundlich war, hatte sie sich nie wirklich durchsetzen können und hatte sich, ohne zu versuchen, ihre eigenen Bedürfnisse einzufordern, dem Willen anderer gefügt. An diesem Verhaltensmuster hatte sich bis zum Einzug ins Pflegeheim nichts geändert.

Frau Franziska war gelernte Schneiderin; still zu sitzen und zu nähen war, solange sie es konnte, ihre liebste Beschäftigung gewesen. Ihr Mann war auch Schneider gewesen. Die beiden hatten, überschattet von der sich im Laufe der Zeit abzeichnenden Trunksucht des Sohnes, gut zusammengelebt. Nun war ihr Mann schon seit mehr als 25 Jahren tot. Der Alkoholismus ihres Kindes lag als schwere Last auf der Seele der alten Frau. Bei einfühlsamer Gesprächsführung konnte Frau Franziska ihre Probleme klar formulieren: Sie litt darunter, nur mithilfe von zwei Personen gehen zu können, Atemnot, Übelkeit und Inkontinenz machten ihr das

Leben schwer. Husten und wiederkehrende Harnwegsinfekte quälten sie. Sie war immer gesundheitlich anfällig gewesen und hatte mit vielen Beschwerden leben müssen. In den letzten Jahren waren noch etliche dazugekommen. Für den Rest ihres Lebens wünschte sie sich, möglichst wenig leiden zu müssen. Da jede Verrichtung sie sehr anstrengte, wünschte sie sich auch unsere Hilfe in allen kleinen Dingen des Alltags. Darüber hinaus sehnte sie sich zutiefst nach einem Leben in Seelenfrieden, einem Frieden, den ihr konfliktreiches Familienleben nicht zuließ.

4.2 Die Angehörigen

Sie besser kennen zu lernen und ihre unterschiedlichen Standpunkte nachzufühlen, war eine wesentliche Voraussetzung dafür, Frau Franziskas wundes Seelenleben zu verstehen und Wege zu suchen, um ihr zu helfen.

Der Sohn

Herr D. wurde wegen seines Alkoholproblems von allen anderen Familienmitgliedern angegriffen. Er liebte seine Mutter sehr. Obwohl sie so schwach und hilflos war, schien sie allein ihm Schutz zu gewähren. Sie hing an dem Sohn, freute sich über seine Besuche, war aber gleichzeitig immer ängstlich, weil sie fürchtete, er könnte wieder betrunken kommen. Herr D. hatte stets den Wunsch, mit seiner Mutter allein zu sein, ein Wunsch, der in unseren 8-Bett-Zimmern nur schwer zu erfüllen war. Am liebsten »entführte« er sie daher ins Badezimmer, pflegte dort ihre Nägel, wusch ihre Haare und schnitt ihr die Stirnfransen. Er bemühte sich, seiner Mutter Freude zu machen und ihr etwas Gutes zu tun. Nicht immer tat er dabei das, was Frau Franziska sich wünschte.

Herr D. hatte das Bedürfnis, seine Mutter nach Hause zu nehmen und sie dort zu betreuen. Einige Male unternahm er den Versuch, doch schon nach kurzer Zeit betrank er sich und führte sich in einer Weise auf, die die mobilen Dienste dazu veranlassten, sofort den Rücktransport zu uns zu veranlassen. Die alte Frau kam dann geschockt und in schlechtem körperlichem Zustand von ihren Heimurlauben zurück.

Die Enkelin

Zwischen Frau Franziska und ihrer Enkelin bestand eine tiefe Beziehung. Frau A. war eine sehr robuste Frau. Man merkte ihr an, dass sie im Zusammenhang mit ihrem alkoholkranken Vater viel mitgemacht hatte. Wenn sie auf Besuch kam, übernahm sie sofort das Regiment. Sie hatte klar umrissene Vorstellungen darüber, was Frau Franziska brauchte und wie sie behandelt und gepflegt werden sollte: Sie musste ordentlich gefordert werden, sie gehörte den ganzen Tag aus dem Bett, musste anständig essen (wenn Frau A. die Großmutter fütterte, gab es kein Pardon!) und sich endlich im Leben behaupten (»Jetzt sag' doch endlich, dass Dir das … nicht passt!«). Frau Franziska liebte ihre Enkelin, aber sie fürchtete sich auch vor ihr und litt darunter, dass Frau A. versuchte, sie zu Verhaltensweisen zu zwingen, die ihrer sanften Natur ganz widersprachen. Nach diesen Besuchen war sie stets traurig und erschöpft.

Die Nichten

Beide Frauen waren ihrer Tante von ganzem Herzen zugetan, kamen regelmäßig und wollten ihr Gutes tun. Sie brachten ihr Dinge mit, die sie gernhatte, plauderten mit ihr und versuchten ihr das Leben schön zu machen. Den Zorn gegen Herrn D., der so viel Unglück über seine Mutter und die ganze Familie gebracht hatte, konnten sie leider nicht unterdrücken. Bei jedem Besuch schimpften sie auf Herrn D. Frau Franziska litt und kränkte sich tief.

4.3 Bestandsaufnahme

Die Familie bildete keine Einheit. Die einzelnen Mitglieder waren untereinander uneins und zerstritten. Der Sohn war ein Außenseiter. Der »Makel« seines Alkoholismus wurde ihm (außer von der Mutter) niemals vergeben. Eine Teilschuld an seinem Trinken wurde auch der Schwiegertochter angelastet. Jedes Mitglied der Familie war überzeugt davon, am besten zu wissen, was für die alte Frau gut war.

- Jedes Familienmitglied wollte Frau Franziska in seine Richtung zerren. Der Sohn wollte sie nach Hause nehmen, die Enkelin konnte nicht wahrhaben, wie schwach sie war und wollte aus ihr noch am Ende ihres Lebens eine energische und selbstbewusste Frau machen. Die beiden Nichten wollten sie dazu bringen, einzusehen, dass der Sohn »versagt« hatte und es nicht wert war, dass sie sich um ihn sorgte.
- Familie und betreuendes Team »sahen« in Frau Franziska unterschiedliche Persönlichkeiten. Frau Franziska wurde von allen Seiten geliebt, jede meinte ihre »eigentlichen Interessen« zu vertreten. Die divergierenden Meinungen prallten aufeinander und ließen einen Machtkampf befürchten.

4.4 Angehörigenarbeit

Das ganze Team musste lernen, die schwierigen Besucherinnen zu akzeptieren und ihre Meinungen zu respektieren. Um ihr Beziehungsgeflecht zu entwirren und ihre

Standpunkte kennenzulernen, waren wiederholte Gespräche notwendig. Diese Gespräche machten den Besucherinnen auch deutlich, dass wir nicht ihre Feinde waren. Wir informierten sie über alle wesentlichen Ereignisse, machten sie mit unseren Überlegungen vertraut und zeigten auf, dass wir ernsthaft nach Lösungen suchten, die den Wünschen der alten Frau am besten entsprachen.

- Wir mussten akzeptieren, dass Sohn, Schwiegertochter und Enkelin jahrzehntelang in einer sehr schwierigen und belastenden Lebenssituation gelebt hatten und dass das nicht ohne Folgen auf ihr Verhalten geblieben war. Wir mussten auch erkennen, dass die beiden Nichten in ihrem Schmerz, an der Gesamtsituation nichts ändern zu können, einen Schuldigen brauchten, den sie für alles verantwortlich machen konnten.
- Die Gespräche mit den Angehörigen verliefen immer empathisch. Wir signalisierten ihnen, dass wir ihre schwierige Lage und die Standpunkte der Einzelnen verstanden, auch wenn wir sie nicht unbedingt teilten. Dabei war es uns aber auch wesentlich, selbst immer an der Realität zu bleiben und nichts zu beschönigen. Wir mussten immer wieder erklären, in welch schlechtem körperlichen Zustand Frau Franziska war und versuchten dabei eine Form zu finden, die nach anfänglichem »Funkenflug« letztlich doch alle annehmen konnten. Auf diese Weise gelang es uns, Anwältinnen der schwachen alten Frau zu sein und ihre Familie davon zu überzeugen, dass Frau Franziska eigene Wünsche und Bedürfnisse hatte und dass es ihr zustand, die letzte Zeit ihres Lebens in Ruhe und Frieden zu verbringen.
- Wir informierten die Angehörigen über jede wesentliche gesundheitliche Veränderung und bezogen sie in wesentliche Entscheidungen mit ein.
- Die Angehörigen erkannten mit der Zeit, dass sich Frau Franziska bei uns wohlfühlte und versuchten nicht mehr so oft, ihr einen anderen Lebensstil aufzuzwingen. Die Schwierigkeiten, die sie auch untereinander hatten, änderten sich allerdings nicht.

4.5 Medizin

Ziel war es, Frau Franziska vermeidbare Beschwerden zu ersparen, ihr den Alltag zu erleichtern und gesundheitliche Einbrüche durch sorgsame Kontrollen und rechtzeitige Therapieumstellungen möglichst zu verhindern.

- Da Frau Franziskas Werte ständig in irgendeine Richtung zu entgleisen drohten, bestand die Hauptaufgabe darin, ständig auf der Hut zu sein, um eingreifen zu können. Wie war die Nierenleistung? Würde ihr eine Infusion guttun oder war sie ihrem Herzen nicht zumutbar? War die Patientin stärker kurzatmig? Hustete sie mehr? Bahnte sich ein Herzversagen an? Wie konnte die Medikation verändert werden, um dies zu verhindern? Der Blutdruck musste kontrolliert, die Therapie laufend neuen Erfordernissen angepasst werden. Harnwegsinfekte wurden schon fast »vorausgeahnt«, um sie rechtzeitig abklären und entsprechend behandeln zu können.

- Mit der Zeit verschlechterte sich der Allgemeinzustand unaufhaltsam weiter. Die Infekte mehrten sich, neben den Harnwegsinfekten kam es wiederholt auch zu Lungenentzündungen. Die Leistung von Herz und Nieren ließ noch mehr nach, erforderte laufend erhöhte Wachsamkeit und weitere Therapiekorrekturen.
- Frau Franziska freute sich auf den täglichen Kontakt mit mir (Susanne Pirker), vor allem auf unsere Gespräche. Sie war sehr religiös und dankbar für eine Ansprechpartnerin für religiöse Themen. Ich erinnere mich besonders an ein Gespräch über das Wirken des Heiligen Geistes am Pfingstsonntag, das ihr gut tat und ihr half, besser mit ihren vielen Problemen zurecht zu kommen. Ich drängte ihr in keiner Frage meinen Standpunkt auf und lernte gerade deshalb allmählich auch ihre eigene Meinung, ihre Probleme und ihre seelische Zerrissenheit kennen.

4.6   Pflege

Es ergab sich von Anfang an eine ganze Reihe von pflegerischen Aufgaben:

- Infolge ihrer schweren Wirbelsäulenverkrümmung benötigte Frau Franziska besondere Lagerungsbehelfe, um es im Bett und beim Sitzen einigermaßen bequem zu haben.
- Gute Körperpflege ist für jede Bewohnerin wichtig. Als Folge von Fehlhaltung und Unbeweglichkeit lag ihr Körper an bestimmten Körperstellen nur punktförmig auf der Unterlage auf. Es war daher besonders wichtig, sorgsam auf Details zu achten, sie gut einzucremen, geeignete Pflegeprodukte zu verwenden, um Hautrötungen vorzubeugen, und rasch auf jede trotz aller Vorsicht entstandene Druckstelle zu reagieren.
- Geh- und Sitzhilfen mussten erprobt und unter laufender Beobachtung so lange adaptiert werden, bis sie den Anforderungen tatsächlich genügten. Der Rollator, die in der Geriatrie übliche Gehhilfe, war für sie viel zu hoch und zwang ihr eine unbequeme und unnatürliche Haltung auf. Wir bestellten für sie schließlich einen kleinen Rollator nach Maß. Ihre Freude darüber war größer als wir geahnt hätten! Sie hatte ihr Leben lang immer unter ihrem Kleinwuchs gelitten und war stets mit Möbeln und Werkzeugen konfrontiert gewesen, die für sie eigentlich zu groß waren.
- Die Nahrungs- und Flüssigkeitszufuhr war vom ersten Tag an problematisch. Frau Franziska war eine schwache Esserin und trank nur in kleinen Vogelschlückchen. Ein voller Teller war für sie viel zu viel und nahm ihr schon beim Hinschauen den Appetit. Wir boten ihr häufig ganz kleine Nahrungsmengen an, die sie dann auch gerne aß. Beim Trinken verhielt es sich ähnlich: Den ganzen Tag lang mussten wir sie daran erinnern, doch wieder ein paar Schlückchen zu nehmen.

- Frau Franziska brauchte viel Ansprache, aber längere Kontakte strengten sie meist zu sehr an. Am wohlsten fühlte sie sich, wenn oft jemand zu ihr kam, sich ihr für kurze Zeit herzlich zuwandte und sie dann wieder allein ließ.
- Das Team musste Überfürsorglichkeit vermeiden und dem Wunsch, die von allen geliebte alte Frau zu verwöhnen, nicht ungehemmt nachgeben. Es ging vielmehr darum, ihre eigene Meinung, ihre eigenen Wünsche zu erkennen. Daher einigten wir uns darauf, das erste »ja« nicht gleich unkritisch zu akzeptieren. Wiederholtes Nachfragen führte schließlich doch zu »echten« Antworten.
- Was machte ihr Freude? Erst als es immer öfter glückte, ihre »wirklichen« Ansichten in Erfahrung zu bringen, gelang es uns auch, ihr »wirklich« Freude zu machen. Wenn wir Frau Franziska z. B. fragten, ob sie das Kleid, das wir für sie vorbereitet hatten, anziehen wollte, sagte sie grundsätzlich »ja«. Erst später fanden wir heraus, dass sie lichte Farben liebte und am liebsten helle Kleidung trug. Sie freute sich dann »wirklich« jeden Tag, wenn wir ihr etwas anzogen, das ihr gefiel.

4.7   Der weitere Weg

Frau Franziska war mit zunehmender Schwäche und Krankheit immer mehr auf unsere Nähe angewiesen. Es war für sie beruhigend zu wissen, dass wir stets genau auf ihre Bedürfnisse achteten. Oft kommunizierte sie nur mehr mit den Augen und schenkte uns ein besonders liebes Lächeln, wenn wir erkannten, was sie brauchte.

Sie zog sich immer mehr in sich selbst zurück, vor allem in der Beziehung zu ihren Angehörigen. So gelang es ihr schließlich, die Familie einfach »sein« zu lassen. Sie kränkte sich nicht mehr über die vielen Unstimmigkeiten.

Es gelang bis zuletzt gut, ihre körperlichen Symptome zu lindern und ihr schwere Beschwerden zu ersparen. Im September 2000 verschlechterte sich ihr körperlicher Zustand schnell. Sie verstarb ruhig und ohne zu leiden innerhalb weniger Tage.

5 Handeln wir in deinem Sinne? – Was tun, wenn ein alter Mensch nicht mehr selbst entscheiden kann?

Susanne Schragel

> **Vorbemerkung[5]**
>
> Wie der Großteil dieses Buches wurde auch der nachfolgende Text vor rund 20 Jahren geschrieben. Seither ist viel geschehen, um die Rechte hochbetagter, zumal auch demenzkranker Menschen auf ein selbstbestimmtes Leben zu verbessern. 2013 veröffentlichte die Niederösterreichische Patienten- und Pflegeanwaltschaft einen Wegweiser zum Thema Patientenrechte und freiheitsbeschränkende Maßnahmen (Bürger 2013). Das Konzept von Advance Care Planning (Coors et al. 2015) entstand nach 1990 in den USA. Richtig durchgesetzt hat sich dieser Denkansatz – zumal im Kontext von Alter und Demenz – erst in den letzten zehn Jahren (Lum et al. 2015; Bosisio et al. 2018). In Österreich übernahm bis 2018 ein Sachwalter/eine Sachwalterin (in Deutschland gesetzlicher Betreuer/gesetzliche Betreuerin) die gesetzliche Vertretung von Menschen, die nicht mehr in der Lage sind, bestimmte Angelegenheiten selbst zu regeln. 2018 trat in Österreich das neue Erwachsenenschutzrecht in Kraft (Barth 2017), demzufolge die Betroffenen selbst rechtzeitig jemanden bestimmen können, der falls erforderlich und soweit möglich mit ihnen gemeinsam ihre Interessen vertritt. In Österreich gibt der Vorsorgedialog® (www.hospiz.at), ein strukturierter Kommunikationsprozess für Alten- und Pflegeheime den alten Menschen im Rahmen wiederholter Gespräche die Möglichkeit selbst zu bestimmen, was sie sich für ihre letzte Lebenszeit wünschen. Ähnliche Instrumente kommen auch in Deutschland (gesundheitliche Versorgungsplanung) und in der Schweiz (gesundheitliche Vorausplanung) zum Einsatz.
>
> Dennoch ist es auch heute oft sehr schwierig im Einzelfall zu entscheiden, ob dem Recht auf Selbstbestimmung oder der gebotenen Fürsorglichkeit der Vorrang zu geben ist. Vieles, was auf den nachfolgenden Seiten steht, hat bis heute seine Gültigkeit behalten.

Immer öfter kam es vor, dass wir es mit Patientinnen zu tun hatten, die ihre Entscheidungen nicht mehr selbst treffen konnten. Je älter die Menschen wurden und je stärker die Zahl der Demenzkranken zunahm, desto mehr Personen waren davon betroffen. Das Wort Paternalismus hat einen schlechten Beigeschmack bekommen,

---

[5] Vorbemerkung von Marina Kojer.

die mündige Patientin ist gefragt. Doch es sind ausschließlich Mündige, die diese Forderung aufstellen und von ihren eigenen Vorstellungen und Bedürfnissen ausgehen. In der Kinderheilkunde ist man längst davon abgekommen, Kinder einfach wie kleine Erwachsene zu behandeln und hat erkannt, dass die Verhältnisse für sie vollkommen anders sind. Warum ist dieser Rückschluss bei sehr alten und speziell bei demenzkranken Menschen so schwierig?

Bereits bei der Aufnahme ins Pflegeheim wussten die meisten unserer Patientinnen nicht, warum ihre Übersiedlung notwendig war. Jemand anderer hatte die Entscheidung für sie getroffen; sehr oft war es nicht einmal eine Angehörige. Der Gesellschaft war im Grunde genommen immer schon klar, dass man kranke, in jeder Weise hilfsbedürftige Menschen nicht einfach ohne ausreichende Hilfe in ihren Wohnungen lassen kann, nur weil sie selbst das so wollen. Dennoch wagte es niemand, allgemeine Richtlinien zu geben. Die gesetzliche Lage war teilweise sperrig und nicht immer praktikabel. Wie akut gefährdet ist ein nur mehr teilorientierter Mensch, wenn er allein ist? Möglicherweise ist er nicht einmal desorientiert, sondern schätzt nur seine Hilfsbedürftigkeit nicht richtig ein? Muss immer zuerst etwas passieren, damit etwas passiert? Soll jedes Mal der Amtsarzt gerufen werden, der dann in zehn Minuten etwas richtig beurteilen soll, wofür man den ganzen Menschen in seiner komplexen Situation kennen müsste? Müsste jeder hilfsbedürftige Mensch, der nicht »einsichtig« ist, zuerst in die Psychiatrie, bevor er gegen seinen Willen ins Pflegeheim kommt? Oder müssten all diese Menschen einfach generell »besachwaltert« (früher hieß das »entmündigt«) werden? Und weil all diese Verfahrensweisen nicht wirklich befriedigend waren und die meisten Leute das im Grunde auch spürten, »wurschtelte« man weiter um die Probleme herum.

Mit dem Ziel, jeder Patientin auch nach ihrer Aufnahme ins Pflegeheim möglichst viele Wege offen zu halten, wurde im GZW (teilweise noch vor der Aufnahme) ein geriatrisches Assessment durchgeführt. Pflegeperson, Ärztin, Therapeutin, Sozialarbeiterin und soziale Dienste machten sich durch Einbeziehen vieler Faktoren – wie Patientenwünsche und -fähigkeiten, soziale Situation, Wohnsituation und Vorhandensein von Angehörigen (bzw. deren Bereitschaft, sich in die Betreuung einzubringen) – ein möglichst umfassendes Bild von der Gesamtsituation, um dann für jede Patientin individuell zu entscheiden. Der Weg ins Pflegeheim war schon damals im GZW längst keine Einbahnstraße mehr.

Der immer größer werdenden Zahl alter und hilfsbedürftiger Menschen musste laufend mehr Rechnung getragen werden. So machte innerhalb nur weniger Jahre der Ausbau der Hauskrankenpflege deutliche Fortschritte. Dies wurde für uns in der stationären Altenpflege Arbeitende insofern deutlich bemerkbar, als unsere Patientinnen in immer schlechterem geistigem und körperlichem Zustand zu uns kamen, da sie immer länger zu Hause betreut wurden. Je geringer jedoch ihr Rehabilitationspotenzial war, je kürzer die Lebenserwartung und je schlechter der geistige Zustand, desto weniger hatte ihnen die auf Heilung bedachte Medizin zu bieten. Sie brauchten hier und jetzt ein gutes Leben, und doch wurde es immer schwieriger zu erkennen, was sie selbst wollten. Und so sahen wir uns immer öfter gezwungen, Entscheidungen über Leib und Leben für Menschen zu treffen, die außer uns oft niemanden mehr hatten und die wir selbst zu wenig gut kannten. Für mich persönlich war dies die größte Herausforderung, aber auch die größte Belastung meines Berufes.

5.1   Aufklärung

Der Begriff »Aufklärung« ist nur scheinbar eindeutig und allgemein verständlich. Nimmt man ihn genauer unter die Lupe, teilt er sich in mehrere Bereiche auf. Aufklärung umfasst einerseits die Information der Patientin über ihre Krankheit sowie über mögliche therapeutische Konsequenzen und deren Erfolgsaussichten und Risiken. Andererseits sieht sich die Ärztin auch immer wieder vor die Aufgabe gestellt, mit Angehörigen Aufklärungsgespräche zu führen, was ganz andere rechtliche und ethische Probleme mit sich bringt.

Wenn es um die Krankheitsaufklärung geht, wird der Ruf nach Wahrhaftigkeit laut, gleichzeitig aber auch der Ruf nach Allgemeinverständlichkeit und Sicherheit. Die Ärztin soll wissen, was mir fehlt, sie soll es mir offen erklären und zwar so, dass ich es verstehe, vor allem aber soll sie meine Krankheit behandeln und wenn möglich heilen. Der Ärztin wäre nichts lieber, als alle diese Forderungen zu erfüllen. Die Schwierigkeiten beginnen dort, wo einer dieser Punkte unerfüllbar ist. Ist die Diagnose unklar, kann das leicht als Inkompetenz gedeutet werden. Gerade in der Geriatrie ist es jedoch oft schwierig, altersabhängige Beschwerden konkreten Ursachen zuzuordnen. Leicht kann ein »ich weiß es nicht genau« als ein »du nimmst mich nicht ernst« oder »du willst mir etwas verheimlichen« missdeutet werden. Selbst bei bekannter Diagnose (z. B. Knochenmetastasen), aber unbekannter Herkunft (welcher Tumor hat sie verursacht?), lautet die Interpretation oft, »die wissen ja nicht einmal, was ich habe!«

Noch schwieriger wird es, wenn es um die Aufklärung über eine unheilbare Krankheit geht. Wie würde unsere eigene Antwort lauten, wenn man uns fragte: »Würdest du wissen wollen, wenn deine Tage gezählt sind?« Und wäre unsere Antwort dieselbe, wenn die Frage lautete: »Sollen deine Mutter, dein Vater, dein Mann es wissen, wenn ihre Tage gezählt sind?« Mangelnde Aufklärung über »schlechte Nachrichten« wird heute generell als Vermeidungsverhalten, Wehleidigkeit oder Feigheit der Ärztin gedeutet, als ein unlauteres Mittel, einem unangenehmen Gespräch aus dem Weg zu gehen. Oft steht aber der aufrichtige Wunsch dahinter, die Patientin vor der bitteren Wahrheit zu beschützen. Ist das auf jeden Fall illegitim? Oder gibt es doch Situationen, in denen es erlaubt ist? Die Fragen, die man sich stellen muss, sind folgende: Wie viel will die Patientin wissen? Wie viel kann sie vertragen? Kann sie überhaupt verstehen, was ich ihr sage? Gibt es neben dem Recht, alles zu erfahren, vielleicht auch so etwas wie ein Recht, nicht wissen zu wollen? Bei jungen Patientinnen sind diese Fragen klarer zu beantworten. Bei unseren alten Patientinnen, bei denen der Tod einen anderen Stellenwert hat, deren Auffassungsvermögen oft schon sehr eingeschränkt ist, müssen wir besonders vorsichtig vorgehen. Wir versuchen in unseren Gesprächen, den Patientinnen Raum zu lassen, um Fragen zu stellen, aber auch um nicht zu fragen. Wir versuchen, den Patientinnen auf ihre Fragen ehrliche Antworten zu geben.

Wir hatten an unserer Abteilung ein altes Ehepaar. Die Frau war körperlich recht schwach, im Wesen zwar etwas weinerlich, aber geistig recht rege. Der Mann war noch gut auf den Beinen. Er hatte seine Frau von jeher angebetet und zeitlebens auf Händen getragen. Zuletzt wurde er jedoch zunehmend vergesslich und desorientiert. Beide hatten sich bei uns gut eingelebt, als bei dem Mann anlässlich einer Routineuntersuchung Lungenmetastasen festgestellt wurden. Ein Primärtumor war uns nicht bekannt. Innerhalb recht kurzer Zeit fühlte er sich selbst zunehmend schwächer. Er fragte mich: »Was ist denn mit mir?« Ich gab ihm zur Antwort: »Sie sind sehr krank«. Damit war er zufrieden. Dieses Gespräch wiederholte sich mehrmals, weil er meine Antwort aufgrund seines stark gestörten Kurzzeitgedächtnisses immer wieder vergaß. Er fragte mich kein einziges Mal, was er denn habe oder ob er bald sterben müsse. Seine Frau informierten wir über den wahren Zustand. Obwohl sie bis dahin immer diejenige gewesen war, die geschont werden sollte, erwies sie sich als erstaunlich stark und gefasst. Sie überlebte ihren Mann noch ziemlich lange.

Wenn es um Aufklärung über geplante Untersuchungen oder Therapien geht, liegt die Schwierigkeit darin, unseren Patientinnen einerseits die Notwendigkeit der geplanten Maßnahme plausibel zu machen, andererseits die Untersuchungstechnik verständlich zu erklären und mögliche Gefahren aufzuzeigen. Für uns selbst haben wir die Entscheidung über Nutzen und Risiko zu diesem Zeitpunkt schon getroffen. Oft wird von der behandelnden Ärztin ein neutraler Standpunkt gefordert, der die Patientin nicht beeinflusst, sondern sie nur »objektiv« aufklärt. Ich möchte diese Haltung infrage stellen. Könnte man es nicht auch als eine Aufgabe der Ärztin sehen, sich aufgrund ihres fundierten Fachwissens eine Meinung zu bilden und die Patientin dann nach ihrem besten Wissen und Gewissen zu beraten? Und wenn ihr ihre Patientin am Herzen liegt, wie kann sie dann mit ihrer Überzeugung hinter dem Berg halten? (Ich persönlich lehne die moderne Bezeichnung »Kundin« ab, weil unser Engagement weit über das »Geschäftliche« hinaus geht.) Natürlich darf die Überzeugungsarbeit nicht zum Druckmittel werden, aber es ist sehr schwer, sich zurückzunehmen und nur neutral zu verhalten, wenn einem das Wohlergehen der Patientin am Herzen liegt. Das hat nichts mit Machtausübung zu tun. Die Situation unserer Patientinnen ist insofern eine besondere, als die Fakten von ihnen meist nicht ausreichend verstanden werden können. Davon abgesehen muss die Frage nach der Konsequenz geplanter diagnostischer Verfahren viel kritischer gestellt werden: Es kann nicht in erster Linie darum gehen, unser eigenes medizinisch-wissenschaftliches Interesse zu befriedigen! Viele Diagnosen haben im Alter einen anderen Stellenwert als bei jüngeren Patientinnen (z. B. sterben hochbetagte Männer in der Regel nicht an, sondern mit ihrem Prostatakarzinom). Viele »machbare« Therapien sind sehr alten Menschen nicht mehr zumutbar, nicht in allen Fällen ist Lebensverlängerung das erstrebenswerteste Ziel. Das uneingeschränkte Vertrauen, das uns die meisten unserer alten Patientinnen entgegenbringen, die oft langjährigen Beziehungen, die uns an sie binden, ihre Hilflosigkeit und Abhängigkeit von uns, stellen uns vor einen extrem hohen ethischen Anspruch, dem wir versuchen müssen gerecht zu werden.

Kommunikation und Information sind jedoch auch entscheidende Anliegen für die Angehörigen. Rechtlich gesehen darf eine ehrliche Aufklärung der Angehörigen nur nach ausdrücklichem Einverständnis der Patientinnen erfolgen. Angehörige haben zwar auch ein Recht auf »Information«, worin sie besteht und wie weit sie reicht, wird jedoch nicht näher definiert. Eine kleine Hintertür öffnet uns der »mutmaßliche Wille der Patientin«. Doch wie können wir selbst bei intakten familiären Verhältnissen wissen, inwieweit unserer demenzkranken Patientin die Einbeziehung ihrer Angehörigen erwünscht wäre? Andererseits scheint es auch ohne weiteres plausibel, dass Angehörige ein Recht darauf haben, informiert zu werden. Wenn es um »anständige« Krankheiten wie Lungenentzündung oder Herzschwäche geht, mögen diese Überlegungen an Haarspalterei grenzen. Aber wie ist es mit der Aussage: »Bitte bringen sie Ihrem Vater keinen Wein mit, er ist sonst am Abend immer betrunken.« Würde der Vater sicher wollen, dass die Tochter das weiß? Sind wir sicher, dass alle Eltern wollen, dass man ihre Kinder darüber informiert, dass sie sterbenskrank sind? Und auf der anderen Seite: Haben Kinder nicht das Recht zu wissen, wenn die Zeit ihrer Eltern abläuft? Wenn uns nichts anderes bekannt ist, gehen wir üblicherweise so vor, als wäre der wechselseitige »Informationsfluss« gestattet. Machen wir es uns zu leicht? Was ist das größere Übel: Wenn jemand zu Unrecht informiert wurde oder wenn jemand zu Unrecht nicht informiert wurde?

Bei einer langjährigen Patientin wurde bei einem Lungenröntgen ein inoperables Bronchuskarzinom festgestellt. Sie war fast 90 Jahre alt, völlig orientiert und lebenslustig. Sie hatte einen Sohn, zu dem sie in sehr guter Beziehung stand. Wir klärten die alte Frau über ihre Krankheit auf und sie reagierte erstaunlich gelassen: Sie sei jetzt 90 Jahre alt und hätte ein schönes Leben gehabt. Es wäre ihr ohnehin klar, dass sie nicht mehr sehr lange zu leben hätte, und es wäre ihr auch ziemlich egal, woran sie sterben würde. Ihren Sohn wollte sie allerdings nicht informieren. Wir kannten auch den Sohn recht gut und es war uns allen klar, dass es für ihn furchtbar wäre, wenn er nicht genug Zeit hätte, sich auf den baldigen Tod seiner Mutter einzustellen. Außerdem musste er innerhalb relativ kurzer Zeit die Verschlechterung ihres Zustands bemerken und nach Erklärungen dafür suchen. Wir führten diese Argumente ins Treffen, doch sie blieb lange Zeit bei ihrer Ablehnung. Irgendwann, als sie schon merklich geschwächt war, willigte sie schließlich doch ein. Mutter und Sohn konnten sich in der letzten Zeit bewusst und ehrlich begegnen.

5.2 Fixierung, Sedierung, Anhaltung

Bei unserer immer größer werdenden Zahl an demenzkranken oder auch nur vorübergehend verwirrten Patientinnen kam es oft vor, dass sich diese nicht so verhielten, wie es die Situation erforderte und die sich dadurch in ernste Gefahr brachten. Frau X musste abends unbedingt in den Garten, um die Kinder hereinzuholen, obwohl es kalt und finster war und sie nur ein Nachthemd anhatte. Sie war doch schließlich für alle verantwortlich (sie war früher Erzieherin); Herr Y musste, komme was da wolle, jeden Abend sein Geschäft zusperren (er hatte ein Friseurgeschäft besessen). Herr Z wollte aufstehen und zum Waschbecken gehen, warum zum

Teufel wollten wir ihn davon abhalten (er konnte nach einem Schlaganfall weder stehen noch gehen)? Frau J musste mitten in der Nacht ihr Bett verlassen, denn ihr Zug hatte gerade in Baden gehalten und dort wollte sie ja hin.

In solchen Fällen sahen wir uns gelegentlich (falls unsere Validationsversuche nicht zum Ziel führten) gezwungen, die Menschen daran zu hindern, das zu tun, was sie gerade tun wollten (oder glaubten tun zu müssen). Das stellte zweifellos eine Einschränkung der persönlichen Freiheit dar. Umgekehrt lag es auf der Hand, dass man nicht tatenlos dabeistehen und zusehen konnte, wie sich ein Mensch unter Verkennung der Situation in Gefahr bringt. Wenn gutes Zureden, Ablenken und Validieren nicht den gewünschten Erfolg brachten, standen uns nur mehr medikamentöse und »technische« Maßnahmen zur Verfügung. Da das Versperren der Türen seit der Psychiatriereform grundsätzlich verboten ist, wurden an den Abteilungen Warnsysteme installiert, die dann läuten, wenn eine »Unbefugte« die Station verlässt. Sie stellten in manchen Fällen eine große Erleichterung dar. Bei extrem »wanderlustigen« Patientinnen ist das System jedoch unzureichend, insbesondere am Abend, wenn für alle Patientinnen einer Station nur mehr zwei Pflegepersonen im Dienst sind. Leider treten jedoch Verwirrtheitszustände besonders in den Abendstunden auf, und das stellte uns immer wieder vor größte Probleme.

Wenn Patientinnen, die nicht verstanden, warum sie die Einrichtung nicht verlassen konnten, sagten: »Ich bin ja hier wie eine Gefangene«, brachten sie damit zum Ausdruck, was jede von uns empfunden hätte, wenn sie sich nicht frei bewegen könnte. Wir konnten nur versuchen, die Indikationen für freiheitsbeschränkende Maßnahmen möglichst eng zu stellen. Exakte Begründung, Dokumentation und wiederholtes Hinterfragen der Notwendigkeit riefen uns immer wieder ins Bewusstsein wie unbefriedigend dieser letzte Ausweg ist.

In den letzten Jahren hat die Wahrung der Patienten- und Patientinnenrechte deutlich an Bedeutung gewonnen und ist gesetzlich geregelt. Freiheitsbeschränkende Maßnahmen werden daher viel seltener eingesetzt als früher und sind an strenge Auflagen gebunden (www.patientenanwalt.com; www.gesundheit.gv.at). Der Einsatz dieser Maßnahmen unterliegt strengen Zulässigkeitskriterien, ihr Einsatz kommt nur als letztes Mittel infrage, um Gesundheits- oder Lebensgefahr abzuwenden. Die Beschränkungsmaßnahme muss verhältnismäßig sein, stets sind zuerst gelindere Mittel auszuschöpfen (Halmich 2020).

5.3 Künstliche Ernährung – PEG-Sonde

Immer wieder stehen wir vor dem Problem, dass unsere Patientinnen nicht ausreichend essen und trinken und an Gewicht verlieren. Die Ursachen dafür sind vielfältig. Nur in den seltensten Fällen sind es anatomische Veränderungen des Kehlkopfes, z. B. nach Karzinomoperationen.

In solchen Fällen ist die Indikation zum Setzen einer PEG-Sonde am leichtesten zu stellen, handelt es sich dabei doch meist um jüngere Patientinnen, die die Kehlkopfoperation gut überstanden haben. Schon häufiger sind Funktionsstörungen beim Schlucken, wie sie nicht selten nach Schlaganfällen, bei Demenzkranken oder bei Parkinsonpatientinnen vorkommen (James et al. 1988; Jardine et al. 2019; Warnecke et al. 2019). Meist aber lässt sich überhaupt keine fassbare Ursache dafür finden, dass ein alter Mensch nicht mehr genügend isst und trinkt. Liegt vielleicht eine Depression zugrunde? Depressionen äußern sich im hohen Alter oft sehr unspezifisch, nicht selten auch durch Rückzug aus allen Aktivitäten. Für diese Fälle stehen uns medikamentöse Behandlungsmöglichkeiten zur Verfügung. Hat die Patientin einfach das Interesse am Essen verloren? Im Alter verschieben sich die Prioritäten, vielleicht sind ihr andere Dinge wichtiger, vielleicht war das Essen auch früher für sie nicht so wichtig? Geruchs- und Geschmackssinn lassen im Laufe der Jahre nach. (Jede von uns weiß, wie unangenehm es ist, wenn man erkältet ist und nichts richtig riecht und schmeckt.) Bei fortgeschrittener Demenz geht sehr oft das Gefühl für Hunger und Durst verloren, manche Demenzkranke wissen zuletzt auch nicht mehr, was sie mit dem Bissen im Mund anfangen sollen. Bringt die Patientin mit ihrer Ablehnung des Essens bewusst oder unbewusst zum Ausdruck, dass sie die gesamte Situation ablehnt? Oder ist, wenn der Allgemeinzustand schon sehr schlecht ist, das Nichtessen bereits ein Teil des Sterbeprozesses? All diese Möglichkeiten müssen wir in Betracht ziehen, wenn wir für die Patientin zwar alles tun möchten, was wir tun können, sie aber weder unnötig (und oft genug auch sinnlos) belasten noch »überfahren « wollen (Löser und Müller 1988; Rosin 2007).

Bei der größten Gruppe von Patientinnen, die uns vor ernährungsbezogene Probleme stellen, sind für uns demnach keine konkreten Ursachen für die ungenügende Nahrungsaufnahme fassbar. Es sind dies vor allem schwer demenzkranke und sehr altersschwache Personen. Es gibt bis jetzt keine Untersuchung, die schlüssig beweist, dass ANH (artificial nutrition and hydration) für demenzkranke Personen von Nutzen ist, jedoch viele Hinweise darauf, dass dem nicht so ist (Finucane et al. 1999; Gillick 2000; Cervo et al. 2006; Gillick und Volandes 2008; Sampson et al. 2009; Gieniusz et al. 2017; Schmidl und Kojer 2021a). Trotzdem ist im gesamten Bereich der Geriatrie ungenügende Nahrungsaufnahme eine noch immer häufige Indikationsstellung für die PEG-Sonde. Es fällt auf, dass es, wie übrigens in anderen Bereichen der Medizin auch, offenbar leichter ist, etwas möglicherweise Sinnloses zu tun als nichts zu tun. Kommt es daher, dass die Medizin in der Mitte des 20. Jahrhunderts fast schon allmächtig schien (oder nur erfolgreich bemüht war, sich so zu verkaufen)? Liegt es am Zeitgeist, für den »sich dem Schicksal ergeben« Kapitulation bedeutet? Scheuen wir vor Grenzfragen zurück und verrichten lieber die Gesten des Lebens weiter? Fürchten wir die Verantwortung vor etwaigen Konsequenzen? Oder liegen die Dinge viel einfacher: Ernähren ist eine Grundlage unseres Sociallebens, das Vorenthalten von Nahrung bedeutet »im Stich lassen«. Hinzu kommt, dass die Betreuung bei bereits liegender PEG-Sonde denkbar einfach und wenig zeitaufwendig ist, während das Verabreichen von Nahrung auf natürlichem Weg ein hohes Maß an Geduld und Zuwendung erfordert.

Die WHO empfiehlt das Setzen einer PEG-Sonde bei multimorbiden Patientinnen nur bedingt und begründet das damit, dass der Nutzen nicht erwiesen ist und eine Verbesserung der Lebensqualität nicht erfolgt. Geht die Reduktion der Nahrungsaufnahme mit einem raschen körperlichen Abbau einher, sollte es durch Beobachtung und eventuell mithilfe intermittierender parenteraler Flüssigkeitssubstitution möglich sein, eine vorübergehende Verschlechterung des Allgemeinzustands vom beginnenden Sterbeprozess zu unterscheiden. Sind wir uns nicht sicher, wie die Krankheit sich weiter entwickeln wird oder erfordert eine länger anhaltende Verschlechterung tatsächlich das Setzen einer Sonde, dann sollte dies rasch geschehen und nicht erst zugewartet werden, bis der Zustand sich noch weiter verschlechtert hat. Fängt die Patientin später wieder zu essen an, wird die Sonde einfach nicht mehr verwendet. Manche Patientinnen erhalten zwar den Großteil ihrer Nahrung über die Sonde, essen und trinken aber daneben das, was ihnen schmeckt, in geringen Mengen weiter. Wir sollten auch stets daran denken, dass das Essen für fast jede ein Faktor ihrer Lebensqualität ist. Auch bei liegender Sonde sollte diese Freude der Patientin daher nicht ohne triftigen Grund vorenthalten werden, auch wenn Anbieten und Verabreichen kleiner Nahrungsmengen einen zusätzlichen Arbeitsaufwand mit sich bringen.

Die größten Probleme bereiten uns jene Patientinnen, die bei anscheinend guter Gesundheit einfach zu essen aufhören, den Kopf wegdrehen, wenn man ihnen zu essen anbietet, die Nahrung im Mund lassen, ohne zu schlucken, sodass wir oft nicht mehr unterscheiden können, ob sie einfach das Schlucken vergessen haben, ob der Schluckreflex gestört ist oder ob sie eben nicht schlucken wollen.

Herr Toni war lange Zeit in unserer Abteilung. Von Natur aus wenig begabt und dem Alkohol zugetan, war er zuletzt in seiner Substandardwohnung nicht mehr zu betreuen gewesen. Er hatte immer wieder epileptische Anfälle, bereits unter minimaler antikonvulsiver Therapie war er so stark gedämpft, dass er den ganzen Tag schlief. Wir entschlossen uns daher zugunsten seiner Lebensqualität dazu, lieber die seltenen Anfälle in Kauf zu nehmen. Nach einem dieser Anfälle blieb Toni deutlich verschlechtert, auch eine Computertomografie lieferte dafür keine Erklärung. Er blieb bettlägerig, aß zu wenig und verlor deutlich an Gewicht. Als er schließlich jede Nahrung ablehnte, fragte ich ihn nach dem Grund.

»I wü net!«, war seine Antwort. »Toni, wenn du nicht isst, wirst du sterben!« »I stirb scho net!« sein lapidarer Kommentar. »Willst du sterben?« »Oba na!«. Toni bekam eine PEG-Sonde. Er nahm etwas an Gewicht zu, erreichte aber trotz ausreichender Kalorienzufuhr nicht annähernd sein Normalgewicht. Er konnte nie wieder aufstehen. Er lebte noch etwa ein Jahr und starb schließlich an einer Lungenentzündung.

Unsere Entscheidungen fällen wir von Fall zu Fall, zwei gleiche Fälle gibt es nicht. Auch im Nachhinein können wir nicht sicher sein, ob wir richtig oder falsch gehandelt haben, weil wir niemals wissen können, wie es anders gelaufen wäre.

6 Die »kleine Ethik« für jeden Tag

6.1 Ärztliche Entscheidungen

Martina Schmidl

Die »kleine Ethik« des Alltags besteht aus den unzähligen kleinen Entscheidungen, die wir im täglichen Leben »zum Wohle der Patientin« treffen. Wenn es mir gelang, mich für kurze Zeit aus meinem Berufsalltag zu lösen und in Gedanken einige Schritte zurückzutreten, um uns Ärztinnen aus dieser gesunden Distanz über die Schulter zu schauen, merkte ich deutlich: Wir wussten oft nicht, was wir taten.

Die täglichen Abläufe in einer Einrichtung lassen sich auch heute noch nur mithilfe bewährter Routinen einigermaßen reibungslos bewältigen. Routinen regeln den Tagesablauf und die einzelnen Arbeitsschritte, sie beeinflussen in vielen Bereichen – oft ohne, dass uns das bewusst wird – unsere Haltungen und Einstellungen, ja sogar unsere Wahrnehmungen und Empfindungen. Verlässlich eingefahrene Bahnen haben viele Vorteile. Sie verhindern, dass wir das Rad immer wieder neu erfinden müssen, helfen uns Zeit für Wesentliches zu sparen und sichern zumindest einen gewissen Qualitätsstandard. Wenn wir unsere eigenen Vorgangsweisen jedoch nicht immer wieder kritisch infrage stellen, erkaufen wir diese Vorteile zu teuer: Denn Routinen steigern auch unsere Betriebsblindheit, verführen zur Kritiklosigkeit, zum »Hängenbleiben« im Gewohnten (»Das war immer schon so …«), zu Bequemlichkeit, Gedankenlosigkeit und Automatismen. Unhinterfragt können sie letztlich zur Erstarrung des ganzen Systems und zum blinden Befehlsgehorsam selbst gestellten Regeln gegenüber führen (»Das geht nicht anders, das muss so sein.«). Ich glaube nicht, dass sich daran in den vergangenen 20 Jahren Wesentliches geändert hat.

Ärztinnen treffen ununterbrochen auf vielen Gebieten Entscheidungen von unterschiedlicher Tragweite und orientieren sich dabei bewusst oder unbewusst an bestimmten Richtlinien. Es lohnt sich darüber nachzudenken, was unsere Entscheidungen mit beeinflusst.

Einige wichtige Leitschienen sind:

- *Von der Institution geforderte und sanktionierte Philosophien und Routinen*, die uns oft nur wenig persönlichen Handlungsspielraum lassen und den meisten von uns mit der Zeit bereits weitgehend in Fleisch und Blut übergegangen sind.
- *Eigene rationale Überlegungen*: Sie müssen stets wesentliche Entscheidungshilfen im Hinblick auf diagnostische, therapeutische und pflegerische Maßnahmen sein.

- *Emotionale Reaktionen*: Unsere Tagesverfassung, Freude, Ärger, Zorn, Überforderung, Sympathie und Antipathie, beeinflussen – oft ohne, dass wir uns darüber Rechenschaft ablegen – unser Verhalten (z. B. die Entscheidung darüber, in welcher Art ich einem für mich »mühsamem« alten Menschen gegenübertrete oder in welchem Tonfall ich ihn anspreche).
- *Unbewusste Handlungen*: Hier kommen unsere gut eingeübten Schablonen zum Tragen, Manches, was aus Gedankenlosigkeit oder Vergesslichkeit geschieht, obwohl es »gar nicht so gemeint« war. Hierher gehören u. a. auch die Weichen, die wir stellen, indem wir nicht oder nicht rechtzeitig entscheiden.

6.1.1　Wie entstehen ärztliche Entscheidungen?

Selbstverständlich beeinflussen Diagnose und Prognose jede ärztliche Entscheidung maßgeblich, denn nur in diesem Lichte sind wir in der Lage, Sinnhaftigkeit und Zumutbarkeit diagnostischer und therapeutischer Optionen abzuschätzen. Vor diesem Hintergrund prüfen wir (wenn möglich gemeinsam mit der Patientin und ihrer nächsten Bezugsperson) die Folgen der in Betracht gezogenen Vorgangsweise: Rechtfertigt der mögliche oder wahrscheinliche Nutzen der geplanten Schritte tatsächlich die vielen Belastungen, die sie voraussichtlich mit sich bringen? Ist der Kranken in ihrem augenblicklichen Zustand ein Transport zumutbar? Wie lange wird die Untersuchung (die Behandlung) dauern? Welche Schmerzen oder anderen Nebenwirkungen (z. B. Übelkeit, Stuhlprobleme, Immobilität o. ä.) sind damit verbunden? Wie sehr wird die alte Frau unter ihrem Schamgefühl leiden? Wird sie sich ausgeliefert fühlen und Angst haben? Bekomme ich rechtzeitig (solange noch eine Chance besteht) einen Termin für die geplante Untersuchung oder Operation? Und plane ich das Ganze wirklich zugunsten der Patientin, oder eher, weil ich meine eigene Unsicherheit nicht ertrage oder einfach wissen möchte, was »eigentlich« hinter den Symptomen steckt, obwohl dieses Wissen für die Kranke keine wesentliche Konsequenz haben wird?

Viel zu selten stellten wir uns der Frage: »Was möchte die Patientin selbst, was ist ihr wichtig?« Gerade bei sehr kranken, häufig völlig desorientierten alten Menschen ist es oft tatsächlich unmöglich zu erfahren, was sie selbst wollen. Es ist allerdings doch viel häufiger möglich, als es versucht wird! Demenzkranke Menschen haben zu dem, was mit ihnen geschehen oder nicht geschehen soll, oft sehr konkrete und begründete Ansichten und informieren die Ärztin, die gelernt hat mit ihnen zu kommunizieren, und bereit ist, sich dafür Zeit zu nehmen, klar über ihren Willen.

Unsere »kleinen« Alltagsentscheidungen über die medikamentöse Therapie können für die Patientin sehr hilfreich sein oder ihr großes Leid zufügen. Auf einige fragwürdige Therapieentscheidungen möchte ich kurz eingehen, die früher nicht selten »passierten« und leider bis heute noch nicht ganz verschwunden sind:

- *Vorenthalten von Schmerzmitteln*

Ich habe nicht daran gedacht, dass die Patientin Schmerzen haben könnte, die Aussage der Pflegekraft war für mich nicht glaubwürdig genug.

Früher kam es auch gelegentlich vor, dass die Patientin sich ihr Schmerzmittel erst »verdienen« musste, ehe die Ärztin bereit war, es ihr zu geben. Sie musste z. B. erst darum betteln. Sie musste gehorsam mitmachen, wenn wir sie mobilisieren wollten. Sie musste ruhig sein, sich gut benehmen und nicht jammern, wenn sie untersucht oder ihr Blut abgenommen wurde. Sie durfte nicht widersprechen oder gar die verordnete Therapie infrage stellen.

- *Nebenwirkungen vernachlässigen*

Wir leben im Zeitalter der Ökonomie und werden dazu angehalten, sparsam zu sein und billige Präparate zu verschreiben. Das ist oft, aber nicht immer, ohne Qualitätseinbuße möglich. Es gibt einige »billige« Mittel, deren Gebrauch uns zwar empfohlen wird, von denen aber bekannt ist, dass sie für die Patientin belastende Nebenwirkungen mit sich bringen. Verordnen wir sie dennoch, sind wir »brav«, fügen uns der Institution und riskieren weder Auseinandersetzungen noch Unannehmlichkeiten. Dafür nehmen wir sinnloses Leid für unsere Patientinnen in Kauf.

- *Unnötig lange verabreichen*

Dies geschieht durch sinnloses Zuwarten bei erwiesener Wirkungslosigkeit, durch Nachlässigkeit, Übersehen, Vergessen und wird durch unzureichende Kommunikation zwischen den Berufsgruppen stark begünstigt. Selbst wenn ich einmal etwas übersehe oder vergesse, werden sich, wenn uns die Zusammenarbeit in hierarchiefreien Räumen gelingt, Pflegende für die Patientin mitverantwortlich fühlen und mich sehr bald fragen, ob Frau Müller dieses Präparat wirklich noch braucht.

- *»Ich möchte meine Ruhe haben«*

Nicht immer bin ich voll belastbar. Manchmal habe ich private Sorgen, die mich stark beanspruchen. Manchmal bin ich total übermüdet oder schleppe mich halbkrank zum Dienst, weil zwei andere Ärztinnen gerade im Urlaub sind. Selbst in diesen Fällen sind Entscheidungen, deren einzige Grundlage mein Ruhebedürfnis ist, nicht wirklich entschuldbar:

- Ich verschreibe beim geringsten Anlass sofort ein dämpfendes Medikament.
- Ich wimmle die Patientin ab (z. B.: »Sie können jetzt keine Schmerzen haben«).
- Ich gehe weg, obwohl ich gerade jetzt gebraucht werde, und überlasse die Patientin anderen (meist den Pflegenden), die diese Situation ohne mich nicht wirklich gut lösen können.
- Ich verordne fixierende Maßnahmen, um nicht mehr mit dem Problem behelligt zu werden. Dies gehört der im Wesentlichen der Vergangenheit an und geschieht dank gesetzlicher Regelungen heute zum Glück kaum mehr.

6.1.2   Fixieren

Vor 20 Jahren stand eine ganze Reihe von Möglichkeiten zur Auswahl: Die Patientin kam in ein rundherum verschlossenes Netzbett (diese Maßnahme war auch damals kaum mehr üblich und nur unter ganz bestimmten Umständen erlaubt). Steckgitter verhinderten, dass der »Quälgeist« sein Bett verlässt. Die Patientin wurde mithilfe eines gepolsterten Gurts an ihrem Sessel oder Rollstuhl fixiert (Hirsch 2000). Darüber hinaus gab es auch »elegante«, auf den ersten Blick völlig unauffällige Methoden: Beistelltisch oder Esstisch wurden so aufgestellt, dass die Patientin in ihrem Sessel sitzen bleiben musste. Alle diese Maßnahmen lieferten die Hochbetagten hilflos, wehrlos, rechtlos, ratlos, verzweifelt und entwürdigt unserer Willkür aus.

Was ging in einer hilflosen alten Frau vor, wenn sie sich als Gefangene fühlte und stundenlang vergeblich bemüht war, sich zu befreien? Wir konnten an ihren Reaktionen erkennen, wie groß ihr Leidensdruck war: Sie wurde unruhig, weinte, strengte sich mit letzter Kraft an, um sich zu befreien, sie schwang die Beine über das Steckgitter oder steckte sie immer wieder zwischen die Stäbe. Sie schrie verzweifelt: »Was habe ich denn gemacht, dass ich hier gefangen bin?!« Und sie musste oft lange betteln, damit man sie endlich wieder freiließ. Diese Verhaltensweisen sind respektlos und demütigend für die Betroffenen. Es erleichtert mich zu wissen, dass solche Methoden heute nur mehr ausnahmsweise vorkommen. Andreas Kruse (2017) bezeichnet zurecht das Fehlen von Demütigung im Umgang mit einem Mitmenschen als ein zentrales Merkmal einer anständigen Gesellschaft.

6.1.3   Mobilisation

Verordnet wird sie von der Ärztin. Sie entscheidet, ob die Patientin gesundheitlich in der Lage ist, ihr Bett zu verlassen. Noch 1980 war es kein Anliegen, die Selbstständigkeit alter Menschen möglichst lange zu bewahren. Wer einmal im Bett gelandet war, blieb sehr oft für immer liegen. Einige Jahre später schlug das Pendel in das andere Extrem aus: Keine bettlägerigen Patientinnen zu haben, wurde zum Qualitätsmerkmal. Viele alte Menschen profitierten davon, nicht wenige aber litten auch darunter. Nicht selten lautete die Devise: »Heraus aus dem Bett, ob Du willst oder nicht!« Als Zusatzfaktor wurde oft auch ein gewisser Aktionismus aller Berufsgruppen wirksam, die Freude an der eigenen Geschäftigkeit und Effizienz.

Kam man kurze Zeit nach einer »zwangsbeglückenden« Mobilisation zu der Patientin, fand man sie nicht selten vorn übergeneigt mit geschlossenen Augen vor, oft lag ihr Kopf auf der Tischplatte. Oder die arme Frau hing völlig zur Seite geneigt in ihrem Stuhl. Ihr Gesicht zeigte Leid oder Resignation, sie hatte Schmerzen, fühlte sich unwohl. Und sie musste oft lange betteln, bis sie wieder in ihr Bett hineindurfte.

Leider geschieht das auch heute noch, wenngleich nicht mehr ganz so oft.

6.1.4 Zu welchem Verhalten entscheide ich mich?

- *Wie spreche ich während der Visite?*

Kann es geschehen, dass ich mich so verhalte, als ob die Patientin gar nicht da wäre oder nur störte? Spreche ich z. B. leise mit einer Dritten über sie? Spreche ich (z. B. mit einer Kollegin) laut lateinisch und achte nicht darauf, wie verstört und beängstigt der alte Mensch uns anschaut? Lache ich neben ihm mit anderen, ohne dass er weiß, was uns so amüsiert? Stelle ich die alte Frau als inkompetent hin, frage z. B. die Schwester über ihren Kopf hinweg nach ihrem Befinden? Schulmeistere ich sie, wenn sie wagt, eine Meinung zu äußern oder gar eine einmal geäußerte Meinung zu ändern? Sage ich z. B. in strengem Tonfall: »Sie haben gestern aber gesagt, Sie wollen das (nicht), also was wollen Sie wirklich?« Vielen Ärztinnen fehlt das Bewusstsein, dass ethisches Handeln in der Medizin ohne respektvolle und empathische Kommunikation mit den betroffenen Menschen nicht denkbar ist (Kojer 2019).

- *Was sagt unser Tonfall aus?*

Jeder von uns steht ein ganzes Repertoire an »Tonarten« zur Verfügung, mit dessen Hilfe wir anderen sehr leicht wehtun können. Unsere alten Patientinnen haben kaum die Möglichkeit, sich dagegen zu wehren, wenn wir uns dazu entscheiden, gleichgültig oder herablassend, autoritär, belehrend oder richtend, verletzend oder einschüchternd, anklagend, drohend oder ganz einfach lauter als notwendig mit ihnen zu sprechen.

- *Wie untersuchen wir?*

Verlassen wir uns auf unsere Routine, realisieren wir oft gar nicht, wie viel Schmerz wir unseren Patientinnen zufügen, weil wir sie nicht mehr als Individuen wahrnehmen, sondern lang geübte automatisierte Abläufe abspulen: Wir lassen den verängstigten Menschen unnötig lange warten. Wenn wir an sein Bett treten, schlagen wir vielleicht gleich die Decke zurück und beginnen, stumm an ihm herumzuhantieren. Wir verletzen das Schamgefühl der alten Frau, indem wir sie länger als unbedingt erforderlich nackt liegen lassen, bei offener Tür untersuchen oder während der Untersuchung die Anwesenheit von anderen tolerieren. Aus Achtlosigkeit oder Gleichgültigkeit verunsichern wir Schwerhörige (die meisten Hochbetagten sind schwerhörig!), weil wir viel zu leise mit ihnen sprechen und sie nicht verstehen können, was wir von ihnen wollen.

Hat uns der alte Mensch vorher verärgert oder verletzt und glauben wir, dass er sich »mit Absicht« so verletzend verhält, fühlen wir uns provoziert. Wir werden ihn dann beim Untersuchen vielleicht gerade ein bisschen zu fest klopfen, halten, drücken oder die Manschette beim Blutdruckmessen unnötig hoch aufpumpen.

- *Was sagen wir?*

Wecken wir durch Sätze wie »wenn Sie aufhören zu rauchen (wieder mehr gehen, endlich weniger essen …), wird alles wieder gut« falsche oder übertriebene Hoffnungen? Oder ist es, selbst wenn wir genau wissen, dass es nicht stimmt, rascher und bequemer zu sagen: »Das wird schon wieder«. Wir denken nicht daran, dass maßregelnde Aussagen wie »Sie sind zu dick« oder »Seien Sie nicht so empfindlich« Verachtung ausdrücken und verletzend wirken müssen. Es ist unsere Pflicht, der Patientin Befunde, Diagnosen oder weitere Maßnahmen mitzuteilen, das bedeutet aber nicht, dass wir das in knapper, verwirrender und beängstigender Form tun müssen. Ebenso wenig ist es gerechtfertigt, in unseren Patientinnen sinnlos Schuldgefühle zu erzeugen, z. B. mit Aussagen wie: »Hätten Sie nicht so viel geraucht (gegessen, getrunken, gefaulenzt …), dann wäre dies oder das nicht geschehen«. Oder gar: »Sie sind selbst schuld daran, dass Sie jetzt nicht mehr gehen können«.

- *Wie handeln wir?*

Es liegt an uns, daran zu denken, unsere »Amtshandlungen« so zu dosieren, dass sie eine Hochbetagte nicht unnötig und über Gebühr belasten. Alle alten, ganz besonders aber die alten Menschen mit Demenz sind leicht irritierbar und wenig belastbar. Wir müssen genau überlegen, ob der Blasenkatheter tatsächlich unvermeidbar ist, ob und wie oft wir den Patientinnen Blutabnahmen, Blutzuckerkontrollen, Punktionen, Spiegelungen, Röntgenaufnahmen zumuten müssen.

Sehr alte Menschen können sich nicht mehr wehren, sie sind daher mehr als andere der Gefahr preisgegeben, dass wir ihnen durch unsere Hast, Ungeduld oder Sorglosigkeit unnötig wehtun. Dies geschieht z. B., wenn wir eine Spritze zu schnell verabreichen, dafür die falsche Körperstelle wählen oder die falsche Nadel benutzen.

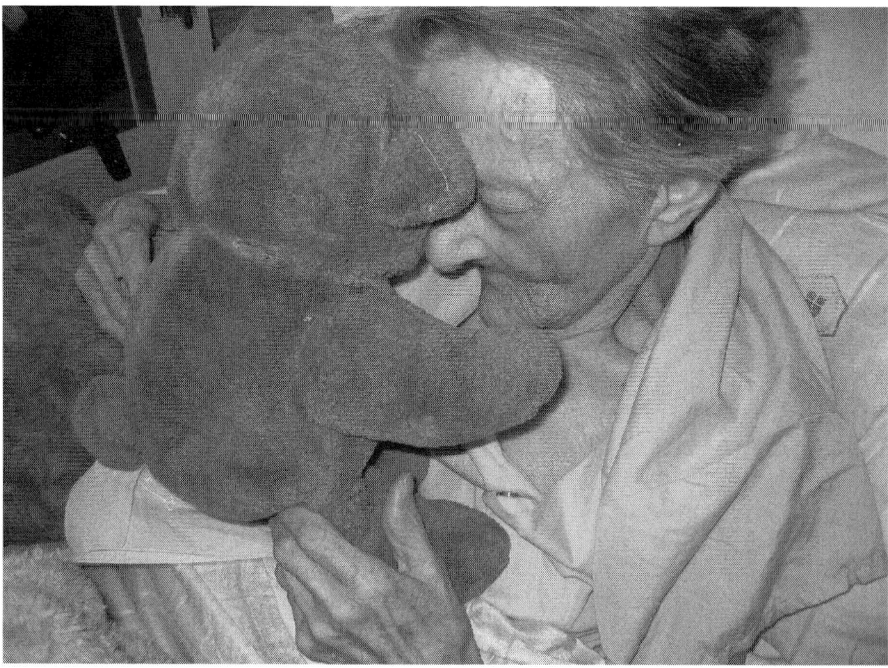

Auch »nicht handeln« ist oft eine ethische Alltagsentscheidung (»Ich habe es eilig«, »Es hat bis morgen Zeit«, »Ich bin zu feig, mich rasch zu entscheiden«). Häufig ergeben sich daraus unnötige Verzögerungen wichtiger anstehender diagnostischer, therapeutischer und lindernder Maßnahmen, die man der Patientin leicht hätte ersparen können.

- *Wie sprechen wir mit Angehörigen?*

Unsere Patientinnen können sich nur dann wohlfühlen, wenn auch ihre Angehörigen bei uns ein offenes Ohr finden. Rangieren für uns diese Gespräche unter »unnötige Belastungen«, werden sie in der Regel kürzer ausfallen als erforderlich wäre. Wir werden versuchen unsere Botschaft zwischen Tür und Angel loszuwerden, dabei ungeduldig, hektisch oder unhöflich wirken, die Besucherin spüren lassen, dass sie uns lästig ist. Darunter leidet auch der Wert der Mitteilungen: Weil Erklärungen fehlen, sind sie unverständlich. Zu knappe Formulierungen im medizinischen Jargon wirken autoritär und schüchtern die Fragende nicht selten so sehr ein, dass sie gar nicht wagt, weitere Fragen zu stellen.

Leider sind diese Verhaltensweisen auch 20 Jahre nach der Erstveröffentlichung dieses Buches nicht verschwunden. Sie kommen – ob im Akutkrankenhaus oder im Pflegeheim – noch immer vor.

6.2 Alltägliche Entscheidungen in der Pflege

Ursula Gutenthaler[6], Martina Schmidl

Vieles, was auf den letzten Seiten für Ärztinnen beschrieben wurde, gilt sinngemäß auch für Pflegende und muss daher nicht wiederholt werden. Auf eine Reihe pflegespezifischer Entscheidungen möchten wir aber doch etwas näher eingehen.

6.2.1 Was hat Pflege mit Ethik zu tun?

- *Waschen*
  Wie fühlt es sich an, wenn mein Gesicht, mein ganzer Körper mit Latexhandschuhen gewaschen wird? Würde ich diese Vorgangsweise auch meiner Mutter, meinem Kind zumuten?
  Was geht in einem Menschen vor, dessen Unterkörper gerade von mir gewaschen wird, während meine Kollegin ihm am Kopfende seine Medikamente verabreicht?

---

6 Die Beiträge von Ursula Gutenthaler wurden inhaltlich nicht verändert.

- *Essen verabreichen*
  Wie sehr kann ein Mensch sein Essen genießen, wenn ihm die Nahrung zu schnell, zu heiß (zu kalt) oder mit einem zu großen Löffel verabreicht wird? Wünscht die Bewohnerin, dass ihr die Nahrung eingegeben wird, obwohl sie selbst essen kann? »Mit Hilfe« geht es zugegebener Weise viel schneller, und die auf diese Weise Versorgte macht dabei nicht alles schmutzig.
  Warum »passiert« es immer wieder, dass individuelle Vorlieben nicht berücksichtigt werden, und die Bewohnerin bekommt (z. B. aus Bequemlichkeitsgründen) immer Grießbrei, obwohl alle wissen, dass sie lieber etwas Pikantes isst.

- *Ankleiden*
  Früher mussten viele Bewohnerinnen den ganzen Tag Schlafrock und Nachthemd tragen, auch wenn sie nicht bettlägerig waren und ohne Weiteres Privatkleidung hätten tragen können. Diese Unsitte ist zum Glück mittlerweile verschwunden. Doch es passiert noch gelegentlich, dass eine Bewohnerin im hinten offenen Nachthemd über den Gang läuft, die Inkontinenzhose oder sogar das blanke Gesäß sind für alle Vorbeikommenden deutlich sichtbar.
  Einige Jahre lang wurden für inkontinente Demenzkranke eine Art »praktischer« Strampelanzüge als Tagesbekleidung empfohlen. Sie hatten hinten einen langen Zippverschluss. Die Bewohnerinnen konnten sich daher nicht so leicht selbst ausziehen und die Windel blieb dort, wo sie hingehört. Wie entwürdigend dieser Bekleidungsmodus für alte Damen und Herren war, spielte keine Rolle.

6.2.2   Zu welchem Verhalten entscheide ich mich?

- *Wie verhalte ich mich in Anwesenheit von Bewohnerinnen?*
  Eine Bewohnerin, die anscheinend »ohnedies nichts mehr mitbekommt«, verleitet dazu, in ihrer Anwesenheit laut über sie zu sprechen. Gedankenlos vor Bewohnerinnen geführte laute und lange Handygespräche sind nicht nur unhöflich, sie wirken auf alte Menschen irritierend und beängstigend. Lautstarke rhythmische Musik mit dröhnenden Bässen lässt vielleicht die Arbeit leichter von der Hand gehen, belastet alte Menschen aber und steigert ihre Unruhe.

- *Wie spreche ich mit der Bewohnerin?*
  Die Aufforderung »Mach' in die Windel« ist heute zwar weitestgehend ausgerottet; häufiger hört man noch immer ihre »elegantere« Neuauflage: »Sie haben ohnehin eine Schutzhose, machen Sie doch ruhig hinein!« In der Regel ohne böse Absicht werden »Witze« gemacht, die die Patientin verwirren und durch das laute Gelächter der anwesenden Mitarbeiterinnen oft auch demütigen (»Sie lachen über mich!«). Wenn Pflegende vor der Bewohnerin in anklagendem Ton über sie berichten (»Frau G. hat schon wieder Schmerzen!«, »Herr M. hat sein ganzes Bett mit Stuhl verschmiert!«), verursacht das seelische Schmerzen, die leicht vermeidbar gewesen wären.

- *Wie gehe ich mit den Bewohnerinnen um?*
  Bewohnerinnen werden, wenn sie sich verirrt haben, wenn sie nicht allein zum WC finden oder wenn sie zum Röntgen müssen, von einer Pflegekraft (einem Zivildiener, einem Träger) dorthin geführt. Oft hakt die Begleitperson die Be-

wohnerin unter, eine gute und sinnvolle Maßnahme, um Gehunsicherheiten auszugleichen. Weniger gut ist es, wenn die Führende rasch und mit großen Schritten voraneilt und den verzweifelnden alten Menschen hinter sich her schleift.

Wo bleibt die Würde des Menschen, wenn er, »weil es sich gerade so ergibt«, auf dem Zimmerklo sitzend, womöglich auch noch bei offener Tür, zum Frühstückstisch geschoben wird?

Aus Gedankenlosigkeit wurden früher unbewegliche und/oder demenzkranke Bewohnerinnen oft mit ihren Stühlen nebeneinander im Gang aufgestellt. Wenn nicht gerade jemand vorbeiging, sahen sie kein lebendes Wesen und schauten nur auf die gegenüberliegende Wand. Es hätte nicht wesentlich mehr Mühe gemacht, die alten Menschen in Gruppen um Tischchen zusammenzusetzen. Geschieht dies, fühlen sie sich nicht so allein und die Kommunikation zwischen ihnen kommt viel leichter in Gang.

Ohne böse Absicht werden in den Heimen noch immer viele sehr alte Menschen mit und ohne Demenz, die ihre Meinung dazu nicht mehr äußern können, für Stunden vor den laufenden Fernseher geschoben und sind für sie meist ungeeigneten und daher verwirrenden Fernsehsendungen ausgesetzt. Es ist schön, dass jemand, der bestimmte Sendungen genießen kann, heute überall die Möglichkeit dazu bekommt. Das Fernsehen ist allerdings kein geeigneter Baby- und noch weniger ein »Alten-Sitter«.

- *Wie wird mobilisiert?*
  Welche persönliche Einstellung hat Frau X. an diesem Tag zum Aufstehen? Wurde sie gefragt? Mobilisation wird zur Zwangsmobilisation, wenn die Bewohnerin aufstehen muss, obwohl sie heute gerne im Bett bliebe, obwohl sie müde ist, sich dagegen wehrt oder bekanntermaßen nur im Sessel »hängt«, wenn sie darum bittet, endlich niedergelegt zu werden und die Antwort erhält: »Es ist jetzt zehn Uhr, bis nach dem Mittagessen müssen Sie noch draußen bleiben!« Es war früher eine häufig geübte Praxis mobilisationsunwillige Bewohnerinnen, die »unerlaubt« selbstständig in ihr Bett gehen konnten daran zu hindern, indem das Bett maximal hochgestellt wurde, auf beiden Seiten Steckgitter angebracht oder die Matratzen aufgestellt wurden.
- *Respektiere ich meine Bewohnerinnen?*
  Wie werden die Medikamente verabreicht? Achte ich darauf, dass die Bewohnerinnen etwas zum Nachtrinken haben? Stecke ich die Tabletten nur in den Mund, oder überzeuge ich mich davon, ob sie tatsächlich geschluckt werden (können)?
- *Wie wichtig sind mir ihre Anliegen?*
  Habe ich immer gerade dann »keine Zeit«, wenn die Bewohnerin ruft? Lasse ich sie schreien und läuten (»ihr ist nur fad«)? Lasse ich sie eine Zeitlang links liegen, weil sie »nicht brav« war? Komme ich bei Pflegehandlungen stumm zu ihr und gehe, sobald ich fertig bin, wortlos hinaus?

6.2.3 Zehn Bitten alter Menschen an ihre Betreuerinnen aller Berufsgruppen

1. Bitte respektiert uns so, wie wir sind!
2. Wir sind keine kleinen Kinder, auch wenn wir schon gebrechlich, inkontinent und vergesslich sind. Bitte behandelt uns daher auch nicht wie kleine Kinder!
3. Bitte lasst uns so selbstständig wie möglich sein!
4. Auch wenn unser Geist nicht mehr fit ist, wir spüren alles ganz genau, denn unsere Gefühle sind topfit!

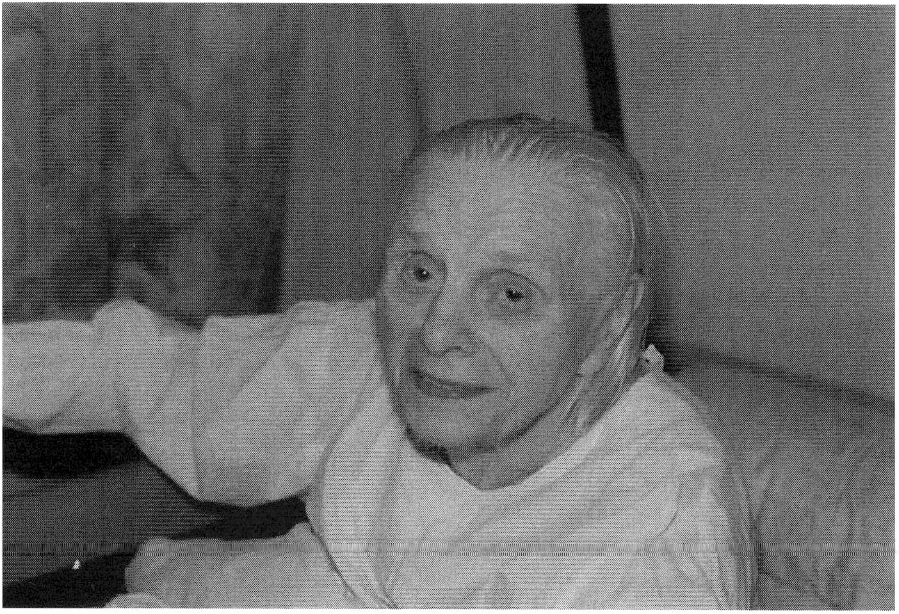

5. Wir erfassen viel mehr von unserer Umgebung, als ihr glaubt. Bitte verhaltet Euch nicht so, als ob wir nicht da wären!
6. Bitte habt Geduld mit uns und passt Euch unserem langsameren Tempo an!
7. Unsere Gebrechlichkeit macht uns rasch ängstlich. Bitte schüchtert uns nicht durch euer Verhalten ein!
8. Auch alte Menschen haben das Recht auf Bewegungsfreiheit. Bitte sperrt uns nicht ein!
9. Wir sind sehr alt und müde. Bitte lasst uns schlafen, wenn wir das Bedürfnis danach haben!
10. Bitte helft uns, unseren letzten Lebensabschnitt in Würde zu erleben.

7 Frau Maria G.

7.1 Wer gibt, wer nimmt?

Marina Kojer

Unser Weg in die Palliative Geriatrie war von Anfang an das tastende Voranschreiten in ein noch unbekanntes Land. Mit jedem Schritt schienen sich uns neue Einsichten, neue Denkmodelle, neue Erfordernisse zu eröffnen. Aber gelang es uns auch tatsächlich, schwerkranke Hochbetagte immer besser zu verstehen und uns von ihren Wünschen und Bedürfnissen leiten zu lassen? Liefen wir nicht oft Gefahr, einer Fata Morgana nachzulaufen? Immer wieder plagten mich Zweifel, ob uns unser Bemühen, die Pfadspuren zum Du zu entdecken, in die richtige Richtung führte.

Fänden wir unterwegs keine Wegweiser vor, wie sollten wir jemals darauf vertrauen dürfen, noch auf dem richtigen Weg zu sein? Diesen Weg konnten uns nur die Alten selbst weisen. Es waren ihre Gefühle, ihr Verhalten, ihre Reaktionen, die uns Tag für Tag weiterhalfen. Unter den vielen Lehrmeisterinnen gab es einige, die uns darüber hinaus, einfach durch ihr So-Sein, durch ihr Leben, Leiden und Sterben, die Augen für die Kostbarkeit jedes Augenblicks menschlichen Seins und für den Sinn eines Lebens bis zuletzt geöffnet haben.

Einer dieser Menschen war Frau Maria G. Ihr Leben bei uns war, von außen betrachtet, nur eine Zeit der Schmerzen und Verluste. Sie musste laufend mehr Abstriche von allem machen, was für sie wichtig war. Das Leben nahm ihr leise und unbarmherzig anscheinend alles weg, was für sie wertvoll war und ihr Dasein noch lebenswert machen konnte. Sie war nie schmerzfrei, sie konnte innerhalb kurzer Zeit nicht mehr gehen, bald auch nicht mehr selbstständig im Rollstuhl fahren, schließlich nicht einmal mehr im Rollstuhl sitzen. Sie erblindete und war jahrelang vollständig hilflos. In all dem Leid fand sie stets noch etwas, was für sie schön und erlebenswert war. Sie konnte sich bis zuletzt über Kleinigkeiten freuen, die andere Menschen meist gar nicht bemerken oder achtlos mit Füßen treten.

Wir haben von ihr gelernt, dass das Leben ein Geschenk und die Zeit bis zum letzten Augenblick kostbar ist. Von ihr haben wir erfahren, was Geduld bedeuten kann, was Hoffnung ist, und was es heißt, selbst im Leiden und Sterben noch immer zum Leben Ja zu sagen. Sie hat uns vor Augen geführt, wie viel ganz kleine, scheinbar nebensächliche Gesten, Worte oder Gedanken oft für einen anderen Menschen bedeuten, dass dann unscheinbare Kleinigkeiten zu Geschenken werden, die dem Leben zu neuer Lebendigkeit verhelfen.

Gerade im Zusammenhang mit sehr alten Menschen sind wir stets der Gefahr ausgesetzt, die Orientierung zu verlieren, Palliative Care als ein »sanftes Zudecken« misszuverstehen und »Ruhig- und Entspanntsein« auch dort für das einzig erreichbare Gut zu halten, wo ein Mensch noch lebendig Anteil nehmen, weinen und lachen möchte.

»Das Wichtigste ist, dass man sich über alles freuen kann«

Als Frau Maria G. bei uns aufgenommen wurde, war sie bereits mehr als 90 Jahre alt. Sie hatte ein schwaches Herz, sah sehr schlecht und konnte nur mehr mit großer Mühe gehen. Zudem litt sie an starken, schwer behandelbaren Schmerzen im Bereich der Wirbelsäule, des Schultergürtels und des Beckens, für die sich lange Zeit keine Ursache fand. Erst viel später stellte sich heraus, dass sie Knochenmetastasen hatte. Mit all diesen Leiden lebte sie, in immer elenderem Zustand, noch viele Jahre bei uns. Frau G. war eine stille und bescheidene Frau. Sie war dankbar für alles, was wir für sie taten und hielt stets für jeden ein Lächeln und ein gutes Wort bereit. Selbst wenn es ihr gerade sehr schlecht ging, behielt sie die Gabe, sich zu freuen, ja nicht selten sogar mitten im Leid in ihr herzliches und ansteckendes Lachen auszubrechen. Als sie nach langer, schwerer Krankheit starb, war sie 99 Jahre alt. Wer sie gekannt hat und ihr nahe sein durfte, wird sie nicht vergessen.

Einmal im Winter, an einem finsteren, unfreundlichen Morgen, stand ich an ihrem Bett. Frau G. war damals 95 Jahre alt. Bereits seit Tagen fühlte sie sich elend, litt an Atemnot, konnte das Bett nicht verlassen, kaum erträgliche Schmerzen quälten sie, und ihre in letzter Zeit rasch nachlassende Sehkraft machte ihr Sorgen. Ich setzte mich an ihr Bett und hörte ihren berechtigten Klagen zu. Plötzlich stahl sich ein schwacher, kraftloser Strahl der Wintersonne für einen Augenblick in das Krankenzimmer und warf seinen blassen Lichtstreifen auf ihre Bettdecke. Unvermutet verstummte Frau G. einen Augenblick lang, lächelte dann ihr strahlendes Lächeln und sagte voll Inbrunst und Hoffnung: »Ich freu' mich schon so auf den Frühling!« Ihre Stimme war voll Sehnsucht und Zuversicht. In allem Elend hatte sie Trost, Sinn und inneren Halt in dem Gedanken an das immer wiederkehrende Erwachen der Natur gefunden.

In den vielen Jahren, die sie bei uns verbrachte, sind wir einander immer wieder sehr nahe gekommen. In vielen Gesprächen erzählte sie mir von ihrer Vergangenheit. »In einem so langen Leben erlebt man viel Schönes, aber auch viel Trauriges«, sagte sie nachdenklich. An schwere und belastende Erlebnisse dachte sie kaum zurück, aber die vielen schönen Erinnerungen erhellten ihre Tage bis zuletzt. Mit großer Freude erinnerte sie sich vor allem an ihr erfülltes Berufsleben: Sie hatte nie eine eigene Familie gehabt und lange Jahre als Erzieherin in einem Heim für schwererziehbare junge Mädchen gearbeitet. Die Zöglinge kamen aus sehr schlechtem sozialen Milieu und hatten in ihrem kurzen Leben noch nicht viel Schönes kennengelernt: Oft waren Vater und Mutter straffällig geworden. Schließlich wurden die Mädchen irgendwann von der Polizei aufgegriffen und oft gegen ihren Willen in das Heim gebracht. Wen darf es da wundern, dass sie sich auch selbst aggressiv verhielten? Mit viel Geduld und Liebe bemühte sich Frau G., diesen wilden jungen Geschöpfen das Nähen beizubringen. »Es ist immer wieder einmal passiert, dass mir ein Mädchen eine Schere nachgeworfen hat«, erzählte sie lächelnd, »aber im Großen und Ganzen waren sie alle lieb! Sie haben gespürt, dass ich sie von Herzen gernhabe.« Entsprechend groß war die Zuneigung der Kinder zu ihr. Die geliebte Lehrerin wurde zur Freundin, zur Vertrauten, zum Mutterersatz. Sobald Frau G. von »ihren Mädchen« sprach, begannen ihre Augen zu leuchten. Sie war überzeugt davon, dass ihre Schützlinge alle einen guten Kern hatten. Vielen dieser schwer erziehbaren Jugendlichen hat sie zurück in ein normales Leben geholfen. Mit vielen blieb sie über lange Jahre, mit manchen bis zuletzt in Kontakt. Frau G. freute sich noch nach Jahrzehnten über jedes Schicksal, das schließlich doch noch eine positive Wendung nahm. »Ich habe jetzt viel Zeit nachzudenken«, sagte sie, »da fällt mir so viel Schönes ein.« – Einmal fragte ich sie, ob ihr nicht auch genug Böses widerfahren wäre. Sie lächelte mit der Weisheit sehr alter Menschen: »Das habe ich glücklicherweise zum Großteil vergessen.«

Frau G. war eine kluge und gebildete Frau. Sie unterhielt sich gerne mit anderen Menschen, aber unter den Patientinnen fand sie nur selten jemanden, mit dem sie längere, anregende Gespräche führen konnte. Eines Tages meldete sich Frau S., eine schon etwas ältere, bekannte österreichische Schauspielerin bei uns; sie wollte gerne regelmäßig einen kranken alten Menschen besuchen. Ich sagte zu Frau G., dass die Dame, die ich mitgebracht hatte, gerne öfter kommen würde, um mit ihr zu plaudern. Frau G. sah damals schon viel zu schlecht, um viel mehr als Umrisse zu erkennen. Während ich sprach, stand Frau S. still neben mir, dann fragte sie: »Ist es Ihnen recht, wenn ich Sie besuchen komme?« Bereits beim ersten Wort breitete sich ein Ausdruck ungläubigen Staunens auf dem Gesicht von Frau G. aus. »Sind Sie Frau S.?!«, sagte sie mit vor Erregung zitternder Stimme. Erstaunt bejahte die andere die Frage. Frau G. saß da, als wäre eben ein Stern vom Himmel in ihren Schoß gefallen und schaute die Schauspielerin, stumm vor Glück, aus fast schon blinden Augen an. »Frau S!«, rief sie dann, »Frau S., ich habe Ihre Stimme immer so geliebt. Ich habe Sie in allen Rollen gesehen, ich bin Ihnen oft sogar nachgefahren! Ich kann gar nicht glauben, dass Sie wirklich da sind und gerade mich besuchen kommen!« Frau S. hatte Tränen der Rührung in den Augen. Auch wir anderen, die Zeuginnen dieser Begegnung wurden, bekamen feuchte Augen. Wir sahen einander stumm an, gingen dann leise aus dem Zimmer und ließen die beiden allein.

Frau S. besuchte die alte Frau regelmäßig. Frau G. gewöhnte sich nie an dieses große und, wie sie meinte, unverdiente Glück. Jeder einzelne Besuch war ein Fest für sie, sie zog sich besonders schön an und ließ sich, auch wenn es ihr gerade nicht gut ging, vorher die Haare richten. Leider erkrankte die Schauspielerin nach etwa einem Jahr schwer und verstarb innerhalb relativ kurzer Zeit. Frau G. trauerte sehr um sie, aber die Dankbarkeit und die Freude über die schönen Stunden blieben in ihr lebendig.

Ihr ganzes Leben lang hatte Frau G. Kinder und die Natur geliebt. Wann immer möglich, war sie im Freien. Sie saß im Rollstuhl auf der Terrasse und genoss es, wenn sie in den Garten fahren konnte. Als das Projekt »Granny Kids« (Kinder und alte Menschen begegnen einander) an unserer Abteilung Fuß fasste, war Frau

G. natürlich begeistert. Was diese Begegnungen für sie bedeuteten, kann Ingrid Zadak, die Initiatorin des Projekts, besser erzählen als ich.

7.2 Gemeinsam statt einsam

Ingrid Zadak

Viele unserer Patientinnen hatten kaum mehr persönlichen Kontakt mit Kindern. Das trug sicher viel zu den so häufig geäußerten Zweifeln am Sinn des Lebens bei: »Keiner braucht mich – ich bin nichts mehr wert – ich gehöre schon weg.« Wie sollte es da gelingen, alten Menschen wieder Mut zu machen, sie zu motivieren, das Bett zu verlassen und mit großer Mühe kleine Leistungen des Alltags neu zu erlernen? Leben muss lebendig sein; alles was ein Mensch tut, muss für ihn Sinn haben. Nur so ist er bereit, Schwierigkeiten als Herausforderungen zu betrachten und zu überwinden.

Unser Projekt »Granny Kids« brachte Leben von »draußen« in den Stationsalltag. Das GZW hatte einen eigenen Betriebskindergarten. Was lag näher, als die kleinen Buben und Mädchen zuerst nur mit den »Omis«, später auch mit etlichen »Opis«, zusammenzuführen? Gemeinsam wurde erzählt, gespielt und gesungen. Gemeinsam wurden Feste gefeiert, Ausflüge und (kurze) Urlaube gestaltet. Entscheidend dabei war, dass die Schranken fielen, die Alt und Jung in unserer Gesellschaft meist trennen, und Alltägliches ganz selbstverständlich miteinander erlebt werden konnte.

Frau G. war fast 98 Jahre alt, als die regelmäßigen Besuche der Kinder an unserer Station begannen. Zu diesem Zeitpunkt war sie praktisch blind und konnte nur mehr für kurze Zeit aus dem Bett herausgehoben und in den Rollstuhl gesetzt werden. Anfangs nahm sie noch im Rollstuhl am wöchentlichen Kindernachmittag teil. Damit hatte die Woche für sie einen Höhepunkt bekommen. Später musste sie die meiste Zeit im Bett verbringen; die Tage boten wenig Abwechslung. Auf die Kinder musste sie auch jetzt nicht verzichten: Wenn es ihr Gesundheitszustand zuließ, schoben wir sie mitsamt dem Bett in den Tagraum, und sie freute sich von Herzen darüber, dabei sein zu können. War das einmal nicht möglich, kamen die Kinder sie auch in ihrem Zimmer besuchen. Wenn die Zeit für den Besuch näher rückte, strengte die alte Frau ihre Ohren an: Schritte am Gang, Kindergeplapper – für Frau G. ging die Sonne auf! Wenn die kleine Horde in ihr Zimmer stürmte, strahlte sie: »Wenn ich bei den Kindern bin, vergesse ich meine Schmerzen und meine schlechten Augen!«

Eine Zeitlang verschlechterte sich ihr Allgemeinzustand bedenklich. Wir dachten alle, dass ihr Leben nun wohl zu Ende ginge. Sie machte kaum mehr die Augen auf, reagierte nicht auf unsere Stimmen und ließ auch Pflegehandlungen nur einfach über sich ergehen. An einem dieser Tage kamen die Kinder wieder auf die Station. Drei Kinder fragten nach der »G.-Oma«, wie sie sie liebevoll nannten. Wir erklärten, dass sie sehr krank und müde wäre. Daraufhin baten sie, sie doch wenigstens kurz besuchen zu dürfen, sie würden bestimmt ganz brav und leise sein. Natürlich durften sie das tun! Vorher erklärte ich ihnen: »Die G.-Oma ist sehr krank und schläft jetzt viel. Sie kann nicht so mit euch plaudern wie sonst immer!« Die Kinder nickten ernsthaft mit den Köpfen, und wir gingen gemeinsam ins Zimmer. Mit meinen Prophezeiungen hatte ich mich allerdings gründlich geirrt! Kaum war die Tür zu ihrem Zimmer offen und Frau G. hörte die Stimmen der Kinder, richtete sie sich plötzlich ohne Hilfe im Bett auf und rief: »Die Kinder!« Sie strahlte, begrüßte alle drei freudig und plauderte ein wenig mit ihnen. Nach ca. einer Viertelstunde sagte sie: »Ich bin jetzt sehr müde und kann nicht mehr länger sitzen. Aber ich habe mich sehr über euren Besuch gefreut!« Die Kinder verabschiedeten sich von ihr und versprachen, bald wieder zu kommen. Frau G. schaute sehr glücklich aus. Sie schlief gleich darauf mit einem Lächeln auf dem Gesicht ein.

Zweimal, 1998 und 1999, verbrachte Frau G. gemeinsam mit anderen hochbetagten Frauen einen viertägigen Urlaub mit den »Granny-Kids« in Rust am Neusiedler See. Für Frau G., die große Kinderfreundin und begeisterte Naturliebhaberin, waren diese Tage das Paradies auf Erden. Während des ersten Aufenthalts verhalf das strahlende Sommersonnenlicht ihren fast blinden Augen noch einmal dazu, die Wasseroberfläche und die vorbeifliegenden Vögel zu sehen. Von diesem beglückenden Erlebnis zehrte sie, solange sie lebte. Wieder im Geriatriezentrum zurück, erzählte sie immer wieder von den wunderschönen Tagen: »Ich habe den See glitzern gesehen«, sagte sie mit großer Dankbarkeit, und bewahrte diese Kostbarkeit als unvergängliches Geschenk in ihrem Herzen. Im Jahr darauf war ihr Zustand schon so schlecht, dass sie nicht mehr mitfahren konnte. Ich erwartete, dass sie darüber sehr traurig sein würde. In der Zeit vor der Reise kam ich daher besonders oft auf einen Plausch zu ihr. Es tat Frau G. natürlich weh, dass sie nicht mit dabei sein konnte, aber sie war im Grunde nicht traurig. »Ich bin glücklich, an diese Erlebnisse zurückdenken zu können«, sagte sie. Ihre Augen begannen zu glänzen, und ein Lächeln machte sich in ihrem Gesicht breit. Sie schwärmte von dem Balkon vor ihrem Zimmer, von dem aus sie, soweit es ihre Augen noch zuließen, auf den glitzernden See und die vorbei fliegenden Schwalben blicken konnte, sie erzählte von den Kindern, von ihren hellen Stimmen und von dem fröhlichen Lachen, das sie über alles liebte. »Ich weiß zwar nicht mehr, was ich gestern gegessen habe«, lächelte sie, »aber Rust mit den Kindern vergesse ich nie!«

7.3 Die letzte Lebenszeit

Snezana Lazelberger

Ich lernte Frau G. im Juli 1999 kennen. Sie war damals schon über 97 Jahre alt und sehr schwach. Trotzdem verbrachte sie noch den Großteil der Zeit im Rollstuhl. Die schönen Sommertage verlebte sie am liebsten auf der Terrasse. Sie war so bescheiden:

Die frische Luft genießen zu können, genügte ihr bereits, um sich über den ganzen Tag zu freuen. Auch im Jahr darauf – ihr Zustand war damals schon sehr schlecht – gab es für sie nichts Schöneres, als zumindest noch im Bett auf der Terrasse liegen zu können. An einem der seltenen, schönen warmen Tage im Spätherbst 2000 konnten wir ihr diesen Wunsch das letzte Mal erfüllen und sie, fest bis zur Nasenspitze zugedeckt, für ein paar Stunden auf die Terrasse bringen.

Ab Herbst 2000 ging es mit dem Gesundheitszustand der fast 99-Jährigen zusehends bergab. Ihre Schmerzen nahmen zu. Die Therapie musste laufend an die neuen Erfordernisse angepasst werden. Immer wieder kam es, aus heiterem Himmel oder im Rahmen eines akuten Infekts, zu massiven gesundheitlichen Einbrüchen, die sie jedes Mal in unmittelbare Todesnähe brachten. Wir haben oft von ihr Abschied genommen. Jedes Mal erholte sich Frau G. schließlich völlig überraschend, begann zu essen und zu trinken und freute sich wieder über die Musik aus ihrem Radio. Aber jeder dieser Schübe ließ sie doch ein Stück matter und müder zurück. Ihre Kurzatmigkeit nahm zu, die Stimme wurde immer schwächer, das Sprechen strengte sie an und machte ihr zusehends Mühe. Sie war nun vollständig blind und konnte nicht einmal mehr hell und dunkel unterscheiden.

Selbst wenn sie sich elend fühlte, aus der denkbar schlechtesten Situation heraus, konnte sie sich freuen, die Augen aufmachen, lachen und strahlen. Frau G. liebte Veilchen. Im letzten Frühling ihres Lebens brachte ich ihr so oft ich konnte ein Veilchen aus meinem Garten mit, hielt es ganz nahe zu ihrer Nase und ließ sie daran riechen. »Jö, ein Veilchen!«, rief sie begeistert und atmete den Duft tief ein. Sie streckte die Hand aus, nahm die kleine Blume, hielt sie ganz vorsichtig und behutsam zwischen Daumen und Zeigefinger und sagte inbrünstig: »Ist das schön!« Obwohl sie nichts sah und eine ausgeprägte Sensibilitätsstörung im Bereich der Finger hatte, hielt sie das Veilchen immer am Stiel, niemals an der Blüte.

Da ich wusste, wie sehr Frau G. Kinder liebte, erzählte ich ihr häufig von meinen beiden Söhnen. Sie genoss diese Unterhaltungen und lachte oft herzlich über ihre Streiche. Wenn ich zu ihr kam, fragte sie auch von sich aus immer nach ihnen. »Kinder sind ein Geschenk!«, sagte sie mit tiefer Überzeugung und staunte: »Ein neugeborenes Kind ist ein richtiges Wunder. Nach so kurzer Zeit im Mutterleib kommt es ganz komplett auf die Welt. Alles ist da und schon ganz fertig, es muss nur mehr wachsen!« Immer wieder erzählte sie von den Mädchen, die sie im Heim betreut hatte. Eines dieser »Mädchen« (sie ist mittlerweile auch schon eine alte Frau) kam sie bis zum Schluss besuchen.

Da Frau G. keine Familie hatte und ihre gleichaltrigen Freunde längst tot waren, bekam sie nur von wenigen Menschen Besuch. Eine Klosterfrau kam in regelmäßigen Abständen. Sie brachte immer ein wenig Obst der Saison mit; Frau G. freute sich sehr darüber. Ihre wichtigste Bezugsperson war »Helga«, eine Dame in mittleren Jahren, die regelmäßig einmal in der Woche für zwei Stunden auf Besuch kam. Helga saß bei ihr, plauderte mit ihr, brachte ihre heiß geliebten Soletti und auch etwas zum Naschen mit. Die Beziehung zu Helga war sehr innig und brachte viel Freude in ihr Leben. Helga behandelte Frau G. mit großem Respekt. Sie saß bei ihr, passte sich in allem, was sie tat oder sagte, an das Tempo der alten Frau an, plauderte mit ihr, las ihr vor oder war nur einfach da und streichelte sie. In ihrem letzten Lebensjahr rief Frau G. im Erwachen, aber auch wenn es ihr gerade sehr schlecht ging, oft nach ihr.

Großen Halt fand Frau G. bis zuletzt in ihrem Glauben. Wenn es ihr schlecht ging und sie Schmerzen hatte, sagte sie: »Es ist schwer für mich, aber Gott wird schon wissen warum«. Oft stellte sie auch fest: »Womit habe ich es verdient, dass Gott mir so ein langes, erfülltes Leben geschenkt hat? Ich habe sehr viel Grund, dankbar zu sein!« Niemals haderte sie mit ihrem Schicksal, niemals empfand sie ihr Dasein als sinnlos oder als Last. Bis zuletzt bewahrte sie die Fähigkeit, sich über kleine Dinge zu freuen: Im letzten Sommer brachte ich ihr einmal ein Butterbrot mit frischem Schnittlauch. Sie aß es Stück für Stück bedächtig und mit dem größten Genuss, dann seufzte sie begeistert: »Gott, war das gut!« Im vergangenen Winter, als es schon zu kalt war, um sie im Bett auf die Terrasse zu schieben, freute sie sich jeden Tag, wenn wir das Fenster aufmachten und sie den frischen Luftzug spürte. Einmal, es hatte in der Nacht geschneit, breitete sich, kaum dass ich das Fenster geöffnet hatte, ein frohes Lächeln über ihrem Gesicht aus. Sie sog hörbar die Luft ein und stellte begeistert fest: »Es riecht so gut nach Schnee!« Bis in ihre letzten Lebenstage, zu einer Zeit also, zu der ihr Bewusstsein immer mehr dahinschwand, freute sie sich immer noch, wenn wir ihr von ihren Soletti anboten, aß auch mit Freude und Genuss ein klein wenig davon.

Frau G. starb langsam, in ruhigen Wellen, die sich über mehr als ein halbes Jahr erstreckten. Ihr Sterben war wie ein langes, würdevolles Abschiednehmen. Das Leben nicht nur einfach zu beenden, war für sie bestimmt wichtig. Ich glaube, sie nahm sich für ihren Loslösungsprozess die Zeit, die sie brauchte. In dieser Phase zog sie sich mehr und mehr zurück und ruhte – wie der Garten im Herbst. Während ich sie so gut ich konnte auf dieser letzten Wegstrecke begleitete, fiel mir oft ein Satz ein, den ein alter Herr vor langer Zeit zu mir gesagt hatte, als sein Leben dem Ende entgegen ging: »Mädel, es hat alles seine Zeit ...«

7.4 Mein Abschied von Frau G.

Marina Kojer

Frau G. spielte in meinem Leben eine wesentliche Rolle. Auch als sie bereits längst erblindet war, sprachen ihre klaren, blauen Augen zu mir. Ihr Lächeln und ihr ansteckendes Lachen lehrten mich, demütig zu sein. Sie war für mich Sinnbild der Größe und Würde menschlichen Lebens, sie öffnete meine Augen für den stillen Wert auch des unscheinbarsten Augenblicks, und oft genug wurde sie mir stille Mahnerin und wies mich zurück auf den Weg, wenn es galt, das Wesentliche vom bloß Augenfälligen zu unterscheiden.

Auch ich habe oft von ihr Abschied genommen. Über lange Zeit dachte ich jedes Mal bange, wenn ich für ein paar Tage wegfuhr: »Werde ich sie noch wiedersehen?« Einmal, als ich meinen Urlaub antrat, ohne vorher noch einmal zu ihr zu gehen, erschrak ich, weil ich versäumt hatte, mich von ihr zu verabschieden. Manche dieser Vor-Abschiede verliefen wortlos. Ich stand an ihrem Bett, meine Hand lag auf ihrer Hand, ihre Augen blieben geschlossen. Ich dachte dann an die vielen Jahre unserer

Bekanntschaft, an traurige Zeiten (z. B., als sie die Nachricht vom Tod der Frau S. erhielt), an Zeiten, in denen Schmerzen und quälende Beschwerden sie fast verzweifeln ließen und immer wieder auch an ihre einzigartige Kunst, den Augenblick zu leben und dafür dankbar zu sein.

Wenn sie nur dahindämmerte und meine Berührung spürte, öffnete sie die Augen und schaute fragend. Ich begrüßte sie und nannte, wenn sie mich nicht gleich erkannte, meinen Namen. Dann lächelte sie ihr beglückendes Lächeln: »Wie schön, dass Sie zu mir kommen!« Manchmal sagte sie dann: »Sie waren lange nicht da.« Oft konnte ich darauf ehrlich erwidern: »Doch, ich war bei Ihnen, aber Sie haben geschlafen.« Und sie rief dann leise: »Wie schade, ich freue mich so über Ihre Besuche!« Oft genug konnte ich nichts erwidern; ich wusste, dass sie Recht hatte und schämte mich, weil mir anderes wichtiger gewesen war…

In den vielen Jahren unserer Bekanntschaft war sie kein einziges Mal ungeduldig oder heftig gewesen, hatte nie geschimpft, nie etwas, was ein anderer für sie tat, als selbstverständlich hingenommen, für jede Kleinigkeit »bitte« und »danke« gesagt. Ich erinnere mich an ein kurzes Gespräch, das wir wenige Monate vor ihrem Tod führten. Ich kam zu ihr und las in ihrem verkrampften Gesicht, dass sie Schmerzen hatte. Sie war schlecht gelagert worden und hatte keine Kraft gehabt zu läuten. Das konnte sie mir nicht einmal mitteilen, weil zudem ihr Mund so trocken war, dass ihr die Stimme völlig versagte. Gemeinsam mit einer Pflegekraft lagerte ich sie um, spritzte ihr dann ein Schmerzmittel und gab ihr ein paar Schluck zu trinken. Als sie sich endlich ein wenig entspannen konnte, sagte ich mit mühsam verhaltenem Zorn: »Das darf nicht wieder geschehen! Wer war zuletzt bei Ihnen?« Frau G. sagte den Namen eines jungen Pflegers, nahm dabei meine Hand in ihre beiden fast durchsichtigen Hände und sah mich bittend an: »Sie dürfen nicht böse sein! Er ist nicht schlecht oder faul; er ist nur unbeholfen!« Nur halb besänftigt sagte ich: »Unbeholfen ist dafür viel zu wenig, da gehört zumindest eine ordentliche Portion Dummheit dazu!« Frau G. brach unvermittelt in ihr herzliches Lachen aus: »Dann kann er nichts dafür, er ist ja so auf die Welt gekommen!«

Einer unserer vielen Abschiede, er fand an einem Freitagmittag einige Wochen vor ihrem Tod statt, ist mir besonders in Erinnerung geblieben. Als ich an ihr Bett trat, dämmerte sie matt mit geschlossenen Augen vor sich hin. Die tiefe Falte zwischen ihren Brauen verriet mir, dass sie Schmerzen hatte. Ich legte meine Hand auf ihre Hand, und sagte sehr leise: »Grüß Gott, Frau G.« Sie drehte sofort freudig den Kopf in meine Richtung und sagte: »Jö! Grüß Gott, Frau Primar!« Ich drückte ihre Hand, und sie erwiderte den Druck. »Es geht Ihnen heute nicht gut?« Frau G. nickte: »Ganz schlecht«. Ich fragte, ob die Schmerzen wieder stärker geworden wären, und wir berieten miteinander über eine sinnvolle Veränderung der Schmerztherapie und über eine weitere Verbesserung der Mundpflege. Da ihr das Sprechen schwerfiel, formulierte ich meine Fragen so, dass sie immer mit Ja oder Nein antworten konnte. Mit dem Vereinbarten war sie schließlich zufrieden. Jetzt gleich wollte sie lieber nichts gegen ihre Schmerzen, es ginge gerade ganz gut. Schließlich schloss sie erschöpft die Augen, hielt aber weiter meine Hand fest. Nach einigen Minuten sagte ich mitfühlend: »Es ist sehr schwer, so alt zu werden«. Frau G. schaute mich interessiert an und antwortete lebhaft: »Ja, das ist wirklich wahr.« Wir sprachen dann, von langen Pausen unterbrochen, über das Leben, das Schöne und auch das Traurige. Ich sagte ihr, wie sehr ich stets ihre Gabe, sich zu freuen, bewundert hatte. Frau G. tauchte von einem Augenblick zum anderen aus Leid und Mattigkeit auf, sah mich mit ihrem unvergleichlichen Lächeln an und sagte mit tiefer Überzeugung: »Ja aber, das Leben ist doch so wunderschön!« Erschöpft schloss sie dann wieder die Augen. Ihr Gesicht war grau und wirkte sterbensmüde. »Ich werde sie nicht wiedersehen«, dachte ich erschrocken und spürte, wie mir die Tränen hochstiegen. Ich wusste, dass unser Gespräch bereits viel zu lange dauerte und sie sehr angestrengt hatte. Doch wider alle ärztliche Vernunft drängte es mich, auch in Worten von ihr Abschied zu nehmen. Nach einer Pause sagte ich daher: »Frau G., Ihr Leben geht bald zu Ende.« Sie nickte still. »Sie haben uns in den Jahren, die sie bei uns waren, unendlich viel geschenkt, und ich möchte Ihnen heute noch einmal von Herzen dafür danken und mich von Ihnen verabschieden. Ich weiß nicht, ob wir einander wiedersehen werden.« Plötzlich machte Frau G. energisch die Augen auf und sagte mit fester Stimme: »Ich weiß, wir sehen einander bestimmt wieder!« Da ich wusste, wie religiös sie war, verstand ich diese Antwort als einen Hinweis auf das Leben nach dem Tod und antwortete ihr entsprechend. »Natürlich sehen wir uns auch dort wieder«, entgegnete sie, »aber wir werden uns noch hier wiedersehen! Ich weiß es!« Sie hat Recht behalten…

8 Ein neuer Stil der Zusammenarbeit

8.1 Ein »historischer« Rückblick

Susanne Pirker

Das Szenario anno 1975

Ich begann vor mehr als 50 Jahren mit meiner Arbeit im Vorläufer des Geriatriezentrums am Wienerwald. Damals gingen dort die Uhren noch ganz anders (▶ Kap. 1):

- *Gesellschaftlich* (und in Fachkreisen) war das Ansehen der Geriatrie auf dem Nullpunkt. In den Augen der Wiener war das GZW, die größte Pflegeinstitution Europas, noch immer das »Versorgungsheim« (gegründet 1904). Sein Image war denkbar schlecht. Alle (einschließlich des Arbeitsgebers) betrachteten es als notwendiges Übel. Es war für die Familie eine Schande, wenn Mutter oder Großvater nach »Lainz«[7] mussten. Wen darf es da wundern, dass der Straßenbahnschaffner der Linie 62 (solange es noch einen Schaffner gab!) lauthals »Vaasurgung!«[8] ausrief, um die Station am Eingang des Pflegeheims anzukündigen.
- Wenn man in medizinischen Fachveranstaltungen verschämt bekannte, dass man im Pflegeheim arbeitete, bekam man auf Fragen keine Antwort mehr und wurde geflissentlich übersehen. In der Geriatrie beschäftigte Pflegende oder Ärztinnen waren in den Augen der Allgemeinheit »zu dumm oder zu faul, um im Spital zu arbeiten«.
- *Medizinisch* herrschte entweder ein menschenverachtender und entwürdigender therapeutischer Nihilismus oder es kam zur »Therapia maxima«, sei es aus Aktionismus oder als Absicherung und »Schutzschild« für das Personal. In keinem Fall ging es wirklich um den alten Menschen mit seinen Krankheiten, Sorgen und Bedürfnissen.
- *Als Wohnort* war die Institution absolut ungeeignet. Die alten Menschen waren, manche von ihnen für viele Jahre, in Zehn-Bett-Zimmern, vielfach auch noch in Sälen mit mehr als 20 Betten untergebracht. Viele hätten noch zu Hause sein

---

7 Lainz bezeichnet den Teil des 13. Wiener Gemeindebezirks, in dem das Pflegeheim lag.
8 Wiener Dialekt für Versorgung. Das Heim war ursprünglich als Altersfürsorge für mittellose Bürger vorgesehen.

können (hätte es ein Zuhause gegeben), andere waren teilmobil, viele auch schwer krank, schwer dement und immobil. Personal gab es herzlich wenig, ein Großteil davon war völlig ungeschult und wurde von der Straße weg engagiert. Das änderte sich erst in den 1990er Jahren, als gut geschultes Personal eingestellt wurde – allerdings noch immer viel zu wenig für den eigentlichen Bedarf. Bis heute wird im Personalschlüssel zu wenig berücksichtigt, dass z. B. die Kommunikation mit einem immobilen, aber jungen, geistig klaren Menschen wesentlich rascher vor sich geht und seine Wünsche einfacher und schneller zu erfassen sind als die eines immobilen, schwer demenzkranken Hochbetagten. Sowohl bei den Patientinnen als auch beim Personal bestand große Hoffnungslosigkeit. Ärztinnen arrangierten sich entweder mit dem System oder gingen wieder. Für lange Jahre arbeitete kaum eine Ärztin freiwillig in der Geriatrie.

- *Die hierarchische Ordnung* war, vielleicht gerade, weil das öffentliche Ansehen so gering und die erbrachte Leistung so unbefriedigend war, außerordentlich streng. Heinz Michalek (einer der Co-Autoren dieses Buches) beschreibt seinen Wechsel vom Bundesheer in das Pflegeheim Lainz so: »Ich hatte den Eindruck, nur die Uniform getauscht zu haben«. Innerhalb der Institution kam der Primararzt – Primarärztinnen gab es damals noch nicht – gleich nach dem lieben Gott (auch dann, wenn er nur stundenweise anwesend war und in dieser Zeit nicht viel machte …), Pflegende von der Stationsleitung abwärts übersah er in der Regel ganz. Ärztinnen hatte das Personal ohne Widerrede zu gehorchen. Die Ärztinnen hatten das Sagen, Pflegende wurden bestenfalls innerhalb der eigenen Berufsgruppe gefragt. Die Oberschwester war ein gefürchteter Machtfaktor, auf der Station bestimmte die Stationsleitung. Das Äußern eigener Meinungen war unerwünscht und höchst suspekt.
- *Ich selbst* war hier zufällig hineingeraten und fühlte mich anfangs wie in einem Albtraum. Dabei hatte ich mit meinem Chef großes Glück: Er war höchst begeistert von seinem Arbeitsfeld, hatte etliche der Unzulänglichkeiten erkannt und bemühte sich, einen guten medizinischen Standard zu schaffen. Er verlangte energisch nach physikalischer und Ergotherapie und forderte vehement psychologische Betreuung ein. Die langgedienten Kolleginnen an der Abteilung fanden das alles völlig unnötig und freuten sich auch gar nicht über mich und meine vielen Fragen. Man riet mir bald, mich doch besser nach einem anderen Arbeitsplatz umzusehen. Tatsächlich dachte ich zuerst nur an Flucht.

Veränderungen kommen in Gang

Das Glück blieb mir treu: Meine Stationsleitung war (ebenso wie ich selbst) »anders«. Diese kluge, erfahrene und menschliche Frau achtete die Aussagen und Meinungen aller Mitarbeiterinnen und die Anliegen der Patientinnen. Bei Meinungsverschiedenheiten hörte sie sämtliche Beteiligte in einer gemeinsamen Runde an. Dadurch fühlten sich alle ernst genommen. In direkten Aussprachen fanden oft jahrelange Animositäten und Missverständnisse ein Ende. In dem Ausmaß, in dem wir lernten, uns gegenseitig zu achten und einander zu vertrauen, gelang es uns auch immer besser, unsere Patientinnen als Individuen wahrzunehmen. Sie wurden nicht mehr als »die, die immer jammert« oder »die, die ständig an der Glocke hängt« abgestempelt. Auf unserer Station entstand ein Teamgeist, der auch die uns anvertrauten Patientinnen miteinschloss. Bald beteiligten sich die Therapeutinnen und später auch der Psychologe an unseren Gesprächen; es fanden regelmäßige Besprechungen statt, bei denen unsere gemeinsamen Patientinnen im Mittelpunkt standen. Noch immer entschied grundsätzlich das Wort der Ärztin. Pflegende und Therapeutinnen hatten sich unterzuordnen, der Psychologe lief »außer Konkurrenz«. Es lag allerdings an der Ärztin (an mir), wie viel von den geäußerten Meinungen sie in ein therapeutisches Konzept übernahm. Uns war allen klar, dass miteinander reden, zuhören, gegenseitige Wertschätzung und gemeinsame Kaffeerunden die Arbeitszufriedenheit erhöhen und Wärme vermitteln. Wir dachten aber noch nicht über die Rolle nach, die jede Einzelne, Ärztin, Pflegeperson, Abteilungshelferin, Angehörige im Leben der Patientinnen spielen. Wir wussten auch nicht, wohin wir uns eigentlich bewegten.

Das Glück blieb mir weiter treu: Ich hatte Gelegenheit, etliche Seminare der Gesellschaft für Psychotherapie zu besuchen und erkannte dank dieser Hilfe, wie wichtig die Wahrnehmung und Akzeptanz der eigenen Gefühle ist. Ich begann, Übertragung und Gegenübertragung in jeglicher Kommunikation zu orten, ich erkannte die Hilflosigkeit dem Sterben gegenüber und zugleich den Wunsch, den Sterbenden nicht zu verlassen. All diese Erfahrungen flossen auf der Station in unsere Gemeinsamkeit mit ein. Es gelang uns, miteinander zu trauern oder einander Mut zuzusprechen. Wir durften »sein«, wie wir sind und lernten einander zu »lassen«, wie wir waren.

Ein neuer Weg wird offenbar

Als Marina Kojer als neue »Chefin« zu uns kam, erkannte ich bald, dass ihr das Miteinander zum Wohle der Patientin ein ebenso großes Anliegen war wie mir. Ihr war vor allem wichtig, dass der alte Mensch nicht ausschließlich über seine Gebrechen und Verluste definiert, sondern in seiner »Selbstheit« als Ganzes akzeptiert wird. Gemeinsam besuchten wir das erste interprofessionell angebotene Seminar über Sterbebegleitung. Gemeinsam versuchten wir auch andere im Haus mit unseren Gedanken und Gefühlen »anzustecken«.

Im Rahmen des Modellversuchs Sterbebegleitung besuchte mein gesamtes Stationsteam, von mir selbst bis zur Abteilungshelferin, ein zweitägiges Seminar mit den Schwerpunkten Kommunikation, Schmerztherapie, Symptomkontrolle und Pflege. Der Pflegeteil bot auch die Gelegenheit, in die Rolle der Patientin zu schlüpfen und zu erfahren, wie es sich z. B. »anfühlt«, wenn einem das Essen zu schnell eingegeben wird. Die beiden Tage weckten in den Teilnehmerinnen erstmals das Verständnis für die Bedeutung der anderen Berufsgruppen im Team. Wir erkannten, dass jede an ihrem Platz wichtig ist, und dass wir uns als Menschen gar nicht so stark voneinander unterscheiden, wie wir bisher geglaubt hatten. Alle, unabhängig von Vorbildung und Position, haben Angst, sind traurig, fröhlich, verletzt, müde oder erschöpft, alle fühlen sich gelegentlich hilflos, zornig oder verzweifelt. Es kann jede etwas vergessen und übersehen, und daher wird es auch möglich, einander

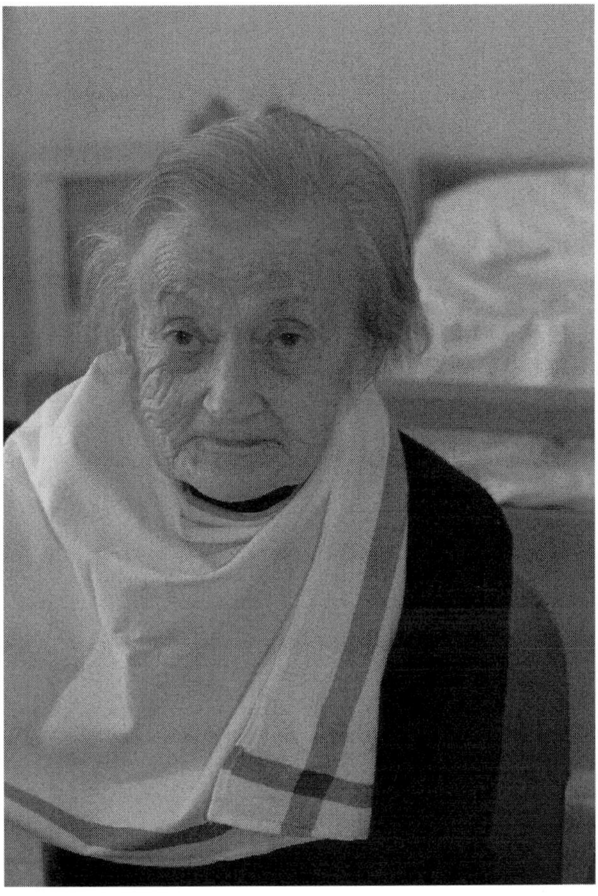

im Guten darauf aufmerksam zu machen. Die Erfahrungen des Seminars und die Erfahrungen des täglichen Miteinanders lehrten uns, auch die Patientinnen und ihre Angehörigen noch ernster zu nehmen als bisher. Wir verstanden mit der Zeit: In unserem Bemühen, es richtig zu machen, kommt es nicht auf Vollkommenheit an, sondern auf den Respekt vor jedem Du, auf Zuwendung und auf Echtheit.

Um etwas zu erreichen, braucht man guten Willen und eigenes Zutun, aber man braucht auch Partnerinnen, die bereit sind, am gleichen Strang zu ziehen. In Michaela Zsifkovics fand ich am Beginn der 1990er Jahre wieder eine Stationsleitung mit Kompetenz, Einfühlungsvermögen und tiefer Menschlichkeit. Nach dem gemeinsamen Besuch des Interdisziplinären Palliativlehrgangs der Kardinal-König-Akademie in Wien beschlossen wir, unser Wissen in »kleinen Portionen« an unser Team weiterzugeben und dabei vor allem auch die Nahtstellen der Informationsweitergabe zu verbessern. Beiden Anliegen diente die Einrichtung des »Palliativen Mittags«, eines täglichen, gemeinsamen Gesprächs des anwesenden Teams, in dem bis zu meiner Pensionierung alle medizinischen und pflegerischen Probleme, Änderungen und Anordnungen offen erklärt, diskutiert und übergeben wurden.

Standen Problemlösungen und schwierigere Entscheidungen an, sollte und konnte jede Mitarbeiterin Beobachtungen, Meinungen und Vorschläge äußern. In der Entscheidungsfindung galt dann nicht der höhere Rang, sondern das bessere Argument.

Diese Arbeitsweise forderte von allen Engagement, Interesse und Übernahme von Verantwortung. Sie förderte die Gesprächsbereitschaft untereinander und brachte reichlich Anerkennung für die Leistung der Einzelnen und des gesamten Teams. Jeder unserer Patientinnen schenkte diese in vielen Jahren gewachsene Arbeitsweise mehr Respekt, Verständnis, Freude und Wärme in ihrem Leben – wie lange es auch für sie währen mochte.

8.2 Hierarchiefreie Räume als Chance

Marina Kojer, Michaela Zsifkovics

Krankenanstalten und das Militär haben eines gemeinsam: Sie sind tief in straffen, seit langem tradierten hierarchischen Strukturen verhaftet. Die Parallele zwischen diesen Einrichtungen mit höchst unterschiedlichen Zielsetzungen ist nicht weiter erstaunlich: In beiden Arbeitskontexten darf in Notfällen keine Zeit verloren werden. Informationen müssen dann schnell weitergegeben und Entscheidungen rasch getroffen werden. Vor allem in großen Institutionen kann diese Form der Effizienz nur im Rahmen der verlässlich funktionierenden Hierarchie erreicht werden.

Indes: Nicht jeder Fall ist ein Notfall, und nicht jede Situation erfordert blitzschnelles Handeln. Wenn mehr Zeit zur Verfügung steht, ist es sinnvoll, davon auszugehen, dass kein Mensch für alles kompetent sein kann und dass niemand über alle Informationen verfügt, um komplexe Situationen grundsätzlich richtig zu beurteilen (das gilt auch in der Chefetage). In der Regel sehen viele Augen mehr als zwei. Es ist daher für die Mehrzahl der Entscheidungen ratsam, die Kompetenz der Mitarbeiterinnen voll einzubeziehen. Dazu braucht es allerdings andere Formen der Zusammenarbeit.

In strengen Hierarchien entspricht mein Stellenwert als Mitarbeiterin exakt meinem Platz in der Hierarchie. Je weniger aber mein persönlicher Einsatz geschätzt wird, je geringer mein Spielraum an Eigenständigkeit ist, desto uninteressanter sind meine Aufgaben für mich. Was ich tue, wird zumeist nur Routine bleiben.

Hierarchien definieren sich unter anderem dadurch, dass »oben« über »unten« Macht ausüben darf. Der von »oben« ausgeübte Druck wird von Stufe zu Stufe nach »unten« weitergegeben. Hochbetagte Patientinnen sind schwach und hilflos. Ihre Wehrlosigkeit bestimmt über ihre Position in der Hierarchie: Sie sind am weitesten »unten«. Den Letzten beißen die Hunde. Die Wahrscheinlichkeit, dass Ärger, Kränkung oder Zorn an ihnen abreagiert werden, ist daher groß.

Aus der Summe dieser Überlegungen wurde uns bald klar, dass die Umsetzung des palliativen Denkansatzes ein neues Modell der Zusammenarbeit erforderte, ein

Modell, in dem jede Einzelne zählt und ihr Rang nicht mit ihrem Wert gleichgesetzt wird. Wir wollten und konnten die Hierarchie nicht abschaffen. Wir waren Teil eines Systems, in dem sie fest etabliert war und ihren Sinn hatte. Unser Ziel war es, flexibler zu werden, die Hierarchie zu nützen, wo es sinnvoll und nötig ist, aber unsere Beziehungen untereinander von der durch den Rang definierten »Hackordnung« abzukoppeln. Dadurch wurde es möglich, dort Freiräume für andere Kommunikationsformen zu schaffen, wo das starre System nicht erforderlich ist. Die meisten Entscheidungsprozesse gewinnen an Qualität, wenn möglichst viele relevante Faktoren einbezogen werden können.

Wie nennt man eine Form der Zusammenarbeit, in der es kein »oben« und »unten«, sondern nur unterschiedliche Formen von Kompetenz gibt? Wir nannten sie »Zusammenarbeit im hierarchiefreien Raum«.

Was heißt »hierarchiefrei«?
Grundlagen des Konzepts

- Wir begegnen einander von Mensch zu Mensch und nicht von Position zu Position.
- Wir begegnen einander immer mit Respekt. Das Ausmaß der gegenseitigen Achtung ist unabhängig von Berufsgruppenzugehörigkeit und Rangstufe.
- Niemand ist »die Einzige, die weiß, wo es langgeht«. So gelingt es, Besserwisserei und Solistenträume »begnadeter Geister« zu vermeiden. Es ist für niemanden eine Schande, andere zu fragen, wenn er selbst nicht weiterweiß.
- Wissen und Erfahrung aller Mitarbeiterinnen fließen in Entscheidungsprozesse mit ein. Jedes Teammitglied hat daher seine Erfolgserlebnisse, erlebt sich selbst als wichtig und ist daher motiviert, mitzudenken und seine Kompetenz einzubringen.
- Eigene Standpunkte und Handlungen werden erklärt und nachvollziehbar gemacht. Es gibt weder Belehrung noch Rechtfertigung. Ist ein Fehler passiert, wird nach den Ursachen und nicht nach dem »Schuldigen« gesucht. Wir suchen gemeinsam nach Wegen, um in Zukunft den gleichen Fehler zu vermeiden.
- Wir nehmen Rücksicht auf vorerst Schwächere und versuchen sie zu fördern. Jede hat einmal angefangen, sich nicht ausgekannt und Hilfe benötigt. Jede hat neben ihren Stärken auch Schwächen. Jede kann wieder einmal Hilfe benötigen.

Der noch ungewohnte Begriff »hierarchiefreier Raum« verleitete zu Missverständnissen. Es war daher sinnvoll und wichtig, auch deutlich auszusprechen, was nicht damit gemeint ist:

Was heißt »hierarchiefrei« nicht?

- Die Hierarchie ist abgeschafft.
- Es gibt weder Führungs- noch Entscheidungskompetenz.
- Es muss immer Einigkeit herrschen.
- »Hauptsache, wir verstehen uns gut«.
- »Ich kann machen, was ich will«.

- Alle Aufgaben werden gleichmäßig auf alle Teammitglieder verteilt.
- Jede kann alle Aufgaben erfüllen.
- Das Wort jedes Teammitglieds hat in jeder Frage das gleiche Gewicht.

Kompetenz und Verantwortung

- Wir erkennen jede Form der Kompetenz an. Die Kompetenz einer anderen Berufsgruppe wird nicht nach Kriterien wie »höher«, »besser«, »unwichtiger« oder »minderwertiger« beurteilt. Sie ist einfach nur eine andere als meine eigene.
- Wir erkennen die Bedeutung jeder Berufsgruppe für die Qualität der Betreuung an.
- Wir sind uns bewusst, dass unterschiedliche Kompetenzen den Reichtum eines Teams ausmachen. Neue Ideen sind willkommen und werden nach Möglichkeit umgesetzt. Für die Umsetzung trägt die Initiatorin die Verantwortung.
- Jedes Teammitglied hat seinen Zuständigkeitsbereich und übernimmt im Rahmen seiner Kompetenz Verantwortung.
- Jede kann in diesem Rahmen selbstständig agieren. Hat z. B. die Abteilungshelferin die Verantwortung für bestimmte Bereiche der Vorratshaltung übernommen, bestellt sie, sobald sie sieht, dass die Vorräte zu Ende gehen, rechtzeitig nach, ohne vorher die Stationsleitung darüber informieren zu müssen. Hat sie etwas übersehen, trägt sie dann aber auch dafür die Verantwortung.
- Wir achten die Meinung der anderen und hören ihr zu. Jede hat die Möglichkeit, einen wesentlichen Beitrag zu leisten.

Wer ist die Patientin/Bewohnerin?
Wenn ein alter Mensch zu uns kommt, sind wir einander zuerst fremd. In der Zeit des Kennenlernens entwickelt sich zwischen ihm und uns ein immer dichteres Netzwerk von Beziehungen. Jede einzelne Beziehung ist von vielen verschiedenen Faktoren mitgeprägt: von den Situationen, die wir gemeinsam erleben und bewältigen, von dem Ausmaß an Zeit, die wir miteinander verbringen, von unserem gegenseitigen Verhalten, von der Art der Kommunikation, von Sympathie und Antipathie. So wird jede Berufsgruppe, jedes Individuum die Patientin/Bewohnerin aus einer anderen Perspektive sehen und sie von einer etwas anderen Seite kennenlernen. Diese Fülle an Informationen und Erfahrungen laufen in starren Systemen Gefahr, zum Großteil ungenützt zu versickern. Wir versuchen, diesen Verlust durch unsere Art des Umgangs miteinander zu verhindern:

- Jede Stimme im Team wird gehört und hat Gewicht. Viele Probleme sind leichter lösbar, wenn möglichst viele Merkmale der Persönlichkeit einer Patientin einfließen. Unter Umständen ist eine kleine Beobachtung dann ausschlaggebend dafür, ihr gezielter helfen zu können.
- Alle Informationen können zum mehrdimensionalen Bild ihrer Persönlichkeit zusammenfließen.
- Ihre Wünsche, Bedürfnisse, Neigungen und Abneigungen werden eher wahrgenommen und besser erkannt.

Was verbesserte sich für die Patientin/Bewohnerin?

- Der respektvollere Umgang untereinander führte dazu, dass wir auch die Patientin/Bewohnerin respektvoller behandelten.
- Im gleichen Ausmaß, in dem wir wertschätzender miteinander umgingen und einander ernst und wichtig nahmen, bekamen auch die oft leisen Stimmen von Patientinnen/Bewohnerinnen und Angehörigen mehr Gewicht und wurden nicht mehr so leicht überhört.
- Je mehr Recht auf Individualität wir einander einräumten, desto klarer erkannten wir auch die Individualität unserer Patientinnen/Bewohnerinnen und waren bereit, ihnen das Recht einzuräumen, so zu sein, wie sie in den vielen Jahrzehnten ihres Lebens geworden waren.
- Individuelle Lösungen wurden immer öfter nicht nur für Teammitglieder, sondern auch für Patientinnen/Bewohnerinnen gesucht und gefunden.

Was verbesserte sich für die Mitarbeiterinnen?

- *Die Arbeit wurde für jede Einzelne interessanter und spannender:*
  »Ich werde um meine Meinung gefragt, meine Meinung hat Gewicht und kann etwas verändern«.
- *Die Arbeitszufriedenheit stieg:*
  »Meine Leistung wird wahrgenommen und geschätzt. Ich weiß, dass mein persönlicher Einsatz für das Wohlergehen der Patientinnen/Bewohnerinnen bedeutsam ist.«
- *Wir suchten und fanden individuelle Lösungen:*
  Die Dienstplangestaltung orientierte sich so weit wie möglich an den Wünschen der Einzelnen. Kam es zu Wunschkollisionen, suchten wir gemeinsam nach einer für alle gut tragbaren Lösung. Fühlte sich ein Teammitglied außerstande, an einem Tag eine bestimmte, schwierige Patientin/Bewohnerin zu betreuen, sprang jemand anderer dafür ein.
- *Das Selbstvertrauen stieg:*
  »Weil ich von allen anerkannt werde, steigt auch mein Vertrauen in meine eigene Kompetenz und in die Leistung, die ich erbringe.«
- *Die Motivation des Teams stieg:*
  Jede von uns konnte ihre Vorstellungen einbringen. Es hatte jetzt einen Sinn, über ungelöste Fragen nachzudenken, nach Lösungsmöglichkeiten zu suchen, kreative Ideen vorzubringen. Über vieles, was noch vor wenigen Jahren undenkbar gewesen wäre, ließ sich jetzt reden, vieles davon war auch umsetzbar.
- *Das Team leistete mehr:*
  Die Zusammenarbeit funktionierte besser. Es gab weniger Sand im Getriebe, weniger Missverständnisse, weniger Frustrationserlebnisse, dafür mehr Freude und Stolz auf die eigene Leistung.

Der hierarchiefreie Raum ist ein Konzept, dessen Funktionieren wir an Gruppenprozessen, an Reaktionen der Patientinnen/Bewohnerinnen und an vielen Einzelheiten immer wieder bestätigt fanden. Das Konzept trug viel dazu bei, Zusammenarbeit und Betreuungsqualität zu verbessern, gegenseitiges Vertrauen und Herzlichkeit im Umgang miteinander zu erhöhen. Das bedeutete allerdings nicht, dass das Konzept bereits vollinhaltlich umgesetzt wurde. Wir haben jahrelang daran gearbeitet, es zu verwirklichen, das gelang in manchen Bereichen sehr gut, in anderen weniger gut, in manchen gar nicht. Es ist nicht einfach, tradierte Haltungen und Einstellungen zu verändern, und es gelang einzelnen Mitarbeiterinnen unterschiedlich gut. Viele hatten im Laufe der Jahre schlechte Erfahrungen gemacht und waren misstrauisch geworden. Sie fürchteten den Wolf im Schafspelz, weil sie oft genug mit sanften Schmeicheltönen zu höheren Leistungen angetrieben und letztlich nur ausgenützt worden waren.

Selbstverständlich musste die neue Haltung, um glaubwürdig zu sein, zuerst von »oben« nach »unten« umgesetzt werden. Es begann mit der Bereitschaft der Leitungspersonen ihre »unsichtbaren Kronen« für alle gut sichtbar und unmissverständlich abzulegen. Das erforderte ein großes Umdenken und fiel der einen leichter, der anderen schwerer. Manche Stationen fanden im Wesentlichen ihren neuen Stil, bei anderen gelang es weniger gut. Alles braucht eben seine Zeit.

8.3   Veränderungen im Team

Heinz Michalek[9]

Wie der Titel meines Texts schon sagt, geht es mir nicht darum, eine Einführung in die Palliative Geriatrie zu geben. Das überlasse ich Berufeneren im Rahmen dieses Buches.

Es war mir ein Bedürfnis, die Auswirkungen auf das Pflegepersonal darzustellen und zu zeigen, welche positiven Veränderungen palliative Pflege und Validation für uns Kolleginnen und Kollegen gebracht haben.

Wenn es auch unbestritten ist, dass es in erster Linie um die Bewohnerin, um den kranken und hilflosen alten Menschen geht, erscheint es mir doch nicht unwichtig, ja sogar eine der wesentlichen Voraussetzungen für optimale Pflege zu sein, dass es auch den Pflegenden selbst gut geht. Die Vorbedingungen dafür sind nicht nur eine kompetente und einfühlsame Führung und Harmonie im Team, sondern auch die Identifikation mit einem Pflegemodell, das jedem der uns anvertrauten Menschen die ihm zustehende Lebensqualität ermöglicht. Es ist mir durchaus klar, dass es problematisch ist, über das Befinden der Mitarbeiterinnen einst und jetzt nur aufgrund von Beobachtungen und Gesprächen zu berichten. In den Menschen hineinschauen kann man nicht, aber der Rückblick auf Veränderungen im Laufe von 26 Jahren Pflegetätigkeit in der Geriatrie macht es mir vielleicht doch möglich, ein einigermaßen zutreffendes Bild zu zeichnen. Dies umso mehr, als ich selbst die

---

9   Der Text wurde inhaltlich so belassen, wie ihn Heinz Michalek 1999 geschrieben hat.

verschiedensten Phasen in diesem Beruf durchgemacht habe. Von Natur aus kein extrovertierter Mensch, bin ich ohne besondere Vorstellungen und Zielsetzungen angetreten und war sozusagen immer ein getreuer Diener des Systems.

Glücklich war ich darüber keineswegs. Ich habe stets versucht, mithilfe von Humor und durch mein Bemühen um eine gute Atmosphäre ein wenig zur Besserung des Geriatriealltags beizutragen. Die Pflegemittel waren anfangs mehr als bescheiden, die Ausstattung war dürftig. Nun könnte man hoffen, dass dieses Manko durch gesteigerte Zuwendung zu den Bewohnerinnen kompensiert wurde; hin und wieder war das auch der Fall, aber der streng reglementierte Tagesablauf ließ es kaum zu.

Der alte Mensch wurde gefüttert, gewaschen, therapiert, und hatte sich gewissermaßen in Habachtstellung zur Visite zu präsentieren. Doch wie es drinnen aussah (in der menschlichen Seele), interessierte niemanden. Das war nicht nur bedauerlich für unsere Bewohnerinnen, sondern auch zutiefst unbefriedigend für uns Pflegende. Wir fühlten und wussten auch damals schon, dass der alte Mensch, um sich wohl zu fühlen, vor allem Zuwendung, Hingebung und individuelles Eingehen auf seine Wünsche braucht und nicht etwa nur medizinische Maßnahmen, Sauberkeit und genug zu essen. Nur die Gewissheit geachtet zu werden und das Gefühl von Geborgenheit und Nähe, machen es ihm möglich, seinen Lebensabend anzunehmen, so wie er nun einmal ist.

Wir waren mit diesem Pflegemodell, dem strikt Folge zu leisten war, keinesfalls glücklich; Frust machte sich breit. Im Unterschied zum Krankenhaus, wo es für das Personal häufig Erfolgserlebnisse gibt, weil viele Patientinnen geheilt entlassen werden (ein Umstand, der mit der Qualität der Pflege meist nicht viel zu tun hat), befinden wir uns in einer gänzlich anderen Situation. Bei uns sterben die Menschen trotz aller Mühe entweder nach relativ kurzer Zeit, oder sie siechen lange Zeit dahin.

Die Mitarbeiterinnen reagierten unterschiedlich auf die unbefriedigende Situation. Manche machten sich Gedanken und versuchten, neue Ideen umzusetzen. Andere machten sich darüber lustig oder intrigierten dagegen. Wieder andere schlugen sich einmal auf diese, das andere Mal auf jene Seite, meist nur um ihre Ruhe zu haben.

Die Vorgesetzten sahen ein Abweichen vom althergebrachten Normverhalten der Pflegenden nicht gerne. Als Verfechter neuer, »menschenfreundlicherer« Ideen setzte man sich z. B. dem Vorwurf aus, sich vor der Arbeit drücken zu wollen, wenn man sich zwischendurch Zeit für ein Gespräch mit einer Bewohnerin nahm, die ein paar mitfühlende Worte schon so sehr herbeisehnte. Schließlich wurde dadurch der systematische Arbeitsablauf, wenngleich nur für wenige Minuten, unterbrochen. Mitarbeiterinnen, die nichts als ihre Ruhe haben wollten, unterließen solche Initiativen daher rasch wieder. Andere setzten sich zur Wehr, es gab Streit; sie verließen die Station freiwillig oder wurden versetzt. Dann kehrte wieder kurzfristig Ruhe ein. Eine trügerische Ruhe!

Fazit: Die Ärztinnen »machten« Medizin, egal ob ihre Aktionen für die Bewohnerinnen Gewinn brachten oder nicht. Die Stationsschwester bzw. Oberschwester schaute vor allem darauf, dass einerseits der Primarius und andererseits der Verwalter nichts zu beanstanden hatten. Das Personal schlug sich durch, setzte sich zur Wehr, biederte sich an, je nachdem. Die Bewohnerin und ihre Anverwandten spielten dabei keine entscheidende Rolle. Von »Mitarbeiterinnen« (aus heutiger Sicht Ärztin, Stationsschwester, Pflegepersonal) in des Wortes eigentlicher Bedeutung (»miteinander arbeiten«), konnte keine Rede sein.

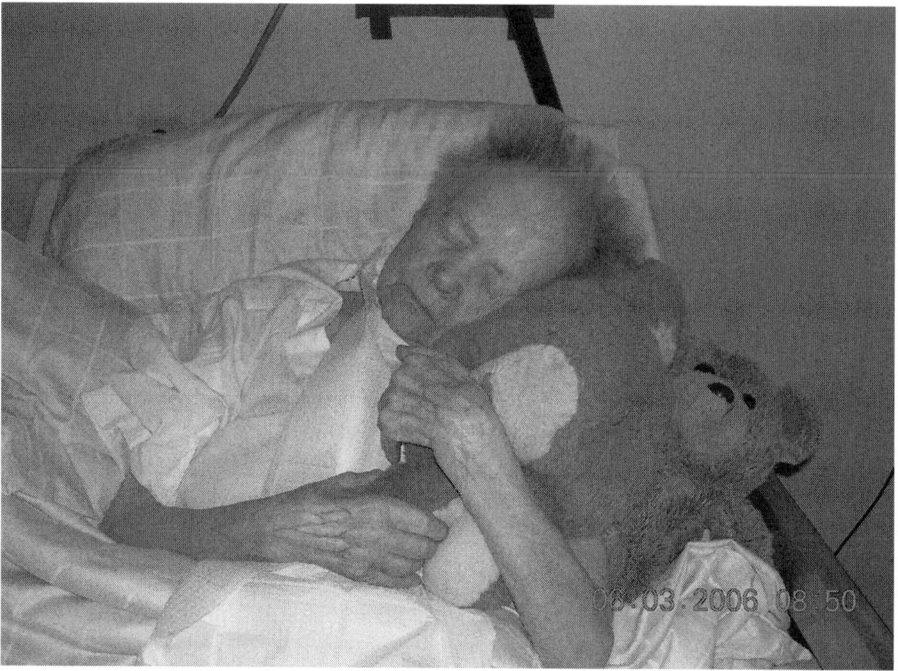

Trotz – oder wegen – all dieser Schwierigkeiten wuchs in uns immer stärker der Wunsch, dass es nicht auf ewig so bleiben möge. Mit der Zeit kamen Ärztinnen, die nicht in erster Linie danach strebten, sicher und beschaulich das Pensionsalter zu erreichen, sondern die bewusst in der Geriatrie arbeiten wollten; es kamen Pflegekräfte mit neuen Vorstellungen, darunter vor allem diejenigen, die über den zweiten Bildungsweg diplomiert hatten und nun mit mehr und anderen Kenntnissen und den auf anderen Abteilungen gewonnenen praktischen Erfahrungen in die Geriatrie zurückkehrten. Es entwickelte sich gewissermaßen ein »Vor-Validations-« bzw. »Vor-Palliativzustand«.

Man versuchte Verwirrung und Erregung der Patientinnen mithilfe von Gesprächen beizukommen. Es wurde auch nicht gleich mit den schwersten Geschützen medizinischer Art vorgegangen. Es war alles gut gemeint, aber es hatte kein System. Jede agierte als Einzelkämpferin mehr oder weniger engagiert auf ihre Weise, eifrig oder nörgelnd, belustigt oder verärgert, weil sie sich in ihrer gewohnten Ruhe gestört sah.

Der alte Mensch, der sich jetzt mehr als Mensch behandelt sah, erlebte dennoch nicht die von allen erwünschte Verbesserung seiner Lebensqualität. Die Bewohnerinnen wurden hin und her gerissen. Da es keine einheitliche Vorgangsweise gab, an der sie sich orientieren konnten, verschlechterte sich der Zustand mancher Bewohnerin sogar erheblich. Das gab wieder jenen Mitarbeiterinnen Aufwind, die schon immer gewusst zu haben glaubten, dass es mit diesen ganzen schönen »Theorien« nicht weit her sei. Das Ergebnis mancher Bemühungen schien ihnen freilich recht zu geben: Nachdem man in mehreren Gesprächen geduldig, aber völlig erfolglos versucht hatte, den alten Menschen z. B. davon zu überzeugen, dass er schon längst in Pension sei und daher nicht unbedingt jetzt gleich zur Arbeit fahren müsse, sondern sich ruhig wieder niederlegen könne, griff man letztlich doch wieder entnervt zum Beruhigungsmittel. Dies ist nur eines von vielen Beispielen für den »Vor-Validationszustand«.

Man reagierte auch aufmerksamer gegenüber Patientinnen mit starken Schmerzen. Es wurde öfter die Ärztin geholt, die entweder Linderung verschaffte oder aber die Pflegenden vor den Kopf stieß und eine Behandlung der Schmerzen vorschnell als unnötig zurückwies. Dass wir aber auch selbst etwas dazu beitragen könnten, um Schmerzen oder Unbehagen zu lindern (z. B. indem wir kleine Veränderungen der Körperlage vornahmen), daran dachten wir nicht so sehr. Auf Sterbende wurde mehr als früher »geschaut«. Man sprach in ihrer Gegenwart mit Kolleginnen über sie, trocknete allenfalls dabei die Stirn oder gab zu trinken. Dass die Sterbende eine Lebende war und am Ende doch noch vieles oder alles aufnehmen konnte, auf den Gedanken kam man meist nicht. Dies als Beispiel des »Vor-Palliativpflegezustandes«. Gut gemeint war auch hier, wie so oft, das Gegenteil von gut.

Ein unhaltbarer Schwebezustand war erreicht. Ungeachtet aller Bemühungen fühlte jede auf ihre Weise eine gewisse Unzufriedenheit. Das kam auch in diversen Gesprächen ans Licht. Den Mitarbeiterinnen war durchaus bewusst, dass das Ganze in einer Sackgasse gelandet war, trotz aller neu erwachten Ambitionen, die erstaunlicherweise sogar die gleichgültigeren Kolleginnen allmählich in Bewegung setzten. Es fehlte zwar nicht an Bemühungen, wohl aber an klaren Konzepten.

Jedoch das Aufbrechen der veralteten Strukturen war nicht mehr aufzuhalten. Ambitionierte Pflegepersonen bekamen endlich aufgrund bewiesener Kompetenz Führungsaufgaben übertragen. Ärztinnen, die schon immer überzeugt davon waren, dass nicht nur Tabletten und Infusionen das A und O der Geriatrie sind, erhielten Primariate. Beide Berufsgruppen blickten gewissermaßen über den eigenen geriatrischen Gartenzaun und machten sich internationale Erkenntnisse zu Eigen. Projekte wurden ins Leben gerufen. Innerbetriebliche Fortbildung wurde gezielter und fundierter veranstaltet. Pflegemodelle wurden auf wissenschaftlicher Basis erarbeitet.

Die Reaktion der Mitarbeiterinnen war – wie ich meine natürlicherweise – höchst unterschiedlich. Diejenigen, die schon immer ambitioniert gewesen waren, fühlten sich endlich bestätigt und machten begeistert mit. Andere wieder meinten, dies sei nur neuer Wein in alten Schläuchen. »Das haben wir ja schon immer gemacht oder gewollt« und schließlich sei es ja bis jetzt ohne dieses ganze theoretische »Brimborium« auch ganz gut gegangen. Wegen jeder »Kleinigkeit« gleich eine Darstellung im Pflegebericht zu schreiben, sei unzumutbar. »Schließlich haben wir auch etwas anderes zu tun!«

Um Betreuungskonzepten wie Validation und Palliative Care zum Durchbruch zu verhelfen, muss sorgsam dokumentiert werden. Diese von manchen als Knochenarbeit empfundene Pflicht musste daher allen Widerständen zum Trotz erfüllt werden. Was aber – wie ich glaube – letztlich doch zum Durchbruch in der Akzeptanz der Mitarbeiterinnen geführt hat, war die Erkenntnis, dass mit nunmehr methodisch Erlerntem endlich der richtige Zugang zum alten Menschen gewährleistet war und sich auch Erfolge einstellten. Das trägt Früchte!

Vieles begann sich nun ganz von selbst zu verändern. Es kamen immer häufiger neue Mitarbeiterinnen zu uns, die gerne bei uns arbeiten wollten, weil sie sich für die Philosophie der Station bzw. der Abteilung interessierten, und weil sie sich schon immer gewünscht hatten, auf diese Weise arbeiten zu können. Nun gab es endlich immer mehr Mitarbeiterinnen auf einer Station, die von dem Gedankengut der Validation und der palliativen Pflege erfasst waren und darin einen gangbaren und Erfolg versprechenden Weg für sich sahen. Natürlich identifizierte sich die eine mehr, die andere weniger mit den neuen Ideen, aber letztlich wurde das Ganze doch durch die sich immer öfter einstellenden Erfolgserlebnisse verschiedenster Art zusammengehalten. Jede brachte auf ihre Weise etwas Besonderes ein und bekam auch von den anderen Mitarbeiterinnen (und jetzt waren Ärztinnen, Stationsschwestern, Pflegekräfte, Abteilungshilfen und Therapeutinnen tatsächlich »Mitarbeiterinnen« im wahren Sinn des Wortes) das Gefühl vermittelt, wertvolle Arbeit geleistet zu haben.

Spätestens zu diesem Zeitpunkt stellte sich für jede einzelne Pflegekraft heraus, dass Palliative Geriatrie ein Arbeitskonzept ist, das auch sie selbst verändert. Die menschliche Grundhaltung, die diese einzig richtige Weise, dem alten Menschen zu begegnen, ihn zu verstehen, ihm zu helfen und ihn verständnisvoll zu begleiten überhaupt erst ermöglicht, ist ja nicht auf geriatrische Bewohnerinnen beschränkt. Sobald wir begreifen, dass jeder Mensch in seiner Weise einmalig und einzigartig ist und sobald wir gelernt haben, den alten Menschen so anzunehmen wie er eben ist, auch wenn er durch Umstände, die das Alter nun einmal mit sich bringen kann, eingeschränkt und »schwierig« geworden ist, lassen sich diese Erkenntnisse auch auf alle anderen Menschen übertragen. Das heißt aber im Klartext, dass die Mitarbeiterinnen aufgrund dieses neuen Pflegemodells jetzt auch begannen, anders miteinander umzugehen. Ich wage das zu behaupten, weil ich es an mir selbst erlebte und Tag für Tag an meinen Kolleginnen beobachten konnte. Das bedeutet natürlich nicht, dass wir einander permanent um den Hals fielen und schon zu Dienstbeginn Schillers »Ode an die Freude« anstimmten! Das wäre nicht natürlich und auch nicht wünschenswert, weil wir uns in einer »Wonne-Waschtrog Atmosphäre« selbst die Chance nähmen, eigene Fehler zu erkennen und etwas besser zu machen. Jede von uns wurde einfach sensibler für die anderen und ihre Eigenart und begegnete ihnen mit der Achtung, die jedem Menschen zusteht.

Gespräche wurden jetzt immer öfter bewusster geführt. Validation machte auch Mitarbeiterinnen gegenüber hellhörig. Die Kontakte wurden weniger oberflächlich. Die Kunst des Zuhörens wurde mehr gepflegt. Das waren keine revolutionären Verhaltensänderungen, wie es durch meine Darstellung den Anschein haben mag. Sie fielen auch nicht von einem Tag auf den anderen auf, aber bei genauerer Beobachtung über einen längeren Zeitraum wurde eine entscheidende Veränderung des »Klimas« spürbar. Je öfter und bewusster wir im Rahmen unserer palliativgeriatrischen Arbeit auf den alten Menschen zugingen, desto häufiger behielten wir diese Einstellung auch bei, wenn wir vom Krankenzimmer in den Sozialraum der Mitarbeiterinnen wechseln.

Dieser Aufbruch in die Menschlichkeit war für alle erfreulich, wir hofften, dass er anhalten, ja sich noch weiter ausbreiten und vertiefen möge. Abschließend möchte ich feststellen, dass es nach meinen Beobachtungen und aus den oben ausgeführten Gründen nicht nur dem alten Menschen, sondern auch der Mitarbeiterin in der Palliativen Geriatrie erheblich besser ging als früher: Sie wurde jetzt als Mensch und Persönlichkeit ernst und wichtig genommen!

Teil II: Was kann das Leben bis zuletzt lebenswert machen?

9 Die Bedeutung der Selbstständigkeit für alte Menschen

Susanne Schragel, Siegfried Binder

Bis in die 80er Jahre des 20. Jahrhunderts war man in der Altenpflege generell der Ansicht, dass es gut ist, hochbetagten, schwachen, chronisch kranken Menschen so viel wie möglich von allem abzunehmen, was ihnen schwerfallen könnte. Den Betroffenen wurden bereitwillig alle täglichen Handlungen und sämtliche kleine Entscheidungen des täglichen Lebens erspart. Heute wissen wir längst, dass solche gut gemeinten »Hilfeleistungen« dazu führen, dass die Betroffenen immer weniger selbst machen, selbst denken, sich selbst zu etwas entschließen und auf diese Weise Gefahr laufen, ziemlich rasch fürsorglich »ins Bett gepflegt« zu werden. Stillschweigende Voraussetzung dafür war damals die Überzeugung, dass wir, die Jüngeren, mitten im Leben Stehenden natürlich am besten wissen müssen, was für einen alten Menschen gut ist.

Erst der Psychiatriepfleger Erwin Böhm (2011, 2012, 2018, 2019) erkannte, ausgehend von der Betreuung und Re-Integrierung psychisch Kranker, dass der Erhalt der Selbstständigkeit ein entscheidendes Ziel der Krankenpflege sein muss. Es ist sein Verdienst, dass diese Einsicht heute nicht mehr aus der Geriatrie wegzudenken ist.

Dem von Böhm entwickelten Konzept der Reaktivierenden Pflege (bzw. der davon abgeleiteten Aktivierenden Pflege) liegt folgende Idee zugrunde: In jüngeren Jahren selbstverständliche Fähigkeiten, die sogenannten »Aktivitäten des täglichen Lebens« (ATLs) wie Waschen, Anziehen, selbstständig Essen sind bei vielen Hochbetagten verkümmert, aber doch noch nicht ganz verloren gegangen. Sie »schlummern« und können wieder »aktiviert« (erinnert, erweckt, aufgerufen) werden. Böhm erklärt diesen Prozess so:

- Der alte Mensch wird immer wieder mit einem ihm vertrauten Vorgang konfrontiert und erkennt allmählich einen Schlüsselreiz wieder.
- Die Kenntnis seiner Biografie gibt uns Aufschluss über seine Prägung, d. h. über den sein Leben lang gewohnten und geübten Umgang mit einer bestimmten Situation (z. B. wie oft und wie gründlich er sich üblicherweise gewaschen hat). Der alte Mensch bestimmt selbst, was für ihn »normal« ist.
- Der vertraute Schlüsselreiz spricht den alten Menschen auf der Gefühlsebene an und weckt in ihm ein bekanntes und vertrautes Gefühl.
- Dieses Gefühl lässt in ihm die Handlungsbereitschaft entstehen, die dann letztlich die Tätigkeit selbst auslöst (Coping).

Vor 30 oder 40 Jahren war das GZW sehr alten Leuten noch immer unter der Bezeichnung »Versorgung« bekannt. Zur Zeit seiner Gründung, zu Beginn des 20. Jahrhunderts, stellte das damalige Versorgungsheim natürlich einen großen Fortschritt

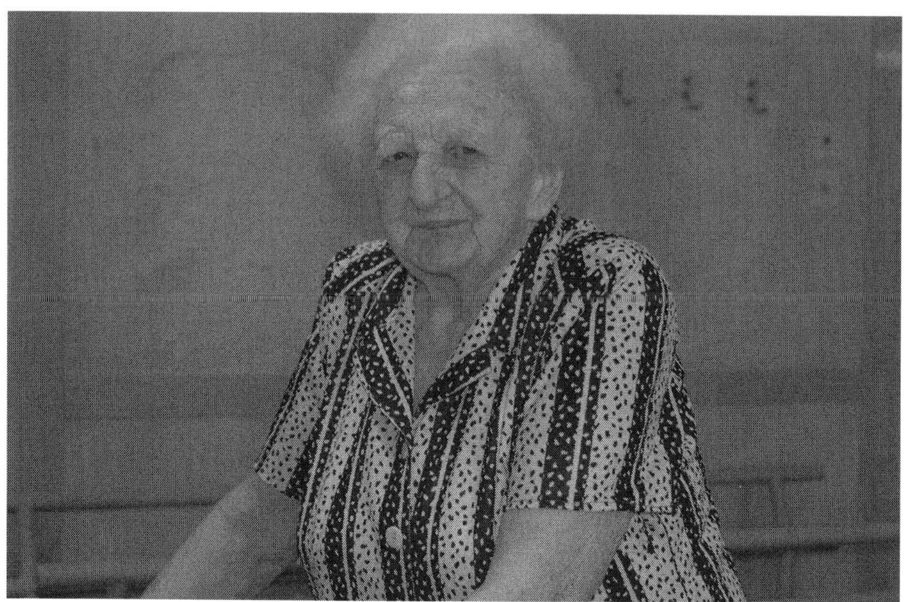

dar. Es war eine Institution, die hilflos gewordene Mittellose aufnahm und mit dem Nötigsten versorgte, statt sie auf der Straße oder in Elendsquartieren zugrunde gehen zu lassen. Heute stehen die Stichworte warm, satt und sauber, die damals die optimale Versorgung kennzeichneten für eine völlig unzureichende, gleichgültige und lieblose Form der Betreuung.

Welche Gestaltungsmöglichkeiten blieben den Patientinnen/Bewohnerinnen in den Einrichtungen noch, wenn wir ihnen alles abnahmen, wenn sie in allem und jedem fremdbestimmt waren? Studien an unheilbar Kranken, die in den USA durchgeführt wurden, zeigten auf, wovor diese Menschen die größte Angst hatten, wenn sie an ihre Zukunft dachten. An oberster Stelle standen weder Schmerz noch Atemnot. An oberster Stelle stand die Angst vor Abhängigkeit (Back et al. 1996; Pearlman et al. 2005).

In den letzten etwa 20 Jahren des vorigen Jahrhunderts wurde Reaktivierende Pflege immer mehr zu einem Synonym für Rehabilitation bis zur Entlassung und Reintegration in ein Leben außerhalb der Einrichtung. Es waren daher in erster Linie die »Hoffnungsträger« in den Pflegeheimen, die in den Genuss dieser Betreuungsform kamen, d. h. Patientinnen/Bewohnerinnen, die noch über ein erhebliches Rehabilitationspotenzial verfügten. Nur wenige Stationsteams, die »nur« schwache, sehr alte und kranke Menschen betreuten, bekamen die Chance auf eine der – sehr teuren – Ausbildungen in Reaktivierender Pflege.

Unsere Station gehörte zu den »glücklichen«, die die Ausbildung machen durften, obwohl sie keine »Hoffnungsträger« beherbergten. Doch sehr bald tauchten Probleme auf: Unsere Patientinnen/Bewohnerinnen fügten sich nicht nahtlos in dieses Konzept. Für die Reaktivierende Pflege nach Böhm bildet die Entlassung das gemeinsame Ziel von Betreuerinnen und Betreuten. Bei unseren Patientinnen/Bewohnerinnen stand diese Option nicht zur Diskussion, wenn ihr häusliches Umfeld nicht ungewöhnlich gut war. Selbst wenn eine Entlassung theoretisch möglich erschien, war die Patientin/Bewohnerin selbst meist weder bereit noch in der Lage, sie als wünschenswert zu erkennen. Viele Verluste waren der Aufnahme in die Institution vorausgegangen, dem sozialen Rückzug aus der »aktiven Welt« war oft schon vor langer Zeit auch ein körperlicher und seelischer gefolgt.

Immer wieder waren wir mit Patientinnen/Bewohnerinnen konfrontiert, die viel mehr gekonnt hätten, als sie tun wollten oder »wollen konnten«. Ihre lange gepflogenen Lebensgewohnheiten unterschieden sich oft drastisch von unseren eigenen Vorstellungen. Es ist für eine Patientin/Bewohnerin viel schwieriger als man denkt, sich von ihren »Selbstverständlichkeiten« (z. B. im Bereich der Körperpflege) zu verabschieden und das anzunehmen, was in der Pflege für richtig und nötig gehalten wird. Macht auszuüben fällt uns auch heute noch leicht (oder wird uns gar nicht bewusst), wenn es darum geht, anderen zu ihrem vermeintlich »Besten« zu verhelfen. Es gelingt uns noch immer spielend, diese Art wohlmeinender Gewalt auch vor uns selbst unter dem Mäntelchen professioneller Hilfestellung zu verstecken.

Patientinnen/Bewohnerinnen, die sich in der Obhut eines Pflegeheims befinden, kommen selten freiwillig, sie kommen, weil sie nicht mehr selbstständig leben können, weil sie in sehr vielen Belangen von der Hilfe anderer abhängig geworden sind. Was sie noch selbst tun können, in welchem Ausmaß sie noch über sich selbst bestimmen können, ist von wesentlicher Bedeutung für ihre Lebensqualität. Hier setzt das Prinzip der Aktivierenden Pflege an: Je mehr »vergessene« Fähigkeiten wieder zu erwecken sind, je mehr »Aktivitäten des täglichen Lebens« neuerlich erlernt und selbst bewältigt werden können, desto mehr Selbstständigkeit wird auch innerhalb der Institution möglich. Daher versuchten wir behutsam, mit viel Geduld und Zuwendung, unseren Patientinnen/Bewohnerinnen möglichst viele Instrumente der Selbstständigkeit in ihre eigenen Hände zurückzugeben, damit sie ihren Alltag wieder so gut es geht selbst gestalten konnten.

Die Einbeziehung der Grundsätze der Reaktivierenden Pflege in die palliative Betreuung alter Menschen war eine Investition in deren Lebensqualität und schaffte neue Perspektiven für Patientinnen/Bewohnerinnen, Angehörige und Mitarbeiterinnen.

- Genaues Erheben der Biografie, unter Umständen gemeinsam mit den Angehörigen, half, die Patientin/Bewohnerin in ihrer gesamten Persönlichkeit zu verstehen und auf ihre Eigenheiten einzugehen. Hochbetagte haben ein ganzes Leben hinter sich. Zu erkennen, dass die Person vor uns von ihrer langen Lebensgeschichte geprägt ist, weckt in den Betreuerinnen Verständnis und Einfühlungsvermögen. Eine Patientin/Bewohnerin, die sich in ihrer Individualität ernst genommen fühlt, fühlt sich auch verstanden und geborgen. Angehörige, die den alten Menschen jahrzehntelang kennen und ihn oft über lange Zeit betreut haben, kennen die Bedürfnisse der Patientin/Bewohnerin meist viel genauer als wir. Sie haben große Kompetenz, eine Kompetenz, die wir anerkennen, schätzen und ihnen auch zusprechen sollen. Auf dem Boden gegenseitiger Wertschätzung zwischen ihnen und den professionellen Betreuerinnen konnten gegenseitiges Vertrauen und die Bereitschaft zur Zusammenarbeit wachsen.

- Oft leiden jene Patientinnen/Bewohnerinnen am meisten unter ihrem Aufenthalt im Pflegeheim, die keine heftigen Schmerzen und keine dramatischen Erkrankungen haben, sondern »nur« sehr schwach und hilflos sind. Sie konnten durch die Reaktivierende Pflege viel an Selbstwertgefühl und Lebensqualität zurückgewinnen. Selbstständigkeit, selbst in kleinen Dingen, schafft ein gewisses Maß an Unabhängigkeit! Die alte Frau, die sich selbst ein Glas Wasser nehmen oder die Bettdecke zurechtrichten kann, muss nicht mehr um jeden Handgriff bitten und bei jeder Kleinigkeit warten, bis jemand für sie Zeit hat. Sie steht, selbst wenn ihre eigenen Füße sie nicht mehr tragen, wieder bis zu einem gewissen Grad »auf eigenen Füßen«.
- Die Pflege beschränkt sich nicht auf das Versorgen. Gemeinsame Erfolgserlebnisse verbinden und befriedigen. Reaktivierende Pflege ist ein Angebot, einen Schritt zurück ins Leben zu wagen. Für manche Patientinnen/Bewohnerinnen mag uns der Gewinn sehr klein erscheinen, doch für die Betroffenen selbst ist es immer ein Schritt, den zu versuchen sich lohnt.
- Die Einbeziehung der Angehörigen befreit diese von dem Gefühl der Hilflosigkeit. Selbst etwas tun zu können lindert auch die Sorge um den geliebten Menschen. Diese positive Wendung ist allerdings nur dann möglich, wenn die Angehörigen von Anfang an sorgfältig und geduldig über die Grundlagen und Ziele der Reaktivierenden Pflege informiert werden. Geschah das nicht, führte das nicht selten zu gravierenden Missverständnissen: Den Angehörigen mussten unsere Versuche, die Selbstständigkeit zu fördern, dann als Faulheit oder Lieblosigkeit erscheinen. Es waren oft viele Gespräche nötig, ehe ein besorgter alter Herr verstand, dass seine Frau nur dann ein Stück Selbstständigkeit zurückerobern kann, wenn ihr nicht in falsch verstandener Fürsorglichkeit jeder Handgriff abgenommen wird.

Die Reaktivierende Pflege hat auch den Begriff der »differenzialdiagnostischen Ausgänge« geprägt. In der Entlassungsvorbereitung wird die Patientin/Bewohnerin von einer Pflegeperson, einer Therapeutin und – falls vorhanden – auch einer Sozialarbeiterin in die eigene Wohnung begleitet. Das Ziel dieser Ausgänge war ursprünglich nur festzustellen, wie gut der alte Mensch sich in seinen eigenen vier Wänden zurechtfindet und ob kleine Veränderungen (z. B. Abtragen von Schwellen, Anbringen von Haltegriffen) vorgenommen werden müssen, um ihm den Alltag auch mit seinen weiter bestehenden Behinderungen zu ermöglichen.

Wir erkannten bald, dass »differenzialdiagnostische« Ausgänge auch in der palliativen Betreuung ihren Stellenwert haben. Das Ziel konnte hier selbstverständlich nicht mehr der sozialwirtschaftliche Nutzen sein, der sich ergibt, wenn ein alter Mensch wieder allein zu Hause leben kann und daher weniger Leistungen des Sozialsystems beansprucht. In der letzten Phase des Lebens ist es vielmehr bedeutsam, noch einmal nach dem Rechten sehen zu können und Ordnung in die eigenen Angelegenheiten zu bringen. Vor allem aber geht es darum, bewusst Vertrautes und Geliebtes loszulassen und für immer Abschied von der Wohnung zu nehmen, in der man jahrzehntelang gelebt hat. Das Wahrnehmen dieser Möglichkeit löst bei alten Menschen oft große Erleichterung aus. Erst dadurch wird es den Betroffenen möglich, ihren Blick nach vorne zu richten auf die Zeit, die noch bleibt.

Langzeitbetreuung ist immer auch Endzeitbetreuung. Das ist eine Aufgabe, die wir in der Palliativen Geriatrie sehr bewusst wahrnahmen. Wir blieben dem alten Menschen nahe, betreuten und begleiteten ihn, auch wenn er immer »schwieriger«, immer müder, immer kränker wurde. Das erforderte viel Zuwendung, viel Geduld und Ausdauer. Die intensiven Beziehungen, die sich zwischen Patientinnen/Bewohnerinnen und Betreuerinnen aller Berufsgruppen entwickelten, waren für uns Freude und Bürde zugleich.

Auf den ersten Blick sind Selbstständigkeit und Selbstbestimmung Begriffe, die Aktivität voraussetzen (ich kann, ich will, ich tue). Erst bei genauerer Betrachtung stellte sich heraus, dass Selbstbestimmung ebenso die Möglichkeit beinhaltet »nein« zu sagen (ich will heute nicht, ich will jetzt nicht, ich will nicht mit dir). Das Eingehen auf diese »kontraproduktiven« Bedürfnisse erforderte vom Pflegepersonal unendlich viel Langmut, gute Nerven, Geduld und – z. B., wenn sich der Tagesrhythmus einzelner Patientinnen/Bewohnerinnen deutlich von der Stationsroutine unterschied – auch Organisationstalent. Manchmal waren zudem Frustrationstoleranz oder zumindest Dickhäutigkeit vonnöten, vor allem wenn eine Patientin/Bewohnerin eine ehrlich um sie bemühte Pflegeperson scheinbar grundlos (und nicht immer in zartfühlender Weise) ablehnte. Besonders schwierig wurde es bei Menschen mit fortgeschrittener Demenz, bei denen wir berechtigte Zweifel hegten, ob sie absehen konnten, was geschehen würde, wenn wir ihren Willen voll respektierten. Wusste Herr K., dass seine Vorstellung von Hygiene (oder seine Weigerung, sich eincremen zu lassen) sicher zu Hautproblemen führen würde? Verstand Frau S., dass sie sich in Gefahr brachte, eine Lungenentzündung zu bekommen oder wundzuliegen, wenn sie sich immer öfter weigerte, ihr Bett zu verlassen? Oft gelang es den Pflegenden durch gute Kommunikation und unter Zuhilfenahme beachtlicher diplomatischer Künste, Kompromisse zu finden, die sowohl den Bedürfnissen und Wünschen der Betroffenen gerecht wurden als auch weitgehend die nötige und fachgerechte Pflege gewährleisteten.

Die Frage »Wer weiß wirklich am besten, was für Dich gut ist?« ist nicht so leicht zu beantworten, wie es auf den ersten Blick scheint. Sowohl kühle Professionalität als auch übergroße Fürsorglichkeit hindern uns daran, die passendste Antwort für einen bestimmten Menschen zu finden. Begriffe wie Zuwendung, Behutsamkeit, Geduld, Hellhörigkeit und Flexibilität klingen in unseren Ohren alltäglich, wenn nicht gar abgedroschen. Sie sind keine »Zauberworte« und sie schafften für die Betreuenden sogar neue Belastungen, weil sie den inneren Abstand zu den Betreuten sehr schmal werden ließen. Dennoch: Diese Begriffe drücken Respekt, Wertschätzung und Mit-Menschlichkeit aus. Nur mit ihrer Hilfe konnten sich für uns allmählich gangbare Wege vom Ich zum Du öffnen.

10 Kommunikation mit demenzkranken und verwirrten alten Menschen

10.1 Die Kunst der Validation
Kann man mit demenzkranken und verwirrten Hochbetagten kommunizieren?

Ursula Gutenthaler, Marina Kojer

Als im Laufe der Jahre immer mehr demenzkranke alte Menschen zu uns kamen, stellte sich heraus, dass wir den Anforderungen, die die Betreuung so vieler »Unvernünftiger«, »Eigensinniger«, »Quälgeister«, »geistig Abgetretener« mit sich brachte, nicht gewachsen waren. Unser Nervenkostüm wurde immer dünner. Patientinnen/Bewohnerinnen und Betreuerinnen redeten und lebten fast vollständig nebeneinander her und aneinander vorbei.

Von November 1997 bis Juni 1998 erhielt das gesamte multiprofessionelle Team einer Station eine Ausbildung in Validation nach Naomi Feil. Insgesamt 20 Personen nahmen daran teil (Abteilungshelferin, Pflegepersonal, Ergo- und Physiotherapeutinnen, Stationsleitung und Stationsärztin). Unsere Validationslehrerin – wir verdanken ihr sehr viel – war Gunvor Sramek. Schrittweise lehrte sie uns, desorientierten, alten Menschen verständnisvoll zu begegnen und ihnen zu helfen, in ihrer Weise am Leben teilzuhaben.

Dass alle Mitarbeiterinnen mitmachten, erwies sich als außerordentlich wichtig. Nur so konnte nun jede dort fortfahren, wo die andere aufgehört hatte. Gibt es nur eine oder einige wenige Validationsanwenderinnen auf der Station, zerstört häufig die Nachfolgende das, was ihre Vorgängerin aufgebaut hat. Jetzt konnte jede auf der Arbeit der anderen aufbauen, der alte Mensch blieb ständig in einer Atmosphäre der Wertschätzung, der Wärme und der Geborgenheit.

Validation nach Naomi Feil ist eine Kommunikationsmethode, die uns lehrt, demenzkranke alte Menschen besser zu verstehen, ihre Sprache zu sprechen und ihnen dadurch erfolgreicher zu helfen. Dies setzt eine offene und zugewandte Grundhaltung voraus. Validieren bedeutet wertschätzen, für gültig erklären. Validationsanwenderinnen lassen die Gefühle und Bedürfnisse der Betroffenen bedingungslos gelten, sie begegnen ihnen auf der Gefühlsebene und holen sie dort ab, wo sie gerade sind. Sie erkennen ihre Gefühle an, ihr Recht auf ihre persönliche Wirklichkeit und beabsichtigen niemals, ihnen »den Kopf zurechtzurücken«. Im Gegenteil, sie versuchen, sie einfühlsam in ihre Welt zu begleiten. Auf diese Weise gelingt es allmählich, alte, in ihrer Hirnleistungsfähigkeit schon eingeschränkte

Menschen, aus dem Gefängnis ihrer Einsamkeit zu befreien. Sie können nie mehr wieder »wie du und ich« werden, aber sie gewinnen mit der Zeit ihre Selbstsicherheit, ihre Lebensfreude und die Würde zurück, die ihnen eine verständnis- und respektlose Umwelt abgesprochen hatte. Unsere Aufgabe besteht darin, den Hochbetagten dabei zu helfen, »ihre Ziele, nicht unsere, zu verwirklichen« (Feil und de Klerk-Rubin 2017, S. 15).

Nicht allen verwirrten und demenzkranken Personen kann durch Validation langfristig geholfen werden. Menschen, die schon in jüngeren Jahren (meist zwischen 55 und 65) an einer Demenz erkranken, reagieren in der Regel nur für den Augenblick positiv auf validierende Begegnungen. Einzelne Situationen, wie z. B. das Duschen oder eine Blutabnahme, können durch Validation stressfreier gestaltet werden – das ist oft eine große Hilfe – aber anhaltende positive Veränderungen lassen sich bei dieser Zielgruppe nicht erzielen. Ihre Demenz nimmt relativ rasch zu, schwere Verhaltensveränderungen stellen sich ein, der Gesamtzustand verschlechtert sich schnell. Die Erkrankten versterben in der Regel nach etwa 7–10 Jahren.

Einen ganz anderen Verlauf nimmt die sogenannte *»Senile Demenz vom Alzheimertyp« (SDAT)*, die im Allgemeinen erst bei über 80-Jährigen auftritt.

Werden verwirrte und demenzkranke Hochbetagte validiert, gelingt es, ihnen dauerhaft zu helfen. Ihr Zustand bleibt nicht nur stabil, sondern beginnt sich zu verbessern; sie erleben die Umwelt nicht mehr als feindlich, gewinnen Vertrauen zu sich selbst und zu anderen und lernen langsam wieder, soziale Rollen zu übernehmen. Fühlen sie sich dagegen unverstanden und allein gelassen, gleiten sie von einer Phase zur nächsten ab. Sie ziehen sich dann immer tiefer in ihr Inneres zurück und nehmen immer weniger Anteil am Leben. Parallel dazu schreitet auch der körperliche Verfall fort.

Naomi Feil unterscheidet vier Phasen

1. Mangelhafte (unglückliche) Orientierung.
2. Zeitverwirrtheit – allmählicher Verlust der kognitiven Fähigkeiten.
3. Sich wiederholende Bewegungen – weitgehender Rückzug nach innen.
4. Vegetieren (vor sich hin Dämmern) – totaler Rückzug nach innen.

Wird der demenzkranke alte Mensch nicht genügend geschätzt und respektiert und sind seine Angehörigen und Betreuerinnen nicht in der Lage, ihn verständnisvoll und mit großem Feingefühl dabei zu unterstützen, seine noch offen gebliebenen Lebensaufgaben zu meistern, durchläuft er alle Phasen bis zum Zustand des Vegetierens.

Diese Phasen gehen fließend ineinander über. Ein alter Mensch kann unter Umständen im Tagesverlauf zwischen zwei Phasen hin und her wechseln. Oft ist es gar nicht möglich, jemanden pauschal einer Phase zuzuordnen: Eine 90-Jährige kann um 7 Uhr morgens voll orientiert sein und sich bestens zurechtfinden, um halb neun Uhr meint sie vielleicht, dass sich ein Mann unter ihrem Bett versteckt (Phase 1) und um halb drei Uhr am Nachmittag will sie dringend zu ihren kleinen Kindern nach Hause gehen (Phase 2).

In der Validation geht es nicht darum, den Menschen in eine bestimmte Kategorie einzuordnen. Die Zuordnung zu einer bestimmten Phase soll uns nur dabei helfen der Person dorthin zu folgen, wo sie sich gerade befindet und sie mit für sie hilfreichen Kommunikationstechniken zu unterstützen.

Ein Mensch, der sich so wechselhaft und »unbegreiflich« verhält, vereinsamt besonders leicht. Sein Verhalten wird für andere immer unverständlicher und schwieriger, der Kontakt mit ihm immer nervenaufreibender. Deshalb müssen wir uns »zentrieren«, d. h. uns frei machen von den eigenen Gedanken und Gefühlen, um uns für den Augenblick völlig auf den alten Menschen, seine Gefühle und Bedürfnisse einlassen zu können (Fercher und Sramek 2018).

Phase I: Mangelhaft orientiert

Der alte Mensch merkt, dass er beginnt, die Kontrolle zu verlieren. Die Vergesslichkeit nimmt zu, er verwechselt Termine, findet seine Sachen nicht oder kann die Funktion seiner Blase nicht mehr ganz steuern. Diese Veränderungen verunsichern ihn zutiefst, er muss sie vor anderen verbergen, er möchte sie vor sich selbst verleugnen. Es kann nicht sein, es darf nicht sein! Die alte Frau spürt, dass sie nicht mehr so tüchtig ist wie früher und will es nicht akzeptieren. Es darf nicht wahr sein! Irgendjemand anderer ist schuld an diesen beängstigenden Veränderungen. Die anderen müssen schuld sein! Sie verlegen, stehlen und zerbrechen alles. »Sie sind schuld an meinem Unglück.« Auf diese Weise können Hochbetagte

- unterdrückte Emotionen zum Ausdruck bringen,
- sich an eine Realität klammern, die für sie längst unsicher geworden ist,
- ihre eigene Verwirrung durch Konfabulieren (d. h. Ausdenken von Geschichten, um damit Gedächtnislücken zu füllen) verschleiern.

Nur keine Schwäche zeigen! Nur sich vor anderen keine Blöße geben! Immer das Heft in der Hand behalten! Dieser selbst auferlegte Druck beeinflusst ihr Verhalten, lässt sie rechthaberisch und »unsympathisch« erscheinen.

- Gefühle wie Einsamkeit, Wut, Angst, Trauer, Unsicherheit oder gar sexuelle Wünsche leugnen sie erbittert und
- reagieren wütend auf andere Menschen, die sich nicht unter Kontrolle haben.
- Nähe und Berührung weisen sie empört zurück. Sie möchten ihren »unsichtbaren Kreis« bewahren; niemand darf ungestraft die Demarkationslinie überschreiten. Nur so fühlen sie sich unverletzlich und geschützt.

Im Gegensatz zu späteren Phasen können sie anderen noch zuhören. Angehörige und Betreuerinnen haben daher die Möglichkeit, gemeinsam mit ihnen nach passenden Lösungen für ein bestehendes Problem zu suchen.

Eine alte Frau, die die Inkontinenz auf sich zukommen sieht, beschuldigt ihre Nachbarin, Wasser in ihr Bett geschüttet zu haben, wenn am Morgen das Leintuch nass ist. Sie findet ihre Tasche nicht und weiß: »Sie ist gestohlen worden!« Der

Ehepartner stirbt, sie fühlt weder Kummer noch Schuld, sondern beschuldigt die Ärztinnen. Ihre Haare werden immer dünner – die Friseurin ist daran schuld! Das Essen schmeckt nicht mehr so gut wie früher – es ist vergiftet worden! Sie hat niemals gewagt, sexuelle Wünsche einzugestehen – jetzt versteckt sich ein Mann mit einem riesigen, furchterregend erigierten Glied unter ihrem Bett.

Um sich vor künftigen Verlusten zu schützen und die Kontrolle zu bewahren, horten Menschen in Phase I alles, was sie in die Finger bekommen können: Orangen, Sicherheitsnadeln, Taschentücher, Klopapier, Salz, Zeitungen, Bänder, Netzhosen, Speisereste, Zeitungen …

Der Kontakt mit diesen »lästigen« Zeitgenossen verläuft oft ungefähr so:

Die Pflegekraft betritt das Zimmer. Frau K. schaut sie durchdringend und böse an, zeigt mit dem Finger auf sie: »Sie trauen sich noch herein? Jedes Mal, wenn Sie kommen, ist mein ganzes Geld weg!« Die Pflegekraft bemüht sich, ihren Ärger nicht zu zeigen und will der aufgebrachten Patientin begütigend auf die Schulter klopfen; Frau K. weicht voller Empörung zurück. »Warum sollte ich denn Ihr Geld stehlen?«, versucht es die Pflegende nochmals. Aber da ist sie an die Falsche gekommen! »Warum Sie mein Geld stehlen? Das fragt sie mich noch! Das wissen Sie selbst am besten! Schauen Sie mich nicht so blöd an …« Frau K. beginnt zu schreien. Die Pflegende fühlt sich verletzt, gibt ihr keine Antwort und versucht mit steinerner Miene ihrer Arbeit nachzugehen. Einige andere Patientinnen/Bewohnerinnen lassen sich von der Aufregung anstecken und reagieren mit Empörung, Angst oder Unruhe. Noch sechs Stunden bis Dienstschluss, denkt die Pflegekraft und spürt, wie sich die Muskeln ihres Rückens zu verkrampfen beginnen…

Was hätte besser verlaufen können?

Frau K: »Sie trauen sich noch herein? Jedes Mal, wenn Sie kommen, ist mein ganzes Geld weg!« Die Pflegende weiß, dass Frau K. unglücklich ist und dringend »Dampf ablassen« muss, wenn sie andere beschuldigt. Sie weiß, dass sie nichts, was gesagt wird, persönlich nehmen darf. Frau K. leidet darunter, nicht mehr alles unter Kontrolle zu haben. Die Pflegekraft will ihr helfen, ihrem Schmerz und ihrer Verzweiflung Worte zu verleihen. Um zu zeigen, dass sie die Sorge der alten Frau ernst nimmt, wiederholt sie das Anliegen mit einer ähnlichen Emotion und im gleichen Sprechtempo, aber in ihren eigenen Worten: »Sie sind beunruhigt, weil Ihnen Geld fehlt?« Frau K. darauf: »Natürlich! Viel Geld fehlt mir!« Die Pflegekraft stellt nun weitere Fragen und gibt damit Frau K. die Gelegenheit, sich Kummer und Unzufriedenheit von der Seele zu reden. Sie fragt z. B.: »Wie viel Geld ist weggekommen?«, »Seit wann fehlt es Ihnen?«, »Wie oft ist das schon passiert?« Dazu eignen sich alle W-Fragen (wer, wo, wann, wie oft, wie lange …) außer *Warum*! Jedes Warum berührt den neuralgischen Punkt, die Furcht vor dem eigenen Versagen, vor dem Verlust der Kontrolle und löst, als Abwehrmechanismus, eine neue Welle der Empörung aus. Bei richtiger Gesprächstechnik beruhigt sich Frau K. allmählich oder wechselt zu einem anderen Thema; es kann gut sein, dass sich Pflegeperson und Patientin dann in bester Freundschaft trennen. Wird Frau K. immer wieder in dieser Weise ernst genommen, wird ihr beschuldigendes Verhalten mit der Zeit nachlassen.

Phase II: Zeitverwirrt

Zeitreisende können innerhalb von Minuten Jahrzehnte zurücklegen. Sie spüren die Angst vor dem überstrengen Vater, die Liebe zu der zärtlich-besorgten Mutter als wären die Eltern noch am Leben. Menschen, die in entfernter Vergangenheit wichtig waren, tauchen wieder auf. Gerade war die 95-Jährige noch besorgte Mutter ihrer kleinen Kinder, gleich darauf ist sie in ihre eigene Kindheit zurückgekehrt und wechselt dann plötzlich zurück in die Gegenwart.

Menschen in Phase II erfinden nicht selten neue Worte, treffende, oft direkt poetische Wortschöpfungen, in denen sehr viel Atmosphärisches, schwer Fassbares mitschwingt. Sie sprechen häufig leise und undeutlich, ihr Blick hält nur für begrenzte Zeit sein Ziel fest und schweift dann wieder ab. Die Konzentration reicht nur für kurze Zeit. Oft können sie noch lesen, aber nicht mehr schreiben. Es gelingt ihnen sehr gut, ihre Gefühle auszudrücken; über konkrete Fakten, die sich hier und jetzt zutragen, sprechen sie immer seltener. Auf Blickkontakte, Lächeln und fürsorgliche Berührungen reagieren Zeitverwirrte sehr positiv.

Frau Anna S., 95 Jahre alt, erkennt nicht einmal ihre 70-jährige Tochter. Heute Nachmittag will sie plötzlich die Station verlassen. Sie sucht ihre bereits vor Jahrzehnten verstorbene Mutter. Sie muss ihr dringend etwas mitteilen. In solchen oder ähnlichen Fällen versuchen die Betreuerinnen zumeist, die verwirrte alte Frau zur Vernunft zu bringen.

Das Gespräch verläuft dann etwa so.

»Frau S., wie alt sind Sie denn?« Frau S. antwortet nicht und strebt dem Ausgang zu. Die Pflegeperson hält sie am Arm zurück. »Frau S., Sie sind 95 Jahre alt. Also: Wie alt wäre dann Ihre Mutter?« Frau S. gibt keine Antwort, sie schüttelt die Hand der Pflegenden ab und geht weiter in Richtung Ausgang. »Ihre Mutter wäre jetzt 120 Jahre alt! Sie ist doch schon lange tot!« Davon unbeeindruckt wehrt sich Frau S. heftig dagegen, zurückgehalten zu werden; sie schreit und geht zielstrebig dem Ausgang zu. Sie weiß nur eines: Sie muss dringend zu ihrer Mutter! Die Frau, die sie davon abhalten will, ist ihre Feindin! Die Pflegeperson ist genervt, sie versucht heute schon zum vierten Mal, Frau S. davon abzuhalten, die Station zu verlassen. Seufzend beschließt sie, es diesmal mit Ablenkung zu versuchen. Sie nimmt Frau S. freundschaftlich beim Arm: »Wir zwei trinken jetzt einmal einen guten Kaffee miteinander!« Frau S. zeigt sich davon unbeeindruckt, schlägt um sich, wehrt sich verzweifelt gegen die Hände, die sie festzuhalten suchen und will weiterhin den Ausgang erreichen. Die Pflegende hat jetzt endgültig genug. Sie sperrt die Tür zu und ruft die Ärztin an: »Frau S. ist aggressiv! Sie müssen ihr etwas geben!«

114

So ginge es besser:

> Frau S. sucht ihre Mutter. Ich schaue in ihre Augen, höre ihr dabei mitfühlend zu
> und verstehe, dass sie sich nach der Liebe und Geborgenheit sehnt, die nur Mütter
> schenken können, »Sie haben Ihre Mutter sehr lieb, nicht wahr? Sie fehlt Ihnen
> sehr«, sage ich und halte sie dabei sanft an den Händen. Frau S. erzählt von ihrer
> Mutter, ihrer Familie, ihrer Kindheit. Sie weint. Ich halte sie fest, streichle sie,
> murmle Worte der Anerkennung und des Trostes. Nach etwa fünf bis zehn Mi-
> nuten beruhigt sie sich, lächelt, spricht über etwas ganz anderes. Wichtig und
> heilsam an dieser Begegnung ist für Frau S., dass sie ihre Gefühle ausdrücken, dass
> sie ihnen Worte verleihen kann. Was sie spricht, welche Worte sie wählt, ver-
> ständliche oder für uns unverständliche, ist nicht so wichtig. Ihr Bedürfnis nach
> Sicherheit und Liebe ist zufriedengestellt.

Nach Naomi Feil ist Frau S. weise: Sie will aufarbeiten, was in ihrem Leben offen-
geblieben ist, ehe sie dann in Ruhe und Frieden mit sich selbst und den gelebten
Jahrzehnten sterben kann. Zeitverwirrte alte Menschen versuchen, Fragen zu klären,
die für sie ungelöst geblieben sind. Sie möchten Wunden heilen, die sich – verborgen
in den Tiefen der Seele – nicht schließen konnten. Sie verarbeiten Emotionen, die
unterdrückt jahrzehntelang geschlummert haben. Sie tun es in ihrer Weise, aber sie
brauchen, damit es ihnen gelingt, unseren Respekt, unsere Anerkennung und unsere
Zuwendung.

Das sollten Angehörige und Betreuerinnen vermeiden

- Widersprechen und verbessern,
- Realitätsorientierung,
- Zwangsmittel,
- Isolierung,
- Abbruch der Kommunikation.

Phase III: Sich wiederholende Bewegungen

Wir haben sie immer schon betreut und nie verstanden, die Hochbetagten, die sich
langsam unserer Welt entzogen, nicht mehr zusammenhängend sprachen, vor sich
hinschauten und immer wieder eine bestimmte Bewegungsabfolge wiederholten.
Taten sie dies leise, hatten wir kein Problem damit, klopfte ein alter Herr aber z. B.
ständig laut auf den Tisch, wurden unsere Nerven mit der Zeit einer Zerreißprobe
ausgesetzt. Warum diese Menschen sich so »eigenartig« verhielten, überlegten wir
kaum.

Wir haben oft erlebt, dass Hochbetagte voll orientiert zu uns kamen, dann »un-
ausstehlich« wurden, andere beschimpften und beschuldigten, nach einiger Zeit ihre
Orientierung ganz verloren und »nur mehr« verwirrt waren, langsam aufhörten zu
sprechen und zu gehen und stereotyp Bewegungen wiederholten, schließlich ganz
verstummten und letztlich oft für erstaunlich lange Zeit als »gut gepflegte lebendige

Tote« überlebten. Erst im Zuge unserer Ausbildung in Validation fügten sich unsere Beobachtungen langsam zu einem sinnvollen Mosaik zusammen.

Wenn zeitverwirrte, alte Menschen nicht rechtzeitig validiert werden, wenn sie nicht in einer Atmosphäre der Wärme und Wertschätzung geborgen sind, nicht auf Verständnis und Anerkennung stoßen, ziehen sie sich immer tiefer in ihr Inneres zurück, um sich auf diese Weise vor den Verletzungen der Umwelt zu bergen und sich vielleicht doch noch selbst helfen zu können. Teile des eigenen Körpers, andere Menschen, aber auch Gegenstände werden zu Schlüsselfiguren aus der Vergangenheit. So wiegt sich die alte Frau, weil das in ihr das Gewiegtwerden durch die Mutter zurückruft.

Auf einer unserer Männerstationen wurde einmal ein alter Hobbygärtner aufgenommen, er ging langsam über den Gang, den Blick zu Boden gerichtet. Immer wieder bückte er sich, inspizierte den Boden zu seinen Füßen und zupfte mit der rechten Hand etwas aus dem Boden – er jätete Unkraut. Eine alte Dame wischt immer wieder, mit ewig gleich bleibender Bewegung über die Oberfläche des Tisches, eine andere streichelt mit großer Ausdauer ihre eigene Hand…

In sich selbst zurückgezogen, geht das sprachliche Ausdrucksvermögen mehr und mehr verloren. Das Wort, das eine wesentliche Brücke zum Du bildet, verliert immer mehr an Bedeutung, ist immer weniger verfügbar. Die Hochbetagte spricht nicht mehr in ganzen Sätzen, die Worte werden leiser, verwaschener, unverständlicher, gehen in Gemurmel oder sinnlose Silben über. Schließlich wiederholt der alte Mensch nur mehr Laute, die ihm aus frühester Kindheit vertraut sind (z. B. Schnalzen oder Lallen). Singt die Betreuerin ihm ein aus Kindertagen bekanntes Lied vor, kann er oft mehrere Strophen fehlerlos mitsingen.

Mithilfe der Validation gelingt es uns oft, diese alten Menschen unter anderem durch liebevolle Berührung, große Nähe, Augenkontakt, Spiegeln der Emotion, den Klang unserer Stimmen und das Anstimmen eines altbekannten Liedes in die Welt zurückzuholen. Die Pflegende, die die alte Frau sanft berührt, ist jetzt vielleicht ihre Mutter, die alte Frau lächelt ihr zu und fühlt sich geborgen. Die Hand der Pflegenden nimmt das Bewegungsmuster der alten Frau auf und streicht wie sie über die Decke. Sie greift den Tonfall auf und wiederholt Worte oder Silbenfolgen. Die alte Frau fühlt sich verstanden und anerkannt, ihre Augen kehren aus weiter Ferne zurück.

Wir haben gelernt, dass wir uns von innen her ganz auf diese, schon weit in sich zurückgezogenen Menschen einstellen müssen, um ihnen helfen zu können. Wir müssen erst unser Herz für sie öffnen, nie nur »so tun als ob«, sondern ihnen offen und ehrlich auf der Gefühlsebene begegnen, ehe sie uns damit belohnen, dass sie ein Stückchen in unsere Welt zurückkehren.

Wenn es uns nicht mehr gelingt, uns auf einen Menschen einzustellen, der sich in seiner inneren Not schon ein großes Stück aus unserer Wirklichkeit zurückgezogen hat, zieht er sich solange immer weiter in sich zurück, bis wir ihn (fast) nicht mehr erreichen können.

So wird der weitere Rückzug begünstigt:

Frau Stefanie ist schon wieder abgängig! Die Pflegeperson seufzt. Vieles geht ihr durch den Kopf: »Diese Frau ist so dement, sie weiß nicht, was sie tut und was sie sagt, schaut nur vor sich hin und rennt! An diesem Vormittag ist sie bereits zum

116

dritten Mal entwischt. Immer muss man hinter ihr her sein, und dabei gibt es doch noch weitere 38 Bewohnerinnen auf der Station! Manchmal sagt Frau Stefanie ganze Sätze, ich weiß so ungefähr, was sie will und kann sogar kurze Zeit mit ihr plaudern. In letzter Zeit kommt das leider nur mehr sehr selten vor. Wenn sie mich bei der Hand nimmt, bittend anschaut und auf ihren Spaziergang mitnehmen will, ist sie ja wirklich lieb. Aber die meiste Zeit macht sie mich wahnsinnig, weil ich dauernd auf sie aufpassen muss. Es geht einem mit der Zeit auch auf die Nerven, wenn sie so dasteht, 100 Mal hintereinander »bitte, bitte« sagt, und wenn man sie fragt, was sie will, keine Antwort geben kann. »Ich muss sie wieder so hinsetzen, dass sie nicht aufstehen kann«, denkt die Pflegekraft verzweifelt und weiß sich damit beruhigender Weise einer Meinung mit dem ganzen Team. »Man will sie ja nicht einsperren – aber so geht es wirklich nicht! Wenn sie sitzt, wissen wir wenigstens, wo sie ist!«

Zum Glück bringt ein Pfleger der Nachbarstation Frau Stefanie wieder zurück; sie war nicht sehr weit gekommen. Die Pflegekraft setzt die alte Frau in einen Rollstuhl und schiebt diesen ganz nah an den Tisch. »Jetzt müssen Sie sitzen bleiben, später gehen wir miteinander«, sagt sie freundlich. Die alte Frau schaut mit stumpfen, trostlosen Augen vor sich hin, wiederholt mit der emotionslosen Stimme eines Automaten immer wieder die Worte »bitte, bitte«. Schließlich beginnt sie mit der rechten Hand sehr konzentriert wieder und wieder über den Tisch zu wischen…

Einige Monate später spricht Frau Stefanie kein verständliches Wort mehr. Sie sitzt jetzt fast immer auf einem »sicheren« Platz, schaut trostlos vor sich hin und wischt über den Tisch. Es gelingt nur mehr selten, ihr in die Augen zu schauen. Wenn man sie »freilässt«, setzt sie sich in Bewegung, sie geht jetzt viel langsamer, aber sie geht und geht. Wie lange noch?

So ließe sich der weitere Rückzug aufhalten:

Frau Stefanie ist schon wieder abgängig! Die Pflegeperson seufzt. Sie weiß, dass die alte Frau die Nähe eines Menschen spüren muss, um ihre Angst und Rastlosigkeit zu verlieren, und heute war nicht genug Zeit dafür. »Ich hätte mir wenigstens ein paar Minuten für sie Zeit nehmen müssen«, denkt sie. »Hoffentlich ist ihr nichts passiert!« Zum Glück bringt gleich darauf ein Pfleger der Nachbarstation Frau Stefanie wieder zurück.

»Ja Steffi, da bist du ja!« Die Schwester nimmt Frau Stefanie am Arm und hilft ihr in einen Sessel. Sie geht in die Knie, die beiden Köpfe sind nun etwa in der gleichen Höhe. Dabei hält sie die alte Frau behutsam an den Oberarmen. Frau Stefanie hebt den Blick, die beiden Frauen schauen einander in die Augen. »Bitte, bitte.« Die Schwester wiederholt in ähnlichem Tonfall »bitte, bitte«. Frau Stefanie lächelt, die Schwester lächelt zurück. Gleich darauf schweift der Blick der alten Frau wieder ab, ihre rechte Hand wischt mit der immer gleichen Bewegung über den Tisch. Die Pflegeperson setzt sich dazu; ihre rechte Hand nimmt die wischende Bewegung auf. Beide Frauen wischen über den Tisch. Frau Stefanie und die Pflegekraft schauen einander an. Die Pflegende sagt mitfühlend: »So viel Arbeit!« Die alte Frau nickt und beginnt zu plaudern. Einige Worte kehren immer wieder, der Rest bleibt unverständlich. Die Schwester wiederholt einzelne Worte und greift dabei die Sprachmelodie auf. Nach wenigen Minuten hat Frau Stefanie ganz lebendige Augen.

Einige Monate später sitzt sie mit interessiertem Blick auf dem Gang und beobachtet das Leben der Station. Sie lächelt den Vorbeikommenden zu und begrüßt jeden, der bei ihr stehen bleibt, mit Handschlag. Sie freut sich, wenn sie angesprochen wird, und beginnt auch selbst zu plaudern. Manche ihrer Worte sind unverständlich, immer öfter spricht sie auch verständliche Worte oder kurze, der Situation angepasste Sätze. Oft steht sie auf und wandert, entweder allein oder mit einer zweiten alten Frau, hin und her. Sie geht nicht weiter als bis zur Nachbarstation, setzt sich dort vielleicht ein wenig hin und kommt dann wieder zurück. »Bitte, bitte« sagt sie bereits seit einiger Zeit nicht mehr.

Phase IV: Vegetieren

Einige Jahr bevor wir die Validationsausbildung absolvierten, lagen in einem unserer Zimmer fast ständig acht »gut gepflegte lebendige Tote«. Sie waren sauber, wurden regelmäßig gelagert und eingecremt, damit sie keinen Dekubitus bekämen, ihre Harnwegsinfekte, Bindehautentzündungen und Pneumonien wurden behandelt. Manche von ihnen waren in Embryonalstellung zusammengerollt, einige ließen sich noch mit dem Löffel füttern, bei anderen war nur mehr der Saugreflex auslösbar, sie wurden mithilfe eines Saugfläschchens ernährt. In dem Zimmer war es totenstill. Wir taten unser Bestes und fühlten uns doch leer. Die acht alten Frauen waren am Leben. Aber lebten sie? Genügt dazu wirklich, dass man nicht tot ist?

Eine dieser Damen war Frau M. Ich[10] klopfte an, bevor ich das Zimmer betrat, grüßte und kündigte an, was ich als nächstes tun wollte, doch meine Worte kamen nicht bei Frau M. an. Um eine Person zu erreichen, die sich vor der schmerzhaften Realität verschlossen und so weit zurückgezogen hat, braucht es vor allem eine Sprache ohne Worte: Allmählich lernte ich nicht nur an der Tür, sondern auch an ihrem Herzen anzuklopfen. Ich sprach sie leise mit ihrem Namen an, berührte sie sanft an der Hand und ihren Arm entlang bis zur Schulter. Ich legte meine Hand auf ihr Brustbein und atmete mit ihr in ihrem Rhythmus mit. Dann berührte ich sanft ihre Wange, wie eine Mama, die ihrer Kleinen die Tränen aus dem Gesicht wischt oder so wie die Mutterbrust die Wange des Kindes berührt (Feil 2017). Stets sagte ich Frau M. was ich zu tun vorhatte: »Frau M. ich werde sie jetzt waschen«. Mein Tun begleitete ich mit einem Lied, das das Gefühl unterstützte, von der Mutter versorgt zu werden. Nicht immer »antwortete« Frau M. mit einer wahrnehmbaren Reaktion, aber ihre Muskeln blieben entspannt. Manchmal war eine kleine Bewegung der Mundwinkel oder der Lippen erkennbar oder Frau M. öffnete für einen kurzen Moment ihre Augen und bestätigte mir mit ihrem Blick: »Das Herz wird nicht dement.«

---

10 Beispiel von Andrea Stöckl.

Grundsätze und Werte der Validation nach Naomi Feil:

1. Jeder Mensch ist einzigartig und muss als Individuum behandelt werden.
2. Alle Menschen sind wertvoll, ganz gleichgültig, wie verwirrt sie sind.
3. Das Verhalten von verwirrten, sehr alten Menschen hat einen Grund. Es wurzelt in ihrer persönlichen Lebensgeschichte.
4. Das Verhalten Hochbetagter ist nicht nur eine Folge pathologischer Veränderungen des Gehirns. Es ist das Ergebnis aller körperlichen, psychischen und sozialen Veränderungen, die im Laufe des Lebens stattgefunden haben.
5. Sehr alte Menschen kann man nicht dazu zwingen, ihr Verhalten zu ändern. Verhalten kann sich nur dann verändern, wenn die betreffende Person es will.
6. Sehr alte Menschen müssen wir akzeptieren, ohne sie zu beurteilen.
7. In jedem Lebensabschnitt wird der Mensch mit bestimmten Aufgaben konfrontiert. Bewältigt er diese Aufgaben nicht, kann das im hohen Alter zu seelischen Problemen führen.
8. Wenn das Kurzzeitgedächtnis nachlässt und das Leben zu verarmen droht, greifen alte Menschen auf ihre Erinnerungen zurück und versuchen so, das Gleichgewicht wieder herzustellen. Wenn die Sehkraft nachlässt, sehen sie mit dem inneren Auge. Wird das Gehör immer schlechter, hören sie Klänge aus der Vergangenheit.
9. Schmerzliche Gefühle, die der alte Mensch ausdrücken darf, die anerkannt und von einer vertrauten Person validiert werden, werden mit der Zeit schwächer. Schmerzliche Gefühle, die ignoriert und unterdrückt werden, nehmen an Stärke zu.
10. Respekt, Einfühlsamkeit und Mitgefühl lassen den alten Menschen wieder Vertrauen fassen, seine Angst wird geringer, seine Würde wird wiederhergestellt.

10.2 Eine Station im Wandel

Marina Kojer

Vor Beginn der Ausbildung in Validation

Sobald ich die Station betrat, spürte ich, wie sich mein Nacken und meine Schultern zu verkrampfen begannen. Die angespannte Atmosphäre senkte sich wie eine Last auf mich. Schon beim Betreten des ersten Zimmers fühlte ich, wie sich mein Rücken versteifte, mein Lächeln einzufrieren drohte. Kein Wunder: Die meisten alten Frauen starrten trostlos vor sich hin. Sie lagen im Bett, saßen wie versteinert auf ihren Stühlen oder irrten trostlos über den Gang. Nur mit wenigen gelang ein Blickkontakt, nur einzelne reagierten auf Ansprache und Zuwendung. In einem der Zimmer lagen seit Jahren stets alle Patientinnen regungslos und unansprechbar im Bett, sie wirkten auf mich wie perfekt gepflegte lebendige Tote.

Der Ausdruck von Trostlosigkeit in den meisten Gesichtern ließ in mir Bilder von Sklaven oder Sträflingen wach werden. Jedes einzelne Gesicht war das Gesicht einer Einsamen, einer in ihrem eigenen, unsichtbaren Raum Gefangenen. Interaktionen zwischen den Patientinnen gab es selten. Kamen sie doch einmal zustande, beschränkten sie sich zumeist auf Übergriffe auf den Besitz (oder vermeintlichen Besitz) der anderen Frau, bzw. auf die Verteidigung des eigenen Territoriums durch Hinhauen und Schreien. Auch zwischen Betreuerinnen und Betreuten gab es, neben den Kontakten, die sich im Zuge der Arbeit oder zur Behebung von »Störungen« ergeben mussten, wenig spontanen Austausch. Die meisten alten Frauen verharrten fast bewegungslos in ihren Positionen. Viele saßen an den Tischen, etliche von ihnen vornübergebeugt, den Kopf auf die abgewinkelten Arme gestützt. Einige irrten herum oder versuchten, von der Station zu flüchten. Immer wieder kam es zu Schreiduellen, doch die meisten Stimmen waren längst verstummt; in vielen Zimmern herrschte Friedhofsruhe.

Auch den Betreuerinnen ging es schlecht. Sie mühten sich ohne Hoffnung Tag für Tag mit ihren Patientinnen ab und sahen keinen Erfolg. Sie pflegten lebende Tote, stocksteife und teilnahmslose uralte Frauen, aggressive und schreiende »Wahnsinnige«, sahen selten ein Lächeln, ernteten kaum Dank, waren mit häufig unzufriedenen Angehörigen konfrontiert, selbst ständig übermüdet, laufend frustriert, chronisch erfolglos, immer am Rande ihrer Nerven. Da blieb kein Raum für Kreativität, für Veränderung, Neuerung, Verbesserung. Sie taten ihre Pflicht, wenn auch oft genug mit zusammengebissenen Zähnen. So verrichteten sie täglich ihren Dienst, so gut es eben ging und wünschten das Dienstende umso sehnlicher herbei, je länger der Arbeitstag sich hinzog. Über die Patientinnen berichteten sie zumeist anklagend »hat … verweigert «, »… lässt sich nichts sagen«, »… schlägt auf Pflegeperson ein«, »… ist grundlos aggressiv«, … hat es mir zu Fleiß gemacht«. Positive persönliche Beziehungen bestanden nur zu Einzelnen.

Nach der Ausbildung in Validation

Infolge einer schweren Erkrankung musste ich über ein halbes Jahr zu Hause bleiben. Als ich wiederkam, betrat ich eine völlig verwandelte Station. Hatte zuvor ein Teufelskreis vorgeherrscht, in dem Betreute und Betreuerinnen einander das Leben immer schwerer machten, hatte die Spirale nun die Richtung gewechselt und führte nach oben! Betreuerinnen und Betreute verhalfen einander jetzt ganz von selbst stetig zu mehr Lebensqualität. (Auch in den Folgejahren hielt dieser Prozess kontinuierlicher Verbesserung weiter an.)

Die Atmosphäre war entspannt, ich fühlte mich sofort wohl. Viele Patientinnen saßen im Aufenthaltsraum oder auf dem Gang, schauten mich interessiert an, lächelten mir zu, antworteten auf meinen Gruß. In den Zimmern saßen alte Frauen in Gruppen zusammen. Sie schauten einander an, verfolgten mit Blicken, was andere tun. Kam eine Betreuerin, wandten sich ihr die Köpfe zu. Es gelang ohne Mühe, mit den meisten Blickkontakt aufzunehmen. Die Erstarrung hatte sich gelöst. Ich sah lächelnde, erstaunte, neugierige Gesichter. Manchmal war auch ein weinendes dabei. Es gab Geplauder, da und dort hielten sich zwei Frauen an den Händen. Die frühere

Friedhofsruhe war gemütlichem Gemurmel, manchmal auch entlastetem Schweigen gewichen. Ein Zimmer mit lebendigen Toten gab es nicht mehr. Ab und an wurde eine der Frauen auch einmal laut und aggressiv, aber das war die Ausnahme, nicht wie früher die Regel.

Etliche Patientinnen, die schon lange Zeit bei uns waren, erkannte ich auf den ersten Blick fast nicht wieder: Frau Poldi lag früher immer teilnahmslos im Bett, die Nahrung musste ihr mühsam eingegeben werden – jetzt saß sie auf dem Gang, lachte mich an und aß vergnügt allein eine Banane. Auch an Frau Hermine erinnerte ich mich nur im Bett. Ich sah sie noch vor mir, stumm, mit bösem Gesicht und abweisendem Blick. Aktiv wurde sie damals nur im Ausleben ihrer Aggressionen. Heute saß sie im Aufenthaltsraum, lächelte freundlich und antwortete, wenn ich sie ansprach. Frau Hanni hatte früher auf mich einen besonders unglücklichen Eindruck gemacht. Jetzt plauderte und lachte sie und winkte mir beim Weggehen nach.

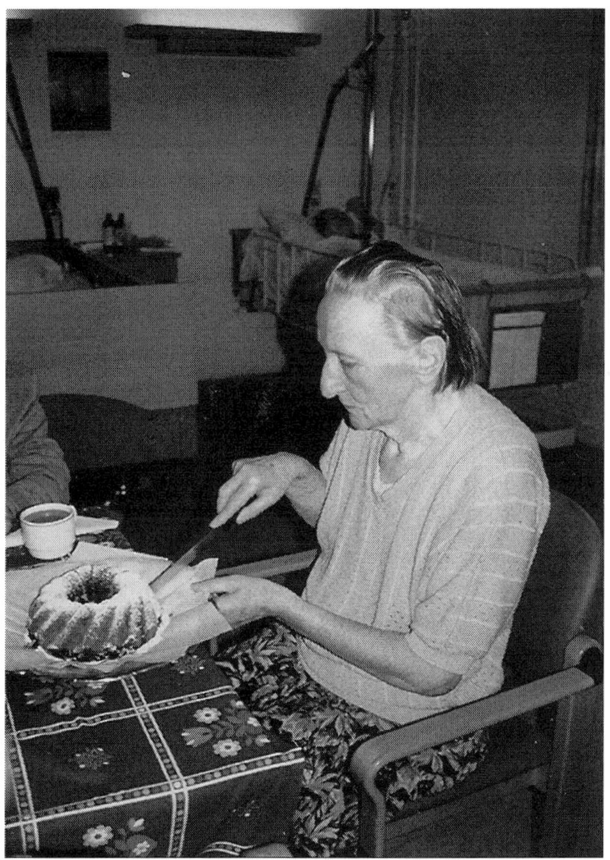

Die Mitarbeiterinnen wirkten entspannt, viel weniger überfordert, dafür aber fröhlicher und motivierter. Fast jeden Tag wurden neue Ideen geboren. Viele davon wurden auch in die Tat umgesetzt. Es gab jetzt eine Menge freudiger und belebender Ereignisse, z. B. kleine, liebevoll gestaltete Aktivitäten und Feste, die den Alltag der Patientinnen bunter und lebendiger machten. Auch die Berichte klangen nun ganz anders: Die Mitteilungen zeugten von Herzlichkeit und Zuwendung, von Freude an der Arbeit und von Stolz auf die erzielten Erfolge: »… hat allein nach dem Becher gegriffen«, »… hat mir nachgewinkt«, »… hat heute zum ersten Mal ›Guten Morgen‹ gesagt«.

Was konnten wir mit unserer Arbeit für die demenzkranken Patientinnen erreichen? Die folgenden Berichte dokumentieren die reiche Ernte, die nicht selten selbst dann am Ende eines langen Weges auf Betreute und Betreuerinnen warten kann, wenn vorher über lange Zeit vieles falsch gelaufen ist.

10.3 Maria M., 85 Jahre alt … eine lebende Tote

Ursula Gutenthaler

Frau Maria war schon seit Jahren zeitlich, räumlich und zur Person desorientiert. Sie wurde jahrelang von ihrem Sohn betreut. Als sie wegen einer Lungenentzündung im Krankenhaus aufgenommen wurde, verweigerte sie konsequent die Essensaufnahme und nahm ständig an Gewicht ab. Die Ärztinnen erwogen die Möglichkeit einer PEG-Sonde, der Plan scheiterte, weil Frau Marias Sohn damit nicht einverstanden war.

Als Frau Maria zu uns kam, wog sie bei einer Größe von 156 cm nur 31 kg, sie war in einem katastrophalen körperlichen Zustand, harn- und stuhlinkontinent, mit einem beginnenden Dekubitus. Zudem hatte sie schwere Kontrakturen im Bereich beider Ellbogengelenke, ihre Hände berührten fast den Brustkorb. Auch durch behutsames Dehnen ließ sich diese Armstellung nicht wesentlich verändern. Darüber hinaus bestanden weniger starke Kontrakturen im Bereich der Finger, der rechten Hüfte und beider Kniegelenke.

Völlig teilnahmslos lag Frau Maria in Embryonalstellung zusammengerollt und reagierte weder auf Ansprache noch auf Berührung. Meist hielt sie die Augen geschlossen. Manchmal starrte sie mit leerem Blick durch uns hindurch in ein unbekanntes Niemandsland.

Ich beobachtete mit großer Freude, dass sich mein Team vom ersten Tag an besonders fürsorglich um Frau Maria bemühte, obwohl ihre Pflege sehr schwierig war, viel Zeit kostete und zunächst völlig unbelohnt blieb.

Die alte Frau war ganz ausgetrocknet; ihre Haut ließ sich in Falten vom Unterhautgewebe abheben. Sie bekam daher sofort eine unterstützende Infusionstherapie.

Nahrungs- und Flüssigkeitsaufnahme waren äußerst problematisch: Manchmal öffnete Frau Maria den Mund und aß ein paar Löffel der angebotenen Kost, dann wieder spuckte sie alles aus. Immer wieder kam es auch vor, dass sie die

Lippen fest zupresste und gar nichts aufnahm. Häufig verschluckte sie sich beim Trinken, daher gingen wir bald dazu über, ihr alle Flüssigkeiten in eingedickter Form anzubieten. Nur ganz allmählich begann sie ein wenig mehr zu essen und zu trinken.

Alle zwei Stunden lagerten wir sie behutsam um. Jeden Tag kam Frau Lisl Bonomo, unsere Physiotherapeutin zu Frau Maria, bewegte Arme und Beine passiv durch und verwendete die Zeit, die sie mit ihr verbrachte, gleichzeitig dazu, sie zu validieren.

Jede Pflegehandlung und jede Mahlzeit nützten wir dazu, mit Frau Maria Kontakt aufzunehmen. Wir sprachen mit ihr, berührten sie und versuchten mit sehr viel Geduld, mit ihr Blickkontakt zu bekommen. Sie blieb zunächst völlig teilnahmslos. Wir wussten nicht, ob es uns jemals gelingen würde, ihre Isolation zu durchbrechen und sie von dort zurückzuholen, wo sie gerade war. Wir vertrauten einfach darauf, dass wir durch liebevolle Zuwendung und mithilfe der Validationstechniken für Menschen in Phase IV mit der Zeit etwas bewirken würden, dass es einmal gelingen könnte, einen Lichtschein in das Dunkel zu bringen, in das Frau Maria sich zurückgezogen hatte. Wir warteten und hofften und gaben nie auf. So verging Woche um Woche.

Nach zwei Monaten und ungezählten validierenden, von ruhigem Zusprechen begleiteten Berührungen und wiederholtem Vorsingen bekannter Lieder, gelang es uns schließlich, mit Frau Maria Blickkontakt aufzunehmen und für eine kleine Weile zu halten. Bald darauf machte sie, wenn auch noch sehr leise, unverständlich und stotternd, ihre ersten Sprechversuche. Wir waren voller Freude.

Einige Wochen später wurde sie motorisch unruhig; die Unruhe nahm rasch zu, sie zog sich aus, lag völlig nackt im Bett, steckte ihre Beine durch das Steckgitter, entfernte die Rufanlage und wickelte sich das Kabel um den Hals. Wir mussten ständig befürchten, dass sie sich dabei verletzte und kamen auch sonst keinen Schritt mehr voran.

In dieser wieder ausweglos scheinenden Lage begann ich zweimal in der Woche mit Basaler Stimulation. Ich legte eine CD mit Entspannungsmusik auf und massierte Frau Maria sanft. Anfänglich brauchte sie vorweg eine ganz kleine Dosis von einem relativ nebenwirkungsarmen atypischen Neuroleptikum, um sich so weit zu beruhigen, dass ich mit der Basalen Stimulation beginnen konnte.

Im Laufe des Sommers ließ die motorische Unruhe deutlich nach. Frau Maria nahm nun viel mehr Anteil an der Umgebung. Ab September sprach sie viel, wenn auch meist noch »Wortsalat«, lächelte oft und freute sich sichtlich über jede Begegnung mit uns. Mitte September hatte sie sich körperlich so weit erholt, dass sie Querbett sitzen konnte. 14 Tage später hoben wir sie aus dem Bett und setzten sie in den Lehnstuhl.

Mit unserer Unterstützung lernte sie wieder allein zu essen. Meistens mischte sie auf ihrem Teller alles zusammen und aß mit den Fingern. Der Vorgang machte ihr Freude, und wir ließen sie gewähren.

Ich gab Frau Maria einen »Validationskorb« mit unterschiedlichen, sorgfältig ausgesuchten Materialien (z. B. Becher, Dosen, Stoffreste, Zeitungen, bunte Kartonreste …), die sie nicht schlucken und mit denen sie sich nicht verletzen konnte. Sie beschäftigte sich sehr eifrig und ausdauernd mit ihren Utensilien.

Fast täglich wurde sie aus dem Bett gehoben und auf dem Gang in den Lehnstuhl gesetzt. So war sie nicht allein und konnte immer leicht mit uns Kontakt aufnehmen.

Im Laufe der Monate bildeten sich die Kontrakturen an Armen, Händen, Fingern weitgehend zurück.

Während der ganzen Zeit hatte ich die Basale Stimulation fortgesetzt. Jetzt legte ich in unserem kleinen Aufenthaltsraum eine Turnmatte auf den Boden und hob Frau Maria aus dem Bett. Für kurze Zeit wirkte sie ängstlich. Ich sprach mit beruhigender Stimme zu ihr und streichelte dabei ihre Arme und ihren Brustkorb. Dabei verlor sie rasch ihre Angst. Menschen, die über lange Zeit bettlägerig sind, verlieren oft die Beziehung zum eigenen Körper. Durch sanfte Massage versuchte ich nun ihre Körperwahrnehmung zu fördern. Durch ruhige, runde Bewegungen und vorsichtiges Wiegen brachte ich Frau Maria zum Sitzen. Schließlich saß sie mit dem Rücken zu mir. Ich legte meine Arme um sie, ihr Rücken lehnte gegen meinen Bauch. So hielt ich sie an mich gedrückt, und wir wiegten gemeinsam hin und her. Obwohl sie mich dabei nicht sehen konnte, machte ihr das zu meiner Überraschung große Freude.

Bald machte Frau Maria große Fortschritte in der Beweglichkeit und Körperbeherrschung. Sie konnte ihre Arme hoch und zur Seite heben und mit Unterstützung kreisende Bewegungen ausführen. Einmal, als sie auf dem Rücken lag, hielt ich sie an den Händen und zog sie ein wenig in meine Richtung. Sie hielt meine Hände fest und setzte sich auf einmal, kaum von mir unterstützt, allein auf.

Im Dezember nahm sie an der Stationsweihnachtsfeier teil. Mit großen Augen verfolgte sie das Programm und sang leise alle Weihnachtslieder mit. Beim gemeinsamen Festessen panschte sie nicht in ihrem Teller herum, sondern aß ganz manierlich mit der Gabel.

Von Woche zu Woche wurde ihre Stimme lauter und verständlicher. Sie sprach kurze Sätze wie: »ich danke«, »das ist gut«, »aber geh'«, »komm' her«, »wie heißt Du?« Manchmal sagte sie zu mir »Du bist lieb«. Gelegentlich war sie auch verärgert, weil sie etwas sagen wollte und nicht die passenden Worte fand.

Nach einem Jahr

Frau Maria wog 38,5 kg; sie aß und trank selbstständig.

Der Dekubitus war längst abgeheilt. Sie bewegte Arme, Beine, Finger; die Kontrakturen waren so gut wie verschwunden. Frau Maria konnte im Sitzen aus eigener Kraft heruntergefallene Gegenstände vom Boden aufheben. Sie zeigte deutlich ihre Gefühle, lachte, weinte oder bekundete ihre Abneigung gegen bestimmte Mitbewohnerinnen.

Wir gaben Frau Maria viel Zuwendung und bemühten uns weiter intensiv um sie. Sie lebte noch einige Jahre sehr zufrieden auf unserer Station.

Aus der Phase des Vegetierens gelingt es nur sehr selten, jemanden ins Leben zurückzuholen. Aber es kann gelingen! In den ersten drei Jahren nach unserer Ausbildung zu Validationsanwenderinnen konnten wir zwei unserer Bewohnerinnen aus dieser Phase ins Leben zurückholen. Es war beide Male eine fast unfassbare

Freude und ein großes Erfolgserlebnis für das ganze Team. Es fiel auch nie mehr eine Bewohnerin, die wir in einer besseren Validationsphase bei uns aufgenommen hatten, in die Phase IV zurück.

Mit unserem Bericht wollten wir andere ermutigen, auch selbst diesen Weg zum besseren Verständnis alter Menschen zu versuchen. Unsere Erfolge sollten dazu verlocken, die Bücher von Naomi Feil zu lesen und ihre Methode zu erlernen. Aber auch ohne viel zu lernen, können alle Menschen alten Angehörigen oder Bewohnerinnen viel Gutes tun, wenn sie sich zumindest die wesentlichen Grundsätze der Validation zu Eigen machen.

10.4　Poldi S. kehrt ins Leben zurück

Eduard Falkner

Frau Poldi S. kam harn- und stuhlinkontinent, zeitlich, örtlich und zur Person desorientiert, aber gehend auf unsere Station. Sie aß und trank selbstständig. Die Körperpflege musste vom Pflegepersonal übernommen werden. Dabei verhielt sie sich manchmal »unkooperativ« oder sogar aggressiv. Zeitweise war sie »stationsflüchtig«. Frau S. war damals in der *Validationsphase II*.

Nach ein paar Monaten ging es Frau S. gesundheitlich so schlecht, dass sie im Bett bleiben musste. Sie brauchte laufend ärztliche Betreuung und bekam oft Sauerstoff. In dieser Zeit war sie besonders aggressiv und klammerte sich an allem fest, was sie erwischen konnte. Als es ihr besser ging, versuchten wir sie neuerlich zu mobilisieren; die Sturz- und Verletzungsgefahr war jedoch vorübergehend so groß, dass wir sie die meiste Zeit im Bett lassen mussten. Mit der Zeit gelang es aber dann doch wieder, sie unter Aufsicht in den Rollstuhl zu setzen. Sie begann langsam wieder selbstständig zu essen. Zu diesem Zeitpunkt war Frau S. in der *Validationsphase II–III*. Sie redete »Wortsalat« und machte sich wiederholende Bewegungen.

Infolge ihrer zunehmenden Kollapsneigung konnte Frau S. ein paar Monate später das Bett abermals kaum mehr verlassen. Wieder mussten wir ihr die Nahrung reichen, sie musste, gewaschen und gelagert werden. Sie sprach immer weniger (*Validationsphase III*). – In den folgenden Monaten ging es ihr einmal besser, einmal schlechter. Phasen, in denen Mobilisation möglich war und sie wieder selbstständig zu essen begann, wechselten mit Phasen, in denen sie im Bett bleiben musste. Doch dann nahm die Kollapsneigung wieder stark zu. Frau S. war bettlägerig, völlig unselbstständig und stark dekubitusgefährdet. Zu diesem Zeitpunkt war sie fast vollständig verstummt.

Ein paar Monate später lag Frau S. in Embryonalstellung im Bett und drohte für immer in die *Phase des Vegetierens* abzugleiten.

Nicht lange danach begannen wir mit unserer Ausbildung in Validation.

Bereits nach einigen Wochen ging es mit Frau S. bergauf. Sie bekam wieder lebendige Augen, begann zu lächeln und versuchte zu sprechen. Es wurde zunehmend leichter, mit ihr Kontakt aufzunehmen. Uns allen fiel auf, wie fröhlich sie wurde! Häufig musste sie sogar richtig laut lachen! Sie begann auch wieder Interesse an ihrer Umgebung zu zeigen und schaute zur Tür, wenn wir das Zimmer betraten. Aus Frau S. wurde »unsere Poldi«.

Bald fing Poldi an, selbstständig zu trinken, wenn der Becher genau vor ihr stand. Wegen Schwäche und Kollapsneigung hatte sie schon ein ganzes Jahr lang nicht mehr mobilisiert werden können. Jetzt wurde sie im Bett von sich aus zunehmend aktiv und mobil. Von da an ging es Schlag auf Schlag bergauf:

27.01.1999: Ich setzte Poldi im Bett auf und fragte sie, ob sie heute allein essen wolle. Sie schaute mich an und antwortete: »Ja, sicher!« Ich stellte ihr den Beistelltisch zum Bett, und sie aß völlig selbstständig eine Portion Suppe und Tortellini. Um ihr Gesellschaft zu leisten, nahm ich mein eigenes Mittagessen und setzte mich vis-à-vis hin. Wir hatten immer wieder Augenkontakt und lächelten einander zu. Nach dem Essen gab es validierende Streicheleinheiten, wie Poldi sie liebte. Ich fragte: »Poldi, willst du morgen im Lehnstuhl sitzen?« Sie antwortete prompt: »Ja, freilich!«

28.01.1999: Poldi saß von 8:15–15:00 Uhr im Rollstuhl, aß und trank selbstständig und fühlte sich offensichtlich sehr wohl. Ab diesem Zeitpunkt aß sie immer selbstständig und war zunehmend kontaktfreudig.

02.03.1999: Poldi blätterte in Zeitschriften und zeichnete mit Buntstiften. Wir konnten sie im Rollstuhl in den Garten fahren. Am meisten freuten wir uns über ihren wachsenden Wortschatz: »schön«, »ja, natürlich«, »warte ein bisschen«, »guten Morgen«. Mit der Zeit kamen immer mehr Worte und kleine Sätze dazu (*Validationsphase II*).

Wir machten regelmäßig Gehübungen mit ihr. Einige Schritte mithilfe von zwei Pflegepersonen waren bereits möglich.

Poldi machte in den nächsten Monaten viele weitere Fortschritte. Sie nahm mehr und mehr am Leben der Station Anteil. Wenn sie auf dem Gang saß, beschäftigte sie sich damit, zu zeichnen, in Stofftüchern und Wollresten zu kramen und Zeitschriften anzuschauen. Sie sprach von Woche zu Woche mehr. Wir beobachteten, staunten und freuten uns mit ihr. Ihre Erfolge waren auch unsere Erfolge! Poldis Augen folgten jedem, der vorbeikam. Blieben wir bei ihr stehen, begrüßte sie uns und verabschiedete sich mit Handschlag.

Eines Tages war Poldi sehr blass, sie bekam schlecht Luft und wirkte ängstlich. Wir ließen sie im Bett. Unsere Ärztin verbrachte viel Zeit bei ihr, sie wurde ruhiger und atmete leichter, aber ihr Zustand blieb sehr schlecht. Sie starb noch am gleichen Tag, von den anwesenden Teammitgliedern begleitet, von uns allen betrauert.

Wir waren sehr traurig und getröstet nur von dem Gedanken, dass es uns gelungen war, Poldi den Weg zurück ins Leben zu ermöglichen und ihr die Wärme und Geborgenheit zu geben, die sie brauchte, um dann in Frieden Abschied nehmen zu können.

10.5 Hermi S. war ein richtiges Ekel

Eduard Falkner

Frau Hermi wurde in Innsbruck geboren und verlebte ihre Kindheit und Jugend in Villach. Dort besuchte sie die Schule und arbeitete später im Gastgewerbe. Bereits vor ihrem 20. Lebensjahr übersiedelte sie nach Wien und lernte den Mann kennen, den sie später heiratete.

Als Frau Hermi zu uns kam war sie 89 Jahre alt. Sie sah und hörte zwar noch gut, konnte aber schlecht gehen, war inkontinent und desorientiert. (Validationsphase II). Laut Biografie war Frau S. immer lustig und freundlich gewesen. Davon bemerkten wir allerdings nicht viel! Beim Waschen, An- und Auskleiden schimpfte sie, war aggressiv und abweisend. Zeitweise ließ sie sich nicht mobilisieren, lag im Bett und das Essen musste ihr gereicht werden. Für uns waren diese »schlechten Phasen« damals völlig unverständlich, und wir standen hilflos davor.

Kurzfristig ging es dann wieder bergauf, sie konnte wieder eine Zeitlang allein gehen. Da sie häufig stürzte und jedes Mal einen Rückschlag erlitt, waren aber keine bleibenden Fortschritte zu erzielen. Ein paar Monate später war ihre psychische Lage wieder schlechter, sie lag viel im Bett und wollte nicht allein essen. Sie sprach kaum, schaute uns nicht an und drehte sich sogar weg, wenn wir zu ihr kamen. Wenn sie den Mund aufmachte, schimpfte sie, und wenn sie sich bewegte, schlug sie um sich. Sie war total »unkooperativ«. Sie zu pflegen war frustrierend und außerdem Schwerarbeit. In dieser Zeit »brauchte« sie mehr dämpfende Medikamente, da sonst die Mitbewohnerinnen zu sehr unter ihrem Verhalten gelitten hätten.

Nach einer Operation musste Frau Hermi längere Zeit im Bett betreut werden. Als es ihr wieder besser ging, begannen wir sie zu mobilisieren. Ihr Sozialverhalten und ihr seelisches Befinden hatten sich allerdings nicht zum Besseren verändert. Sie fand keinen Kontakt zu Mitbewohnerinnen, sprach kaum, schaute starr vor sich hin, lächelte nie.

Dann kam die große Wende

Wir waren nun in Validation ausgebildet und konnten Frau Hermi viel besser verstehen und sie uns auch. Aus ihrer Biografie wussten wir, dass sie ihre Kindheit in Villach verbracht hatte. Wir versuchten sie darauf anzusprechen und siehe da! Wenn Wörter wie Villach, Kärnten, Faakersee, Drau und Dobratsch fielen, gelang es uns, ihren Blick festzuhalten. Im Hintergrund ihrer Augen dämmerte schon ein Lächeln, auch wenn es noch nicht ganz ihre Lippen erreichte. Ich verbrachte nun täglich etwas Zeit mit Frau Hermi und konnte so das Wunder ihrer Wandlung miterleben: Sie lächelte! Sie lächelte mit der Zeit sogar viel! Wir hielten uns an den Händen und schauten einander dabei in die Augen. Sie genoss es, wenn ich sie streichelte. Ich streichelte Arm, Schulter, Wange und Hinterkopf. Ihr Lächeln spiegelte ihre Gefühle, sie war locker und entspannt.

Mit der Zeit begann Frau Hermi wieder zu sprechen, erst nur einfache Worte und Sätze – aber mit der Zeit sprach sie immer mehr. Sie war jetzt ganz freundlich und suchte von sich aus Kontakt zu Mitbewohnerinnen und Pflegenden. Dabei wirkte sie immer frischer und glücklicher. Aggressionen gab es kaum mehr; die dämpfenden Medikamente konnten abgesetzt werden. In dieser Zeit kam Frau Hermi auch in die Validationsgruppe und fühlte sich dort sehr wohl, denn sie war immer ein geselliger Mensch gewesen, einem Kaffeekränzchen und einer netten Plauderei nie abgeneigt. Sie sprach jetzt recht viel, ihr Wortschatz wuchs, ihre Sätze wurden länger und besser verständlich.

Nicht unerwähnt möchte ich lassen, dass Frau Hermi mir gerne ein Küsslein auf die Wange gab und auch sehr gerne ein Küsslein von mir auf ihrer Wange empfing.

Frau Hermi verbrachte tagsüber viel Zeit im Rollstuhl, sie sah fern und blätterte Zeitschriften durch. Wenn ich vorbeiging, tauschten wir Blicke aus und plauderten ein wenig, meistens über Kärnten. Oft fragte ich sie, ob sie Lust auf einen Kaffee hätte – oft hatte sie Lust und ich brachte ihr ein Schälchen. Manchmal wollte sie am liebsten gar nicht mehr ins Bett gehen!

Frau Hermi sah uns nicht als Schwestern und Pfleger, sondern als Teil ihres Verwandten- und Bekanntenkreises an. In meinen Nachtdiensten sprach mich Frau Hermi häufig während eines Kontrollganges an und wir plauderten über Kärnten oder über Sport, den sie in ihrer Jugend betrieben hatte, z. B. Radfahren, Bergwandern oder Schwimmen.

Unsere Kontakte fanden, wenn ich Dienst hatte, regelmäßig mehrmals täglich für ein paar Minuten statt; Lächeln, Plaudern und ein paar Streicheleinheiten gehörten jedes Mal dazu.

Leider bin ich kein Dichter, und es ist mir daher kaum möglich zu beschreiben, wie unglücklich, angespannt und zurückgezogen Frau Hermi früher gewesen war, wie verzweifelt und hilflos das Team damals mit ihr umging und wie wunderbar die Veränderungen waren, die dann stattgefunden haben. Frau Hermi blieb solange sie lebte lebensbejahend, offen, freundlich und natürlich. Sie zeigte, dass sie gerne lebte, sie schenkte uns durch Blicke, Worte und Berührungen ihre Zuneigung. Ihr Glück und ihr Wohlbefinden bedeuteten für mich Lebensqualität pur!

Es zeigte sich, dass mit viel Liebe und Zuwendung und durch Erlernen und Anwenden der richtigen Methode selbst ein anscheinend unnahbarer, eigenbrötlerischer und aggressiver alter Mensch mit Demenz wieder »nahbar« und zugewandt werden kann und dabei ganz von selbst in eine neue soziale Integration gleitet. Frau Hermi lebte bis zuletzt glücklich und zufrieden mit uns.

Unsere alten demenzkranken Bewohnerinnen wünschten sich, respektiert und ernst genommen zu werden. Wir mussten ehrlich auf sie zugehen. Unehrlichkeit erkannten sie sehr schnell. Ich halte es für ungemein wichtig, mit dem alten Menschen zu reden und nicht gegen ihn. Wir glaubten früher allzu bereitwillig, dass wir besser wussten als die alte Dame selbst, was sie wollte oder »wollen sollte« und was für sie gut war und unterschätzten fast immer ihre Fähigkeit, sich selbst für oder gegen einen Weg zu entscheiden.

Für diese Arbeit braucht man freilich viel Zeit, Geduld und Liebe. Das Wichtigste dabei ist, nie aufzugeben! Es braucht Mit-Menschlichkeit, um Bewohnerinnen wie Poldi und Frau Hermi Zuneigung und Zärtlichkeit zu geben. Wir, die Betreuenden,

Mitarbeiterinnen aller Berufsgruppen, sind oft die Einzigen, die in der Lage sind, das auch tatsächlich zu tun. Leider ist oft bei weitem nicht genug Personal da, um alle Wünsche zu erfüllen, die wir in unseren Bewohnerinnen erahnen. So viele alte Menschen sind einsam. Oft ist niemand da, der ihnen zuhören und ihre Gefühle mit ihnen teilen kann.

Um eigene Fehler zu erkennen und in Zukunft zu vermeiden, machten wir Videoaufzeichnungen von unseren alltäglichen und besonderen Begegnungen mit alten und verwirrten Menschen. So gelang es uns auch besser, voneinander zu lernen und neue Mitglieder unseres Teams, die keine Ausbildung in Validation hatten, anhand von Beispielen zu unterweisen. Wir entwickelten auch eine Validationsdokumentation, in der jede validierende Begegnung festgehalten wurde und die den Kolleginnen zu erkennen half, welches Verhalten erfolgreich war und wo wir Fehler gemacht hatten.

10.6 Nachtdienst im »Zeitalter der Validation« 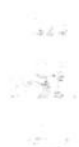

Eduard Falkner

Zur Zeit unseres Validationslehrgangs war ich Mitte 50, ein Alter, in dem man beginnt, zurückzuschauen und gestern mit heute zu vergleichen. Die Hälfte meines Lebens war ich im Pflegeberuf tätig gewesen. Ich hatte auf verschiedenen Stationen gearbeitet und Generationen von Vorgesetzten kennengelernt. In dieser langen Zeit hatte ich ungezählte Dienste absolviert, darunter weit mehr als 1.000 Nachtdienste. Rückblickend möchte ich über die Nachtdienste auf einer geriatrischen Langzeitstation berichten. Dabei soll nicht der medizinisch-pflegerische, sondern der menschlich-kommunikative Aspekt im Vordergrund stehen. Wir waren in der Nacht zu zweit auf einer Station mit 35–40 schwerkranken, großteils dementen Hochbetagten und trugen von sieben Uhr abends bis sieben Uhr früh die Verantwortung für unsere Bewohnerinnen.

Nachtdienste gehorchten eigenen Regeln. Pflegende hatten in dieser Zeit ganz bestimmte Aufgaben zu erfüllen. Wir machten in regelmäßigen Abständen unsere Kontrollgänge durch die Zimmer und beobachteten dabei die Bewohnerinnen sehr genau. Schliefen sie? War jemand unruhig? Ging es jemandem schlecht? Schaute eine Bewohnerin auffallend »anders« aus als sonst? Fiel uns etwas Besonderes auf, z. B. schwerer Atem, Rasseln, Husten, Schweißausbruch? War ein akutes Ereignis eingetreten? Bei Vorliegen entsprechender Verdachtsmomente maßen wir die Vitalzeichen (Puls, Blutdruck, Atemfrequenz), die Körpertemperatur oder den Blutzucker und verständigten, wenn nötig, die diensthabende Ärztin. Manche Bewohnerinnen mussten umgelagert, bei manchen mussten die Inkontinenzeinlagen gewechselt werden. Wer Hunger hatte oder durstig war, bekam zu essen oder zu trinken.

An diesen Pflichten hatte sich in der langen Zeit, die ich damals schon überblickte, nichts Grundsätzliches geändert. Gewaltig geändert hatte sich dagegen meine Einstellung zu den Bewohnerinnen, die Art, in der ich mit ihnen umging, und meine nervliche Belastung. Vor unserer Ausbildung in Validation fand in den meisten »Gesprächen« zwischen Bewohnerinnen und Pflegenden kein Austausch statt; unsere demenzkranken Bewohnerinnen verstanden uns ebenso wenig wie wir sie. War es schon schwer, einander mithilfe von Worten näher zu kommen, so war es so gut wie unmöglich, auf der nonverbalen Ebene aufeinander zuzugehen und zu kommunizieren. Wir spürten, wie in uns Ärger, Ungeduld und Zorn aufstiegen, wenn jemand »stur« blieb, nicht zur Ruhe zu bringen war oder aggressiv wurde. Wir bemühten uns zwar mehr oder weniger erfolgreich, diese Gefühlsregungen zu unterdrücken. Doch auch wenn es uns gelang, unsere Stimme in Zaum zu halten, verriet unsere Körpersprache den Bewohnerinnen, wie aufgebracht wir tatsächlich waren. Unsere Verständnislosigkeit und unser (wie wir im »Zeitalter der Validation« wissen) in vieler Hinsicht grundfalsches Verhalten ließen die Bewohnerinnen immer aggressiver und lauter werden. Nach einigen Stunden eines solchen Dienstes waren unsere Nerven zum Zerreißen angespannt. Häufig musste in letzter Not die diensthabende Ärztin gebeten werden, der »Randaliererin« endlich ein Beruhigungsmittel zu geben.

Nach unserer Schulung sah alles ganz anders aus, obwohl unsere Arbeit objektiv betrachtet mühsamer geworden war. Arbeitsschwerpunkt meiner Station war die palliative Betreuung demenzkranker Hochbetagter. Alle Bewohnerinnen, die wir betreuten, waren mittel bis schwer demenziell erkrankt; zudem waren sie bereits bei der Aufnahme älter, kränker und stärker pflegebedürftig als noch einige Jahre zuvor. Trotzdem ging es ihnen und uns viel besser! Die Nachtdienste verliefen insgesamt ruhiger. Die Validation hatte uns gelehrt, jede Bewohnerin von innen heraus (und nicht nur als Lippenbekenntnis!) zu respektieren, sie ernst zu nehmen und auf ihre Wünsche, Bedürfnisse und Vorstellungen einzugehen. Wir sprachen jetzt viel miteinander. Die alten Menschen fühlten sich verstanden und öffneten uns freiwillig die Tür zu ihrer Welt. Wir sprachen auch dann mit unseren Bewohnerinnen, wenn sie uns höchstwahrscheinlich nicht verstanden und uns keine Antwort geben konnten, und mit der Zeit fingen viele von ihnen doch wieder zu reden an. Aus der allgemeinen Vertrautheit und dem Gespräch ergaben sich fast von selbst zahlreiche nichtverbale Kontakte, die stets von großem Einfühlungsvermögen getragen waren.

Was hatte sich geändert? Ich glaube, am anschaulichsten werden die Unterschiede, wenn ich Sie, liebe Leserin, lieber Leser, einlade, mich bei einem meiner damaligen Nachtdienste zu begleiten:

> Der Dienst beginnt mit der Abendarbeit: Ich gehe von einem Zimmer zum anderen, versorge unsere Damen mit frischen Inkontinenzeinlagen oder begleite sie zur Toilette. Wenn es nötig ist, wasche ich sie noch einmal. Dann biete ich ihnen zu trinken an, versorge die Prothese, frage nach ihren Wünschen und bette sie sorgsam für einen bequemen Schlaf.
>
> Heute begleiten mich drei Bewohnerinnen auf meinem Weg von einem Zimmer zum anderen. Zwischendurch plaudern wir miteinander und mit denjenigen, die bereits im Bett liegen. Ich erkläre meinen Begleiterinnen, was ich gerade tue und bitte sie, mir dabei zu helfen. Dabei sage ich immer, was ich gerade brauche und nenne die Farbe oder das Muster des gewünschten Wäschestücks (ich

sage z. B. »bitte ein lila Nachthemd«), und meine Helferinnen reichen mir das Benötigte mit Freude und Eifer zu. Es ist deutlich zu sehen, wie gut es ihnen tut, gebraucht zu werden und für die ordnungsgemäße Durchführung einer Aufgabe wichtig zu sein. Die alten Frauen spüren, dass ich sie und ihre Arbeit schätze; sie wirken glücklich und gelöst. So gehen wir von einem Zimmer zum anderen. Mit der Zeit reduziert sich die Zahl meiner Begleiterinnen: Sobald wir das Zimmer einer der Damen erreicht haben, legt sie sich zufrieden in ihr Bett, lässt sich noch ein wenig von mir verwöhnen und schließt dann ihre Augen. Knapp vor 22 Uhr bin ich mit der Abendarbeit fertig.

Um 23 Uhr machen wir unseren Kontrollgang. Frau L. hätte gerne ein Stück Brot. »Da hätte ich etwas Gutes für Sie, nämlich ein Schmalzbrot!«, sage ich. Frau L. strahlt: »Jö, des is fein! Bring ma' ans!« Ich richte in der Teeküche ein Schmalzbrot und bringe es ihr. Sie freut sich und verspeist es mit großem Genuss. Dann seufzt sie befriedigt: »Des war was Guat's!« Wir reichen einander noch die Hand zum Gute-Nacht-Gruß, dann rollt sich Frau L. zufrieden zum Schlafen ein. Im nächsten Zimmer herrscht Ruhe, alle schlafen sehr gut. Zwei Bewohnerinnen müssen wir sanft wecken und ihnen leise erklären, dass sie umgelagert werden müssen. Dabei gibt es natürlich ein paar Streicheleinheiten, die sie sichtlich genießen. Da die beiden Frauen ihren Becher nicht mehr allein halten können, gibt es bei der Gelegenheit gleich auch noch etwas zu trinken. Danach schlafen sie ruhig weiter. Auch im nächsten Zimmer ist eine Bewohnerin umzulagern; dies geschieht ebenso wie im vorigen Zimmer mit Feingefühl, viel Geduld und Zuwendung. Auch diese Bewohnerin fühlt sich nicht in ihrer Ruhe gestört, wir lassen sie ruhig weiterschlafend zurück.

Beim nächsten Kontrollgang um Mitternacht sagt Frau M. zu mir: »Pfleger, i wü sterb'n«. Ich setze mich zu ihr, wir halten einander an den Händen und sprechen über das Sterben. Mit der Zeit entwickelt sich das Gespräch in eine andere Richtung: Frau M. stellt fest, dass sie Hunger hat. Da sie keine Zähne mehr hat, richte ich ihr ein Schmalzbrot ohne Rinde, schneide es in mundgerechte Bissen und reiche es ihr dann Stück für Stück. Sie kaut lächelnd und lautstark. Als sie fertig gegessen hat, ist sie sichtlich sehr zufrieden. Sie sagt mir fröhlich gute Nacht. Vom Sterben ist keine Rede mehr.

Als wir um zwei Uhr durchgehen, lächelt mich im letzten Zimmer Frau H., eine meiner Lieblingspatientinnen, hellwach an und fragt: »Wieso schlafst Du no net?« Ich setze mich zu ihr und wir führen miteinander ein längeres Gespräch, achten aber darauf, leise zu sein und die anderen nicht zu stören. Wir lachen viel und streicheln einander die Arme. Am Ende sagt sie: »Geh jetzt a schlaf'n, es is Zeit! Aber nimm' da glei wos zum Trinken mit, sonst muaßt wieda aufsteh'!« Ich verspreche Frau H. schlafen zu gehen und mir etwas zum Trinken mitzunehmen. Frau H. lächelt zufrieden und beruhigt, als ich ihr gute Nacht sage.

Das Gespräch mit Frau H. zeigt sehr deutlich, dass unsere demenzkranken Bewohnerinnen uns jetzt als vertraute Personen in ihr Leben integrierten. Wir wussten oft nicht, mit welchem Menschen aus ihrer Vergangenheit sie uns identifizierten. Das war auch gar nicht wichtig. Entscheidend war, dass wir nicht als Fremde erlebt wurden, sondern als alte Freunde, zu denen man Vertrauen haben kann.

Gegen drei Uhr früh kommt Frau D. auf den Gang heraus und geht suchend auf und ab. Sie sucht und sucht und kann, was sie sucht, nicht finden. Es stellt sich heraus, dass sie ihr Zimmer sucht. Frau D. macht einen ganz frischen Eindruck, daher geselle ich mich zu ihr und gehe mit ihr gemeinsam ein paar Ganglängen auf und ab. Wir halten uns dabei an den Schultern und plaudern miteinander über ihre frühere Wohngegend am Donaukanal. Sie erzählt mir, wie schön es ist, dort zu spazieren, und wie gut dort die Luft noch ist. Das Gespräch versetzt sie zurück nach Hause. Ihr Gesicht wirkt dabei heiter und gelöst. Nach einer Weile frage ich sie, ob sie Durst hat. Sie nickt mit dem Kopf. Ich richte ihr ein Glas Himbeersaft mit Mineralwasser. Sie trinkt es zügig aus, atmet tief durch und sagt: »Des wor guat!« Jetzt zeige ich ihr die große Ganguhr; sofort fällt ihr ein, dass die Tür unter der Uhr die Tür zu ihrem Zimmer ist. Frau D. lächelt mich zum Abschied an, geht in ihr Zimmer und legt sich wieder ins Bett.

Gegen vier Uhr kommt mir Frau B. entgegen. Sie kommt gerade von der Toilette und erklärt: »I find' mei Zimmer net.« Dabei schaut sie mich mit großen Augen an und meint lächelnd: »An Kaffee hätt' i a gern!« »Bitte nehmen Sie einen Augenblick Platz« sage ich, »ich werde mich gleich darum kümmern«. Frau B. setzt sich an einen der kleinen Tische auf dem Gang; ich gehe in die Teeküche, richte ihr eine Schale Kaffee und ein Stück Milchbrot. Als ich ihr beides serviere, freut sie sich und stellt fest: »Das is liab!« Sie isst und trinkt bedächtig und mit großem Genuss, erst einen Bissen Milchbrot, dann ein Schlückchen Kaffee, dann kommt der nächste Bissen. Sobald sie fertig ist, setze ich mich ein paar Minuten zu ihr und sie erzählt aus ihrem Leben, von Schönem und von weniger Schönem. Dabei halten wir uns an den Händen und schauen einander in die Augen. Nach einiger Zeit sagt sie: »I geh wieda ham und leg' mi no a bisserl nieda.«, steht auf, geht gezielt auf ihre Zimmertür zu und legt sich ins Bett.

Die Nacht geht ihrem Ende zu. Um fünf Uhr fünfzehn beginnen wir unsere Bewohnerinnen zu waschen. Einige sind schon wach, andere wecken wir behutsam auf. Dabei kommt es immer wieder zu kürzeren oder längeren Gesprächen. Da und dort müssen Hunger und Durst gestillt werden. Sobald alle Bewohnerinnen eines Zimmers versorgt sind, wird der Raum ordentlich gelüftet und (im Winter) auf die richtige Temperatur gebracht.

Um sieben Uhr kommen unsere Kollegen und Kolleginnen in den Tagdienst, und wir berichten ihnen von den Ereignissen der Nacht.

Das war ein kleiner Ausschnitt aus einem meiner damaligen Nachtdienste. Ich wollte aufzeigen, warum Pflegende und Gepflegte im »Zeitalter der Validation« viel weniger belastet waren als früher, daher habe ich die Kommunikation mit unseren Bewohnerinnen in den Mittelpunkt meines Berichts gestellt, pflegetechnische Aufgaben nur gestreift, soweit es zum Verständnis nötig war, und gesundheitliche Probleme, die das Einschreiten der diensthabenden Ärztin erforderten, nicht erwähnt. Sie, liebe Leserin, lieber Leser, können sich sicher vorstellen, dass wir damals viel seltener in der Nacht die Ärztin rufen mussten als früher: Lautes Geschrei, Aggression und unbeherrschbare Angstzustände kamen fast nicht mehr vor. Die Ärztin wurde fast nur mehr dann gerufen, wenn sich der Zustand einer Bewohnerin in der Nacht verschlechterte. Wir brauchten jetzt insgesamt viel weniger Beruhigungsmittel als früher.

Ich hoffe, es ist mir gelungen aufzuzeigen, wie es dazu kam, dass unsere Bewohnerinnen in der Nacht nicht mehr so ängstlich und aggressiv waren und warum Mitarbeiter und Mitarbeiterinnen nach einem Nachtdienst zwar müde, aber heiter und entspannt nach Hause gehen konnten.

10.7 Frau Ida findet eine neue Heimat

Magdalena Breitenwald-Khalil, Eduard Falkner

Die Zeit des Eingewöhnens

Viele Leute sind überzeugt davon, dass das Leben für alte und demenzkranke Menschen nicht mehr lebenswert ist. Dieser verbreiteten Meinung möchte ich (Magdalena Breitenwald-Khalil) widersprechen, und ich weiß, wovon ich rede: Der Großteil unserer hochbetagten Bewohnerinnen ist dement und verwirrt. Früher wirkten die meisten dieser alten Frauen einsam und unglücklich. Seit unser ganzes Team die Ausbildung in Validation gemacht hat, können wir viel besser mit ihnen kommunizieren und machen seither ganz andere Erfahrungen.

Was hat sich geändert? Früher fühlten sich unsere verwirrten Bewohnerinnen bei uns einsam, weil wir sie nicht verstanden und sie uns nicht. Oft mussten wir hilflos zuschauen, wie sich Gesundheitszustand, Stimmung und Denkfähigkeit vom Zeitpunkt der Aufnahme an unaufhaltsam bis zum Zustand des Vegetierens verschlechterten. Damals blieben viele unserer Bewohnerinnen uns fremd, wir »konnten nichts mit ihnen anfangen« und versuchten sie vergeblich in unsere Ordnung zu zwingen.

Heute begegne ich jeder, unabhängig von ihrem körperlichen und geistigen Zustand, mit Respekt, nehme ihre Wünsche und Gefühle ernst und gehe darauf ein. Ich akzeptiere den Menschen ganz einfach so, wie er ist. Dazu gehört vor allem die von Empathie getragene Fähigkeit, einfühlsam mit dem anderen Menschen in Kontakt zu treten. So kann eine verwirrte alte Dame ihre Gefühle ausleben, sie fühlt sich angenommen und verstanden, gewinnt allmählich ihr Selbstwertgefühl und ihre Würde zurück und hat wieder Freude am Leben. Ob verwirrte Hochbetagte ein lebenswertes Leben haben, liegt also zum Großteil in der Hand der Betreuerinnen.

Ich möchte Ihnen von einer Bewohnerin erzählen, die wir nach unserer Ausbildung in Validation über lange Zeit auf unserer Station betreuten.

Frau Ida war eine geborene Kärntnerin. Sie hatte eine berufstätige Tochter und eine Schwester, die noch in Kärnten lebte. Als Frau Ida zu uns kam, war sie zeitlich und örtlich desorientiert, unglücklich, weinerlich, ängstlich und kontaktscheu. Immer wieder sagte sie: »Ich will nach Hause gehen!« Anfangs mussten wir oft nach ihr suchen, weil sie wieder einmal abgängig war. Früher hätten wir sie hauptsächlich mit beruhigenden Medikamenten behandelt, jetzt begegneten wir ihr mit einer ganz anderen Einstellung. Ich beobachtete sie eine Zeitlang, suchte erst regelmäßig Augenkontakt, dann ein Gespräch mit ihr. Traurig erzählte sie mir von ihrer Tochter, die keine Zeit für sie hätte. Sie erzählte von ihrem armen, aber arbeitsreichen Leben und davon, dass sie sich immer bemüht hatte, anständig und höflich zu sein. Durch unsere regelmäßigen validierenden Begegnungen hatte Frau Ida nach einigen Wochen Zutrauen zu mir und zu uns allen gefasst und suchte seither auch selbst den Kontakt. Ihr Gesichtsausdruck wurde fröhlicher und entspannter; sie konnte sich öffnen und ihre Gefühle zeigen. Von sich aus ging sie jetzt auf andere Bewohnerinnen zu und übernahm für sie gerne eine mütterliche Rolle. Mit strahlenden Augen kam sie zu uns und sagte: »Ich möchte euch helfen! Wenn ich jetzt noch eine Schürze bekommen könnte, würde ich mich schon als Hausfrau fühlen!« Frau Ida bekam ihre Schürze und half freudig auf der Station mit. Sie teilte glückstrahlend mit uns gemeinsam die Jause aus und sammelte auch oft nachher das Geschirr wieder ein.

Eines Morgens sagte sie zu mir: »Schwester, ich habe heute so gut geschlafen, weil hier so viele Menschen sind. Zu Hause wäre ich allein und jedes Krachen wäre unheimlich. Ich bin glücklich hier zu sein, weil die Leute mich brauchen!«

Dennoch, wenn wir sie fragten, ob sie gerne bei uns wäre, zögerte sie ein wenig und meinte dann: »Ich bin schon gerne da, aber zu Hause – damit meinte sie nie ihre Wiener Wohnung, sondern stets Kärnten – wäre es doch am schönsten!« Sie sprach immer wieder von Kärnten, und darin klang die Sehnsucht nach dem Land und dem Haus ihrer Kindheit für uns alle unüberhörbar mit.

Zu Besuch im Elternhaus

Im Winter 2000 sprach ich (Eduard Falkner) oft mit Frau Ida über ihre geliebte Heimat Kärnten. Sie stammte aus dem kleinen Ort Würmlach bei Kötschach Mauten und hatte stets große Sehnsucht nach dem Dorf ihrer Kindheit. Je öfter wir darüber sprachen, desto deutlicher und unüberhörbarer vernahm ich auch ihr sehnsuchtsvolles Pochen an das Tor meiner Seele. Ich schaute in Frau Idas bittende Augen, und mir ging einiges durch den Kopf. Schließlich fasste ich einen Plan: Ich machte damals jedes Jahr in Kärnten Urlaub. Das nächste Mal könnte ich einen Tag dafür opfern, Würmlach kennenzulernen, Frau Idas Schwester aufzusuchen, sie, das Elternhaus und seine nähere Umgebung zu fotografieren und alles auf Video festzuhalten. Nach dem Urlaub bekäme Frau Ida dann die Erinnerungsfotos, und ich könnte ihr den Film dann jedes Mal vorspielen, wenn sie wieder die große Sehnsucht nach der Heimat überkam.

Im April nahm ich mit der Schwester in Würmlach telefonisch Kontakt auf. Sie war sofort mit meinem Plan einverstanden und führte dann auch jedes Mal ein Gespräch mit Frau Ida.

Im Juni war es so weit. Ich fuhr, mit Fotoapparat und Videokamera ausgerüstet, vom Rosental, meinem Urlaubsort, nach Würmlach. Das Gespräch mit Frau Idas Schwester und ihrem Sohn (er bewohnte die obere Etage des Hauses) verlief sehr herzlich. Ich knipste und filmte fleißig, die Schwester sprach mit feuchten Augen

Grüße in die Kamera. Im weiteren Verlauf unseres Gesprächs kamen sie und ihr Sohn wiederholt darauf zu sprechen, ob ich es denn nicht möglich machen könnte, einmal gemeinsam mit Frau Ida auf Besuch zu kommen... Eine Idee war geboren und setzte sich rasch in meinem Kopf fest. Nun hieß es allerdings noch den Plan in die Tat umzusetzen!

Nach drei Stunden verließ ich das Örtchen Würmlach wieder mit vielen, lieben Grüßen im Gepäck.

Als ich Anfang Juli meinen Dienst antrat, hatte ich Frau Ida viel zu erzählen. Sobald die Arbeit es erlaubte, zeigte ich ihr die Fotos und das Video. Sie verfolgte den Film mit glückstrahlenden Augen und kommentierte dabei alles, was sich verändert hatte, seit sie das letzte Mal in Würmlach gewesen war. Begeistert und aufgeregt wollte sie den Film wieder und wieder sehen und konnte gar nicht genug davon bekommen, jedes Detail anzuschauen und darüber zu sprechen. Zum ersten Mal seit zwanzig Jahren sah sie ihre Heimat wieder, erkannte Vertrautes und bestaunte Neues. Ich sah, wie sehr sie sich danach sehnte, selbst noch einmal dort zu sein und auch ihre Angehörigen wiederzusehen. Warum sollte es nicht möglich sein, einer demenzkranken alten Frau ihren größten Wunsch zu erfüllen?

Schon in den nächsten Tagen besprach ich die Idee, mit Frau Ida nach Würmlach zu fahren, mit meiner Stationsleitung Ursula Gutenthaler. Ihr gefiel der Gedanke auf Anhieb, und sie tat alles, damit aus dem vagen Plan Wirklichkeit werden konnte: Das Einverständnis von Frau Idas Tochter musste eingeholt, ein Ansuchen an die Direktion gestellt werden. Erst als es von allen Seiten grünes Licht gab, konnte ich es wagen, auch die Hauptperson einzuweihen. Frau Idas Gesicht hatte für gewöhnlich einen scheuen, zurückhaltenden Ausdruck, aber als ich den Plan mit ihr besprach, spiegelte es ihre überwältigenden Gefühle: Sie war fassungslos, lachte, weinte, strahlte – kurzum, die Überraschung war geglückt, die gute Nachricht versetzte sie in den siebten Himmel!

Schließlich wurde der 15.–17. November 2000 als Reisetermin festgelegt. Am 15. November waren die letzten Vorbereitungen getroffen, und ich holte Frau Ida von der Station ab. Sie beendete eben noch ihr Frühstück, und unsere Stationsärztin, Frau Oberärztin Schmidl, kam gerade, um sich von ihr zu verabschieden und ihr eine schöne Reise und alles Gute zu wünschen. Ich nahm Frau Ida beim Arm, und wir setzten uns schön langsam wie ein altes Pärchen in Richtung Auto in Bewegung. Kaum hatte ich die Wagentür aufgesperrt, stieg Frau Ida auch schon flink ein und fragte sofort nach dem Gurt, als wäre es selbstverständlich und gehörte zu ihrer täglichen Routine. Sie schaute mich ganz interessiert an, als ich ihr erklärte: »Wir fahren nur ein paar Minuten durch die Stadt, dann bis Villach über die Autobahn.« Während der Fahrt war die stille, zurückhaltende Frau Ida nicht wiederzuerkennen: Sie erwies sich als äußerst interessierte Beifahrerin und plauderte die ganze Zeit. Man hätte meinen können, solche Langstreckenfahrten mit dem Auto wären etwas ganz Alltägliches für sie! Um möglichen Komplikationen vorzubeugen, machten wir jede dreiviertel Stunde eine kleine Toilettenpause und gingen, um nicht nur zu sitzen, jedes Mal ein wenig auf dem Parkplatz hin und her. Obwohl sie daran gewöhnt war, gegen 12 Uhr Mittag zu essen, wollte sie lieber weiterfahren, und so kehrten wir, bereits in Kärnten, erst gegen 13:30 Uhr ein. Wieder traute ich meinen Augen und Ohren kaum, als Frau Ida sich selbstbewusst ein Wiener Schnitzel und ein Seidel Bier bestellte.

Nach dem Essen hatten wir es nicht mehr weit bis zu unserem Ziel. Gegen 15 Uhr stieg Frau Ida vor ihrem Elternhaus aus dem Auto und seufzte beglückt: »Jö der Reißkofel!« Sie schaute sich rundherum um und freute sich über die schönen Berge und die Kirche Sankt Daniel. Zuletzt blieb ihr Blick staunend an dem Elternhaus hängen: »Da hat sich viel verändert!« Schließlich läuteten wir. Als die beiden Schwestern einander zum ersten Mal nach zwanzig Jahren gegenüberstanden, sagten beide wie aus einem Mund: »Na so was, dass wir uns noch einmal sehen!« Dann lagen sie einander in den Armen und ließen ihre Freudentränen fließen. Wir nahmen in der Stube Platz, die Schwester stellte Kaffee und Kuchen auf den Tisch, und die beiden plauderten und plauderten… Am Abend kamen Nachbarn und Bekannte vorbei, die Frau Ida von früher kannten, und unsere scheue, demente Bewohnerin sprach lebhaft und begeistert mit allen über Lustiges und Trauriges, das sich im Laufe der letzten 20 Jahre ereignet hatte. Gegen 20 Uhr wurde es aber doch Schlafenszeit. »In dieser Schlafkammer sind früher drei Betten gestanden«, erzählte Frau Ida mir noch, ehe sie nach diesem aufregenden Tag die ganze Nacht gut und ruhig schlief.

Für den nächsten Vormittag war ein Besuch auf dem Friedhof geplant. Zuerst aber wurde noch, genau wie früher, in der Stube Morgentoilette gemacht, und dann aß Frau Ida mit großer Freude ein reichliches Frühstück, mit speziellen Schmankerln aus der Gegend. Auf dem Friedhof besuchten wir fast alle Gräber – über jedes hatten die beiden Schwestern etwas zu erzählen. Am längsten verharrten wir am Grab der Eltern, wo wir zu dritt laut ein Vaterunser beteten und still der Verstorbenen gedachten. Ich war verwundert über Frau Idas Ausdauer! Es ist sehr anstrengend, immer wieder ein Stück zu gehen, dann stehen zu bleiben und wieder weiter zu gehen. Zu Mittag gab es im Elternhaus wieder etwas Bodenständiges und der Nachmittag verflog mit vielen Besuchen, darunter auch bei einigen Schulkolleginnen, die sie zwar nicht auf Anhieb erkannte, im Gespräch aber rasch einordnen konnte. Wieder war Frau Ida ganz in ihrem Element! Es interessierte sie sehr, alle Neuigkeiten zu erfahren, und sie erzählte auch selbst viel über ihr Leben in Wien. Die Zeit verging viel zu schnell! Um 19:30 Uhr musste sie schließlich doch todmüde, aber sehr glücklich zu Bett gehen.

Nach einer, in ihren eigenen Worten »wundervollen Nacht« brach der letzte Morgen in Würmlach an. Was mochte sie in ihrer vermutlich letzten Nacht in der alten Schlafkammer im Elternhaus gedacht und geträumt haben? Zum Abschied lagen die beiden Frauen einander noch einmal lange in den Armen. Schließlich saß Frau Ida, gleichzeitig glücklich und traurig, wieder im Auto, schaute noch lange zurück und winkte der immer kleiner werdenden Gestalt ihrer Schwester lange nach. »Das waren schöne und bewegte Stunden«, sagte sie. So traten wir die Heimreise an. Wieder sprach Frau Ida sehr viel; sie sprach aber nicht vom Elternhaus, sondern von dem, was sie während der Autofahrt sah und beobachtete.

In der Mitte des Nachmittags landeten wir auf unserer Station im GZW. Wir waren beide sehr glücklich darüber, dass alles so gut verlaufen war. Als Frau Ida in ihrem Zimmer gelandet war, sagte sie nachdenklich: »Es war alles wunderschön und ich hatte so viel Freude! Aber jetzt bin ich froh, wieder hier zu sein, denn das ist jetzt mein Zuhause!«

Auch ich war nach dieser Fahrt sehr froh! Ich war froh für Frau Ida, froh, weil es keine Probleme gegeben hatte, vor allem aber froh, weil ich diese Heimkehr miterleben durfte. So etwas kann man nicht in Worten wiedergeben, man muss es erleben!

10.8 Die Mittwochsrunde – ein Einblick in die Gruppenvalidation

Magdalena Breitenwald-Khalil, Andrea Stöckl

Begeistert von den Möglichkeiten, die die Ausbildung in Validation uns eröffnet hatten, absolvierten wir gemeinsam mit unserer Kollegin Renate Urban die weiterführende Ausbildung in Gruppenvalidation. Wir starteten im September 1999 ein Mal pro Woche mit unserer Mittwochsrunde, bestehend aus sechs bis acht Bewohnerinnen in Phase II, einer Gruppenleiterin und einer Co-Leiterin. Voraussetzung für das Gelingen der Gruppenarbeit ist es, eine Atmosphäre der Sicherheit, des Vertrauens und der Geborgenheit zu schaffen, in der die Teilnehmerinnen sich einander öffnen können.

Dies gelingt dadurch, dass die Gruppe immer zur gleichen Zeit und am gleichen Ort stattfindet. Auch die Sitzordnung bleibt nach Möglichkeit dieselbe. Die alten Menschen übernehmen von Woche zu Woche stets gleichbleibende soziale Rollen, die ihnen aus ihrem früheren Leben vertraut sind oder aufgrund ihres Verhaltens zu ihnen passen: So ist z. B. eine unserer Damen die Begrüßerin, die zu Beginn alle willkommen heißt, eine andere die Vorsängerin, die die Lieder anstimmt, wieder eine andere die weise Frau, die für alles einen Rat weiß. Nicht fehlen dürfen die Gastgeberin, die den kleinen Imbiss herumreicht, und die Verabschiederin, die am Ende der Stunde allen Teilnehmerinnen einen guten Tag wünscht. Das Erfüllen einer sozialen Rolle gibt den Menschen das Gefühl, wieder nützlich zu sein und gebraucht zu werden. Anerkennung und Wertschätzung durch die Gruppe erhöhen Selbstwertgefühl und seelisches Wohlbefinden.

Jede Validationsgruppe verläuft nach einem ganz bestimmten, immer gleichbleibenden Ritual. Zuerst nimmt die Leiterin mit jeder einzelnen Teilnehmerin Augenkontakt auf, begrüßt sie mit Handschlag und ein paar persönlichen, gefühlsbetonten Worten und erinnert sie an ihre soziale Rolle. Dann heißt die Begrüßerin die ganze Gruppe willkommen und die Vorsängerin stimmt ein Lied an, das allen bekannt und vertraut ist. Den Hauptteil der Stunde bildet ein Gespräch, in dem jedes Mal ein anderes Thema besprochen wird, z. B.: »Wie wird man glücklich?« oder »Wie kann man einander helfen?« Das Thema bezieht sich immer auf Gefühle und Bedürfnisse der alten desorientierten Menschen. Meist ergibt es sich zu Beginn der

Stunde, wenn eine alte Dame mit Sorgen in die Gruppe kommt oder wenn sich jemand über etwas besonders freut. Die Teilnehmerinnen werden durch die Leiterin angeregt, aus ihrem Leben zu erzählen. Sie können ihre Gefühle ausdrücken, werden gehört und verstanden (Feil und De Klerk-Rubin 2017; Feil 2013). Die »weise Frau« weiß für viele Sorgen und Probleme einen Rat. Unsere »weise Frau« war Frau V. Sie wusste auf alles eine Antwort und ließ die Teilnehmerinnen oft gar nicht zu Wort kommen. Erst durch die Rolle als Ratgeberin spürte sie, dass ihre Meinung wichtig war, sie erhielt Status und Anerkennung und konnte mit der Zeit auch ein bisschen zuhören. Die Leiterin sorgt dafür, dass jede sich als wesentlicher und unverzichtbarer Teil der Gruppe fühlen kann und auch die Stilleren in der Gruppe mit einbezogen werden. Sie sagt z. B.: »Frau A., haben Sie gehört, was Frau B. gerade gesagt hat? Sie hat gemeint, dass man nicht immer im Leben glücklich sein kann. Haben Sie diese Erfahrung auch gemacht?« Vor allem in Gruppen, die schon länger bestehen, entwickelt sich im Verlauf der Stunde sehr viel an verbaler und nonverbaler Kommunikation zwischen den einzelnen Teilnehmerinnen. Manchmal brechen alte Wunden auf, und eine alte Frau fängt zu weinen an. Oft findet sich dann sogleich eine andere, die sie tröstet und ihr Mut zuspricht. In solchen Situationen oder wenn eine Person unruhig wird und die Gruppe verlassen möchte, ist die Co-Leiterin eine unverzichtbare Stütze.

Nach dem Gesprächsteil steht eine Bewegungsrunde auf dem Programm, bei der unterschiedliche Materialen, wie Bälle oder Schnüre zum Einsatz kommen können. Unsere Damen mochten den bunten Luftballon am liebsten. Zu Walzerklängen und Märschen ließen sie ihn von der einen zur anderen durch die Luft fliegen, konnten sich plötzlich wieder bücken und ihn aufheben, wenn er herunterfiel. Manchmal versuchte eine Dame sogar aufzustehen, weil sie bei Spiel und Spaß ihre körperlichen Einschränkungen vergessen hatte. Dann reicht die Gastgeberin den Imbiss herum, alle prosten einander zu, essen und trinken in guter Stimmung eine Kleinigkeit. Bei uns war es meist das Schnittlauch- oder Grammelschmalzbrot, das den Teilnehmerinnen so richtig schmeckte und an früher erinnerte. Ein Lied rundet die Stunde ab. Das letzte Wort hat dann die Verabschiederin (Feil und De Klerk-Rubin 2017).

Die Gruppe verhilft den Teilnehmerinnen zu einem intensiven, positiven Gemeinschaftsgefühl: Sie berühren einander, sprechen miteinander, machen etwas zusammen und können auch schmerzliche Gefühle miteinander teilen. Auch Menschen, die im Einzelgespräch eher verschlossen und schüchtern sind, trauen sich in der Geborgenheit der Gruppe plötzlich von ihrem Leben zu erzählen, trösten andere oder glänzen mit einer kleinen Begrüßungsansprache oder einem Gedicht. Dieses einander zugewandte, kommunikative Verhalten bleibt sehr oft lange über die Gruppenstunde hinaus erhalten und erhellt den Tag. Bewohnerinnen, die bereits etliche Male an der Gruppenvalidation teilgenommen haben, verändern sich auch im Stationsalltag: Sie sind wacher, gesprächiger, anderen stärker zugewandt und nehmen deutlich mehr am Leben teil.

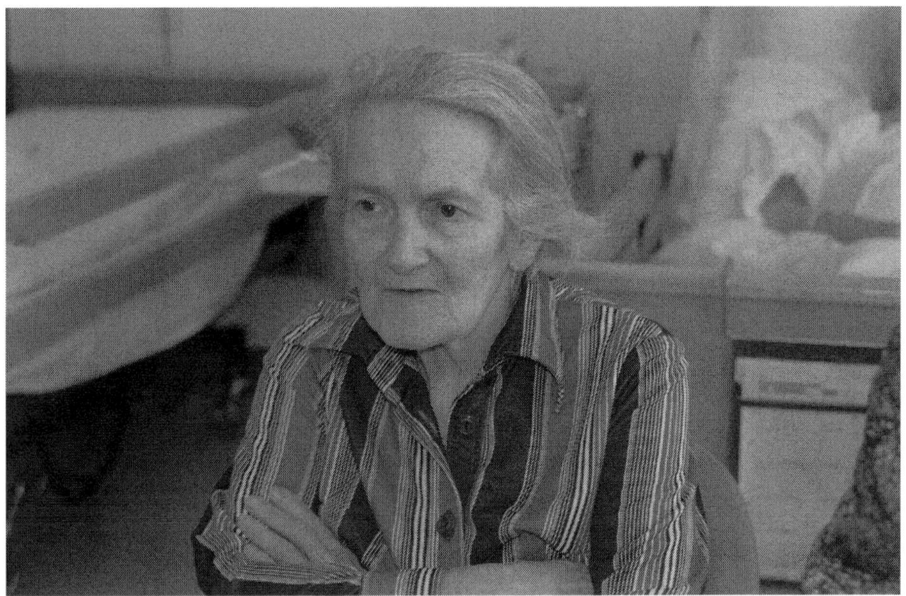

Ein Beispiel[11]

Frau S., 87 Jahre alt, war zeitlich und örtlich desorientiert, wirkte ängstlich und zurückgezogen. Ich beobachtete sie oft, wenn sie allein auf dem Gang hin und her ging. Eines Tages trafen sich unsere Augen, ich lächelte ihr zu. Danach kam es zu unserem ersten Gespräch. Sie erzählte mir von ihrem arbeitsreichen Leben und davon, dass sie immer schüchtern und immer anständig gewesen sei. Da ich aus ihrer Biografie wusste, dass sie früher mit viel Freude im Schankbereich gearbeitet hatte, lud ich sie ein, uns in der Gruppe als Gastgeberin unseren kleinen Imbiss zu reichen. Sie sagte zwar gleich Ja, aber mir fiel auf, dass sie in ihrer Rolle einen sehr schüchternen, gar nicht selbstbewussten Eindruck machte. Mein Lob und die Anerkennung der anderen Gruppenmitglieder taten ihr sichtlich gut; sie wurde zunehmend lockerer und freier. Sie wurde eine sichere Gastgeberin, der man ansah, dass es ihr Spaß machte, die anderen zu bewirten. Ihr Selbstwertgefühl war, für alle spürbar, angestiegen.

Eines Tages fing sie in der Gruppe an, von ihrer schweren Kindheit zu erzählen, an die sie sich immer noch schmerzlich erinnerte. Sie begann zu weinen. Ich ging zu ihr, berührte sie und sagte: »Man kann auch über eine schwere Kindheit und den Kummer darüber sprechen.« Ich konnte sehen, wie plötzlich Druck und Anspannung in ihr nachließen und sie sichtlich ruhiger wurde.

---

11 Beispiel von Magdalena Breitenwald-Khalil.

Die Gruppe vermittelt Geborgenheit und Vertrautheit, weil sie Erlebnisse aus der Vergangenheit heraufbeschwört, also aus einer Zeit, in der man noch gemütlich im Familien- und Freundeskreis zusammensaß. In der sicheren geschützten Atmosphäre fiel es unseren Bewohnerinnen auch leichter, Dinge zu besprechen, die sie schon seit langer Zeit bedrückten, die sie vielleicht noch nie jemandem erzählt hatten, weil sie sich bis dahin immer dafür schämten. Auch schmerzhafte Empfindungen aus der Gegenwart, wie Einsamkeit, das Gefühl nicht mehr leistungsfähig zu sein oder körperliche Beschwerden, lassen sich in der Gruppe besprechen. Je stärker das Gemeinschaftsgefühl zwischen den Mitgliedern der Gruppe zunimmt, desto mehr wächst auch das Verständnis jeder Einzelnen für die Sorgen und Probleme der anderen.

In der Wärme und Sicherheit der Gruppe finden selbst normalerweise eher verschlossene Menschen ihre Sprache wieder. Immer öfter nimmt das Gespräch zwischen den Bewohnerinnen eine Eigendynamik an und nähert sich immer deutlicher einem »normalen« sozialen Austausch. Die alten Frauen wirken entspannt, ihre Augen sind sehr lebendig, sie sind – zumindest für diese Stunde – wieder ins Leben zurückgekehrt.

Für die Teilnehmerinnen der Gruppe war unser wöchentliches Treffen ein besonderes, schönes und feierliches Ereignis. Das zeigte sich in einer unserer Validationsgruppen unter anderem auch daran, dass die Bewohnerinnen am Ende der Stunde spontan sagten: »Vielen Dank für alles, schöne Feiertage und kommen Sie gut ins neue Jahr!«

Für sie war dieses Zusammensein offenbar Weihnachten!

10.9 Die Bedeutung der Validation für die Ärztin

Martina Schmidl

Vor 40 Jahren war an unserer Abteilung die Nachtdienst leistende Ärztin ab 13 Uhr allein für 230 chronisch kranke, alte Menschen zuständig. In dieser Zeit überwachte und behandelte sie die »Sorgenkinder« auf sechs Stationen, versorgte und behandelte akute Erkrankungen (wie Lungenentzündung, Herzversagen, Schlaganfall, Blutzucker-Entgleisung, akute Verwirrtheitszustände) und Unfälle (Sturzfolgen wie Rissquetschwunden oder Knochenbrüche), gab Angehörigen Auskunft, begleitete Sterbende und kümmerte sich um Neuaufnahmen, die zumeist aus einem Akutkrankenhaus überwiesen wurden. Im Nachtdienst war die Ärztin häufiger als sonst mit akuten Erkrankungen befasst; sie hatte dabei hauptsächlich mit Patientinnen zu tun, die sie weniger gut kannte als die »eigenen« auf ihrer Station oder die sie überhaupt erst zu diesem Zeitpunkt kennenlernte. Negative Konsequenzen persönlicher Defizite im Umgang mit kranken, ängstlichen, in der Erregung fast immer auch stärker verwirrten alten Menschen belasteten alle Ärztinnen in ihrer täglichen Arbeit. Für die jeweils Diensthabende waren sie allerdings wesentlich krasser spürbar und ließen sie nach Dienstende oft zerschlagener zurück, als es ihrer objektiven Arbeitsleistung entsprochen hätte.

Szenen wie die folgende trugen sich in der beschriebenen oder einer sehr ähnlichen Art und Weise ungezählte Male in unseren Diensten zu.

Mein Telefon läutet: »Frau Doktor, wir haben eine Aufnahme …« Ich gehe auf die Station, betrete das Zimmer. Vorher werfe ich noch einen Blick auf den nichtssagenden vorläufigen Abschlussbericht des Krankenhauses, der mitgekommen ist: Frau K. war wegen einer Lungenentzündung und beginnendem Herzversagen aufgenommen worden, sie ist 89 Jahre alt und dement.

Die neue Patientin sitzt im Nachthemd mit unglücklichem Gesicht am Bettrand und klammert sich an ihre Tasche. Ich begrüße sie, stelle mich vor und teile ihr mit, dass ich mit ihr sprechen und sie untersuchen möchte. Sie beachtet mich nicht, bleibt sitzen. Ich sage: »Ich werde Ihnen ins Bett helfen.«, und bemühe mich gleichzeitig, die Beine der alten Frau ins Bett zu bekommen. Sie schreit und stößt mich weg. Gemeinsam mit einer Pflegerin schaffe ich es endlich sie hinzulegen. Sie schaut mich zwar nicht an, aber sie schreit wenigstens nicht. Ich setze mich zu ihr, zücke meinen Kugelschreiber und versuche mit ihr ins Gespräch zu kommen.

Anamnese
Nicht erhebbar, da die Patientin zeitlich, örtlich und zur Person desorientiert ist.

Status
Pulmo: Nicht beurteilbar, da die Patientin dauernd schreit und redet.
Abdomen: Nicht beurteilbar, da die Patientin mich wegstößt, tritt und schreit…

So oder ähnlich unbefriedigend sahen damals meine »Krankengeschichten« aus.

Das konnte ganz schön nerven, mehr noch: Es trieb einen auf die Dauer unweigerlich in Selbstzweifel und seelische Müdigkeit. Das eigene Tun erschien mir zum Großteil sinnentleert, der Nutzen der Arbeit für andere zumindest fragwürdig. Solange sich diese Erlebnisse vorwiegend auf die Nachtdienste beschränkten, konnte ich noch einigermaßen gut damit umgehen, hatte ich doch meine eigene Station, auf der alles, wie ich dachte, wunderbar lief.

Nach mehreren Jahren kam es dann auf meiner Station zu einem großen Wechsel. Patientinnen starben, die ich zum Teil jahrelang betreut hatte, die nachkommenden waren so gut wie alle mittel bis schwer demenzkrank, sodass wir statt der bisher etwa zehn plötzlich 32 Demenzkranke zu betreuen hatten. Dieser Umstand traf mich unvorbereitet. Ich stand ratlos vor diesen kranken und verwirrten Menschen und wusste nicht, wie ich es jemals schaffen sollte, sie auch nur ordnungsgemäß zu untersuchen. Wie sollte ich feststellen, was ihnen fehlte, beurteilen, wie es ihnen ging und erkennen, was ich Sinnvolles für sie tun könnte? Hatte meine Behandlung geholfen? Ging es jetzt besser, schlechter oder gleich schlecht? Besonders verzweifelt war ich über meine Unfähigkeit, einen befriedigenden Kontakt zu diesen alten Frauen herzustellen. Ich erkannte bald, dass ich nur in dem Ausmaß sinnvolle Arbeit leisten konnte, in dem es mir gelang, in Beziehung zu treten, vertrauensvolle Beziehungen aufzubauen und menschliche Begegnungen zu erleben. Davon konnte vorerst leider kaum die Rede sein.

Die übliche Kommunikationsroutine versagte bei dieser Patientinnengruppe kläglich. Ich ertappte mich schließlich bei Neuzugängen immer öfter bei dem Gedanken: »Schon wieder eine Demente, mit der man nichts anfangen kann! Ich glaube, ich schaffe diese Art von Arbeit nicht mehr lange.«

Fehlende Erfolgserlebnisse, unglückliche Patientinnen, Unzufriedenheit mit der Qualität meiner Arbeit und Erschöpfung waren die Quellen meiner immer größer werdenden Frustration.

Insbesondere machten mir folgende Mängel zu schaffen:

- Meine Unfähigkeit, mich den Patientinnen verständlich zu machen.
- Die Erkenntnis, dass ich nicht in der Lage war zu verstehen, was die Patientinnen mir sagen wollten.
- Die Erfahrung, laufend zurückgewiesen zu werden: Wenn ich jemanden untersuchen wollte, wurde ich in der Regel abgewehrt und weggestoßen.
- Das Fehlen von Zugängen, um zu erkennen, welche Wünsche und Bedürfnisse all diese kranken und verzweifelten Menschen in ihrer sehr schwierigen Lebenslage hatten, wie sie sich fühlten, und warum sie in dieser mir unbegreiflichen Weise reagierten.
- Der Mangel an Kooperation der Patientinnen, der mir in vielen Fällen nicht erlaubte, sinnvolle diagnostische Maßnahmen ernsthaft zu erwägen.
- Die Schwierigkeit (nicht selten auch Aussichtslosigkeit), Patientinnen dazu zu bringen, die verordneten Medikamente tatsächlich zu nehmen oder sich von mir eine Injektion geben zu lassen. Das Verabreichen von Spritzen kam mir zeitweise wie ein Gewaltakt vor.
- Meine Unfähigkeit, Wesentliches zur Verbesserung der Gesamtsituation für Patientinnen, Mitarbeiterinnen und mich selbst beizutragen – wenn man von den, oft nur fragwürdig positiven, Auswirkungen dämpfender Maßnahmen absah.
- Meine Unzufriedenheit mit der eigenen Leistung. Nach einem Arbeitstag war ich zumeist verärgert, erschöpft und von dem Gedanken durchdrungen, wieder einmal nichts erreicht zu haben.

Was muss geschehen, damit demenzkranke alte Menschen eine gute ärztliche Betreuung erhalten?

Nichts ist schlimmer, als keinen Ausweg mehr zu sehen und kein Ziel zu erkennen. Den Pflegenden ging es auch nicht besser als mir. Der Leidensdruck im Team nahm immer stärker zu. Erst nach langer Zeit begann ich Licht am Ende des Tunnels zu sehen. Die Lösung kam mit folgender Erkenntnis: Eine befriedigende Behandlung von Demenzkranken wird erst dann möglich, wenn ich es als Ärztin schaffe, eine funktionierende Kommunikation herzustellen.

Ich hatte schon früher von der Kommunikationsmethode »Validation nach Naomi Feil« gehört und fing an, mich intensiv damit auseinanderzusetzen. Schon nach kurzer Zeit war mir klar, dass Validation der Weg aus unserer misslichen Lage

142

sein könnte. Das gesamte Team der Station begann schließlich Ende 1997 mit der Validationsausbildung.

Schon nach wenigen Unterrichtsstunden hatte ich – für mich ziemlich überraschend – die ersten Erfolgserlebnisse: Es gelang mir, mit einigen Patientinnen in Kontakt zu treten. Ich akzeptierte sie so, wie sie waren. Ich nahm sie ernst, ließ ihre Gefühle zu und konnte erstmals eine Atmosphäre des Vertrauens schaffen. Ich verstand: Nur über das Gefühl war es möglich, diese Menschen zu erreichen.

Ich begann, meine Patientinnen wertschätzend und einfühlsam zu begleiten, und plötzlich »verstanden« sie mich, ließen sich von mir berühren und schließlich auch ohne Gegenwehr untersuchen. Vor jeder meiner Handlungen erklärte ich ruhig, was ich als Nächstes tun würde. Ich sagte z. B.: »Ich möchte mir jetzt gerne den Bauch anschauen.«, oder: »Jetzt höre ich auf die Lunge.«, und sie ließen mich den Bauch und die Lunge untersuchen.

Nach der Ausbildung in Validation vermochte ich immer besser, einen tragfähigen Kontakt mit den Patientinnen herzustellen, der es mir erlaubte, ihr Vertrauen zu erwerben. Auf diese Weise gelang es mir,

- ängstlichen Patientinnen zu helfen sich zu entspannen,
- aufgebrachte, schreiende Patientinnen zu beruhigen,
- herauszufinden, wo eine Kranke Beschwerden hatte und welcher Art sie waren,
- Patientinnen zu berühren und zu untersuchen,
- gezielte Diagnostik zu betreiben,
- herauszufinden, welche Darreichungsform eines Medikaments der Patientin am liebsten war und mich danach zu richten,
- Medikamente zu verschreiben, die die Patientin auch regelmäßig einnahm (und nicht wieder ausspuckte),
- weniger dämpfende Medikamente zu verschreiben,
- Spritzen zu verabreichen, ohne Zwang anwenden zu müssen.

Dadurch veränderte sich auch die Einstellung zu meiner Arbeit:

- Ich erlebte selbst weniger Stress.
- Ich freute mich darüber, jetzt viel mehr zufriedene Patientinnen zu behandeln.
- Ich hatte wieder Freude an der Arbeit und war abends nicht »fertig«, sondern wusste: »Ich habe heute meine Arbeit gut gemacht«.
- Ich erlebte menschlich berührende Begegnungen, die ich als sehr befriedigend empfand, die mich reicher machten und mein eigenes inneres Wachstum förderten.

Von da an nahm ich die Patientinnen nicht mehr nur als »Fälle« wahr, die aus einer Reihe von Krankheiten, Defiziten und Problemen bestehen, die ich zu lösen habe. Ich sah sie vielmehr als »ganze Menschen« mit einer individuellen Geschichte, mit einem reichen Gefühlsleben und immer noch reichlich vorhandenen Fähigkeiten. Mir war klar geworden, dass Medikamente oder jede andere Form der Behandlung allein niemals so wirksam sein können wie in Kombination mit einem Gespräch, in dem die Patientin ihre Sorgen und Probleme äußern darf und spürt, dass ich Anteil nehme und sie verstehe.

Dass wir Ärztinnen und Ärzte die Person wieder in den Mittelpunkt ihrer Überlegungen stellen sollten, formuliert Oliver Sacks (2000, S.II) ziemlich drastisch wie folgt:

> »In einer knappen Krankengeschichte gibt es kein ›Subjekt‹ – es wird in der modernen Anamnese nur mit einer oberflächlichen Beschreibung erfasst (›ein trisomischer, weiblicher Albino von 21 Jahren‹), die ebenso auf eine Ratte wie auf einen Menschen zutreffen könnte. Um die Person – den leidenden, kranken und gegen die Krankheit ankämpfenden Menschen – wieder in den Mittelpunkt zu stellen, müssen wir die Krankengeschichte zu einer wirklichen Geschichte ausweiten; nur dann haben wir sowohl ein ›Wer‹ als auch ein ›Was‹, eine wirkliche Person, einen Patienten, der in seiner Beziehung zur Krankheit, in seiner Beziehung zum Körperlichen fassbar wird.«

Auswirkungen der gelungenen Kommunikation auf Diagnostik und Therapie

- *Verbesserung von Schmerzdiagnostik und Schmerztherapie*: Damit ich die Schmerzen eines demenzkranken Menschen erkennen kann, muss er spüren, dass ich ihm helfen will, und bereit sein, sich mir anzuvertrauen. D. h., wir müssen vorerst miteinander eine Beziehung eingegangen sein, die seelische und körperliche Nähe möglich macht. Nur so kann es gelingen, diskrete Schmerzzeichen zu erkennen, zwischen körperlichem und seelischem Schmerz zu unterscheiden und das Ausmaß des (stets vorhandenen) seelischen Anteils am Schmerzgeschehen zu beurteilen.
- *Unterscheidung zwischen Unbehagen, Angst und Krankheit*: Der Anfang einer Erkrankung im hohen Alter manifestiert sich oft nur durch Unruhe, Ängstlichkeit und Stimmungsschwankungen. Je besser wir die Patientin in ihrer »Normallage« kennen und je vertrauter uns ihre Reaktionen, ihre Sorgen und Nöte sind, desto rascher gelingt es, zwischen einer alltäglichen Verstimmung und den ersten Anzeichen einer gesundheitlichen Bedrohung zu unterscheiden.
- *Klarere Diagnostik*: Hat die alte Patientin erst einmal Vertrauen zu mir gefasst, wird sie sich nicht mehr gegen die Untersuchung wehren. Ihr Körper ist entspannt und erlaubt daher ein genaues Abtasten. Dabei spürt die Patientin, dass ich ihr helfen will und bemüht sich sogar selbst, im Rahmen ihrer Möglichkeiten aktiv mitzuhelfen. Sie beantwortet meine Fragen und versucht meinen Bitten, wie z. B.: »Drehen Sie sich bitte auf die Seite.«, »Machen Sie bitte den Mund auf.«, »Atmen Sie bitte ganz tief.«, so gut sie kann nachzukommen.
- *Verbesserte Therapie*: Verbesserungen und Verschlechterungen des Zustands werden nicht mehr durch unerklärliche und unüberwindbare Verhaltensstörungen verschleiert. Oft werden erst dadurch eine maßgeschneiderte Behandlung und die gezielte Anpassung an die aktuelle Befindlichkeit möglich.
- *Die Patientin entscheidet mit*: Gegenseitiges Verstehen zwischen Ärztin und Patientin macht es uns oft auch bei Demenzkranken möglich, ihren Willen zu erkennen und gemeinsam mit ihnen nach ihnen gemäßen Lösungen zu suchen.
- *Symptomkontrolle statt Ruhigstellung*: Solange Angst, Unruhe und Agitiertheit von uns vornehmlich als Störfaktoren wahrgenommen wurden, konnte die therapeutische Konsequenz nur eine medikamentöse »Beruhigung« sein. War die Pa-

tientin endlich ruhig, war der Zweck erreicht, die Therapie gelungen. Wir hofften, dass es der Betroffenen besser ging, weil sie nicht mehr schrie. Den Mitpatientinnen, den Pflegenden und Ärztinnen ging es auf jeden Fall besser, weil die Patientin jetzt ruhig war. Seit uns die Ausbildung in Validation Augen und Herzen geöffnet hatte, war Agitiertheit für uns primär eine Aufforderung herauszufinden, ob dieser Mensch Angst oder Schmerzen hat, ob vielleicht Fieber im Anzug ist oder ob er sich einsam fühlt. Häufig war die Konsequenz auch dann die Verabreichung eines Medikaments. Sobald es uns gelang, die Ursache für das veränderte Verhalten zu finden (und das war nicht immer der Fall), konnte die Medikamentengabe gezielt erfolgen, um konkrete Beschwerden zu lindern, statt nur darauf abzuzielen, die Patientinnen daran zu hindern, Leid und Unbehagen in ihrer Weise zu äußern.

Seit ich den Patientinnen validierend begegnete, war es ganz selbstverständlich geworden, dass sie mich lächelnd begrüßten, mir die Hand reichten und sich beim Verabschieden für die erhaltene Zuwendung bedankten. Sie hielten mich fest, umarmten mich und fühlten sich offensichtlich gut aufgehoben und gut betreut. Allein schon dafür, dass sie sich wieder respektiert und verstanden fühlen durften, waren sie so dankbar!

Ihr vertrauensvolles Lächeln, ihre Dankbarkeit, das Wissen, dass ich sie als Ärztin gut betreute und nicht zuletzt auch die zunehmende Anerkennung durch die Angehörigen, waren reichlicher Lohn für alle Mühe.

10.10 Dem Alltag Glanzlichter aufsetzen

Ursula Gutenthaler

Seit unserer Ausbildung zu Validationsanwenderinnen, waren wir für die Bedürfnisse unserer Bewohnerinnen hellhöriger geworden. Die meisten alten Damen, die zu uns kamen, waren in der Validationsphase II. Sie brauchten Wärme, Nähe und den Kontakt zu anderen Menschen, um sich wohl zu fühlen. Wir nahmen ihre Bedürfnisse jetzt klarer wahr und spürten, dass sie zudem mehr Anregung brauchten. Dadurch, dass sie stärker in soziale Aktivitäten einbezogen wurden, erhielten sie mehr Möglichkeiten, ihre Gefühle auszudrücken, als ein gleichförmiger Pflegeheimalltag bieten kann. Das Essen war früher oft die einzige »Unterhaltung« gewesen.

Wir versuchten dem Anspruch auf Anregung dadurch zu begegnen, dass wir so oft es ging Aktivitäten setzten und Feste veranstalteten. Es war schön zu beobachten, wie positiv sich das auf unsere Patientinnen auswirkte. Eine eigens dafür entwickelte Aktivitäten-Dokumentation diente dazu, unsere Leistungen für uns selbst und andere transparenter zu machen. Innerhalb des ersten halben Jahres veranstalteten wir für unsere Bewohnerinnen insgesamt 87 Aktivitäten und vier größere Feste. So war

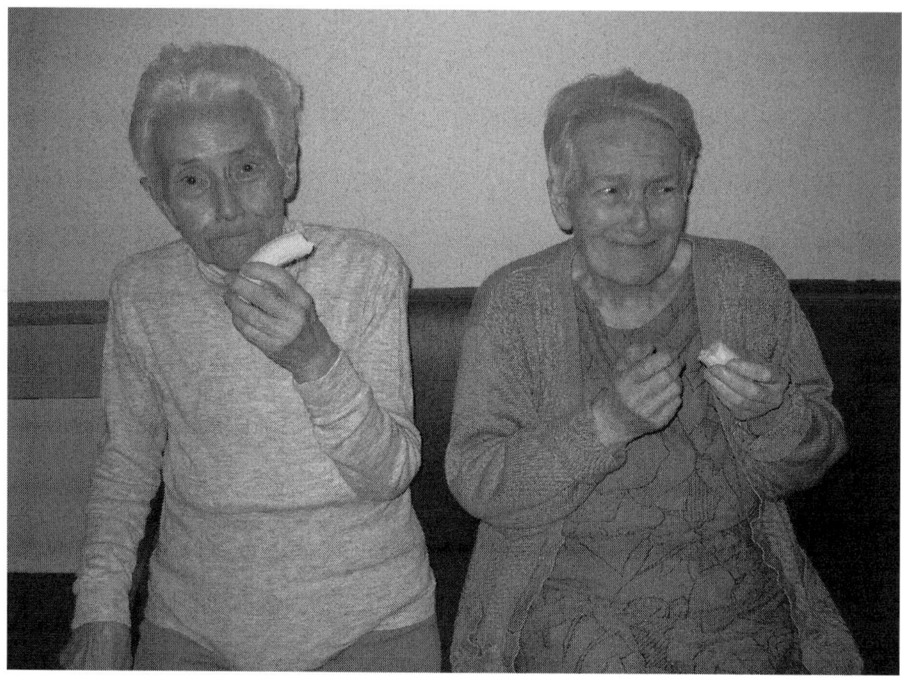

an den meisten Tagen für Unterhaltung gesorgt und die Tagesstruktur konnte entscheidend verbessert werden. Wir beobachteten, dass Musik, Bewegung und Tanz verwirrten alten Menschen besonders viel Freude machen und ihnen dabei helfen, Gefühle auszuleben. Desorientierte Hochbetagte freuen sich, wenn sie ein altes, im Langzeitgedächtnis gespeichertes Volkslied voller Begeisterung und Rührung mitsingen können.

Wir kamen überein, gezielt nach Aktivitäten zu suchen, um scheinbar für immer verstummte Gefühle und Begabungen doch wieder aus dem Dornröschenschlaf zu wecken. Musik als Trägerin positiver Gefühle ist dafür bestens geeignet: Bekannte und geliebte Lieder aus der Vergangenheit sind eine schöne Jugenderinnerung. Warum sollten sich ihr Glanz und ihre Freude nicht auch in die Gegenwart zurückholen lassen?

Ein paar Beispiele für regelmäßige Angebote auf unserem Veranstaltungskalender:

- *Quizspiel*: Ein- bis zweimal pro Woche für sieben bis zehn Bewohnerinnen in Phase II. Dauer: circa eine halbe Stunde. Das Spiel wurde meistens von Eduard Falkner geleitet. Er stellte Fragen wie »Wer kennt ein Möbelstück?«, oder »Wer kennt ein Werkzeug?«, aber auch »Was ist glatt und kantig?« Auf den Quizkarten war notiert, wer die Frage besonders gut beantworten konnte. Wenn auf eine Frage spontan keine Antwort kam, fragte Herr Falkner eine Bewohnerin, die die Antwort sicher wusste und achtete dabei darauf, dass jede alte Frau gleich oft

146

antworten konnte. So hatten alle Mitspielenden Erfolgserlebnisse und niemand fühlte sich bloßgestellt.

- *Volkslieder singen*: Wenn Herbert Haider im Dienst war, sang er regelmäßig mit Bewohnerinnen in Phase II und III Volkslieder und andere, ähnlich populäre Lieder. Das Singen machte alle lockerer und fröhlicher; die alten Damen lachten und sprachen dann mehr.
- *Musikgruppe* für sechs bis acht Frauen in Phase II–III. Etwa einmal pro Woche; Dauer: circa eine halbe Stunde. Die Bewohnerinnen bekamen Rhythmusinstrumente, z. B. Handtrommel, Tamburin oder Rassel. Der Rekorder spielte Volkslieder, Märsche oder Wienerlieder, und alle nahmen mit ihren Instrumenten den vorgegebenen Rhythmus auf. Die Sängerinnen unter unseren Bewohnerinnen sangen Lieder mit, die ihnen von früher vertraut waren. Es herrschte eine Atmosphäre der Wärme und der Verbundenheit. Nach Beendigung der Musikstunde waren alle Teilnehmerinnen lockerer und fröhlicher.
- *Tanzen* für alle, die gerade Lust hatten mitzumachen. Etwa zweimal pro Woche (immer, wenn genug Personal im Dienst war). Dauer: eine halbe Stunde bis Stunde. Pflegerinnen und Pfleger tanzten im Tagraum mit unseren Bewohnerinnen zu den Klängen von Volksmusik.
- *Gruppenvalidation* (▶ Kap. 10.8) Einmal in der Woche für sechs bis acht Bewohnerinnen (Phase II). Dauer: eine Stunde.

Solche kleinen Ereignisse unterbrachen die Eintönigkeit, verhinderten Einsamkeit und Isolation. Die alten Menschen fanden sich wieder in ein natürliches soziales Umfeld eingebettet. Die Gemeinsamkeit schuf neue Möglichkeiten der verbalen und nicht-verbalen Kommunikation, neue Freundschaften, Vertrauen zueinander und zum Leben.

Noch um vieles intensiver und anhaltender waren die positiven Auswirkungen eines richtigen großen Fests. Die Teilnehmerinnen befanden sich im Kreis vieler anderer in »Sonntagsstimmung«, losgelöst von Sorgen, Problemen, Bedrückungen und Ängsten. Sie erlebten sich als Teil einer großen Gemeinschaft und fühlten sich aufgehoben, dazugehörig und angenommen. Sie waren nicht mehr allein.

Ein Fest für demenzkranke Hochbetagte? Konnte so etwas tatsächlich gelingen? Konnten Menschen, die nicht einmal mehr wussten, wo sie waren, welches Jahr wir schrieben, die oft nicht einmal die eigenen Kinder erkannten, miteinander feiern?

Im Folgenden (▶ Kap. 10.11) beschreibt Herbert Haider unser erstes »großes« Fest:

10.11 Grillfest mit Gesang: Ein Fest für Bewohnerinnen und Angehörige

Herbert Haider[12]

Um 13 Uhr begann ich mit dem Programm. Hunger und Durst waren gestillt, der Großteil unserer Bewohnerinnen und viele Angehörige waren im Tagraum versammelt. Nach der Begrüßung versuchte ich durch gefühlsbetonte Lieder die Tür in die zum Teil noch fest verschlossenen Musikseelen zu öffnen. Der Erfolg zeigte sich bald: Augen, die sonst oft ausdruckslos blickten, begannen wieder zu sprechen und zu strahlen. Musik kommt in der Kommunikation mit desorientierten und demenzkranken alten Menschen ein wichtiger Platz zu. Unsere Erfahrung mit der Validation hat uns in die Lage versetzt, diesen Schatz zu heben.

Als ich sah, dass nun die Türen der Seele offenstanden, legte ich eine Wienerlied-Kassette ein, gab einer Bewohnerin, von der ich wusste, dass sie gut singen konnte, den groß geschriebenen Text in die Hand und hielt ihr das Mikrofon vor den Mund. Frau W. wurde rot und wirkte ein wenig aufgeregt, war aber doch gerne bereit, mit ihrer schönen, in jüngeren Jahren wohlgeübten Stimme »Wo der Wildbach rauscht« zu singen. Der ehrliche Applaus der Zuhörerinnen gab ihr Sicherheit; nun sang sie noch als Zugabe »Heut' kumman d' Engerln auf Urlaub nach Wean«.

Einige Bewohnerinnen summten mehrstimmig mit und meinten bedauernd: »Wann i nur den Text könnt', den Text.« Bei unserem nächsten Open-Air-Konzert werden bestimmt einige Textblätter mehr im Chorwind flattern.

Anschließend kommentierte Frau S. in froher Erinnerung: »Jessas, da woar ma no jünger … a schöne Zeit!«

Es folgten weitere Lieder mit mir als Vorsänger und vielen mitsingenden Bewohnerinnen und Angehörigen, dann, als besondere Einlage, ein von drei philippinischen Schwestern gesungenes, sehr melodisches Liebeslied. Alles wurde von unseren Zuhörerinnen mit viel Begeisterung aufgenommen und freudig beklatscht. Schließlich forderten wir Mitarbeiter und Mitarbeiterinnen unsere Bewohnerinnen zum Tanz auf.

---

12 Der Text wurde inhaltlich so belassen, wie ihn Herbert Haider 1999 geschrieben hat.

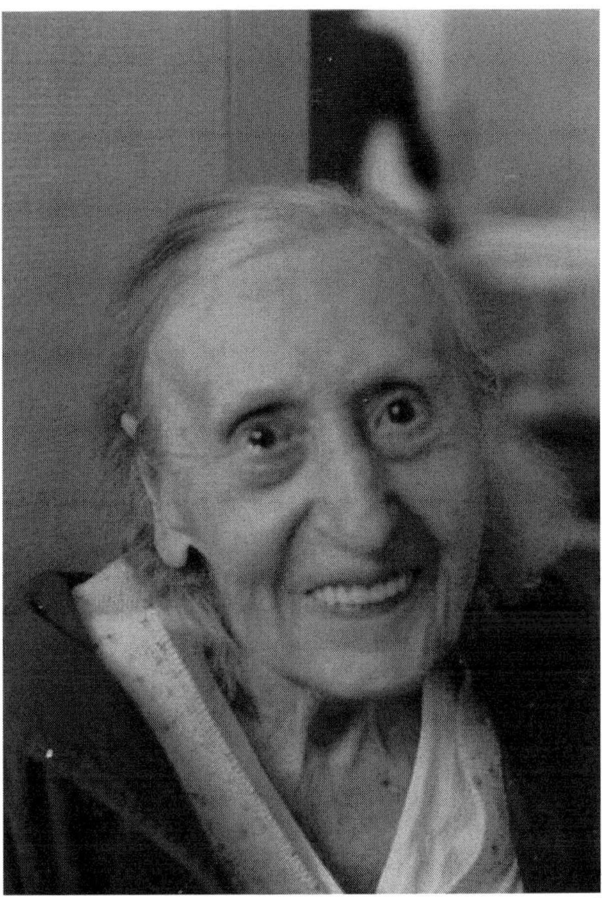

Im Anschluss gab es ein gutes Essen. Wir hatten ein Grillfest geplant, infolge schlechten Wetters konnte es zwar nicht im Freien stattfinden, das störte die Freude von Veranstalterinnen und Gästen aber nicht im Mindesten. Der Tagraum war mit Blumen und einem Sonnenschirm dekoriert und weckte Sommerstimmung, auch wenn es draußen regnete. Weiß gedeckte Tische waren in U-Form aufgestellt, damit unsere Gäste sich gegenseitig sehen konnten. Das Essen wurde vom »Kellner«, einem indischen Pfleger, professionell serviert, und unsere Bewohnerinnen, die sich im Alltag oft nicht auskannten und mit den Händen im Essen herumschmierten, saßen gerade und manierlich bei Tisch, aßen mit Besteck und wischten sich mit der Serviette den Mund ab. Sie bedankten sich liebenswürdig bei dem »Kellner«, waren freundlich und fürsorglich zueinander, halfen sich gegenseitig und verhielten sich völlig angepasst.

Nach dem Essen interviewte Stationsleitung Ursula Gutenthaler einige Damen. Sie hielt ihnen ein Mikrofon vor den Mund und fragte sie, wie es ihnen gefallen hatte. Die Interviewten gaben ihre Stellungnahmen ab: »Es war sehr schön.« »Ich hätte gerne mehr Lieder gehört.« Der einzelne Mensch war wieder wichtig; das Mikrofon, das seine Stimme für alle laut werden ließ, war das äußere Zeichen dafür.

Über Betreuerinnen und Betreute breitete sich ein Gefühl der Wärme und Zusammengehörigkeit aus. Sie verstanden einander besser und stellten fest: Wir spielen auf der gleichen Frequenz, wir stehen einander näher, als wir manchmal denken.

In der Zwischenzeit war viel Zeit vergangen, das Ende des schönen Nachmittags war gekommen, aber unsere Bewohnerinnen wollten noch nicht »nach Hause« gehen und verlangten nach einer »Zugabe«. Nach einigen Zugaben war dann aber doch für dieses Mal endgültig Schluss.

11 Basale Stimulation in der Palliativen Geriatrie Kann man mit Menschen mit sehr weit fortgeschrittener Demenz, mit Schwerstkranken, Bewusstseinsbeeinträchtigten und Sterbenden noch kommunizieren?

Ursula Gutenthaler, Andrea Stöckl

Das Konzept der Basalen Stimulation (Bienstein und Fröhlich 2016) ist ursprünglich aus der Arbeit mit körperlich und geistig behinderten Kindern entstanden und hat sich in der Zwischenzeit auch für viele andere Patientengruppen (exemplarisch: Kostrzewa und Kutzner 2013; Bartoszek und Nydahl 2020) bewährt. In der Palliativen Geriatrie arbeiten Pflegende schon länger nach diesem Konzept.

Basale Stimulation ist eine Domäne der Pflege, wird aber häufig auch von Therapeutinnen eingesetzt. Hauptaufgabe ist die Förderung der Wahrnehmung beeinträchtigter akut oder chronisch kranker Menschen, um ihnen zu helfen, ihren eigenen Körper wieder besser zu spüren und den Kontakt zur Umwelt nicht ganz zu verlieren. Mitverursacher einer durch Alter oder Krankheit erworbenen Wahrnehmungsstörung können z. B. schlechtes Hören und Sehen, längere Bettlägerigkeit, fehlende Anregung und – vor allem in der Geriatrie – Isolation und Einsamkeit sein. Ein alter, in seiner geistigen Leistungsfähigkeit bereits eingeschränkter Mensch ist in einem Einbettzimmer vermehrt von Verwirrtheit bedroht, zumal wenn er sein Zimmer nicht mehr allein verlassen kann und nicht gut genug sieht, um lesen zu können. Bettlägerige verlieren durch die häufig notwendige Lagerung auf einer weichen Antidekubitusmatratze zunehmend den Bezug zu ihrem Körper. Dies geschieht umso schneller, je weniger die Betroffenen von Mitarbeiterinnen und Angehörigen berührt und in die Kommunikation eingebunden werden. Demenzkranke ziehen sich dann auch rascher aus der Realität zurück. Werden Bettlägerige hingegen regelmäßig von Pflegenden berührt, fühlen sie sich nicht nur weniger einsam und haben weniger Angst, sie sprechen auch mehr und nehmen mehr am Leben teil.

Basale Stimulation sieht in der Wahrnehmung die Grundlage für die körperlich-seelisch-geistige Entwicklung des Menschen (Bienstein und Fröhlich 2016). Ziel der nonverbalen, primär über die Hände der Betreuerinnen vermittelten Methode ist es, über die Sinne den Bezug zum eigenen Körper sowie Bewegung und Kommunikation zu fördern. Die wichtigste Voraussetzung für den Erfolg ist die Bereitschaft von Pflegerinnen und Therapeutinnen – aber auch der Gepflegten selbst – sich auf eine Beziehung einzulassen. Wir benötigen dazu die Fähigkeit, über unsere Hände mit der Betreuten zu kommunizieren. Basale Stimulation kann nicht mechanisch durchgeführt werden. Die »sprechenden Hände« der Pflegenden oder der Therapeutin müssen vieles vermitteln: Wohlbefinden und Anregung, Geborgenheit und Wärme, Ruhe und Entspannung. Dabei steigert der flächige Druck mit der ganzen Hand die Berührungsqualität.

Entscheidend für den Erfolg ist es, der Bewohnerin mit einer wertschätzenden und mitfühlenden Haltung zu begegnen. Die Kontaktaufnahme muss konzentriert und ruhig erfolgen. Betreuerinnen müssen sich für den Moment ganz auf ihr Gegenüber einlassen und Hektik und Stress hinter sich lassen. Es zählt nur der gegenwärtige Augenblick.

Zu Beginn nehmen unsere Hände behutsam Kontakt auf und »begrüßen« die Bewohnerin. Wird dies bei jeder Begegnung auf dieselbe Art und Weise durchgeführt, hilft es, eine vertraute Atmosphäre aufzubauen. Man nennt dies »Initialberührung«. Die Berührung beider Hände vermittelt der Betreuten das Gefühl, angenommen zu sein.

Alles, was getan wird (Waschen, Eincremen, ...), muss langsam geschehen. Wichtigstes »Werkzeug« sind immer unsere Hände. Mit ihrer Hilfe und durch die unterschiedliche Beschaffenheit der eingesetzten Materialien (z. B. Waschlappen oder Handtuch) wollen wir der Person ermöglichen, ihren eigenen Körper wieder zu spüren und die Verbindung zur Umwelt wiederherzustellen, die oft schon ganz verloren gegangen war.

Zum Schluss »verabschieden« sich die Hände, eine nach der anderen, mit sanftem Druck. Eine Wiederholung der Initialberührung soll der Bewohnerin »sagen«: »Ich komme wieder, auch wenn ich jetzt gehe.« Beide Hände gleichzeitig abrupt vom Körper zu lösen, ruft ein Gefühl der Verlassenheit hervor und sollte daher unbedingt vermieden werden. Hastiges Arbeiten und Berührungen von zwei Personen gleichzeitig, übermitteln unklare Informationen, verwirren die Bewohnerin und verletzen ihr Empfinden. Ein in der Wahrnehmung beeinträchtigter Mensch muss sich auf eine Stimme, auf eine Bezugsperson und auf ein Paar Hände einstellen können.

Basale Stimulation in den Alltag zu integrieren, ist nicht zwingend mit einem höheren Zeitaufwand verbunden. Oft spart die Ruhe, mit der wir auf die Bewohnerin zugehen, Zeit und Energie. Die hochbetagte Frau fühlt sich trotz ihrer Sinneseinschränkungen sicher und geborgen. Sie wehrt sich nicht und ihre Muskeln verspannen sich nicht. Auf diese Weise können Schmerzen reduziert oder sogar ganz vermieden werden.

11.1 Multiprofessionelle Anwendungsbeispiele in der Palliativen Geriatrie

- *Körperstimulation* durch Berührung, Druck, Reiben, durch Baden oder Duschen mit verschieden starkem Strahl, in der Temperatur, die jeweils als angenehm empfunden wird. Auch Einschäumen, Abfrottieren, Eincremen, Verwendung von Massagehandschuhen oder -schwämmen oder Lagern auf Lammfell eröffnen den Kranken wesentliche Erlebnisqualitäten und helfen ihnen, sich selbst und die Welt wieder kennenzulernen. Eine Ganzkörperwaschung kann, je nach Temperatur und Vorgangsweise, belebend oder beruhigend wirken.

Biografie und Gewohnheiten der Bewohnerin bestimmen die Art der Stimulation mit. Es wäre ganz verfehlt, jemanden, der mit verstärkter Verwirrtheit reagiert und sich sichtlich fürchtet, in die Badewanne zu legen und sich davon womöglich noch einen positiven Effekt zu erwarten. Menschen, die heute 90 oder noch mehr Jahre alt sind, hatten früher häufig noch kein Badezimmer zu Hause. Wenn sie dann in einer Welt, in der sie sich ohnedies nicht mehr zurechtfanden, auch noch unversehens und ohne Halt in einer großen Wanne landeten, löste das verständlicherweise oft Panik, verzweifelte Gegenwehr, Schreien und Umsichschlagen aus. Wir begegneten diesem Problem, indem wir einen Hocker in die Wanne oder noch besser in die Dusche stellten. In unserem Badezimmer verwendeten wir eine Sitzdusche. Auch sehr alte, verwirrte Bewohnerinnen fühlten sich darin wohl. Erstaunlicherweise übernahmen sie es dann oft gerne, sich selbst nach ihren eigenen Vorlieben zu waschen, und wir halfen nur dort nach, wo es allein nicht mehr ging.

Jede Frau fühlt sich wohler, wenn sie gut gepflegt ist. Gepflegte Haut lädt sowohl Pflegende als auch Angehörige viel mehr zur Berührung ein. Diese Einsicht führte für unsere Bewohnerinnen zu einem weiteren Gewinn an Lebensqualität: Die alten Menschen wurden öfter berührt, mehr gestreichelt und fühlten sich weniger verlassen.

- *Stimulierende Mundpflege*
Für viele desorientierte und in ihrer Wahrnehmung schwer beeinträchtigte Menschen mit neurologischen Störungen ist das Zähneputzen durch andere ein Graus. Als Ergotherapeutin konnte ich (Andrea Stöckl) die Erfahrung machen, dass es den Betroffenen leichter fiel, wenn sie die Zahnbürste selbst hielten und nur in der Bewegung geführt wurden. Die Bewohnerinnen spüren auf diese Weise die eigene Mundhöhle und bestimmen selbst den Druck.

In der Pflege stimuliert man häufig den Mundbereich bei Parkinsonkranken, denen oft der Speichel aus dem Mund läuft. Durch regelmäßige Stimulation können die Betroffenen unter Umständen wieder lernen, den Mund zu schließen und zu schlucken. Dazu regten wir die Mundhöhle mit einer weichen, vorher in Mundwasser getauchten Zahnbürste oder mit einem in verschiedene, wohlschmeckende Flüssigkeiten getauchten Schwämmchen an. Auch Lutschen von Speiseeis, Kauen von Gummibärchen oder Trinken mit einem Trinkhalm führten dazu, das Innere des eigenen Mundes wieder stärker wahrzunehmen und verloren gegangene Funktionen wieder zu erlernen.

Wenn Menschen mit fortgeschrittener Demenz nicht mehr trinken konnten, versuchten wir den Saugreflex mithilfe des Schnullers auf einer Babyflasche auszulösen. Auf diese Weise konnten wir unseren Bewohnerinnen häufig Infusionen ersparen.

Allerdings sollte womöglich im Vorhinein abgeklärt werden, ob eine Schluckstörung und die damit verbundene Aspirationsgefahr besteht. Expertinnen dafür sind die Logopädinnen, die damals und heute leider in Pflegeheimen eine Rarität sind.

- *Gewiegt werden*
Von einem vertrauten Menschen in den Armen gewiegt zu werden, ist auch deshalb ein besonderes Erlebnis, weil es bei der Betroffenen – vermutlich unbe-

wusst – an das Gefühl der Geborgenheit in den Armen der Mutter rührt. Wenn wir unsere hochbetagten Damen in unseren Armen wiegten, fühlten sie sich umsorgt, beschützt, getröstet und geborgen. Zudem wurden durch die sanften, schaukelnden Bewegungen eine Reihe von Wahrnehmungsbereichen aktiviert: Gleichgewichtssinn, Oberflächen- und Tiefensensibilität und das Erleben des eigenen Körpers.

Einen Teil dieser Erlebnisse vermittelte auch der allseits sehr beliebte Schaukelstuhl in unserem Wohnbereich. Er war fast immer besetzt. Unsere Bewohnerinnen benützten den Schaukelstuhl vor allem dann gerne, wenn gleichzeitig schöne, ruhige Musik aus dem CD-Player erklang und das rhythmische Schaukeln zu besinnlichem Zuhören einlud.

- *Tanzen*
  Gehfähige Bewohnerinnen mit Gleichgewichtsstörungen, wurden von uns zum Tanzen eingeladen. Dabei verwendeten wir auch oft Bälle, Tücher oder Stoffschlangen.

  Trotz aller körperlichen und geistigen Einschränkungen war es aber fast allen möglich, wenigstens im Takt der Musik mitzuschwingen und dazu auch selbst Töne zu erzeugen. Rhythmische Übungen verstärkten die Freude an der Bewegung und halfen den Verlust der unbeschwerten Gehfähigkeit besser zu verarbeiten.

  Musik hat viele positive Effekte: Sie hebt die Bewegungslust und führt die Menschen enger zusammen. Das gilt ganz besonders für das gesellschaftliche Tanzen. Durch Paartänze erlebten die alten Menschen eine Art des engen Körperkontakts, wie sie ihn sonst kaum mehr kannten. Wer sich vermehrt bewegt, verbessert zudem seine Gehirndurchblutung und fühlt sich insgesamt wohler.

- *Anregung durch Vibration*
  Auch taube Menschen erlebten auf ihre Weise Töne, wenn wir sie aus nächster Nähe mit tiefer Stimme ansprachen oder Kopf an Kopf mit ihnen sangen. Sie »horchten auf«, wenn wir sie in die Nähe einer Lautsprecherbox brachten oder sie die Vibration eines Elektrorasierers spüren ließen.

- *Geruchs- und Geschmacksanregung*
  Bekannte Gerüche (Parfüms, Rasierwasser, Seifen, Badezusätze) oder der Geruch eines Lieblingsessens können eine Atmosphäre zurückholen und Gefühle wecken, die mit vergangenen Lebensabschnitten verknüpft sind. Guter Essengeruch ist ausgezeichnet dazu geeignet, den Appetit schlechter Esserinnen anzuregen. Auch das Aufbringen verschiedener Geschmacksqualitäten (salzig, süß, sauer und bitter) auf die Zunge oder das Kostenlassen von bekannten und beliebten Speisen wirkt anregend und holt Erinnerungen wieder in das Bewusstsein zurück.

- *Akustische Anregung*
  Besonders viel Anregung bringt es, wenn die alten Menschen z. B. mithilfe von Rasselinstrumenten oder durch Mitsingen, Flüstern, Summen, Pfeifen, Klatschen oder Fingertrommeln selbst Töne erzeugen. Aber auch das Hören von Musik bleibt nicht ohne Wirkung. Wie die Musik sich auswirkt, hängt von der Art der gewählten Musik ab. So können ruhige, klassische Stücke oder Meditationsmusik oft mithelfen, Unruhe oder Angstzustände zu beherrschen. Das Singen und Hören alt vertrauter Lieder kann Erinnerungen z. B. an den ersten Kuss oder an das

Muttersein wachrufen und helfen Gefühle auszudrücken, wenn die Sprache eingeschränkt ist (Rossato-Bennett und McDougald 2014).

- *Visuelle Anregung.*
  Als wir dieses Buch das erste Mal veröffentlichten, glichen die Pflegeheime der Gemeinde Wien eher Krankenhäusern als einem Zuhause für alte Menschen. Unsere hochbetagten Damen bekamen nur selten etwas zu sehen, was zum genaueren Hinschauen verlockte. Allmählich hielten zwar zum Glück Sitzmöbel in hübschen, bunten Farben Einzug, aber der Rest der Einrichtung bestand aus typischen Spitalsmöbeln, das Bettzeug war wenig anregend, die Wände schauten immer gleich aus, die Dienstkleidung der Betreuerinnen war in Schnitt und Farben eintönig und unauffällig. Auch der Wechsel der Jahreszeiten machte sich in den Zimmern kaum bemerkbar. Wir bemühten uns zumindest einiges davon zu verändern: Die Bilder in den Gängen hatten Wechselrahmen und wurden immer wieder ausgetauscht. Auch der übrige Wandschmuck wechselte.
- Die Zimmer unserer Patientinnen wurden der Jahreszeit entsprechend geschmückt, zu Ostern mit bunten Eiern, im Sommer mit an Ästen befestigten Papierblumen, im Herbst mit buntem Laub, in der Weihnachtszeit durch Adventkränze, Tannenzweige, Christbäume und eine Krippe. Auf diese Weise versuchten wir, unseren Patientinnen auch die zeitliche Orientierung zu erleichtern. In der unmittelbaren Umgebung der Betten befestigten wir Fotos, Bilder, Mitbringsel und Andenken an »früher«.

Unsere Ausbildung in Validation hat uns für die Bedürfnisse unserer Bewohnerinnen hellhöriger gemacht, und die Basale Stimulation hat uns die Bedeutung der Wahrnehmung für das Wohlbefinden jeder Einzelnen ins Bewusstsein gerufen. Biografie, Erinnerungsarbeit und das Fachwissen aller Berufsgruppen haben mitgeholfen, immer wieder neue Möglichkeiten aufzufinden, die Betroffenen in ihrer Aktivität zu unterstützen und ihnen bis zuletzt ein gutes Leben zu ermöglichen.

- *Kleider machen Leute*
  Es lohnte sich, auf das Äußere der desorientierten Damen zu achten. Wer äußerlich attraktiv ist, gefällt sich selbst besser und wird früher von den anderen akzeptiert und wertgeschätzt. Gepflegte und modische Kleidung steigert das Selbstwertgefühl.
- Alle unsere Bewohnerinnen trugen selbstverständlich Privatkleidung. Sie durften sich die Kleider, die sie jeden Tag anziehen wollten, selbst aussuchen. Damals wurde die Kleidung unserer Bewohnerinnen noch auf der Station gewaschen. Trotz des zusätzlichen Zeitaufwandes, für den keine »Pflegeminuten« eingeplant waren, lohnte sich das. Einige unserer Bewohnerinnen übernahmen mit großer Freude das Bügeln. Andere konnten in der Ergotherapie abgerissene Knöpfe wieder selbst annähen, Socken stopfen oder bunte Seidenschals passend zu jedem Outfit bemalen.
  Auch Hochbetagte möchten sich gerne nützlich fühlen, vor allem, wenn sie etwas tun können, was sie früher oft getan haben.
- *Natur und Jahreszeit miteinbeziehen*
  In der warmen Jahreszeit machten wir auf unserem Balkon »Kneippsche Fußbäder«, und die Physiotherapeutin integrierte Fußbäder in die im Garten stattfin-

dende Bewegungsgruppe. Für etwa zehn bis fünfzehn Bewohnerinnen wurden Schüsseln mit lauwarmem Wasser vorbereitet. Nach Ausziehen von Schuhen und Socken wurde zu Marschmusik aus dem CD-Player Wasser getreten. Dabei wurde die Wassertemperatur durch Hinzufügen von kaltem Wasser langsam abgesenkt. Nach etwa 15 Minuten wurden die Füße abfrottiert und eingecremt. Gehfähige Bewohnerinnen gingen anschließend barfuß. Im Garten konnten sie dabei die unterschiedlichen Bodenbeschaffenheiten spüren. Die anderen konnten zumindest im Sitzen den Balkonboden oder die Wiese erspüren.

- Manchmal kann auch der im Allgemeinen für hochbetagte Menschen wenig geeignete Fernseher unsere Bewohnerinnen dabei unterstützen, die Verbindung zur Natur nicht zu verlieren. Dafür haben sich vor allem Dokumentationen über Pflanzen und Tiere bewährt. Sie wecken Erinnerungen und halten, selbst im geschlossenen Raum, den Kontakt zu Tier und Pflanze aufrecht.
  Jedoch erlebe ich (Andrea Stöckl) auch heute noch besonders in Einzelzimmern viel zu oft, dass der Fernseher unkontrolliert immer weiter läuft, egal ob gerade Nachrichten oder von lautem Geschrei begleitete Krimis zu sehen sind. Für desorientierte Menschen kann dies zu starker Unruhe und Verwirrung führen. Sie können, was sie sehen, nicht einordnen. Bilder und Geräusche aus dem Fernseher vermischen sich mit Erinnerungen aus der Vergangenheit. Die Betroffenen fühlen sich akut bedroht oder fürchten sich z. B. vor einem Kriegsausbruch.

- *Anregung von Auge und Tastsinn – Kunst im Pflegeheim*
  Formen in Ton. Drei Jahre lang veranstaltete die Volkshochschule Hietzing unter der Leitung einer Künstlerin für unsere Bewohnerinnen einmal wöchentlich einen Keramikkurs. Die Kosten dafür übernahm die Gemeinde Wien.
  Arbeiten mit Ton ist eine Therapieform, die sich vor allem für Bewohnerinnen mit weit fortgeschrittenen gesundheitlichen bzw. seelisch-geistigen Erkrankungen oder Leistungseinbußen eignet. Kontaktarme alte Menschen, die schlecht sehen, in ihrem Tastempfinden gestört sind, sich nur mehr schwer bewegen, erobern ein kleines Stück Selbstständigkeit zurück und finden wieder leichter den Weg zum Du. Sie lernen, »mit den Händen zu sehen«, durch Berühren und Kneten des schmiegsamen Tons werden steife Finger beweglicher, das Tastempfinden verbessert sich. Längst verschüttete kreative Impulse werden wachgerufen und schenken Traurigen, Depressiven oder Rastlosen Sicherheit und neuen Lebensmut. Menschen, die am Sinn ihres Lebens verzweifeln, die sich selbst als wertlos und defekt erleben, schaffen hier ein eigenes Werk und erobern damit ihr Selbstwertgefühl zurück.
  Jeden Mittwochvormittag bemühten sich etwa zehn Hochbetagte unter der liebevollen und fachkundigen Anleitung von Helga Schörg freudig darum, dem geschmeidigen Material Formen zu geben. Alle freuten sich die ganze Woche lang auf diesen Vormittag. Das Anfertigen von Keramikfiguren bot jedem vielfältige Möglichkeiten: Das Herstellen kleiner Dinge bedeutete auch, sich noch einmal als brauchbarer Mensch zu fühlen. Frau Schörg nahm die fertigen Formen mit und brachte das roh gebrannte Werk in der nächsten Woche zum Bemalen und Glasieren zurück. Nach dem Glasurbrand war die Arbeit abgeschlossen – Vasen, Schalen, Tierfiguren oder Phantasiegestalten kehrten zu den Künstlerinnen zurück und konnten nun aufgestellt oder verschenkt werden. Die kleinen Werke

156

fanden stets große Anerkennung. Mit Ende des Jahres 2000 fand auch die Keramikgruppe ihr Ende. Die Gemeinde Wien konnte nicht mehr für die Kosten aufkommen. Alle Versuche der Finanzierung scheiterten. Einige sehr alte, behinderte Menschen waren um eine große Freude ärmer geworden.

Mit dem Öffnen der neuen Wiener Pflegewohnhäuser wurde viele Jahre später die Bedeutung der kunsttherapeutischen Angebote wiederentdeckt. In einigen dieser Häuser finden wieder Keramikgruppen, Malgruppen und andere kunsthandwerkliche Aktivitäten statt.

Auch gemeinsame Feste für die Bewohnerinnen werden wieder vermehrt angeboten. Z. B. singt Kurt Strohmer, einst Koch im GZW, im Pflegewohnheim Innerfavoriten für unsere Damen Wiener Lieder und Schlager und lässt so manches Frauenherz höherschlagen. Grillnachmittage werden veranstaltet, ein mobiler Eiswagen sorgt im Sommer für Erfrischung, die Therapeutinnen laden zur Patientinnenolympiade…

Wenn das Leben zu Ende geht, zieht sich der Mensch häufig immer tiefer in sein Inneres zurück und ist für uns kaum mehr erreichbar. Mithilfe der Basalen Stimulation gelingt es aber auch dann noch oft, den lebendigen Kontakt bis an die Schwelle des Todes aufrecht zu erhalten. Berührung und Körpernähe im Leben und im Sterben sind oft die einzigen Kommunikationsmöglichkeiten, um einen von weit fortgeschrittener Demenz betroffenen Menschen noch zu erreichen.

Dazu zwei Beispiele (▶ Kap. 11.2, ▶ Kap. 11.3):

11.2 Die letzte Freundschaft im Leben von Frau Anna S.

Ursula Gutenthaler

Frau Anna S. war 96 Jahre alt, sie hörte sehr schlecht und sprach kaum mehr. Zudem war sie schwer sehbehindert und bereits seit einiger Zeit bettlägerig. Sie befand sich gerade noch in Validationsphase III, bereits am Übergang zur Phase des Vegetierens.

Ich beobachtete, dass sie bei Pflegehandlungen oft unzufrieden reagierte. Manchmal war sie aggressiv, zwickte die Pflegenden oder drückte sie weg.

Die meiste Zeit des Tages verbrachte sie mit sich ständig wiederholenden Bewegungen, z. B. Hände aufeinander reiben, sie mit Speichel befeuchten, Finger in den Mund stecken oder die Decke reiben, am Zipfel der Decke lutschen. Gelegentlich bildete sie auch Laute wie »o, o, o«, »jo, jo'« oder »gut, gut, gut'«.

Manchmal lag sie komplett teilnahmslos da.

Um eine weitere Verschlechterung zu verhindern, begann ich mit Basaler Stimulation.

Zuerst versuchte ich nur den Kontakt mit ihr aufzunehmen. Ich begann damit, ihre Hände zu berühren und sie ganz sanft zu massieren. Dann wartete ich auf ihre

Reaktion. Sie begann meistens mit einer für sie typischen Lautbildung wie »o, o, o«, »jo, jo, jo«. Dann kam ich mit meinem Kopf ganz nahe an ihr Ohr und sprach zu ihr mit tiefer, ruhiger Stimme. Auch jetzt wartete ich wieder ihre Reaktion ab. Sie begann mit einem Augenkontakt: Frau Anna öffnete ihre, bis dahin fest geschlossenen Augen, nahm meinen Kopf in ihre Hände, schaute mir tief in die Augen und sagte: »jo, jo. A gut's Duft«.

Ich massierte ihre Arme, ihr Gesicht und ihren Kopf. Sie reagierte darauf sehr positiv, wirkte entspannt und schaute mich zufrieden an. Ich setzte sie sehr behutsam auf der Bettkante auf, massierte ihren Rücken, ihre Schultern und ihren Hinterkopf.

Frau Anna lehnte ihren Kopf an meinen und sagte dabei: »Nicht schlecht«. Kopf an Kopf begann ich ein Weihnachtslied zu singen. Frau Anna machte die Augen zu. Ihr Gesicht wirkte sehr konzentriert. Plötzlich summte sie mit, dabei bewegte sie sich im Takt hin und her.

Ich legte sie wieder nieder, massierte noch ihre Beine und deckte sie zu, verabschiedete mich von ihr, wieder ganz nah an ihrem Ohr. Frau Anna sagte: »gut so', Tannenbaum« und »Pfiat di Gott«[13].

Später, als ich ihr Zimmer betrat, beobachtete ich, dass sie verstärkt ihre Hände rieb und dabei rief: »gut, gut, gut Duft, komm«. Ich erkannte, dass Frau Anna sich an meinem Parfum orientierte und mich schon »vernahm«, bevor ich sie berührte oder ansprach. Sie fing an zu lächeln und entspannte sich. Weil ich wusste, dass sie sich darüber freute, vielleicht sogar darauf wartete, ging ich so oft wie möglich zu ihr.

Mit der Zeit fiel mir auf, dass sie zunehmend mehr sprach. Sie sagte z. B.: »auf Wiedersehen«, »danke«, »gute Nacht«, »bist du schon da«…

Allmählich wurde Frau Anna immer schwächer. Sie lag jetzt manchmal zusammengerollt in Embryonalstellung im Bett, rieb nur mehr ab und zu an ihrer Decke oder lutschte an den Fingern. Manchmal lutschte sie auch an meinen Fingern. Nun reagierte sie nicht mehr so schnell auf meine Anwesenheit. Bevor ich zu ihr ging, parfümierte ich mich stärker als sonst, um ihr meine Anwesenheit deutlicher zu signalisieren. Sie machte ihre Augen nicht mehr auf, konnte mich aber offensichtlich immer noch riechen und meine Stimme einigermaßen gut hören. Ich massierte ihren Rücken, ihr Gesäß, Arme und Beine und sang dabei für sie.

Sie lächelte manchmal, und ab und zu machte sie auch die Augen auf.

Einige Tage bevor sie starb, wollte sie anscheinend, dass ich mich zu ihr ins Bett legte. Sie zog mich zu sich ins Bett und klammerte sich dabei fest an mich. Sie hielt mich sehr fest, und als ich mich noch immer nicht rührte, wurde sie ganz unruhig. Schließlich legte ich mich zu ihr – sie kuschelte sich ganz fest in meinen Arm – roch an mir und wurde sofort ruhiger. Nach ein paar Minuten schlief sie ganz tief ein, mit roten Backen und einem sehr zufriedenen Gesicht. Sie lag völlig entspannt neben mir, nicht mehr zusammengerollt, sondern mit ausgestreckten Beinen und geradem Rücken. Ich legte mich noch öfters zu ihr, um ihr so meine Nähe zu vermitteln, nach der sie sich sichtlich sehnte.

---

13 Wiener Dialekt für »leb wohl«, »Behüte Dich Gott«.

11.3 Die letzte Zeit im Leben von Maria B.

Ursula Gutenthaler

Als Frau Maria zu uns kam war sie mangelhaft orientiert, zeitverwirrt und lebte ausschließlich in der Vergangenheit. Was eben geschehen war, wusste sie nicht mehr. Sie hatte ein sehr liebenswertes Wesen und begegnete jeder von uns mit Freundlichkeit. Da wir alle für sie zu ihrem Familien- und Freundeskreis gehörten oder mit ihr von der Schulzeit her oder durch berufliche Zusammenarbeit bestens bekannt waren, gewöhnte sie sich rasch an das Leben auf unserer Station.

Oft sagte sie zur Begrüßung: »Der Mensch denkt und Gott lenkt«, schaute uns dabei vielsagend an und lachte mit wissenden Augen. Wir versuchten nie, sie an der Realität zu orientieren.

Sie erzählte uns sehr gerne aus ihrer Vergangenheit, manche dieser Erzählungen waren für uns nicht ganz verständlich. Manchmal fand sie auch keine passenden Worte für das, was sie uns mitteilen wollte. Wir halfen ihr dabei und fanden meist die Ausdrücke, nach denen sie gesucht hatte. Sie freute sich, Leute um sich zu haben, denen sie sich mitteilen konnte und von denen sie sich auch verstanden fühlte.

Sehr gerne nahm sie an unseren Aktivitäten teil, z. B. am »5-Minuten-Quiz«, am Musizieren mit Rhythmusinstrumenten und besonders gern an der Validationsgruppe. Frau Maria tanzte gerne und gut und war dabei unermüdlich. Dazu suchte sie sich auch selbst eine Tanzpartnerin unter den Pflegenden aus.

Sie konnte es nicht leiden, wenn jemand vom Pflegepersonal sie mit dem Familiennamen ansprach. In so einem Fall sagte sie: »Ich heiße für dich ›Mizzi‹, oder weißt du das nicht mehr?!«

Eines Tages erkrankte Frau Maria schwer; sie hatte Lungenentzündung. Dank der sofort einsetzenden Therapie überstand sie die Krankheit zwar, blieb danach aber körperlich sehr schwach. Auch geistig wurde sie nicht mehr so wie früher. Sie wurde auch nie mehr so lebendig und lustig. Wir mobilisierten sie fast täglich. Sie kam aus dem Bett, wir machten mit ihr Gehübungen und versuchten sie in die Aktivitäten der Station einzubinden. Trotzdem wurde sie immer schwächer. Nach einiger Zeit wollte Frau Maria nicht mehr jeden Tag das Bett verlassen. Wir ließen sie gewähren. Von nun an sagte sie uns, wie sie ihren Tag gestalten wollte. Sehr gerne hatte sie es, wenn ihr vorgelesen wurde, z. B. kurze Geschichten aus Illustrierten und Zeitungen oder etwas aus der Bibel.

Schließlich wurde Frau Maria ganz bettlägerig. Sie sprach nur noch wenig mit uns, sagte aber immer noch deutlich »Ja« oder »Nein«, wenn wir sie etwas fragten. Sehr positiv reagierte sie auf Berührungen wie Streicheln, sanfte Massagen des Rückens, des Gesäßes und der Beine.

Wenige Tage vor ihrem Tod bekam sie plötzlich starke Schmerzen. Jede Berührung, jeder Lagewechsel bereitete ihr sichtlich Qualen. Zu diesem Zeitpunkt konnte sie kaum mehr schlucken, daher bekam sie die erforderliche Schmerztherapie über eine Schmerzpumpe. Damit fühlte sie sich rasch um vieles besser.

Einen Tag, bevor sie starb, wurde sie sehr unruhig und warf Polster und Decke aus dem Bett. Ihre Hände suchten ständig nach irgendetwas. Auf unsere Fragen konnte sie nicht mehr antworten.

Ich setzte mich zu ihr ans Bett, streichelte ihre Hände, ihren Brustkorb und ihr Gesicht und sprach ihr beruhigend zu. – Es half nichts. Hatte sie vielleicht wieder stärkere Schmerzen? Ich gab ihr über die Pumpe einen Bolus (eine zusätzliche Dosis des Schmerzmittels). Der Zustand blieb unverändert.

Schließlich holte ich eine Waschschüssel mit lauwarmem Wasser und zwei Frotteewaschlappen. Ich begann zuerst damit ihre Füße zu berühren – vorerst noch ohne Wasser – und wartete auf ihre Reaktion.

Sie reagierte mit Luftanhalten und leichtem Verkrampfen der Beine.

Ich schaltete eine CD mit Entspannungsmusik ein und gab ein paar Tropfen eines beruhigend wirkenden ätherischen Öls in die Duftlampe. Dann massierte ich ihre Beine. Frau Maria wurde ruhiger und ich spürte wie sich ihr Köper unter meinen Händen entspannte. Ich wusch ihren Körper behutsam und sanft mit zwei feuchten Waschlappen. Abschließend baute ich um ihren Körper ein Nest aus eingerollten Decken und deckte sie zu.

Ich blieb noch ein bisschen bei ihr und hielt ihre Hand. Sie schlief ganz fest ein und atmete ruhig und tief. Als ich schließlich ging, gab ich ihr den Stofffrosch, mit dem sie sich früher so gerne beschäftigt hatte, in die Hand.

Frau Maria starb, am nächsten Tag, ohne noch einmal Anzeichen von Unruhe oder Schmerzen gezeigt zu haben, ganz ruhig in Anwesenheit ihrer Tochter.

12 Therapeutinnen im Pflegeheim – ein unnötiger Luxus?

12.1 Ergotherapie bei »aussichtslosen Fällen«?

Andrea Stöckl

Ziel der Palliativen Geriatrie ist die Erhaltung bzw. Verbesserung der Lebensqualität chronisch kranker alter Menschen mit der Hilfe aller Angebote, die Medizin, Pflege, Therapie, Psychologie und Seelsorge aufbieten können.

Leider steht das mannigfaltige Angebot der Ergotherapie alten Menschen mit fortgeschrittenen und weiter fortschreitenden chronischen Erkrankungen viel zu wenig zur Verfügung. Viele Pflege- und Pensionistenheime beschäftigen Ergotherapeutinnen – wenn überhaupt – nur mehr stundenweise auf freiberuflicher Basis, anstatt sie als wichtige Ressource im interdisziplinären Team zu erkennen. Hauptaufgabe von in der Geriatrie tätigen Ergotherapeutinnen ist es, den ganzen Menschen mit seinen Fähigkeiten und Wünschen, mit seinen Leistungseinbußen und Ängsten zu erfassen. Gemeinsam mit der Patientin wird nach Wegen gesucht, möglichst viel an Selbstständigkeit zu erhalten oder wiederzuerlangen (Ergotherapie Austria). Dies geschieht durch:

- das Wiedererwecken bzw. Wiedererlernen verloren gegangener Fähigkeiten,
- die Förderung und Erhaltung vorhandener Fähigkeiten und deren optimale Nutzung,
- die Entwicklung von Kompensationsmöglichkeiten bei Funktionsverlust.

Wiedererwecken verloren gegangener Fähigkeiten

Die Aufnahme ins Pflegeheim verändert das Leben unserer Patientinnen. Zu ihren zunehmenden Leistungseinbußen müssen die Betroffenen mit vielen Verlusten (Verlust der eigenen Wohnung, Verlust von liebgewordenen Gewohnheiten, Verlust ihrer sozialen Rollen...) fertig werden (Chapparo 1996; Chapparo und Ranka 2011). Sie sind unsicher und fühlen sich oft nutzlos. Viele von ihnen neigen dazu zu resignieren und sich aufzugeben. Die Ergotherapie leistet einen Beitrag dazu, dass alte Menschen wieder neue Aufgaben finden, ihre Talente entdecken, sich zugehörig fühlen und ihr Selbstbewusstsein zurückgewinnen. So fühlen sie sich nützlich und gebraucht und nehmen wieder aktiv an ihrem Leben teil.

Frau S. war 78 Jahre alt. Nach einem schweren Unfall im Krieg lebte und arbeitete sie in einem Kloster. Sie war eine liebe und fürsorgliche Dame, wirkte anfangs aber sehr unsicher und ängstlich. Auch in der ergotherapeutischen Werkgruppe war sie anfangs äußerst zurückhaltend. Sie bewunderte das Geschick der anderen, traute sich aber selbst gar nichts zu. Gemeinsam mit den Teilnehmerinnen der Gruppe ermutigten wir sie zur Mitarbeit und wählten für sie erst einmal Techniken mit 100 %iger Erfolgsgarantie aus. Mit der Zeit gewann sie an Selbstsicherheit, bemalte Baumwolltaschen oder Seidenschals, freute sich über ihre Werkstücke und probierte auch gerne Neues aus. Sie fühlte sich in der Gruppe wohl und freute sich von einem Mal zum anderen auf die Damen und Herren, die sie schon kannte. Lange Zeit wurde Frau S. vom Pflegepersonal in die Therapie gebracht, da sie sich nicht zutraute, den Aufzug ohne Begleitung zu benützen; aber auch das übten wir so lange, bis sie schließlich stolz und strahlend allein in die Therapie kam.

Vor allem nach akuten Ereignissen (z. B. Knochenbrüchen oder Schlaganfällen) müssen verloren gegangene Fähigkeiten wieder erlernt werden. Auch hier geht es nicht nur darum, sensomotorische und kognitive Fähigkeiten zurückzuerobern. Oft ist es die Furcht vor weiteren Stürzen, aber auch die Angst vor dem eigenen Versagen, die den Patientinnen am meisten im Wege steht.

Frau B., 89 Jahre alt, war eine äußerst gepflegte Frau. Die Arbeit war das Wichtigste in ihrem Leben. Frau B. kam regelmäßig in die ergotherapeutische Werkgruppe. Sie liebte es, bunte Seidentücher zu malen oder Tiere aus Wolle herzustellen. Ihre Kreativität war nicht nur bewundernswert, sie half ihr auch bei der Bewältigung kleiner Probleme des Alltags. Bei einem Sturz zog sie sich einen Unterarmbruch zu. Nach der Gipsabnahme klagte sie über Schmerzen und Empfindungsstörungen, das Handgelenk war geschwollen und in seiner Beweglichkeit eingeschränkt. Aufgrund der Schmerzen und aus Angst vor weiteren Stürzen vernachlässigte Frau B. sogar ihre Körperpflege. In die Werkgruppe kam sie nur mehr, um die Arbeit der anderen zu bewundern. Ein gezieltes sensomotorisches Training half ihr, die Beweglichkeit wiederzuerlangen. Immer wieder sprachen wir dabei auch über ihre Angst zu stürzen und versuchten sie zur Körperpflege zu motivieren. Trotz ihres hohen Alters lernte Frau B. schnell, den Arm wieder im Alltag einzusetzen und ihre Ängste zu überwinden. So eroberte sie ihre Selbstständigkeit zurück und konnte uneingeschränkt ihren Lieblingsbeschäftigungen nachgehen.

Förderung und Erhaltung vorhandener Fähigkeiten

In der Palliativen Geriatrie kommt der funktionserhaltenden Therapie besonders große Bedeutung zu. Es geht vor allem darum, dass alte Menschen ihre noch vorhandenen Fähigkeiten nutzen und dadurch ihren Alltag möglichst selbstbestimmt mitgestalten. Die Handlungsfähigkeit soll vom Wahrnehmen, Erinnern und Planen bis hin zum Ausführen erhalten bleiben (Chapparo 1996; Chapparo und Ranka 2011). Vor allem Patientinnen, die bereits viele Verluste erlitten haben, seit langem pflegebedürftig sind und nur mehr spärliche Beziehungen nach »draußen« unterhalten, sind meist stark in ihrer Kommunikationsfähigkeit eingeschränkt. Hier kommt der Unterstützung und Förderung ihres sozialen und psychischen Verhaltens ebenfalls große Bedeutung zu.

Die 68-jährige Frau W. ist nahezu blind. Nach mehreren Schlaganfällen waren ihre Bewegungen unkoordiniert, die Finger beider Hände wiesen massive Deformierungen auf. Durch Schmerzen und Misserfolge entmutigt, hatte Frau W. im Laufe der Zeit verlernt, ihre Hände im Alltag einzusetzen. Als Mutter von fünf Kindern war sie früher immer reichlich mit Arbeit eingedeckt gewesen. Nun genoss sie es, verwöhnt zu werden.

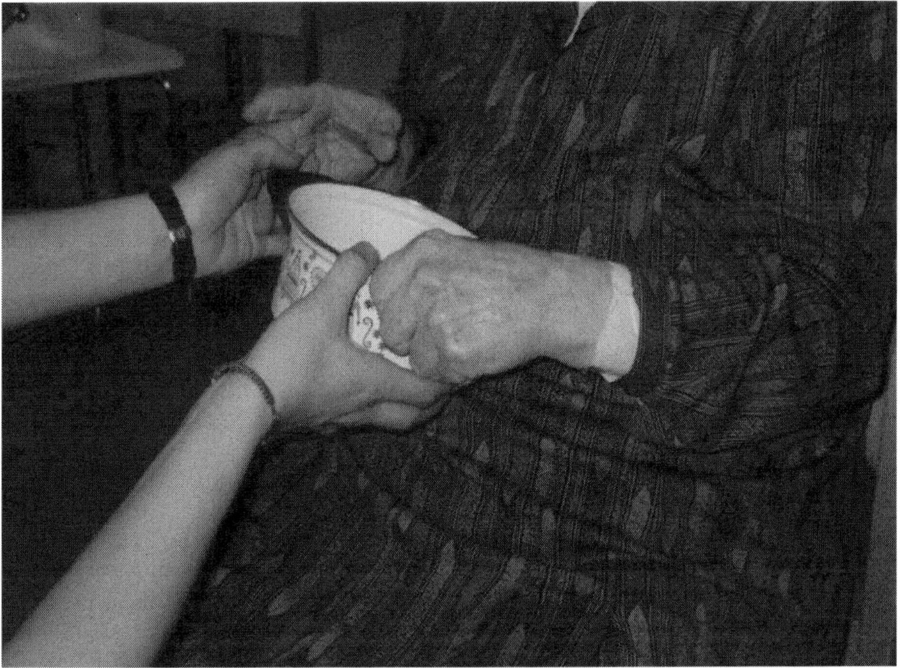

In der Einzeltherapie versuchten wir gemeinsam, die Umgebung wieder bewusst wahrzunehmen. Verschiedene Sinnesreize (Dinge anfassen und an ihrer Form erkennen, Gegenstände durch Ertasten ordnen, Tasteindrücke mit Worten beschreiben, die Natur erspüren – einen Baum, einen Stein, die samtige Oberfläche einer frischen Kastanie, ein noch klebriges junges Blatt – dienten dazu, ihre Neugierde und die Freude an der eigenen Aktivität zu wecken. Es half ihr zu erkennen, dass es so vieles gibt, das auch jetzt noch auf sie wartete! Beim motorischen Training stellte Frau W. erstaunt fest, was sie noch alles konnte.

Frau W. hatte eine Lieblingsbeschäftigung: Essen. Da sie Diabetikerin war, war das leider keine ideale Freizeitbeschäftigung. Fast ebenso befriedigend wie das

Essen fand sie die Teilnahme an der wöchentlichen Gedächtnistrainingsgruppe. Die Gruppe stärkte ihr Selbstbewusstsein und förderte so ihre seelische Gesundung. Hier war sie aktiv, redete dazwischen, wenn sie etwas wusste (manchmal nicht gerade zum Vorteil der Gruppe) und fühlte sich als erfolgreiches Mitglied der Gemeinschaft. Ein äußeres Zeichen dafür: Sie hielt in der Gruppe ihr Kaffeehäferl[14] selbst – etwas, was sie auf der Station strikt ablehnte.

Frau G., 81-jährig, nahm auch an der Gedächtnistrainingsgruppe teil. Im frühen Kindesalter erkrankte sie an einer Angina, die – da sie unbehandelt blieb – zu einer Sepsis führte. Beide Hüften waren seither in ihrer Beweglichkeit eingeschränkt. Frau G. erzählte häufig, wie gerne sie mit den anderen Kindern gespielt hätte. Aufgrund ihrer körperlichen Beschwerden konnte sie keinen Beruf erlernen, arbeitete in der Trafik ihres Schwagers, der sie als »Volksschädling« bezeichnete. Frau G. litt nach wie vor unter diesen Vorwürfen. Sie wirkte verbittert, jammerte, schimpfte, ärgerte sich über verwirrte Patientinnen, mischte sich überall ein. Bei Angehörigen und Mitpatientinnen war sie deshalb unbeliebt. Sie las regelmäßig die Zeitung und war gut orientiert. Durch die wöchentliche Gruppe sollte Frau G. aus ihrer gewohnten Umgebung herausgeholt werden. Sie lernte Patientinnen anderer Stationen kennen. Viele teilten mit ihr das Problem, keine Ansprechpartnerin zu haben. Zwischen den Übungen, die in erster Linie der Erhaltung der geistigen Leistungsfähigkeit (Konzentration, Gedächtnis, logisches Denken) dienten, blieb immer wieder Zeit, miteinander zu plaudern. Anfangs war Frau G. nur sehr schwer zur Teilnahme zu motivieren. In der Gruppe störte sie und konnte sich nicht an die vereinbarten Kommunikationsregeln halten. Allmählich (nach circa einem halben Jahr) kam sie meist unaufgefordert und beteiligte sich aktiv am Gruppengeschehen.

Entwicklung von Kompensationsmöglichkeiten bei Funktionsverlust

Können Fähigkeiten nicht wiedererlernt oder erhalten werden, ist es die Aufgabe der Ergotherapeutinnen, durch gezieltes Training, durch den Einsatz von Hilfsmitteln oder Adaptierung der Umwelt Kompensationsmöglichkeiten zu entwickeln. Eines der wichtigsten Hilfsmittel unserer Patientinnen ist der Rollstuhl. Ein gut angepasster Rollstuhl verbessert nicht nur die Mobilität; durch optimale Sitzhaltung und Lagerung können auch Verspannungen reduziert werden. Außerdem kann eine Patientin, die aufrecht sitzt, ihre Umgebung, ihre Mitmenschen und auch ihren eigenen Körper besser wahrnehmen. Darüber hinaus fördert die zunehmende Mobilität auch Kontakte zu anderen und bietet neue Gelegenheiten zur Kommunikation.

Die 70-jährige Frau M. war nach einem Schlaganfall halbseitig gelähmt. Sie hatte die Beziehung zum gelähmten Teil ihres Körpers verloren und blendete ihn gleichsam aus ihrem Leben aus (Neglect-Syndrom). Sie konnte nicht nur die gelähmte, linke Körperhälfte selbst nicht mehr wahrnehmen, alle Wahrneh-

---

14 In Österreich umgangssprachlich für Kaffeebecher.

mungen auf der linken Seite hatten für sie aufgehört zu existieren; so leerte sie beim Essen ihren Teller nur bis zur Mittellinie, sprach man sie von der gelähmten Seite her an, drehte sie sich zur Antwort nach der gesunden Seite. Einen Großteil des Tages verbrachte sie im Bett liegend. Auch ihre gesunde Körperhälfte setzte Frau M. im Alltag kaum ein. Inaktiv und mürrisch lag sie im Bett, ihr seelischer Schmerz vermischte sich mit dem körperlichen und war daher durch gute Schmerztherapie allein nicht beherrschbar. Der erste Schritt aus diesem Gefängnis war die Beschaffung eines geeigneten Rollstuhls. Gemeinsam mit Frau M. wählten wir das Modell nach ihren Bedürfnissen aus. Von großer Bedeutung waren dabei Sitzbreite und -höhe, vor allem aber die Antriebsart, die es Frau M. ermöglichen musste, den Rollstuhl mit ihrer gesunden Körperhälfte zu lenken. Durch gezieltes Training lernte Frau M. sich trotz ihrer Wahrnehmungsstörung mit dem Rollstuhl im Haus fortzubewegen. Eine Fahrradklingel am Rollstuhl gab ihr zusätzliche Sicherheit, wenn sie lebenden »Hindernissen« begegnete. Frau M. wurde im Alltag zunehmend heiterer, aktiver und offener für weitere Therapievorschläge. Sie liebte es, mit ihrer Familie im Garten zu sitzen oder kleine Ausflüge zu machen, machte regelmäßig ihre Stehversuche mit der Physiotherapeutin und war stolz auf ihre in der Ergotherapie selbst hergestellten Körbe.

Es ist nie zu spät! Durch Lebensfreude zu Lebensqualität

Als ich Frau J. kennen lernte, war sie 80 Jahre alt und führte schon seit langer Zeit ein sehr unglückliches Leben im Pflegeheim. Bereits mit zwei Jahren erkrankte sie an Kinderlähmung, seither konnte sie ihr rechtes Bein kaum belasten; 1990 lähmte ein Schlaganfall dann die gesunde linke Seite. Seither war sie an den Rollstuhl gebunden. Da sie auch die Arme nur sehr eingeschränkt verwenden konnte und ihre Beweglichkeit insgesamt durch eine weit fortgeschrittene parkinsonsche Erkrankung deutlich eingeschränkt war, war sie in den meisten Dingen auf die Hilfe ihrer Umgebung angewiesen. Gemeinsam beschlossen wir, den Kampf um die Verbesserung ihrer Selbstständigkeit aufzunehmen.

Der erste Schritt war auch in diesem Fall die Beschaffung des geeigneten Rollstuhls. Gemeinsam mit Frau J. wählte ich das Modell nach ihren besonderen Bedürfnissen aus. Nicht nur Größe und Antriebsart waren dafür von Bedeutung: Frau J. benötigte z. B. spezielle Armlehnen, die es ihr erlaubten, möglichst nahe an ihren Arbeitsplatz heranzufahren. Die selbstständige Fortbewegung mit dem Rollstuhl bedarf einiger Übung. Ein entsprechendes Training gehörte daher mit zur Therapie.

Gezieltes Selbsthilfetraining war ein nächster Schritt in Richtung Selbstständigkeit. Fertigkeiten wie Waschen, Anziehen oder Essen können oft wiedererlernt werden. Je weniger abhängig ein Mensch von seiner Umgebung ist, desto mehr wächst sein Selbstvertrauen, desto mehr Freude kann er seinem Leben abgewinnen. Frau J. konnte sich nicht allein waschen und anziehen, weil sie ihre Arme kaum verwenden konnte. Ich übte mit ihr vorerst einzelne Bewegungen (z. B. Strecken und Heben des Armes, Strecken und Beugen des Ellbogens). Damit die Übungen auch Spaß machten, setzte ich gezielt Spiele und handwerkliche Techniken ein.

> Frau J. schrieb gerne Briefe, doch nach wenigen Worten wurde ihre Schrift immer kleiner und unleserlicher. Mein Angebot, ein Schreibtraining zu beginnen, nahm sie gerne an. Sie übte nachmittags in ihrem Zimmer. An den Vormittagen hatte sie keine Zeit dafür, da besuchte sie die Werkgruppe in der Ergotherapie. Die Arbeit in der Gruppe machte Frau J. Freude, daneben genoss sie es, mit befreundeten Patientinnen zu plaudern oder neue Gruppenmitglieder kennenzulernen. Manchmal hing sie auch nur ihren Gedanken nach und hörte der Musik im Radio zu.
>
> Als ich Frau J. kennenlernte, bestickte sie Geschirrtücher, Sticken war ihre Hauptbeschäftigung. Mit der Zeit erkannte sie, was sie noch alles machen konnte. Sie versuchte das Hinterglasmalen und entdeckte ihr Talent zur Seidenmalerei. Frau J. war immer für etwas Neues offen, es gab vieles, was sie ausprobieren wollte.
>
> Der Freitag war dann ein ganz besonderer Tag. Am Nachmittag nahm Frau J. an der Musikrunde teil. Sie hatte eine sehr schöne Stimme und sang sich voller Freude so richtig auf das Wochenende ein.

Das Beispiel von Frau J. zeigt besonders deutlich, dass die Lebensqualität sehr alter, chronisch kranker Menschen nicht nur vom Ausmaß ihrer Erkrankung oder Behinderung bestimmt wird. Wesentlich mitentscheidend ist ein menschlich und fachlich kompetentes Umfeld (zwischenmenschliche Beziehungen, Hilfsangebote, Gestaltungsmöglichkeiten, Freiheitsspielraum …), das dem kranken Menschen durch Zuwendung, Verständnis, gezielte Förderung und Adaptierung der Umwelt hilft, wieder neue Perspektiven in seinem Leben zu erkennen.

Ergotherapie erfolgt auf ärztliche Anordnung und wird eigenverantwortlich durchgeführt. Je nach Zielsetzung erfolgt die Therapie einzeln oder in der Gruppe (MTD-Gesetz[15]). In unserer Abteilung ist die Gruppentherapie ein wichtiges Instrument, da sie den Kontakt zwischen den Patientinnen einzelner Stationen, aber auch zwischen den Geschlechtern fördert.

Oberstes Ziel bleibt das Erreichen der bestmöglichen Lebensqualität, ein Ziel, das nur in enger Zusammenarbeit zwischen Patientinnen, Therapeutinnen und Team erreicht werden kann.

12.2 Physiotherapie in der Palliativen Geriatrie

Elisabeth Bonomo, Andrea Stöckl

Die Physiotherapie leistet einen entscheidenden Beitrag in der ganzheitlichen Betreuung hochbetagter Menschen. Ihre Zielsetzungen können, je nach Ausgangslage, sehr unterschiedlich sein: Für eine 90-Jährige, die bis zu ihrer Schenkelhalsfraktur

---

15 Bundesgesetz über die gehobenen medizinisch-technischen Berufe.

ohne wesentliche Hilfe zu Hause gelebt hat, soll die postoperative Rehabilitation die Rückkehr in die eigene Wohnung ermöglichen. Für Patientinnen, deren Zustand sich nicht mehr wesentlich verbessern lässt, muss das Ziel in der noch verbleibenden Lebenszeit das Erreichen und Halten der bestmöglichen Lebensqualität sein. Die klassische Rehabilitation endet mit dem Erreichen (oder endgültigen Verfehlen) ihres festgesetzten Zieles. Im häuslichen Umfeld wird alten Menschen von der Krankenkasse oft nur eine bestimmte Anzahl von Therapieeinheiten bewilligt. Physiotherapie in der Palliativen Geriatrie hingegen sollte ein wesentlicher Teil der Lebensbegleitung bis zuletzt sein.

»Ziel *(der Palliativen Geriatrie)* ist es, den Betroffenen bis zu ihrem Tod ein gutes, ihren körperlichen und psychischen Bedürfnissen entsprechendes Leben zu ermöglichen« (Heimerl et al. 2018). An diesem Grundsatz orientierte sich das ganze multiprofessionelle Team. Der Fokus der Physiotherapie liegt dabei auf der Erhaltung und Wiederherstellung natürlicher Bewegungsabläufe und der Schmerzreduktion.

Wenn uns eine Patientin, die unsere Hilfe brauchte, von der Ärztin zugewiesen wurde – z. B. mit der Bitte um Mobilisierung oder Schmerzbehandlung –, suchten wir sie auf der Station auf, stellten uns vor und versuchten in einem ersten Schritt, mit ihr in Beziehung zu treten. Zum Zeitpunkt des Kennenlernens war oft noch unklar, über welche körperlichen Fähigkeiten sie noch verfügte und was bereits unwiderruflich verloren gegangen war. Behutsam erklärten wir, was wir vorhatten und bemühten uns, ihr Einverständnis zu gewinnen. Es war letzten Endes immer die Patientin, die die Entscheidung traf, ob sie unser Angebot heute (oder in diesem Augenblick) annehmen wollte oder nicht. Sagte sie entschieden »nein« oder zeigte uns mithilfe ihrer Körpersprache, dass sie jetzt in Ruhe gelassen werden möchte, versuchten wir es zu einem späteren Zeitpunkt wieder. Auch im Hinblick auf Dauer, Intensität und Art der Behandlung hatte die Patientin ein wesentliches Mitspracherecht. Wir arbeiteten personzentriert, d. h., dass die Wünsche und Bedürfnisse der Patientin in die Therapie integriert, ihre Verweigerung ernst genommen und respektiert wurde.

Oft war es notwendig, die fachspezifische Arbeit durch ein ruhiges und validierendes Gespräch zu ergänzen, manchmal konnte es auch sinnvoll sein, die Therapie dieses Mal ganz durch ein Gespräch zu ersetzen. Der alte noch orientierte Herr, der soeben erfahren hat, dass seine Tochter sich einer schweren Operation unterziehen muss, wird sich ebenso wenig auf die Behandlung einlassen können, wie die alte desorientierte Dame, die sich als gesunde junge Frau in ihrer Mutterrolle sieht und ganz dringend nach Hause will, weil ihre Kinder aus der Schule kommen.

Palliative Geriatrie verlangt von Therapeutinnen Flexibilität, Einfühlsamkeit und Geduld. Vor allem bei begleitenden psychiatrischen Symptomen, wie Angststörungen oder Depressionen, braucht es vonseiten der Therapeutin neben Mitgefühl und Verständnis auch viel Ermutigung, um in den Betroffenen die Hoffnung und den Willen zu wecken, mitzumachen (Taylor 2019).

Das Bemühen, einzelne Symptome nach einem genauen, vorher festgelegten Schema zu behandeln, führt häufig nicht zum gewünschten Ziel. Je besser die Beziehung zwischen Patientin und Therapeutin ist und je mehr wir die körperliche und seelische Tagesverfassung in die Behandlung einbeziehen, desto größer wird auch der Therapieerfolg sein.

Physiotherapie ist ein wesentlicher Teil der Palliativen Geriatrie. Auch wir können niemanden »gesund machen«, aber wir können wesentlich dazu beitragen, unseren Patientinnen vermeidbares Leid zu ersparen, sogar ohne dafür Nebenwirkungen in Kauf nehmen zu müssen. Im Folgenden werden die Hauptaufgaben der Physiotherapie erläutert.

Schmerzreduktion

Solange es nicht gelingt, die Schmerzen auf ein gut erträgliches Maß zu reduzieren, bleiben alle anderen therapeutischen Versuche vergeblich. Der physikalischen Medizin stehen zahlreiche Methoden zur Schmerzlinderung zur Verfügung. Diese Verfahren haben für die Patientinnen viele Vorteile: Sie haben keine Nebenwirkungen, die neue Aktivität bringt Abwechslung in den Tag und – nicht zuletzt – bekommt der alte Mensch Nähe, Zuwendung und neue Gesprächspartnerinnen.

Die zahlreichen schmerztherapeutischen Möglichkeiten der Physiotherapie werden noch immer zu wenig genützt. In der Palliativen Geriatrie kommen vor allem folgende Methoden zum Einsatz:

- Lagerung
- Massagen (z. B. Lymphdrainage, Fußreflexzonenmassage)
- Elektrotherapie (z. B. TENS – transkutane elektrische Nervenstimulation)
- Ultraschall
- Thermotherapie (Behandlungen mit Wärme und Kälte, Packungen wie z. B. Moor, Bestrahlungen mit der Rotlichtlampe)
- Lasertherapie zur Schmerzreduktion und Wundheilung

In den neuen Pflegewohnhäusern der Gemeinde Wien werden in den letzten Jahren vermehrt auch Masseurinnen angestellt, die einen wesentlichen Beitrag zur Schmerzreduktion leisten. Daneben unterstützt die Physiotherapie vor allem bei Bettlägerigen ganz wesentlich die Schmerzprophylaxe. Durch fachgerechte Lagerung und durch regelmäßiges, behutsames Durchbewegen der Gelenke gelingt es, Schmerzen, Verspannungen und das Entstehen von Kontrakturen aufzuhalten. Soll der chronische Schmerz Hochbetagter ausreichend gelindert werden, muss der ganze Mensch und nicht nur ein schmerzendes Glied im Blickpunkt stehen. Der Leidensdruck wird erst dann nachlassen, wenn auch der »schmerzenden Seele« geholfen wird.

Ein von körperlichen und seelischen Schmerzen gepeinigter Mensch wird jeden Gedanken an Mobilisation von sich weisen, sich so wenig wie möglich bewegen und kaum bereit sein, an den von der Station angebotenen Aktivitäten teilzunehmen.

Erhaltung der Selbstständigkeit

Die meisten Menschen empfinden es als außerordentlich belastend, von anderen abhängig zu sein. Jedes kleine Stückchen Selbstständigkeit, das die Hochbetagte behalten oder zurückerobern kann, ist ein Stück Lebensqualität. Wer zumindest noch seine Lage im Bett aus eigener Kraft verändern kann, ist nicht darauf angewiesen zu warten, bis jemand Zeit hat, ihm zu helfen. Je mehr Kompetenzen man abgeben muss, desto größer wird die Hilflosigkeit.

Der wesentliche Faktor der körperlichen Selbstständigkeit ist die Erhaltung bzw. Wiedererlangung der Mobilität. Ist einmal ein Einbruch erfolgt, sind viel Ausdauer und Übung notwendig, um die Einbußen einigermaßen wettzumachen. Es ist ein großer Erfolg, wenn ein alter Mensch wieder lernt, zu stehen und sein Körpergewicht mit der Kraft seiner Beine zu tragen. Vom Stehen über die Gangschulung bis zum selbstständigen Gehen und zum Stiegensteigen ist es ein weiter Weg. Jeder kleine Erfolg ist ein wichtiger Meilenstein, der den Lebensmut, das Selbstwertgefühl und das Selbstvertrauen steigert. Kann eine Fähigkeit nicht in ausreichendem Maße wiedergewonnen werden, hilft die Versorgung mit geeigneten Hilfsmitteln der Betroffenen, das Verlorene bis zu einem gewissen Grad zu kompensieren. Jede Woche, um die die Immobilität hinausgezögert werden kann, verkürzt die Zeit der vollständigen Abhängigkeit.

Zu Beginn des 21. Jahrhunderts arbeiteten wir gerne mit der Nowo Balance® Therapie, einem ganzheitlichen Bewegungskonzept, das die Wiederherstellung des Gleichgewichts von Körper, Geist und Seele zum Ziel hat (May-Ropers 2002). Diese Therapie ist in der Zwischenzeit von einem neuen Handlungskonzept, der Kinästhetik (www.kinaestetics.at) abgelöst worden, das heute in vielen der neuen Wiener Pflegewohnhäuser zur Anwendung kommt. Die Methode nimmt die individuellen Bewegungsmuster der Patientinnen auf und unterstützt ihre Bewegungen schonend. Zugleich verlangt die Kinästhetik dem Pflegepersonal viel weniger an Krafteinsatz ab und trägt dadurch viel zu seiner Gesunderhaltung bei.

Der demente alte Herr war von jeher gewohnt, beim Anziehen der Hose immer mit dem linken Bein zu beginnen. Bieten wir ihm zuerst das rechte Hosenbein an, ist er verwirrt und weiß nicht, was er tun soll. Wenn wir seine vertrauten Bewegungsabläufe erkunden und nützen, unterstützen wir ihn bei der Ausführung.

Die alte Dame war gewohnt, sich beim Aufstehen mit beiden Händen auf die Armlehnen des Stuhls zu stützen. Nach einer Handgelenksfraktur kann sie das nicht mehr. Sie bewegt sich jetzt weniger, kann nicht mehr selbstständig auf die Toilette gehen und zieht sich in ihr Zimmer zurück. Es geht in der Therapie darum, mit ihr einen neuen Bewegungsablauf zu erarbeiten, der ihr trotz der Einschränkungen das Aufstehen wieder ermöglicht.

Förderung sozialer Kontakte

Die Mühen des Alltags lassen sich viel besser ertragen, wenn man sich nicht mehr so einsam fühlt. Wer in einer Gemeinschaft geborgen ist, kommt auch mit Schmerzen und Belastungen besser zurecht.

Unser wöchentliches Gruppenturnen eignete sich außerordentlich gut dazu, soziale Kontakte zu fördern. Zu Beginn gab es ein Begrüßungsritual, neue Turnerinnen wurden vorgestellt und Neuigkeiten besprochen. Turnen fördert nicht nur die Beweglichkeit, sondern auch die Hirndurchblutung. Ich (Lisl Bonomo) konnte feststellen, dass sich im Laufe der Turnstunde auch die Gedächtnisleistung verbesserte und freute mich jedes Mal, wenn sich die Turnerinnen nach der Stunde mit Handschlag verabschiedeten und sich beim Namen nannten. Zum Abschluss sangen wir noch einige Lieder miteinander. Ich war immer wieder erstaunt, wie viel Freude den alten Menschen das Singen machte und wie gut sie die Texte der alten Kinder- und Wanderlieder mitsingen konnten.

Herr A. möchte nach Hause gehen

Der 87-jährige Herr A. kam nach seinem zweiten Schlaganfall zu uns. Er und seine Frau hofften inständig, dass er sich weit genug erholen würde, um wieder zu Hause leben zu können. Frau A. war, obwohl selbst schon betagt, bereit, alles was in ihrer Kraft stand, dazu zu tun. Das Ehepaar A., die zuständige Ärztin und ich (Lisl Bonomo) legten gemeinsam das Ziel fest: Für eine Entlassung musste Herr A. den Transfer vom Bett in den Rollstuhl, bzw. vom Rollstuhl zurück ins Bett, allein bewältigen können.

Fast täglich machten wir Bewegungsübungen und übten das Aufstehen und Gehen. Herr A. war mit Eifer bei der Sache und bemühte sich sehr. Unsere Ergotherapeutin versorgte Herrn A. mit einem Rollstuhl, den er mit einer Hand bedienen konnte und führte mit ihm ein Rollstuhltraining durch. Obwohl Herr A. sein Möglichstes tat, war unser gemeinsames Bemühen leider nicht sehr erfolgreich: Es zeigte sich immer deutlicher, dass Herr A. in seinem Orientierungsvermögen und in seiner Konzentrationsfähigkeit zu massiv gestört war, um komplexe Bewegungsabläufe wieder zu erlernen.

Herr A. bemerkte, dass er kaum Fortschritte machte und war darüber sehr traurig. Wir setzten unsere Bemühungen fort und übten täglich mit ihm. Die Entlassung nach Hause wurde aber immer unwahrscheinlicher, und wir sahen schließlich ein, dass wir ein neues Ziel finden mussten. Gemeinsam einigten wir uns darauf, Herrn A. dabei zu helfen, auf der Station so selbstständig wie möglich zu sein. Es war für den alten Mann wichtig zu erleben, dass wir ihn nicht »aufgaben«, sondern uns mit dem gleichen Einsatz wie bisher um ihn bemühten. Das half ihm dabei, sein Selbstbewusstsein und sein Selbstvertrauen nicht zu verlieren und sich nicht selbst aufzugeben.

Mit Freude und Begeisterung war er beim wöchentlichen Gruppenturnen dabei und genoss die Gesellschaft der Mitpatientinnen. Besonders viel Freude hatte er an der Therapiearbeit mit unserem Schäferhund Lord (Streicheln des Tieres mit der geschwächten Hand). Die freundschaftliche Beziehung zu dem Tier und das Berühren des warmen und weichen Fells steigerten auch sein seelisches Wohlbefinden.

12.3 Freunde mit vier Beinen – tiergestützte Therapie

Renate Urban

Haustiere waren zu allen Zeiten und sind heute mehr denn je Gefährten des Menschen. Da viele Menschen einsamer geworden sind, hat die Freundschaft mit einem Tier in den vergangenen Jahrzehnten noch deutlich an Bedeutung gewonnen. Besonders betroffen sind alte Menschen: Früher klingelte der Briefträger jeden Tag und nahm sich oft die Zeit für ein paar freundliche Worte. Um den Tagesbedarf einzukaufen, mussten viele kleine Geschäfte besucht werden. Die Geschäftsleute grüßten freundlich und erkundigten sich gegebenenfalls nach erkrankten Familienmitgliedern. Man traf beim Einkauf immer wieder die gleichen Menschen und kam mit ihnen ins Gespräch. Heute kommen die Lebensmittel aus dem Supermarkt und jeder hat es eilig. Die Post landet im Postkasten, der Geldbriefträger kommt schon längst nicht mehr. Es ist daher nicht weiter verwunderlich, dass immer mehr Menschen zu einem Haustier Zuflucht nehmen. Sie sind auf der Suche nach der Wärme, die sie immer seltener von ihren Mitmenschen bekommen.

Besonders betroffen von dieser neuen Form der Einsamkeit sind sehr alte Menschen. Solange sie noch einigermaßen beweglich und selbstständig sind, haben vor allem alte Damen sehr oft ein Haustier. Im hohen Alter wird die Pflege des vierpfotigen Freundes immer beschwerlicher, zuletzt ist sie oft gar nicht mehr möglich. Mit der Aufnahme in ein Pflegeheim erledigt sich das Thema Haustier leider im Allgemeinen auch heute noch ganz. Zurück bleibt eine völlig verunsicherte alte Frau in einer fremden Institution, in der sie sich nicht zurechtfindet, umgeben von fremden Gesichtern. Hinzu kommt die Trauer und Sorge um ihren vierbeinigen Lebensbegleiter, den sie schweren Herzens zurücklassen, im schlimmsten Fall sogar in ein Tierheim geben muss.

Schon vor Jahrzehnten begann im GZW Primaria Dr. Eva Fuchswans an ihrer Abteilung, Tierkontakte gezielt als eine die körperliche und seelische Gesundheit fördernde Therapieform einzusetzen. Damit konnte sie vielen kranken und einsamen Hochbetagten zu einem erfüllteren Leben verhelfen. In den letzten 20 Jahren hat sich die tiergestützte Therapie in vielen Bereichen durchgesetzt (exemplarisch: Greiffenhagen und Buck-Werner 2007; Beetz et al. 2018; Vernooij und Schneider 2018). An unserer Abteilung hatte es vor Jahren zwar vorübergehend Stationskatzen gegeben, aber eine Station im Pflegeheim ist für Katzen sichtlich kein richtiges Zuhause. Die Tiere zeigten bald durch ihr Verhalten, dass sie sich bei uns nicht wohlfühlten. Sonst gab es nur zwei Vögel, die man leider nicht streicheln konnte, die aber immerhin zum Verweilen vor ihrem Käfig einluden und deren Betreuung dem Leben von zwei alten Damen einen neuen Sinn gab.

Einige Jahre lang kamen einmal in der Woche für zwei Stunden zwei große, außerordentlich gutmütige und freundliche Besuchshunde zu einigen Patientinnen, von denen wir wussten, dass sie sich darüber freuten. Das war jedoch nur ein Tropfen auf dem heißen Stein.

Alfred Chladek brachte mich eines Tages auf die Idee, meinen Schäferhund Lord zur Arbeit mitzubringen. Als ich zögerte, meinte er: »Warum nicht? Das wäre bestimmt eine große Bereicherung für unsere Patientinnen!« Wir fragten Marina Kojer, unsere Chefin. Sie war sofort von der Idee angetan und meinte, dass ein Abteilungshund uns schon lange gefehlt hätte. Erst mussten noch die rechtlichen Voraussetzungen erfüllt werden, denn ein Therapiehund ist kein Bürohund, den man mit in die Arbeit nimmt, um ihn nicht allein lassen zu müssen.[16] Lord wurde untersucht und für gesund befunden, zudem musste er eine strenge »Prüfung« absolvieren, um seine Gutmütigkeit unter Beweis zu stellen und zu zeigen, dass er auch dann nicht zuschnappte, wenn er plötzlich erschreckt wurde. Von nun an begleitete mich Lord als Co-Therapeut jeden Tag in den Dienst. Als medizinisch-technische Fachkraft (MTF) arbeitete ich in der Physiotherapie. »Was macht ein Hund in der Physiotherapie?«, mag sich mancher fragen.

Eines meiner ersten überwältigenden Erlebnisse betraf Frau B., eine bettlägerige Patientin, die schon lange bei uns betreut wurde. Wir alle hatten bis jetzt kein einziges Wort von ihr gehört, sie unterhielt sich auch nicht mit den anderen Patientinnen im Zimmer. Eines Tages kam ich mit meinem Hund zu ihr. Frau B. war auf einmal hellwach und begann mit großer Freude mit dem Hund zu sprechen. Aus dem Gespräch mit Lord wurde bald auch ein Gespräch über Lord und über Hunde im Allgemeinen: Frau B. begann von sich aus, mit mir und meiner Kollegin zu sprechen. Damit war das Eis gebrochen. Mit der Zeit erwies sich Lord als wertvoller Co-Therapeut, denn Frau B. war nun, um den Kontakt zu dem Hund zu intensivieren, bereit zu üben und gegen ihre Behinderung anzukämpfen. Um Lord besser streicheln zu können, lernte sie schließlich sogar, sich wieder im Bett aufzusetzen. Die Freude über den vierbeinigen Freund befreite sie allmählich von ihrer Bedrückung und Resignation. Sie hörte auf, mit dem Schicksal zu hadern und begann auch wieder ein wenig mit ihren Zimmergefährtinnen zu sprechen. Sie freute sich auf jeden Tag, an dem sie von uns Besuch bekam und wurde zunehmend interessierter an ihrer Umwelt.

Dieses Beispiel zeigt sehr gut, worin die »Arbeit« des vierbeinigen Co-Therapeuten besteht: Das Tier schenkt den Menschen die Wärme und Nähe, die sie brauchen und nach der sie sich sehnen. Viele alte Menschen wehren Zuwendung und Berührung ihrer professionellen Helferinnen empört ab, auch wenn diese es noch so gut und ehrlich mit ihnen meinen: Sie möchten zeigen, dass sie ihr Leben noch im Griff haben, sie wollen unter gar keinen Umständen hilflos erscheinen. Ein Hund ist keine »Konkurrenz«, er versteht einen wortlos, er urteilt und verurteilt nicht, er ist weich, warm und lebendig, er ist einfach da. Wenn er zum Bett kommt, lässt er sich streicheln und teilt seine Freude darüber durch seine Körperhaltung und durch Schwanzwedeln mit.

Lord war auch ein großartiger Motivator. Im Sitzen streichelt es sich besser als im Liegen, daher lohnte es wieder sich anzustrengen, um das Verlernte zurückzuer-

---

16 Um tiergestützte Therapie und tiergestützte Fördermaßnahmen gezielt anwenden zu können, empfiehlt sich eine Fachausbildung für tiergestützte Therapie.

obern. Um Lord streicheln zu können, nahmen unsere Damen oft ohne nachzudenken »Übungen« auf sich, zu denen sie sich im Allgemeinen nur ungern und für kurze Zeit bereit fanden. Es ist natürlich viel schöner, das weiche warme Hundefell zu streicheln oder zu bürsten, als zum Trainieren eben dieser Bewegungen nach Anweisung einer Therapeutin anstrengende Übungen zu machen. Das Üben fällt so viel leichter und ist erfolgreicher, weil »Streicheln« oder »Bürsten« im Gehirn alte Bewegungsmuster aktivieren und das Verlorengegangene dadurch rascher wiedererlernt werden kann. Die Patientin verkrampft sich nicht und versucht ihr Bestmögliches zu geben, weil es ihr Freude macht und weil der Hund so lieb und brav ist. Dadurch ist der Leistungsanreiz um vieles größer, und die Patientin macht raschere Fortschritte. Die Freude über ihre zunehmende Selbstständigkeit wirkt sich als weitere Motivation aus.

War ein alter Mensch schließlich ganz bettlägerig geworden, bekam wenig Besuch, konnte vielleicht auch nicht mehr sprechen und sich kaum bewegen, durfte Lord sich auf sein Bett legen. Selbst Schwerkranke ließen erkennen, wie sehr sie sich darüber freuten.

Auch bei Sprachstörungen (z. B. nach einem Schlaganfall) bewährte sich Lord häufig als Co-Therapeut. Oft schämt sich die Betroffene, mit anderen Menschen zu sprechen, sie hat Angst, sich zu blamieren oder gar ausgelacht zu werden und gerät dadurch in Gefahr, ganz zu verstummen. Vor dem Tier braucht sie sich nicht zu schämen, mit ihm kann sie plaudern, auch wenn die Worte durcheinanderpurzeln und oft keinen Sinn ergeben. Für uns Therapeutinnen war Lord ein guter Gesprächsvermittler und machte den Kontakt zu manchen Patientinnen um vieles leichter. Sobald wir mit dem Hund kamen, wirkten wir sichtlich Vertrauen erweckender und sympathischer. Hemmschwellen, Bewegungsunlust und Müdigkeit waren leichter zu überwinden und die Kommunikation kam müheloser in Gang. Lord förderte auch die Unterhaltung zwischen unseren Bewohnerinnen. Zu einer alten Dame, die den Hund gerade halten durfte und mit ihm sprach, gesellte sich bald eine andere, die mitredete. Schließlich sprachen die beiden nicht mehr nur mit dem Hund, sondern miteinander über den Hund. So entstanden immer wieder nähere Bekanntschaften unter den Damen, denn mit der Zeit wendete man sich auch anderen Gesprächsthemen zu, sprach über sich selbst und über die Vergangenheit.

Einmal in der Woche fand unsere Turngruppe statt. Auch bei dieser Gelegenheit durfte Lord natürlich nicht fehlen. Es machte großen Spaß, den Ball zu ihm zu werfen, alle beobachteten dann, was er damit tat. Um alles zu sehen und nichts zu versäumen, drehten und wendeten sich alle viel aktiver als sonst in ihren Stühlen und Rollstühlen. Zum Abschied gab es dann eine große Streichelrunde. Selbst Menschen mit weit fortgeschrittener Demenz, die von einem Augenblick zum nächsten alles vergaßen, erinnerten sich beim Anblick des Hundes an das warme und tröstliche Gefühl, das sie beim Berühren seines Fells hatten und fragten, ob sie ihn wieder streicheln dürften.

Das Tier tröstet den alten Menschen und gibt ihm das Gefühl, nicht so allein zu sein. Es lindert Kummer und Schmerz, es ist immer aufrichtig, erwidert Freundschaft und schenkt Liebe, ohne eine Gegenleistung zu erwarten. Selbst depressive und schwierige Männer und Frauen, die niemanden an sich heranließen und alles ablehnten, blieben zumeist offen für die Freundschaft mit dem Tier. Bei Lord mussten sie nicht befürchten, dass er sich über ihren Willen hinwegsetzt oder sie zu bestimmten Handlungen nötigen wollte. Für ihn machten sie alles freiwillig und aus eigenem Antrieb und gingen um vieles froher und leichter aus dieser Erfahrung hervor.

13 Mehr Farbe ins Leben!

13.1 Eine farblose Welt – Uniform am Krankenbett

Marina Kojer

Der wesentliche Unterschied zwischen Patientinnen im Krankenhaus und im Pflegeheim besteht darin, dass Krankenhauspatientinnen vorübergehend, Pflegeheimpatientinnen dagegen zumeist für den Rest ihres Lebens aufgenommen werden. Im Krankenhaus (allerdings nur dort) kommt Zweckdienlichkeit und Nützlichkeit daher zu Recht die Priorität vor Wohnlichkeit, Gemütlichkeit und Anregung zu.

Wird ein alter Mensch in einem Pflegeheim aufgenommen, ist seine gewohnte Welt in der Regel kurz zuvor zusammengebrochen. In den Pflegeeinrichtungen der Gemeinde Wien spielte sich das Leben der Patientinnen vor der Jahrtausendwende in der nüchternen Atmosphäre eines Krankenhauses ab. Die Raumausstattung in ihrem neuen »Zuhause« war in der Regel nüchtern, glatt, zweckdienlich, abwaschbar. Die Menschen, die ihnen begegneten, trugen ihre Uniformen. Die meisten Uniformen waren weiß, andere blau gestreift, einige auch grünlich oder kakifarben. Menschen in Uniform sind »anders«. Sie wirken fremd, beängstigend, unnahbar. Meist steckten auch die Patientinnen selbst in »Uniformen«. Ihre Uniform bestand aus Nachthemd und Schlafrock. Das Anlegen der »Anstaltskleidung« kennzeichnete äußerlich den Schritt von der Privatperson zum »Pflegling«. Anfangs akzeptierte ich diese »Uniformen« als gegeben, ohne darüber nachzudenken. Ich habe viele Jahre gebraucht, um zu begreifen, was diese Verluste an »Normalität« für unsere Patientinnen bedeuteten und noch länger, ehe ich erkannte, dass viele dieser Verluste völlig unnötig waren. Die längst fällige Initialzündung für einen Umdenkprozess lieferte ein Erlebnis mit einer Patientin.

»Wissen Sie eigentlich, was das heißt …«

Frau Christine, eine noch relativ junge Frau, lebte mehr als zehn Jahre an unserer Abteilung. Nach einer Querschnittlähmung konnte sie nur noch Kopf und Arme aus eigener Kraft bewegen. Sie konnte ihre Lage selbstständig nicht um einen Millimeter verändern, geschweige denn sich allein aufsetzen, und hatte keine Kontrolle mehr über Harnblase und Darm. Wir kannten einander schon jahrelang und hatten in der langen Zeit oft miteinander gesprochen. Bei diesen Begegnungen trugen wir beide stets unsere Uniformen: Sie Nachthemd und Schlafrock, ich weißes Kleid und weißen Mantel.

Eines Tages, ich war bereits zum Weggehen umgezogen, fiel mir ein, dass ich noch etwas auf der Station zu erledigen hatte. Im Vorbeigehen sah ich Frau Christine auf dem Gang sitzen und begrüßte sie. Als sie mich sah, lächelte sie bewundernd und sagte: »Sind Sie heute aber schön!« Ich gab (wie mir leider zu spät bewusst wurde) die dümmste und taktloseste Antwort, die ich nur geben konnte. Ich sagte: »Habe ich Ihnen bis jetzt etwa nicht gefallen?« Die Frau im Rollstuhl schwieg und sah mich mit großen Augen sehr ernst an, ehe sie erwiderte: »Wissen Sie eigentlich, was das heißt, nie etwas anderes zu sehen als das Zimmer und den Gang? Wissen Sie, was es für eine Frau heißt, nie schön angezogen zu sein? Wissen sie, wie das ist, wenn man nur von uralten Menschen in formlosen Schlafröcken und von Betreuerinnen in weißen oder blaugestreiften Kitteln umgeben ist?« »Ich habe bis jetzt noch nie darüber nachgedacht«, sagte ich… und schämte mich.

In den Jahren danach, veränderte sich im GZW vieles zum Besseren und an unserer Abteilung hielt der Geist der Palliativen Geriatrie Einzug. Alle nicht bettlägerigen Patientinnen trugen bald Privatkleidung. Auch Frau Christine saß bald in hübscher Bluse oder schickem Pulli in ihrem Rollstuhl, obwohl es schwierig und zeitraubend war sie anzukleiden. Unsere »Dienstkleidung« wurde allerdings noch lange nicht infrage gestellt und blieb als Selbstverständlichkeit weiter erhalten. Es war meine Kollegin Andrea Martinek, die gemeinsam mit ihrem Stationspfleger Franz Hammer erstmals energisch Sinnhaftigkeit und Notwendigkeit dieser Uniformen infrage stellte und nachdrücklich auf die negativen Konsequenzen der Verarmung an Sinnesreizen für unsere Patientinnen hinwies. Die beiden nahmen den langen Kampf mit der »Obrigkeit« auf. Es gelang ihnen letztlich, die starren Regeln, die es »immer schon« gegeben hatte, zu besiegen und Menschlichkeit und Vernunft zum Durchbruch zu verhelfen. Das Ergebnis war verblüffend: Die Patientinnen nahmen wieder mehr am Leben teil; einige alte Damen, die vorher bereits verstummt waren, begannen sogar wieder zu sprechen. Der »dienstliche« Abstand zwischen Betreuerinnen und Betreuten wurde merkbar kleiner, die Beziehungen zwischen ihnen herzlicher und persönlicher. Das Tragen bunter T-Shirts wurde zwar bald allgemein erlaubt, konnte sich aber leider nur zögerlich durchsetzen: Die T-Shirts mussten von den Mitarbeiterinnen selbst gekauft und (aus hygienischen Gründen) von ihnen selbst am Arbeitsplatz gewaschen und gebügelt werden. Vor diesem Aufwand schreckten viele zurück. Es fehlten auch noch neue, praktikable Lösungen für all das, was man ständig bei sich haben muss: Wo bringe ich Brille, Kugelschreiber, Stethoskop, Notizblock, Schlüssel und Taschentuch unter, wenn ich keine Manteltaschen habe? Darüber hinaus war das berufliche Selbstbild vieler Mitarbeiterinnen eng an ihre Berufsuniform geknüpft (»ich bin Ärztin«, »ich bin diplomierte Pflegeperson«). Es bedeutete einen wesentlichen Lernschritt zu erkennen, dass es nur auf den Menschen und nicht auf seine Berufsuniform ankommt.

Die beiden hatten zwar gesiegt, aber größere Veränderungen ließen dennoch auf sich warten. Es war zwar erlaubt, bunte Kleidung zu tragen – aber nur wenige machten Gebrauch davon.

13.2 Der positive Einfluss von Farben

Andrea Martinek

In meiner jahrelangen Tätigkeit in der Geriatrie fiel mir wiederholt auf, wie arm an Sinnesreizen das Leben für unsere Patientinnen ist. Manchmal dachte ich mir, dass diejenigen, die noch nicht demenzkrank zu uns kommen, die besten Aussichten haben, es unter den herrschenden Bedingungen zu werden. Eine unserer großen Herausforderungen in der Arbeit mit Hochbetagten musste es daher sein, für ein gesundes Maß an äußeren Reizen zu sorgen, um auf diese Weise wieder mehr Farbe, Bewegung und Klang in das Leben der Betroffenen zu bringen.

So schaute der »normale« Pflegeheimalltag auf einer Langzeitstation aus: Mehr oder weniger mobile Patientinnen bewegten sich (oder lagen) in meist einheitlich hell ausgemalten Räumen mit weißen oder hellgrauen Möbeln und weißer (bei uns weiß-gelber) Einheitsbettwäsche. Sie wurden von mehrheitlich weiß gekleideten Personen betreut.

Schon der kleinste Fleck wird auf dem weißen Untergrund sichtbar. Weiß wird daher im Allgemeinen mit Sauberkeit und Hygiene gleichgesetzt. In der Kranken-pflege gilt die weiße Kleidung als Symbol dafür, dass in diesem Bereich hygienisch einwandfrei gearbeitet wird. Doch für viele Menschen sind Spitalweiß und die sterile Atmosphäre eines Krankenhauses eng mit den negativen Erfahrungen verbunden, die sie als Patientinnen oder Besucherinnen gemacht haben. Das makellose Weiß vermittelt zwar einerseits das Gefühl der Sicherheit (»ich bin bei Fachleuten«) und der Perfektion (»ich werde gründlich und sorgfältig untersucht bzw. behandelt«), es vergrößert aber auch die Distanz zwischen den Kranken und ihren professionellen Betreuerinnen. Dabei sollten sich unsere Patientinnen doch gerade in einem Pfle-geheim wohl, ja wenn möglich wie zu Hause fühlen. Sie blieben in der Regel bis zu ihrem Lebensende (Monate bis Jahre) bei uns, und wir versuchten, ein familiäres Umfeld für sie zu schaffen. Ihr Aufenthalt war keine vorübergehende Episode, er war alles, was ihnen das Leben noch zu bieten hatte. Die Vergrößerung der durch die Dienstuniform bedingten Distanz zwischen Betreuerinnen und Betreuten war daher ausgesprochen kontraproduktiv.

Wer ohne Abwechslung wochen-, monate-, jahrelang dasselbe sieht, ja sehen muss, kann davon nicht unberührt bleiben. Der Entzug von Sinnesreizen ebnet den Weg in die Depression, in den Abbau geistiger Fähigkeiten und in die innere Emi-gration. Bereits vor Jahrzehnten konnte nachgewiesen werden, dass das Wegnehmen von äußeren Reizen sich häufig sogar dramatischer auswirkt als das Vorenthalten von Sozialkontakten (Spitz 1945; Bowlby 1951; Röpke 2019). Es war auch längst bekannt, dass Ausmaß und Vielfalt der angebotenen Erlebnismöglichkeiten und Sinnesein-drücke über subjektives Erleben und Verhalten von Pflegeheimpatientinnen ent-scheiden (Weinstock und Bennett 1968). Patientinnen mit Demenz reagieren auf fehlende Umweltreize vermehrt mit Verwirrtheit und Verhaltensauffälligkeiten (Cohen-Mansfield et al 2015). Für Menschen mit weit fortgeschrittener Demenz gehört das Vorhandensein anregender Umweltreize zu den wesentlichen Voraus-setzungen für eine zufriedenstellende Lebensqualität (Volicer 2019). Nicht zuletzt stellt der Entzug von Sinnesreizen einen nicht unbeträchtlichen Stressfaktor dar, der sich nicht nur auf das Verhalten, sondern auch auf die Krankheitsanfälligkeit auswirkt.

Es ist eine fast unlösbare Aufgabe, eine große Zahl von Patientinnen mit wenig Personal und ohne Geld in ein lebendigeres Leben zurückzuholen. Wir dachten lange darüber nach, was wir tun könnten, um den Alltag auf unserer Station ein wenig anregender und interessanter zu machen. Schließlich entschieden wir uns dafür, das Leben bunter zu gestalten. Wir – d. h. alle Teammitglieder, Stationsärztin, Stationspfleger, Pflegepersonal und Abteilungshelferin – wollten unseren Patientinnen in Zukunft den Anblick unpersönlicher »Dienstuniformen« ersparen und stattdessen bunte Kleidung tragen. Diese Neuordnung sollte den alten Menschen dabei helfen, Kontakt zu finden und sich bei uns zuhause zu fühlen. Sie sollte neue Anregungen bringen, und darüber hinaus den vorzeitigen geistigen Abbau hintanhalten.

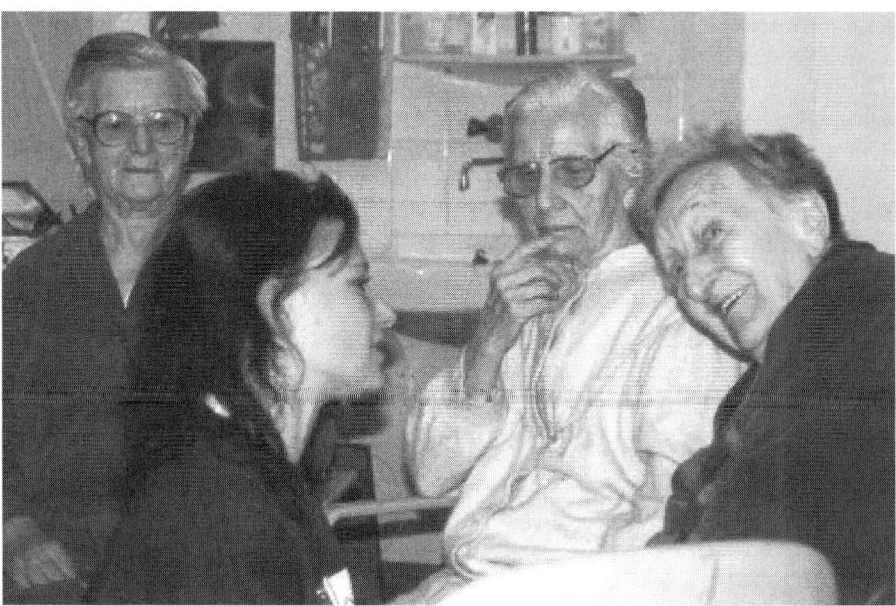

Um augenfällig auf unser Ziel hinzuweisen, nannten wir unser Projekt »Multicolor.« Natürlich muss die Dienstkleidung, ob sie nun weiß oder farbig ist, praktisch und leicht zu reinigen sein. Das bedeutete, dass die meisten von uns bunte T-Shirts in Kombination mit Hosen trugen. Vorerst musste für die Dauer des zunächst einjährigen Projekts eine Ausnahmegenehmigung erwirkt werden. Dies gelang nach einigen Mühen. Die bunte Dienstkleidung wurde allerdings nicht vom Dienstgeber zur Verfügung gestellt und musste von den Mitarbeiterinnen selbst auf der Station gewaschen und gebügelt werden. Damit Patientinnen und Besucherinnen weiterhin wussten, mit wem sie es zu tun hatten, wurden deutlich sichtbare »Identitätskarten«

getragen mit Passfoto und dem Namen in gut sichtbaren, großen Blockbuchstaben. Für Pflegende bestand darüber hinaus die Verpflichtung zum Tragen der Dienstbrosche, die die Trägerinnen als diplomierte Pflegekräfte bzw. als Pflegehelferinnen auswies.

Der Beginn der Projektphase (01.01.1995) stand für uns alle im Zeichen der Umorientierung. Die Angehörigen reagierten zuerst leicht verwundert, weil wir nicht so aussahen, wie »richtige« Profis auszusehen haben, aber schon nach einigen Wochen waren die »bunten Schwestern« zum Alltag geworden. Unsere Patientinnen waren von Anfang an begeistert und warteten neugierig darauf, was welche Pflegekraft am nächsten Tag anhaben würde.

Als Stationsärztin und Initiatorin des Projekts stand ich natürlich von vielen Seiten unter genauester Beobachtung. Meine Dienstkleidung wurde sowohl von den Patientinnen als auch von den anderen Teammitgliedern sehr sorgsam unter die Lupe genommen. Bei der Auswahl der Stoffe für meine Röcke nahm ich stets Bedacht darauf, meinen Patientinnen besondere Anregungen zu bieten. Ich wählte daher große Motive, die ihnen bekannt und vertraut waren, z. B. Hunde, Katzen, Blumen oder Musiknoten. Schon dadurch ergaben sich viele Gesprächsthemen: Die Patientinnen fingen z. B. an, über ihre Erfahrungen mit Haustieren oder Pflanzen zu sprechen. Auch ich selbst bekam, wenn ich bemerkte, dass jemand interessiert meine Kleidung betrachtete, einen guten Anknüpfungspunkt für ein Gespräch. So ergaben sich auch viele Gelegenheiten, über die Vergangenheit zu sprechen (»Mein Hund hat genauso ausgeschaut wie der auf ihrem Rock. Er hat jedes Wort verstanden, wenn ich mit ihm gesprochen habe ...«, »Tulpen sind meine Lieblingsblumen, im Frühling hat mein Mann mir immer Tulpen mitgebracht ...«). Es war erstaunlich, welcher Gefühlsreichtum zuweilen allein schon beim Betrachten eines Kleidungsstücks zutage trat, welche Tiefe ein dadurch ausgelöstes Gespräch erreichen und wie einschneidend die neue Bereicherung das Verhalten eines alten Menschen verändern konnte. Manche alte Dame, die vor Beginn des Projekts eher teilnahmslos wirkte, begann nun aktiv zu werden und äußerte Wünsche hinsichtlich ihrer eigenen Kleidung oder einer schöneren Frisur.

Die Kommunikation zwischen Betreuerinnen und Betreuten verbesserte sich, der »Mensch Pflegerin« wurde zunehmend interessant. Unsere Patientinnen begannen sich für unser Leben zu interessieren und freuten sich, wenn wir sie daran teilhaben ließen. Dieses neue Interesse veränderte auch die Kommunikation zwischen den Patientinnen: Es wurde jetzt darüber diskutiert, warum einer bestimmten Schwester das rote T-Shirt besser steht als das grüne, oder dass ein Pfleger, der sich gerade einen Bart wachsen ließ, ohne diesen sympathischer ausgeschaut hatte. Jede kleine Neuerung wurde genau registriert und interessiert diskutiert.

Diese Veränderungen brachten für unsere Patientinnen eine deutliche Steigerung an Lebensfreude mit sich. Um die erzielten Erfolge auch für Außenstehende sichtbar zu machen, war am Beginn des Projekts für alle Patientinnen eine Einstufung in Pflegekategorien erfolgt und ein Demenztest (Mini-Mental-State-Test) durchgeführt worden. Bei der Wiederholung nach einem Jahr konnte (obwohl alle mittlerweile älter geworden waren) eine messbare Steigerung der Selbstständigkeit, eine Verminderung der Pflegebedürftigkeit und bei einigen auch eine eindeutige Steigerung der geistigen Leistungsfähigkeit festgestellt werden. Bei etlichen Patientinnen war das Testergebnis gleichgeblieben, bei anderen war die Demenz zumindest nur langsam fortgeschritten. Wir beobachteten, dass alle selbstbewusster, aber auch anspruchsvoller wurden und vermehrt wagten, ihre Wünsche zu äußern.

Da wir auch wissen wollten, wie Mitarbeiterinnen und Angehörige die Änderungen im Stationsalltag erlebten, wurden beide Gruppen gebeten, einen an der Station entwickelten Fragebogen auszufüllen. Die Auswertung ergab, dass alle Befragten fanden, dass sich der Umgang miteinander durch die Einführung bunter Dienstkleider zwangloser gestaltete und dass es sich sichtlich lohnte, auch einmal etwas Neues auszuprobieren. Die Mitarbeiterinnen gaben an, dass sie jetzt mehr Freude an ihrer Arbeit hätten. Die Angehörigen wussten die großen und gut lesbaren Namensschilder besonders zu schätzen (Martinek und Hammer 1995).

Das Einschlagen eines unkonventionellen Weges hatte sich nachweislich bewährt. Nach einigem Zaudern wurde unser erfolgreiches Projekt nicht nur auf unbestimmte Zeit verlängert, alle Mitarbeiterinnen des GZW durften von da an bunte Dienstkleidung tragen, wenn sie es wünschten. An unserer Abteilung machte unser Beispiel bald Schule. Immer öfter sah man auch auf anderen Stationen bunte T-Shirts auftauchen.

14 Natur erleben – Wahrnehmung und Lebendigkeit

14.1 Wie nehmen wir die Umwelt wahr? – der Garten als Lebensraum

Andrea Stöckl

Wenn von Wahrnehmung die Rede ist, denkt man im Allgemeinen an die fünf Sinne Sehen, Hören, Fühlen, Riechen und Schmecken. Ebenfalls bedeutsam sind Tiefensensibilität – sie gibt uns Auskunft über Bewegungen, Haltung und Position unseres Körpers-, Gleichgewichtssinn sowie die innere Selbstwahrnehmung, also die Fähigkeit, z. B. Müdigkeit, Wachheit, Hunger, Schmerzen, Unwohlsein usw. zu spüren (Champagne 2019; Mahler 2017). Wir denken kaum daran, wie viel diese Fähigkeiten für unser Leben bedeuten: Die Wahrnehmung ist die einzige Brücke, die das Ich mit der Welt verbindet. Nur mithilfe seiner Sinne kann der Mensch sich in seiner Umwelt zurechtfinden. Was uns unsere Sinne mitteilen, wird im Gehirn verarbeitet; dort entstehen auch unsere Eindrücke und Vorstellungen von der Welt. Die Welt wird immer ärmer, je stärker alte Menschen – vor allem Menschen mit Demenz – z. B. durch schlechtes Sehen, Schwerhörigkeit oder Nachlassen des Tastgefühls in der Verarbeitung von Umwelteindrücken beeinträchtigt sind. Reichtum oder Verarmung an Sinneseindrücken beeinflussen Bewegungsfreude, Denken und persönliches Verhalten. Kann die Umwelt nur mehr innerhalb enger Grenzen wahrgenommen werden, nimmt der Anreiz zu körperlicher Aktivität, zum Denken und zur Kommunikation mit der Umwelt ab. Da im hohen Alter Beweglichkeit, Unternehmungslust, Kommunikationsfähigkeit, Konzentration und Gedächtnis bereits aus biologischen Gründen eingeschränkt sind, kommt ein Teufelskreis in Gang. Gelingt es nicht rechtzeitig gegenzusteuern, geht mehr und mehr von den noch erhaltenen Fähigkeiten verloren. Der alte Mensch zieht sich immer stärker in sich selbst zurück; schon bald beginnt auch das Gefühl für den eigenen Körper zu schwinden.

Die Natur mit ihrer Vielfalt an Eindrücken und Möglichkeiten ist ein hervorragendes »Therapeutikum«, um die Rückkehr ins lebendige Leben anzuregen und voranzutreiben. Leider bleiben sehr viele Menschen im hohen Alter die meiste Zeit in ihren vier Wänden. Sie können nicht mehr allein hinaus, weil ihre Wohnung z. B. im dritten Stock liegt und es keinen Lift im Haus gibt, weil sie sich nicht ohne Begleitung auf die Straße wagen, weil es im Alten- oder Pflegeheim zu wenig Personal gibt oder weil niemand auf den Gedanken kommt, sie im Rollstuhl (oder im Bett) ins Freie zu führen.

Die Natur ist reich an Farben, Klängen, Tast- und Geruchseindrücken: saftig-grünes Gras, bunte Blumen, blühende oder herbstlich verfärbte Bäume, blauer Himmel oder dunkle Wolken, Vogelgezwitscher, Windrauschen, das Plätschern des Wassers, das Prasseln des Regens, die samtige Oberfläche eines Blumenblatts, die prickelnde Kälte von Schnee, der Duft einer Rose oder eines Kräuterbeets, der Geruch der feuchten Erde nach dem Regen… Uns ist das alles selbstverständlich, es fällt uns oft gar nicht mehr auf. Für viele unserer Bewohnerinnen ist es schon lange nicht mehr selbstverständlich, einen Regentropfen auf der Haut zu spüren oder ihr Gesicht von der Sonne wärmen zu lassen. Sie haben vielleicht schon vergessen, wie es sich anfühlt, mit nackten Füßen durch das Gras zu gehen oder auf der Wiese zu sitzen und die hohen Halme an den Beinen zu spüren. Sie haben schon lange keine Möglichkeit gehabt, sonnenwarme Erdbeeren zu pflücken oder ein Butterbrot mit selbst geschnittenem Schnittlauch zu essen.

Wie sieht das Naturerleben in der Praxis aus? Der Garten soll ein Ort des Miteinanders sein. Alle Berufsgruppen können dazu beitragen, dass die alten Menschen möglichst viel Zeit im Freien verbringen. Mittagessen und Nachmittagsjause können bei schönem Wetter für viele Bewohnerinnen im Garten serviert werden. Bettlägerige fühlen sich an einem schattigen Platz, z. B. unter einem Baum, wohler als im Zimmer; mit Gehfähigen können kleine Spaziergänge unternommen werden. Selbstständige bewegen sich nach Lust und Laune im Garten und arbeiten mit oder ohne Anleitung an den Hochbeeten. Die wöchentliche Keramikgruppe, das Gruppenturnen, Spiel- oder Gesprächsrunden fanden oft im Garten statt. Auch Aktivitäten der Ergo- und Physiotherapie wurden, wenn es möglich war, ins Freie verlagert. Unebenheit und unterschiedliche Beschaffenheiten des Bodens eigneten sich sehr gut dafür, das Gleichgewicht zu fördern. Im Gras zu liegen oder das Barfußgehen unterstützten die Körperwahrnehmung und weckten alte Erinnerungen.

Frau N., 68, blind, kam nach einer Unterschenkelamputation an unsere Abteilung. Die schweren Folgeerscheinungen ihres langjährigen Diabetes hatten ein selbstständiges Leben zuhause für sie unmöglich gemacht. Schließlich traf sie selbst die Entscheidung für das Pflegeheim. Im Zimmer und auf der Station kam sie nahezu selbstständig zurecht, dennoch lebte sie sich nicht richtig ein und wirkte sehr niedergeschlagen. Ich nahm Frau N. gemeinsam mit einer anderen Dame zur Therapie in den Garten mit. Sie genoss das Gefühl, im Freien zu sein, Vögel zwitschern zu hören, Sonne und Wind auf der Haut zu spüren. Im Garten bekam sie wieder Freude daran, etwas zu tun und am Leben zu sein. Es machte ihr Spaß, Körbe zu flechten; im Freien schmeckte ihr auch das Essen wieder. Bald freundete sie sich mit ihrer Mitbewohnerin und deren Gatten an und verbrachte, wann immer dies möglich war, gemeinsam mit ihnen den Großteil des Tages im Freien. Frau N. wurde immer fröhlicher. Sie erzählte von Erlebnissen vergangener Jahre und erheiterte die anderen mit ihren Witzen.

Das Erleben des Gartens ist nur bedingt von Wetter und Jahreszeit abhängig. Bis zu einem gewissen Grad lässt sich die Natur auch ins Haus hereinholen. Blumensträuße und -gestecke erweckten bei vielen Freude und Aufmerksamkeit. Zimmerpflanzen trugen nicht nur dazu bei, eine Station wohnlicher und behaglicher zu gestalten, sie blühen, riechen, brauchen Wasser, müssen manchmal umgetopft werden.

Frau K. bekam von ihrem Enkel einen Gummibaum geschenkt, den sie seither liebevoll in ihrem Zimmer pflegte. Bei ihrer demenzkranken Zimmergefährtin, Frau H., ergab sich anlässlich eines Hausbesuchs die Gelegenheit, ihre »Palme« mit ins Pflegeheim zu nehmen. Da die Pflanze für das kleine 4-Bett-Zimmer zu groß war, stand sie im Tagraum. Immer wenn Frau H. mit Angehörigen, Mitbewohnerinnen oder Betreuerinnen im Tagraum saß, brachte sie den Stolz auf ihre »Palme« unmissverständlich zum Ausdruck.

In der Ergotherapie können viele im Garten gesammelte Materialien (Steine, Tannenzapfen, Kastanien, gepresste Blätter oder getrocknete Blumen) für kreativhandwerkliche Arbeiten verwendet werden. Es gab auch immer wieder Vorbereitungsarbeiten für Aktivitäten im Garten, z. B. Plakate für ein Gartenfest oder Schilder für die Beete.

Als dieses Buch zum ersten Mal erschien, steckte unser von Dr. Fritz Neuhauser ins Leben gerufenes Gartentherapieprojekt »7er Gartl« noch in den Kinderschuhen. Vieles war noch nicht so, wie wir es uns gewünscht hätten. Nach der schrittweisen Schließung des GZW (2010–2015) und der Übersiedlung in die neuen Wiener Pflegewohnhäuser haben wir in den Häusern, in denen dies möglich war, Vieles beibehalten, auch wenn die neuen Gärten bei weitem nicht mit den weitläufigen Grünflächen und dem alten Baumbestand mithalten können, die uns früher zur Verfügung standen. Aber nach wie vor können Aktivitäten im Freien unseren Patientinnen helfen, die Natur und die vielfältigen Möglichkeiten, die sie bietet (neu) zu entdecken und als Lebensraum zu nutzen. Aus den Erfahrungen, die wir gemacht haben, können wir mit Sicherheit sagen: Das Einbeziehen der Natur in unser ganzheitliches, palliatives Betreuungskonzept trägt viel dazu bei, die Lebensqualität von Betreuten und Betreuerinnen zu verbessern.

14.2 Omas Garten

Marina Kojer

Maria W., eine zarte kleine Frau, kam mit weit fortgeschrittenen chronischen Krankheiten zu uns und stand eigentlich vom ersten Tag an mit einem Fuß im Grab. Sie lebte allerdings zu ihrer und unserer Freude noch etliche Jahre bei uns, ehe sie, weit über 90-jährig, nach kurzer, schwerer Krankheit starb. Frau W. hatte eine große Familie, die sie oft besuchte und mit der sie in regem Austausch stand. Sie war eine leidenschaftliche Oma und identifizierte sich auch selbst mit dieser Aufgabe. Ihrem ausdrücklichen Wunsch entsprechend nannten wir sie von Anfang an Oma W.

Oma W. ertrug es nur schwer, die Hände in den Schoß zu legen. Sie nähte, strickte, räumte und versuchte anderen zu helfen. Schon bald stellte sich heraus, dass sie eine besonders innige Bindung zu allen Pflanzen hatte. Mit großer Liebe »adoptierte« sie jeden halb verreckten, traurig vor sich hinwelkenden Blumentopf und erweckte ihn hingebungsvoll zu neuem Leben. In vielen Gesprächen bedauerte sie, keinen Garten mehr zu haben, um alle in der Zimmerluft zum Tode verurteilten Pflanzen richtig betreuen zu können. Damals war die Idee zur Gartentherapie noch nicht einmal geboren. Stationsärztin Susanne Pirker und Stationsleitung Michaela Zsifkovics überlegten lange, was sie tun könnten, um Oma W. den fehlenden Garten zu ersetzen. Schließlich erkämpften sie mit großem persönlichem Einsatz eine runde, mit Erde gefüllte Betonschale von circa 80 cm Durchmesser, die im Freien aufgestellt wurde. Von nun an war Oma W. in ihrem Element: Vom ersten Frühjahrssonnenstrahl im März bis tief in den November verbrachte sie einen Großteil der Tage damit, ihren »Garten« zu pflegen, das Wachstum der Pflanzen zu beobachten und Unkraut zu jäten. Da ihr kein geeigneteres Werkzeug zur Verfügung stand, verwendete sie sehr geschickt eine Gabel, um den Boden zu lockern. Traurig aussehende Topfpflanzen wurden behutsam aus dem Topf genommen und umgesetzt, Blumen und Schnittlauch angepflanzt. Oma W. schleppte allein die schwere Wasserkanne von dem relativ weit entfernten Badezimmer bis zu ihrer Betonschale. Als sie einen Gartenzwerg geschenkt bekam, war ihr Glück vollständig. Der Zwerg wurde zu ihrem großen Entsetzen leider sehr bald gestohlen. (Den noch viel schöneren Nachfolgezwerg ließen wir vorsichtshalber einbetonieren.) Traf ich Oma W. am Gang, war sie meistens sehr geschäftig und rief mir nur im Vorbeieilen zu: »I muass zu mein' Garten!« Blieb sie stehen, erzählte sie vom Garten und war begierig, mir ihre Erfolge zu zeigen: »Hab'n Sie scho g'sehn, wie schön mei' Goarten ang'setzt hat?« Begleitete ich sie dann hinaus, demonstrierte sie mit Liebe jede Knospe und jedes neue Blättchen und war liebevoll besorgt, wenn das eine oder andere noch nicht so recht gedeihen wollte. »Ma' muass Geduld hab'n, manche brauch'n halt länger, ma muass ihna a bisserl zured'n, is' wie bei den Menschen a.« Zwischendurch fiel ihr Auge sicher auf ein neues, winzig kleines Unkrautpflänzchen; sie zupfte es stets sorgfältig aus und schüttelte missbilligend den Kopf: »De Luadern, wenn ma net dauernd aufpasst!«

14.3 Hörst du es?

Snezana Lazelberger

Frau G. stand unter einem mächtigen Laubbaum im Lainzer Tiergarten. Die Sonnenstrahlen fielen durch das dichte, bereits bunt verfärbte Laubdach. Sie stand mit geschlossenen Augen da und atmete die warme Spätsommerluft ein.

Als sie bemerkte, dass ich sie beobachtete, wandte sie sich mir zu. Ihre blauen Augen blitzten, als sie mich anlächelte. Dann schloss sie wieder die Augen und fragte kaum hörbar: »Hörst du es?« Ich horchte und antwortete dann: »Ich höre nur die Vögel und das Rascheln des Laubes«. Nach einer kurzen Pause sagte sie: »Genau das ist es! Hier ist es so wunderbar still.«

Mit beiden Händen tastete sie über die Rinde des uralten Baumes und freute sich zu spüren, wie rau sie sich anfühlte. Es war lange her, seit sie das zuletzt hatte tun können.

Frau G. nahm trotz ihres hohen Alters, ihrer schweren chronischen Erkrankungen und ihrer starken Atemnot an unseren Ausflügen teil so lange es noch irgendwie ging. Die Bewohnerinnen wurden dabei von einigen Pflegekräften und von etlichen Angehörigen (die meisten von ihnen waren schon im Ruhestand) begleitet und betreut. Diese Ausflüge waren Sternstunden für die alten Menschen. Unsere hochbetagten Bewohnerinnen freuten sich über die frische Luft, die Sonne und die Schönheit der Natur. In familiärer Atmosphäre wurde kreuz und quer geplaudert, gesungen und gelacht. Auf diese Weise gelang es den Beteiligten immer wieder, trotz Krankheit, Behinderung und trotz der schmerzlichen Verluste, die das hohe Alter mit sich bringt, wunderbare, unwiederbringliche Momente zu erleben.

14.4　Der Garten aus der Sicht einer Bewohnerin

Gerta Vasko[17]

Ich bin 70 Jahre alt, Diabetikerin, an beiden Beinen amputiert und an den Rollstuhl gefesselt. Seit 15.07.1999 lebe ich im GZW. Bis vor einiger Zeit war ich in einer anderen Abteilung. Als diese aufgelöst wurde, kam ich hierher.

Nach ein paar Tagen der Eingewöhnung habe ich erfahren, dass hier eine neue Therapieform erprobt wird. Um uns alten, kranken Menschen noch Mut und Lebenswillen zu geben, hat man einen Garten errichtet, mit erhöhten Blumenbeeten auf der einen Seite und auf der anderen Seite einem großen Rundbeet. Die Kräuter, Tomaten, Erdbeeren und Sonnenblumen, die in dem Rundbeet wachsen, hat eine Klasse der Akademie für Ergotherapie in Baden für unseren Garten gespendet. Gesetzt wurden die Pflanzen von den Bewohnerinnen. Man kann sich gar nicht vorstellen, mit welchem Eifer da gegraben und gepflanzt wurde. Unser lieber Dr. Neuhauser machte viele Fotos, auf denen man das Leuchten in den Augen der Menschen sehen kann.

Heute ist wieder ein schöner und heißer Sommertag. Auf der Wiese liegt unsere Ergotherapeutin Andrea und macht ihre Therapie mit einer alten Dame. Es ist so wundervoll still und eine so herrlich entspannte Welt hier draußen. Wir hören keinen Autolärm, nur Vogelgezwitscher.

17　Der Beitrag von Frau Vasko wurde im Wesentlichen so belassen, wie sie ihn im Jahr 2000 geschrieben hat.

Und nun zu meinem Bereich, zu den Blumenbeeten. Man hat sich hier leider mit der Fertigstellung sehr viel Zeit gelassen, und wir konnten erst am 10. Juni mit dem Einpflanzen beginnen. Ich hatte die dumme Idee, noch mit Samen zu arbeiten, aber es war schon zu spät dafür. Sie keimen zwar, aber es fehlen ihnen einfach die Frühlingstage. In jeder Wanne wurde mit emsiger Hingabe die Erde aufgelockert, um Jungpflänzchen einsetzen zu können.

Bewohnerinnen, die früher einen Garten hatten, finden hier wunderbare Erinnerungen. Ich kann dieses Gefühl nicht beschreiben, wenn man in der sonnenwarmen Erde arbeiten kann! Auch als die ersten Pflänzchen kamen! Es war ein Hochgefühl! Mir macht sie viel Freude und Spaß, diese Therapie!

Leider haben manche alten Menschen nicht mehr allzu viel Ausdauer. Aber dafür kommen auch immer wieder neue Gartenliebhaberinnen dazu. Es war ergreifend zu sehen, wie eine Mitbewohnerin, die schon seit längerem bettlägerig war, vom Bett aus eine Sonnenblume pflanzte. Sie hatte vor Glück und Freude Tränen in den Augen. Ich denke, dieses Glücksgefühl kann jeder verstehen!

15 Palliative Pflege in der Geriatrie

Michaela Zsifkovics

Das Wort Palliativpflege weckt bei den meisten Menschen unmittelbare Assoziationen zu »Sterben«, »Agonie«, »Hand halten«, »Sitzwache«, »letzte Wünsche«. Ohne Frage gehören diese Aspekte zu unserem Betreuungskonzept, doch geht die Addition dieser Themen deutlich an der Vision der ganzheitlichen Pflege Hochbetagter vorbei, die unserem Handeln zugrunde liegt.

Geriatrische Palliativpflege ist die aktive und ganzheitliche Pflege und Begleitung von fortgeschritten multimorbiden, pflegebedürftigen, zum Großteil demenzkranken alten Menschen bis zu ihrem Tod. Diese Art der Betreuung begreift den Menschen nicht als Sterbenden, sondern als Lebenden, als ein Wesen mit individueller Lebensgeschichte, geprägt von seinen einmaligen und einzigartigen Anlagen, Erlebnissen und Erfahrungen. Nicht ihre Lebenserwartung entscheidet darüber, ob eine Hochbetagte palliative Pflege braucht, sondern das Ausmaß ihrer »unheilbaren« Hilfsbedürftigkeit.

Wir sehen den Menschen, den wir betreuen, nicht als die Summe von Funktionseinbußen, Krankheiten und Defekten, die unser Einschreiten verlangen. Wir sehen ihn als Ganzheit, in seiner Individualität, seinem Gefühlsreichtum, seinen Eigenheiten, Begabungen, Einschränkungen und Verlusten. Der Begriff der Pflege wird häufig mehr oder weniger mit der gezielten Fürsorge für den kranken Körper gleichgesetzt. Palliative Pflege begreift den Menschen als lebendes Kunstwerk.

Sie erfasst:

- *den Körper*
  - Was ist intakt geblieben, was garantiert Selbstbestimmung und stärkt das Selbstbewusstsein?
  - Wo können wir unterstützen und fördern?
  - Welche Einschränkungen erfordern unsere Hilfe?
  - Worauf müssen wir besonders achten (z. B. Schmerzen, Wunden, Schluckstörungen)?
- *die Seele*
  - Haben wir genug Respekt vor dieser Person?
  - Was ist für sie wichtig?
  - Was macht ihr Freude?
  - Was möchte sie zulassen und was nicht?
  - Wovor hat sie Angst?
  - Was belastet sie besonders?
- *das soziale Netz*
  - Gibt es noch Angehörige, Freunde, Vertraute?

- Sind alle ihr Nahestehenden schon gestorben?
- Leidet der alte Mensch unter Vereinsamung?
- Gibt es noch eine Wohnung? Wie viel bedeutet sie ihm?
- *spirituelle Bedürfnisse und Nöte*
  - Erlebt die Hochbetagte ihr Leben noch als sinnvoll?
  - Hat sie religiöse Bindungen, Bedürfnisse?
  - Wünscht sie den Tod herbei?
  - Hat sie Angst vor dem Sterben?
  - Möchte sie mit uns (mit dem Seelsorger) darüber sprechen?

Diese vier Aspekte existieren nicht getrennt voneinander. Sie sind nicht nur miteinander verknüpft, sie bilden jeweils eine einmalige Ganzheit: den Menschen.

»Die alte Person« ist eine Fiktion. Es gibt sie nicht! Jede erlebt ihr Älter- und Altwerden, ihre körperlichen Einbußen, Einschränkungen und Krankheiten in ihrer besonderen Weise. Das Individuum findet seine persönlichen Antworten auf Leistungseinbußen, Verluste und zunehmende Schwäche. Jede Hochbetagte drückt die Bedürfnisse, die im Zusammenhang damit auftreten, in ihrem Verhalten aus und gibt uns damit wertvolle Einblicke in ihre persönlichen Antworten auf die Fragen, vor die sie das Leben stellt. Häufig weist das Verhalten auch auf einen besonders »wunden Punkt« (»die Schande«) hin, der Selbstrespekt und Würde bedroht.

Dazu zwei Beispiele

»Ich mache mir alles selber«

»In letzter Zeit komme ich manchmal nicht rechtzeitig auf die Toilette. Ein paar Tropfen Harn sind schon in meiner Unterhose, ehe ich sie erreiche. Ich begreife das nicht, ich war doch immer eine saubere und ordentliche Frau; ich schäme mich so. Auf keinen Fall darf jemand merken, dass mir so etwas passiert! Ich werde die Hose gut verstecken, damit niemand sie findet. Ich werde sie schnell auswaschen, wenn niemand es sieht. Aber was mache ich, wenn es wieder passiert? Meine Hose darf nicht noch einmal schmutzig werden! Ich werde die Unterhose mit viel Klopapier auslegen. Es ist auch besser, immer genug Klopapier griffbereit zu haben. Ich lege mir vorsichtshalber in meiner Tasche einen großen Vorrat an.«

Wie soll die Pflege reagieren? Einfach wegschauen, um die alte Frau nicht zu verletzen? Das geht vielleicht für den Augenblick, aber nicht auf die Dauer!

Das wäre respektlos:
»Frau A., Sie haben schon wieder Ihre schmutzige Unterhose im Kasten versteckt! Alles stinkt schon! Nehmen Sie doch endlich eine Windel, das ist ja keine Schande!« »Wozu brauchen Sie so viel Klopapier in der Tasche? Wir kommen gar nicht nach mit dem Nachfüllen!« »Sie sollen nicht immer ihre Hosen selbst waschen! Sie hängen ewig auf dem Heizkörper, und sauber werden sie durch Ihr Waschen auch nicht.«

So können wir helfen:
Gespräche über den »wunden Punkt« müssen vertraulich sein und sich nicht mit einem »Corpus delicti« (Unterhose, Klopapier) beschäftigen, sondern mit dem Problem selbst. Sie dürfen nur zwischen zwei Frauen unter vier Augen stattfinden. Die Pflegekraft muss eine Vertrauensperson sein. Sie muss Verständnis und Mitgefühl zeigen, behutsam, in wiederholten Gesprächen, die »Schande« für die alte Frau in ein gesundheitliches Problem umwandeln, das mit der Ärztin besprochen und behandelt werden kann.

»Ich bin doch nicht dumm!«

Die Konzentrationsfähigkeit nimmt im Alter ab, bei der einen schneller, bei der anderen langsamer. Je schlechter der körperliche Zustand ist, je schwächer ein Mensch wird, desto schwerer fällt es ihm, den Faden eines Gespräches weiterzuspinnen oder sich an bestimmte Dinge zu erinnern. Eine fortschreitende Demenz verstärkt diese Leistungseinbußen und führt zudem auch dazu, dass wesentliche Angelpunkte der Orientierung verloren gehen.

Viele alte Menschen erkennen ihre auftretenden Defizite deutlich, empfinden sie als Makel und versuchen, sie so gut es geht zu verstecken und zu überspielen. Geht z. B. der Faden in einem Gespräch verloren, wird rasch und animiert von etwas anderem weitergesprochen. Direkte Fragen (etwa nach dem Lebensalter) werden z. B. mit einem Scherz beantwortet: »Das möchten Sie gerne wissen, nicht wahr?«

Die fortgeschritten demenzkranke Frau S. gab auf die wiederholte Frage nach ihrem Alter schließlich ungehalten die Antwort: »Natürlich weiß ich, wie alt ich bin! Wenn ich nicht weiß, wie alt ich bin, bin ich ja dumm!«

Wie soll die Pflege reagieren?
Was wünschen wir alle uns, wenn wir etwas, was wir unbedingt wissen müssten, nicht wissen? Wir wünschen uns, dass unsere Wissenslücke nicht auffällt und wir nicht als Blamierte dastehen. Genau das Gleiche wünschte sich auch die demenzkranke Frau S.! Wir helfen ihr, wenn wir sie nicht bloßstellen, wenn wir mit ihr dorthin gehen, wohin sie uns führt, wenn wir ihr in jeder Situation Respekt und Wertschätzung zeigen und sie so akzeptieren wie sie ist.

Welche Ziele verfolgen wir?

- Herstellen einer tragfähigen Kommunikation,
- Erwerb von Vertrauen,
- körperliches Wohlbefinden,
- seelisches Wohlbefinden,
- Integration der Angehörigen,
- Betreuung und Begleitung Sterbender, ihrer Angehörigen und ihrer Mitbewohnerinnen.

15.1 Herstellen einer tragfähigen Kommunikation

Wollen wir einen Menschen kennen lernen, mit ihm Kontakt aufnehmen, sein Vertrauen erwerben, seine Schmerzen erkennen und seine vielfältigen Wünsche und Bedürfnisse wahrnehmen, müssen wir zunächst verstehen, was er uns sagen oder zeigen will. Wir müssen uns selbst so ausdrücken, dass er weiß, was wir von ihm wollen. Das Kapitel »Validation« behandelt die wesentlichen Grundregeln der Kommunikation, die uns helfen, allen Menschen – nicht nur Demenzkranken – näher zu kommen. Respekt und Wertschätzung sind Voraussetzung und Basis jeder guten Beziehung zwischen zwei Menschen. Sie sind die Garanten dafür, dass wir jeder Bewohnerin, unabhängig von ihrem Alter, vom Ausmaß ihrer körperlichen und/oder geistigen Erkrankungen, ihrer Weltanschauung oder ihrer religiösen Überzeugung mit der Achtung begegnen, die jedem Menschen gebührt, einfach deshalb, weil er ein Mensch ist. Darauf soll hier nicht noch einmal eingegangen werden.

Vielleicht noch ein paar Worte zu den zahlreichen »kleinen Fehlern«, die uns im Trubel des Alltags, aus Gedankenlosigkeit, Übermüdung, Personalmangel oder Pflichtenkollision immer wieder unterlaufen und die Beziehung zum alten Menschen empfindlich stören und gefährden können.

Hier einige Beispiele:

Bewohnerin: »Schwester bitte…«
Pflegerin im Vorbeilaufen (wartet nicht, bis der Satz ganz ausgesprochen ist): »Ich habe keine Zeit.«
Bewohnerin: »Ich muss groß!«
Pflegerin (im Vorbeilaufen): »Jetzt nicht!«
Bewohnerin: »Warum ist meine Tochter gestern nicht gekommen?«
Pflegerin (hat es eilig, will kein längeres Gespräch): »Heute wird sie schon kommen« (geht hinaus).
Bewohnerin: »Schwester bitte…«
Pflegerin (in Eile): »Komme gleich!« (Vergisst und kommt in der nächsten halben Stunde nicht wieder.)
Bewohnerin (macht etwas falsch)
Pflegerin (ungeduldig): »Wie oft soll ich Ihnen noch sagen…«
Bewohnerin fragt: »Wird mein Zustand wieder besser?«
Pflegerin (obenhin) »Ja, ja, das wird schon werden.«

Fehler dieser Art sind nicht kleine, verzeihliche Versehen, sondern Verstöße gegen die Menschenwürde, Angriffe auf das Selbstverständnis von Wert und Autonomie der anderen Person. Die Bewohnerinnen fühlen sich nicht ernst genommen, ausgeliefert und ohnmächtig. Solche Fehler zerstören den Boden, auf dem Vertrauen wachsen sollte. Sie (weitgehend) zu vermeiden, ist eine Herausforderung, der wir nur unter gewissen Voraussetzungen gewachsen sein können:

Fachliche Kompetenz. Fortbildungen und Zusatzausbildungen sind ein absolutes Muss. Sie sollen uns das fachliche Rüstzeug vermitteln, mit dessen Hilfe wir den uns anvertrauten Menschen auf allen Ebenen begegnen und ihnen in vielen Notlagen helfen können. Erst wenn wir über die Qualifikation verfügen, auch mit schwierigen Situationen professionell umzugehen, kann unsere menschliche Kompetenz voll zum Tragen kommen und wir können von uns selbst und vom ganzen Team erwarten, dass unseren Bewohnerinnen Respekt, Wertschätzung, Zuwendung, Verständnis, Geduld und Mitgefühl entgegengebracht werden.

Zeit. Zeit ist eine subjektive Größe. Fünf Minuten können sehr lang, ein ganzer Tag kann viel zu kurz sein. Die größte Kunst ist der eigene Umgang mit der Zeit: Bin ich bereit, für einen anderen Zeit zu haben, sagt das noch nichts über die Zeit aus, die mir zur Verfügung steht. Oft ersparen uns wenige Minuten ehrlicher Zuwendung viel Zeit, die wir kraftraubend verschwenden würden, wenn wir nicht mit einer Bewohnerin gemeinsam, sondern gegen ihren Willen und »in ihre Verzweiflung hinein« agieren.

Wertschätzender Umgang im Team (▶ Kap. 8.2)
Personelle Ressourcen. Wir brauchen Mitarbeiterinnen, die nicht bei uns »notgelandet« sind, sondern gerne und bewusst in der Palliativen Geriatrie arbeiten. Es bedarf zudem einer ausreichenden Zahl von Mitarbeiterinnen, um den Anforderungen unserer Arbeit gewachsen zu sein.

Jungdiplomierten Pflegekräften ist eher davon abzuraten, ihre Berufslaufbahn an einer geriatrischen Abteilung zu beginnen. Sie werden dort in der Regel zugleich unter- und überfordert: Sie wünschen sich faszinierende Aufgaben, spektakuläre Bewährungsproben für ihr frisch erworbenes Können und Wissen, den vermehrten Einsatz technischer Geräte und Bewohnerinnen, die gesund nach Hause gehen. Wird von ihnen unbedingter Respekt vor der Persönlichkeit schwacher, womöglich auch noch in ihrer Hirnleistung eingeschränkter Hochbetagter erwartet, sind sie leicht überfordert. Wenn darüber hinaus das Zurückhalten der eigenen (tatsächlichen oder vermeintlichen) Überlegenheit sowie Geduld, Einfühlungsvermögen und gleichmäßige Zuwendung verlangt werden, ist das oft mehr, als sie auf die Dauer geben können.

15.2 Erwerb von Vertrauen

Der alte Mensch wird krank und hilflos bei uns aufgenommen. Er findet sich in einer erschreckend neuen Umgebung wieder, sieht viele Gesichter, keines davon ist ihm bekannt und vertraut. Bei der ersten Begegnung stehen einander meist zwei fremde Frauen gegenüber. Sie begegnen einander nicht von gleich zu gleich: Die eine ist jung, gesund, kräftig und schnell, die andere alt, krank, schwach und langsam. Dieses Ungleichgewicht bleibt auch dann erhalten, wenn wir unsere »Stärke« nicht ausspielen und der anderen von gleich zu gleich begegnen. Noch immer müssen

Hochbetagte uns als die »Machthaberinnen« erleben: Wir agieren in einer uns vertrauten Umgebung, in der wir uns selbstverständlich zurechtfinden. Wir sind in unseren Bewegungen nicht eingeschränkt, hören und sehen gut, denken schnell und haben weder Schmerzen noch Angst. Auch wenn wir freundlich sind, bleiben wir die Bestimmenden! Wollen wir das Vertrauen Hochbetagter wirklich verdienen, müssen wir ihnen dort, wo es um ihre Bedürfnisse, Wünsche, Neigungen und Abneigungen geht, die Führung überlassen und nur dann selbst führen, wenn wir erkennen, dass sie damit einverstanden sind oder es von sich aus wünschen.

Vertrauen bekommt man nicht geschenkt, man muss es sich erarbeiten! Die Bewohnerin muss fühlen, dass ich es ehrlich mit ihr meine, dass ich tatsächlich für sie da bin. Sie muss erkennen, dass ich mir Zeit nehme ihr zuzuhören, dass ich mich bemühe, ihre Probleme mit ihr gemeinsam zu lösen, statt ihr einfach die Lösung überzustülpen, die ich selbst für angemessen halte.

Kann ich Dir wirklich vertrauen?

Frau Maria O. kam von einer anderen Abteilung zu uns. Dort hatte sie sich sehr abweisend verhalten und konsequent abgelehnt, zu essen und zu trinken. Infolge ihrer schweren Grundkrankheit war sie von Anfang an bettlägerig und in schlechtem Allgemeinzustand. Zu Beginn hatten auch wir große Schwierigkeiten, mit ihr in Kontakt zu treten. Dafür konnte nicht nur ihr schlechter körperlicher und geistiger Zustand verantwortlich gemacht werden: Frau O. war zwar verwirrt (aber nicht so stark verwirrt, dass ein Gespräch unmöglich gewesen wäre!) und hörte sehr schlecht (aber mithilfe ihres Hörgeräts verstand sie, wenn wir deutlich sprachen, sehr gut, was wir sagten). Die wirklichen Ursachen für die Kommunikationsschwierigkeiten der ersten Zeit lagen in ihrem Misstrauen und in ihrem Bedürfnis, sich abzugrenzen. Sie setzte ihr schlechtes Hörvermögen z. B. sehr geschickt ein, um sich bei Bedarf zurückziehen zu können und eine größere Distanz zu erzwingen (ein bedauerndes Achselzucken: »Mein Hörgerät geht wieder einmal nicht«).

Die erste Woche bei uns verlief daher recht problematisch: Frau O. aß und trank kaum, tagsüber wollte sie wenig von uns wissen, in der Nacht läutete sie ununterbrochen. Sie fürchtete sich im Dunkeln sichtlich und hatte das Bedürfnis, sich zu vergewissern, dass immer jemand da war. Für uns Pflegende war es eine schwierige Zeit, aber wir sahen ein, dass ihre Vertrautheit mit uns nur wachsen konnte, wenn Frau O. immer wieder die Erfahrung machte: »Es kommt jemand, wenn ich läute!«, und: »Jede, die kommt, ist freundlich zu mir, niemand schimpft und schreit«.

Nach einigen Tagen äußerte Frau O. den dringenden Wunsch nach einem Bier und stellte bekümmert fest, dass sie leider kein Geld dafür hatte (eine Sachwalterschaft[18] war eingereicht; ihr monatliches Taschengeld bekam sie aber erst nach der Ernennung des Sachwalters). Selbstverständlich streckten wir

---

18 Bis 2018 in Österreich übliche Bezeichnung für die Erwachsenenvertretung (gesetzliche Betreuung).

das Geld vor, Frau O. freute sich und fand das schön von uns. Ab sofort bekam sie so viel alkoholfreies Bier, wie sie wollte. Die Flasche stand immer in Sichtweite auf ihrem Nachtkästchen und der Becher wurde ganz nach Wunsch nachgefüllt. Sie fühlte sich ernst genommen und erkannte, dass wir ihre Wünsche nicht auf die leichte Schulter nahmen, sondern uns ehrlich bemühten, sie zu erfüllen.

Sobald der Sachwalter ernannt war, bekam Frau O. ihr Geld in ihre Handtasche. Sie konnte jederzeit nachschauen, ob es noch da war und stets bestimmen, was sie damit tun wollte. Selbstbestimmung war für sie sehr wichtig. Es machte ihr z. B. Freude, selbst zu entscheiden, ob sie sich an einem Tag eine Zeitung kaufen wollte oder nicht. Das Bier am Nachtkästchen und das Geld in der Handtasche bedeuteten ihr viel, daher waren sie auch für das Team wichtig. Bei der Dienstübergabe wurde regelmäßig weitergegeben, was Frau O. sich für diesen Tag gewünscht hatte.

Essen hat eine Menge mit Gemeinschaft und Vertrauen zu tun. In dem Ausmaß, in dem sich Frau O. bei uns einlebte, begann sie auch wieder zu essen und zu trinken. Das Läuten in der Nacht wurde seltener und hörte schließlich ganz auf. Frau O. fühlte sich bei uns wohl, unterhielt sich gerne und war oft zu scherzhaften Gesprächen aufgelegt.

Einmal bekam sie starke Zahnschmerzen. Wir erklärten ihr, dass nur unser Zahnarzt Abhilfe schaffen könnte, und sie war damit einverstanden, sich in seine Behandlung zu begeben. In der Zahnambulanz sahen die Dinge für sie dann aber anders aus. Sie weigerte sich, den Mund aufzumachen und lehnte jeden Eingriff von vornherein kategorisch ab. Wieder zurück auf der Station erzählte sie uns ihren Kummer: »Ich soll da zu einem Zahnarzt gehen, den ich gar nicht kenne!« Dem fremden Mann hatte sie nicht über den Weg getraut und lieber ihre Schmerzen weiter ertragen. Ich sah, dass sie große Angst hatte und versprach ihr, beim nächsten Mal mitzukommen und während der ganzen Behandlung bei ihr zu bleiben. Als wir gemeinsam den Zahnarzt aufsuchten, war Frau O. sehr froh, einen vertrauten Menschen bei sich zu wissen und ließ sich ruhig und bereitwillig ihre Brücke entfernen und einen Zahn ziehen. Später stellte sie glücklich fest, dass ihre Schmerzen nun verschwunden waren. Sie nahm mich bei der Hand, schaute mir in die Augen und sagte mit einem Seufzer der Erleichterung: »Kind, wenn du wüsstest, wie sehr ich Angst gehabt habe!«

Viele Hochbetagte haben am eigenen Leib längst den geringen Stellenwert alter Menschen in der Gesellschaft kennen gelernt. Sie haben viele negative Erfahrungen gesammelt und sind Fremden gegenüber empfindlich und misstrauisch geworden. Die Betreuenden werden daher sehr aufmerksam beobachtet. Vor allem in der ersten Zeit ihres Aufenthalts stellten uns unsere Bewohnerinnen oft auf die Probe. Sie richteten z. B. die gleichen Fragen an verschiedene Teammitglieder, sie erkundigten sich nach der Natur ihrer Krankheit oder nach Verlauf und Dauer ihres Aufenthalts im Pflegeheim. So versuchten sie herauszufinden, ob wir bereit waren, uns auf sie einzulassen, sie ernst zu nehmen und ihnen die Wahrheit zu sagen, oder ob wir sie mit unseren Antworten nur rasch abfertigen und ruhigstellen wollten.

Soll uns eine Bewohnerin ihr Vertrauen schenken, dürfen wir sie nicht überfahren – auch nicht mit den besten Absichten. Jeder Mensch hat das Recht, selbst zu entscheiden, wie viel Distanz oder Nähe er zulässt. Auch wenn wir es noch so gut meinen: Eine alte Dame empfindet es als demütigend, wenn sie mit überströmender Zuwendung und nicht erbetener körperlicher Nähe überschüttet wird und sich nicht dagegen wehren kann. Wenn man einander erst kennenlernt, ist es sehr wichtig, dass jede Annäherung behutsam erfolgt. Kommen wir einen kleinen Schritt zu nahe, stellen wir rasch fest, dass der alte Mensch plötzlich angespannt ist, kurz den Atem anhält oder den Blickkontakt mit uns abbricht: Wir haben die persönliche Distanzschranke überschritten und tun gut daran, gleich wieder einen Schritt zurückzugehen.

15.3 Körperliches Wohlbefinden

Unser Hauptanliegen war es, belastende Symptome wie Schmerzen, Atemnot, Schlaflosigkeit, Angst und Verwirrtheit, aber auch »Kleinigkeiten« wie Durst, drückende Kleidung oder unbequeme Körperhaltung zu erkennen und zu lindern. Dafür standen uns verschiedene Therapien, Pflegetechniken und Unterstützungsmöglichkeiten zur Verfügung, die wir soweit möglich nach den persönlichen Wünschen und Bedürfnissen jeder Einzelnen auswählten und einsetzten. Zahlreiche ausgezeichnete und detaillierte Informationen darüber finden sich in der Fachliteratur (exemplarisch: Weissenberger-Leduc 2009; Nagele und Feichtner 2012; Ferrell et al. 2014; Feichtner 2018; Kränzle et al. 2018; Kränzle und Schmid 2018).
Im Folgenden sollen nur einige für die Geriatrie wesentliche Punkte herausgegriffen werden:

Schmerzen erkennen

Die Zeit, die eine Ärztin mit der Bewohnerin verbringt, ist immer begrenzt. Wir Pflegende betreuen rund um die Uhr. Es ist daher im Wesentlichen unsere Aufgabe, Schmerzen zu erkennen. Das ist bei körperlich und geistig eingeschränkten Hochbetagten nicht immer einfach (▶ Eine »aggressive Bewohnerin«). Um möglichst wenig zu übersehen, müssen wir uns Zeit nehmen, die Bewohnerin in ihrer Persönlichkeit, in ihren Anschauungen und Eigenheiten kennenzulernen und etwas von ihrer Biografie zu erfahren. Wir müssen sie gut beobachten und lernen, mit ihr zu kommunizieren, um auch diskrete Schmerzzeichen wahrzunehmen. Nur dann sind wir in der Lage zu erkennen, wo es weh tut, wann und bei welcher Gelegenheit Schmerzen auftreten, ob die Therapie ausreicht oder ob bei bestimmten Gelegenheiten (z. B. bei Pflegehandlungen oder Mobilisation) doch wieder stärkere Schmerzen auftreten.

Eine »aggressive Bewohnerin«

Als Frau Elisabeth zu uns kam, war sie körperlich in gutem Zustand, sie litt kaum unter Einschränkungen, konnte gut allein gehen, sich allein anziehen, allein essen und sich meistens verständlich ausdrücken. Zu Hause hatte sie sich nicht mehr zurechtgefunden. Es war schwierig für uns, mit Frau Elisabeth Kontakt aufzunehmen: Mit ihr in Blickkontakt zu treten gelang – wenn überhaupt – nur für ganz kurze Zeit. Die Gespräche beschränkten sich auf einzelne Wörter, dann drehte sich Frau Elisabeth entweder um und ging weg oder sie wurde aggressiv und schlug mit ungeahnter Kraft blitzschnell zu. Wie wir später erfuhren, hatte sie in ihrer Jugend die Kunst der Selbstverteidigung erlernt und es darin zur wahren Meisterschaft gebracht. Sie zu pflegen wurde zum Hasardspiel: Wir mussten sie ununterbrochen genau beobachten und (oft vergeblich!) versuchen, rechtzeitig in Deckung zu gehen.

Als Frau Elisabeth gebadet werden sollte, zogen die Pflegenden sie aus. Beim Heben der Arme war ihr Gesicht plötzlich schmerzverzerrt. Dabei blieb sie stumm und gab nicht die kleinste Schmerzäußerung von sich! Die Frage »Haben Sie Schmerzen?« ignorierte sie einfach. Als wir die Frage etwas eindringlicher wiederholten, wurde sie ungehalten und schlug um sich. Wir berichteten unserer Ärztin Susanne Pirker von diesem Verhalten. Sie hielt sich in diesem Fall nicht lange mit »Beweisführungen« auf und begann sofort mit einer Schmerztherapie.

Bereits nach zwei Tagen konnten wir mit Frau Elisabeth länger Blickkontakt halten und auch längere Gespräche führen. Ihre Aggressionen ließen deutlich nach. Wenn wir sie nicht gleich verstanden, bemühte sie sich geduldig, uns immer wieder ihren Standpunkt zu erklären. Nach und nach gelang es uns, von ihr sehr viel über ihr Leben zu erfahren und sie besser zu verstehen. Frau Elisabeth lächelte uns an und ließ uns spüren, dass es ihr bei uns gefiel. Nach einiger Zeit fühlte sie sich so wohl, dass sie jeden Nachmittag zu uns in die Teeküche kam, wenn wir Pause machten, sich zu uns setzte und mit uns gemütlich Kaffee trank.

Überwachung der Schmerztherapie

Schmerzmedikamente müssen genau nach Zeitplan verabreicht werden, um eine gleichmäßige Wirkung über 24 Stunden sicherzustellen und Schmerzspitzen zu vermeiden. Es genügt auch nicht, die Medikamente auszuteilen, ohne zu kontrollieren, was weiter damit geschieht. Kann die Bewohnerin die verordnete Therapie problemlos einnehmen? Bereitet ihr das Schlucken Schwierigkeiten? Sind die Tabletten zu groß oder lehnt sie Tropfen ab, weil sie schlecht schmecken? Treten Nebenwirkungen auf? Leidet die Bewohnerin infolge der Therapie an Verstopfung, Übelkeit, Erbrechen oder Juckreiz? Wenn es Schwierigkeiten gab, berieten Bewohnerin, Ärztin und Pflegende gemeinsam über eine Therapieänderung.

Der Umgang mit Schmerzpatientinnen

Pflegende tragen die Mitverantwortung für den Schmerzverlauf. Liegt die Schmerzgeplagte gut? Kann sie alles erreichen, was sie braucht, ohne dadurch neuerlich Schmerzen auszulösen? Gehen wir behutsam genug mit dem schmerzenden Körperteil um? Erkennen wir, was Besserung oder Verschlechterung herbeiführt und reagieren darauf entsprechend? Fragen wir die Bewohnerin und ihre Angehörigen um ihre Meinung?

Lagewechsel

Wenn ein Mensch seine Lage nicht aus eigener Kraft verändern kann, wird das Liegen für ihn zunehmend unangenehm. Dauert der Zustand lange genug an, bekommt er Schmerzen. Bei diesen Bewohnerinnen ist es daher wichtig, immer wieder kleine Lageänderungen vorzunehmen, die Polster neu zu richten, die Höhe des Kopfteils zu variieren oder die Beine in eine andere Stellung zu bringen. Bei den meisten Bewohnerinnen beeinflusst vermehrte Zuwendung den Schmerzverlauf positiv. Manche fühlen sich aber auch dann am wohlsten, wenn man sie so wenig wie möglich stört. Es ist eine wesentliche Aufgabe der Pflege, dieses Bedürfnis rechtzeitig zu erkennen, zu akzeptieren und sich danach zu richten. Ein solches Verhalten ist keine »Zurückweisung«, sondern eine persönliche Art der Schmerzbewältigung.

15.4   Seelisches Wohlbefinden

Tag für Tag belasten Unsicherheiten, Sorgen, Nöte und Kümmernisse den alten Menschen. Was Jüngere mühelos ertragen, kaum beachten oder rasch bereinigen, löst bei ihm Angst, Ratlosigkeit oder Verzweiflung aus. Unser wichtigstes Ziel ist es, unseren hochbetagten Patientinnen bei der Bewältigung belastender Situationen beizustehen und ihnen dabei zu helfen, ihre zunehmende Hilflosigkeit anzunehmen. Die Tragfähigkeit der Einzelnen entscheidet darüber, ob ein Ereignis als Bagatelle oder als existenzielle Bedrohung erlebt wird. Es liegt an der Reaktion der Umwelt, den Schaden zu beheben, zu begrenzen oder den seelischen Schmerz noch zu vergrößern.

Das war ein Schreck

Lärm vor meiner Tür: Ich[19] höre das schrille, wütende Gekläff eines kleinen Hundes, dazwischen erkenne ich die sonore, gleichfalls erboste »Stimme« unseres

---

19 Beispiel von Marina Kojer.

an sich lammfrommen Therapiehundes Lord. Als ich die Tür öffne, haben die Hundebesitzer die streitbaren Vierbeiner bereits getrennt.

Auf der Bank vor meiner Tür bleiben zwei zitternde, schreckensstarre Damen zurück, beide sehr alt und sehr dement. Ihre angstvollen Augen sind Hilfe suchend auf mich gerichtet. Ich setze mich zwischen sie. Sofort rücken sie, die Köpfe gesenkt, schutzsuchend näher und lehnen sich an mich. Die größte Gefahr scheint gebannt, als ich ihnen, eine rechts, eine links, meine Arme um die noch immer zitternden Schultern lege. Ich sage: »Das war aber ein großer Schreck!« Dabei halte ich die beiden mit sanftem Druck an mich gedrückt. Nach einer kleinen Pause, das Zittern ist bereits schwächer, wiederhole ich mehrmals mit warmer ruhiger Stimme: »Es ist jetzt vorbei ... es kann nichts mehr geschehen ... es ist alles gut ...« Rechts und links je ein tiefer Seufzer. Das Zittern ist jetzt ganz verebbt. Es bleibt eine Weile ruhig.

Schließlich hebt eine der beiden Damen den Kopf, schaut mir tief in die Augen und stellt erleichtert fest: »Jetzt sind wir noch einmal davongekommen!« Die andere nickt zustimmend mit dem Kopf und fügt nach einer kleinen Pause erklärend hinzu: »Wir möchten ja nur gesund bleiben und in Ruhe sterben können.« Als ich mich kurz darauf verabschiede und in mein Zimmer zurückgehe, bleiben die beiden sitzen und plaudern angeregt miteinander weiter.

Für Menschen, deren seelisches Wohlbefinden so störungsanfällig geworden ist, genügt eine einzige Bezugsperson auch dann nicht, wenn es die geliebte Tochter ist, die jeden Tag kommt. In Notsituationen brauchen sie gleich und auf der Stelle Zuwendung, Trost und Sicherheit. Auch die »Lieblingsschwester« genügt nicht – sie ist ja gleichfalls nicht immer zur Stelle.

Das seelische Wohlbefinden Hochbetagter ist an die Möglichkeit gebunden, mit allen Teammitgliedern zufriedenstellend zu kommunizieren. Eine Voraussetzung dafür ist, dass sämtliche für das körperliche und seelische Wohlergehen wesentlichen Informationen an alle Teammitglieder weitergegeben werden. Deshalb gab es auf unserer Station täglich drei Dienstübergaben: In der Früh erfuhren die Tagdienste die Ereignisse der Nacht; zu Mittag wurden (gemeinsam mit der Stationsärztin) die Ereignisse des Vormittags besprochen. So wussten alle, was sich in jedem einzelnen Zimmer ereignet hatte und worauf besonders zu achten war. Am Abend fand dann die sorgsame Übergabe an den Nachtdienst statt. Verschlechterte sich der körperliche oder seelische Zustand oder änderte sich etwas an Pflege oder ärztlicher Therapie, so wurde dies – da nie alle Pflegepersonen im Dienst sind – drei Tage lang weitergegeben. Damit versuchten wir, Informationslücken zu verhindern und die Kontinuität der körperlichen und seelischen Betreuung sicherzustellen. Nur wenn alle auf dem gleichen Wissensstand sind, kann jede Mitarbeiterin der Bewohnerin auf ihre Fragen antworten und ihr Hilfestellung leisten, wenn sich ihr körperlicher Zustand verschlechtert hat oder wenn sie ein Kummer quält. Unsere Bewohnerinnen merkten, dass ihre Bedürfnisse wahrgenommen und sie selbst ernst genommen wurden. Sie spürten: »Ich bin für meine Betreuerinnen wichtig. Alle bemühen sich um mich, versuchen meine Wünsche zu erfüllen und mir bei der Bewältigung von Schwierigkeiten zu helfen. Wenn ich traurig bin, ist jemand da, der mich tröstet. Wenn ich mich nicht auskenne, kann ich alle fragen. Wenn ich Schmerzen habe und es mir schlecht geht, kommt unsere Ärztin und tut etwas, um mir zu helfen.«

Guter Informationsfluss und der gute Wille aller Teammitglieder waren wesentliche Voraussetzungen dafür, dass sich die Bewohnerinnen bei uns sicher und geborgen fühlten und – trotz schlechter Wohnqualität – gerne bei uns waren. Damit dies tatsächlich gelang, war es besonders wichtig, das Bemühen und die eigenen Leistungen immer wieder kritisch zu hinterfragen. Es ist stets gefährlich, von der Treffsicherheit der eigenen Leistungen überzeugt zu sein. Jede unserer Maßnahmen war ein Versuch, Leiden zu lindern, Wünsche und Bedürfnisse zu erfüllen. Professionalität und menschliche Kompetenz sind aber keine unfehlbaren Garanten dafür, dass uns dies auch gelingt! Gut gemeint ist bekanntlich häufig das Gegenteil von gut. Um zu helfen, darf man sich selbst nicht zu wichtig nehmen. Es empfiehlt sich, immer wieder einen Schritt zurückzutreten, die Reaktionen der Bewohnerin genau zu beobachten und sich mit der eigenen Strategie flexibel an ihnen zu orientieren.

Die alte Bewohnerin soll jederzeit spüren, dass

- sie respektiert wird,
- ihre Bedürfnisse wahr- und ernst genommen werden,
- nach individuellen Lösungen gesucht wird,
- ihre Lösungen erfragt und berücksichtigt werden,
- sie ehrliche und einfühlsame Antworten erhält,
- sie niemals verlassen wird, egal was geschieht,
- auch ihre Bezugspersonen unterstützt und begleitet werden.

Das letzte Jahr im Leben von Frau Johanna

Als sie nach vielen Spitalaufenthalten an unserer Station aufgenommen wurde, war Frau Johanna körperlich, geistig und seelisch in sehr schlechtem Zustand. Vor allem die vielen Begleitsymptome ihres chronischen Nierenversagens machten ihr das Leben schwer. Sie war sehr schwach, bettlägerig, inkontinent und weitgehend desorientiert; das Denken bereitete ihr sichtlich große Schwierigkeiten. Frau Johanna war in fast allen Belangen auf fremde Hilfe angewiesen: Mit viel Mühe konnte sie gerade noch Gesicht und Hände selbst waschen. Die Mahlzeiten mussten ihr in mundgerechten Bissen vorbereitet werden, und auch dann brauchte sie beim Essen oft noch die Unterstützung einer Pflegekraft, weil ihre Hände so stark zitterten.

Auf den ersten Blick hatte die Frau, die zu uns kam, nicht viel Gewinnendes an sich. Sie wirkte unzugänglich und angespannt, war mürrisch und ständig unzufrieden. Es brauchte eine Zeit, ehe wir herausfanden, dass wir sie in unserem Bemühen, ihr zu helfen, oftmals überforderten. Wenn wir ihr z. B. beim Austeilen der Mahlzeiten anboten, zwischen zwei Menüs zu wählen, machte sie ein verärgertes Gesicht, antwortete entweder gar nicht oder sagte mit verdrossenem Achselzucken: »Gebt mir, was ihr wollt!« Wir erfassten bald, dass die Leistung, zu der wir sie aufforderten, für ihren Kopf zu schwierig war, und suchten nach einer besseren Lösung. Wir wollten Frau Johanna unsere Wertschätzung zeigen und ihr nicht einfach etwas vorsetzen. Zudem merkten wir auch, dass ihr nicht jede Speise gleich gut mundete und wollten ihr wenigstens die kleine Freude erhalten, das essen zu können, was ihr schmeckte. Wie konnten wir ihr die Auswahl erleichtern, ohne ihren Kopf zu überfordern?

Schließlich fanden wir die Lösung: Wir richteten beide Menüs an und zeigten ihr die zwei Teller. So konnte sie mit den Augen entscheiden, was sie essen wollte. Auf diese Weise versuchten wir, für viele kleine Alltagsentscheidungen Lösungen zu finden, die Frau Johanna und ihrem Zustand gerecht wurden. Mit der Zeit merkte sie, dass wir uns wirklich darum bemühten, unser Angebot ihren Bedürfnissen anzupassen. So gelang es uns allmählich, ihr Vertrauen zu gewinnen. Mit der Zeit veränderte sich ihr Verhalten, sie wurde freundlicher und wirkte entspannter.

Zu dieser Zeit begann auch die sorgfältige, auf alle ihre quälenden Symptome Bedacht nehmende ärztliche Behandlung, langsam Früchte zu tragen. Frau Johanna ging es ganz allmählich merkbar besser. Nun konnten wir vorsichtig mit der Mobilisation beginnen. Zuerst wurde sie während der Visite für zwei bis drei Minuten Querbett gesetzt. Unsere Ärztin Susanne Pirker und ich blieben bei ihr, stützten sie, soweit es nötig war und gaben ihr Sicherheit. Die Zeit, die sie ohne sich zu überfordern sitzend zubringen konnte, wurde allmählich länger. Schließlich konnte sie das ganze Mittagessen im Sitzen einnehmen. Von da an ging es schnell vorwärts. Susanne Pirker kontrollierte immer wieder die medikamentöse Therapie und passte sie mehrmals den sich laufend verändernden Bedingungen an. Die fortgeschrittenen, chronischen Grunderkrankungen verhinderten, dass Frau Johanna wesentlich gesünder wurde. Es gelang aber doch, die belastenden Beschwerden, die ihr viel Kraft wegnahmen und sie am aktiven Leben hinderten, durch ärztliche, pflegerische und therapeutische Maßnahmen zu lindern.

Bald verbrachte Frau Johanna einen Teil des Tages außerhalb des Bettes. Ihre Beine wurden durch Übung etwas kräftiger, schließlich wurden sie kräftig genug, um ihr Körpergewicht zu übernehmen: Sie konnte jetzt allein stehen und wir begannen mit Gehübungen.

Aus ihrer Biografie wussten wir, dass Frau Johanna einen behinderten Sohn hatte. Sie erzählte kaum von ihm. Er kam sie jeden Samstag besuchen, blieb etwa zwei Stunden bei ihr und brachte regelmäßig zwei Wurstsemmeln mit, eine für seine Mutter, eine für sich selbst. Von ihrem Sohn abgesehen kam niemand zu Besuch.

Frau Johanna erholte sich weiter. Sie war wieder weitgehend orientiert und durchaus in der Lage, kleine Alltagsaufgaben durchzudenken. Mit der Zeit wurde sie auch körperlich leistungsfähiger. Schließlich konnte sie allein mehrere Ganglängen zurücklegen, ohne zwischendurch stehenzubleiben. Je selbstständiger sie wurde, desto mehr begann sie unter ihrer Inkontinenz zu leiden. Solange Frau Johanna schwach, verwirrt, hilflos und in allen Aktivitäten des täglichen Lebens auf fremde Hilfe angewiesen war, hatte der vollständige Verlust der Kontrolle über ihre Blasenfunktion sie nicht weiter belastet. Jetzt sah sie ihre Situation mit anderen Augen: Sie konnte wieder gehen, klar denken und selbstständig essen. Mit der Verbesserung ihres Zustands hatte sich auch ihr Selbstbild verändert. Inkontinent zu sein, passte in dieses neue Bild nicht hinein.

Frau Johanna war nie ein Mensch gewesen, der sein Herz auf der Zunge trägt. Sie vertraute uns ihre Sorgen daher nicht spontan an. Wir tauschten unsere Beobachtungen über den Eindruck aus, den sie jedes Mal beim Wechsel der Inkontinenzeinlagen auf uns machte. Sie ließen sich wie die Steinchen eines Mosaiks zu einem Bild zusammenfügen. Ich sprach Frau Johanna vorsichtig an, und sie war froh, ihr Problem endlich mitteilen zu können: Sie wollte sich nach langer Zeit wieder als vollwertiger Mensch fühlen und schaffte es nicht, solange sie – in ihren eigenen Worten – »in die Windel machte wie ein kleines Kind«. Wir erklärten ihr, dass man die Kontrolle der Blase durch konsequentes Üben wiedererlangen kann, und versprachen, sie auf diesem nicht ganz leichten Weg zu unterstützen. Frau Johanna war erleichtert zu erfahren, dass ihr Problem nicht hoffnungslos war, und versprach mitzumachen. Wir begannen sofort mit dem Toilettentraining. Alle zwei Stunden erinnerten wir sie daran, das WC aufzusuchen; das tat sie dann auch jedes Mal gerne. In der Nacht ließen wir sie schlafen. Frau Johanna war, auch wenn es ihr nun wesentlich besser ging, auch weiterhin eine schwache und sehr kranke Frau und brauchte die ungestörte Nachtruhe, um bei Kräften zu bleiben. Es dauerte eine Zeitlang, bis sie wieder rechtzeitig spürte, wenn sie auf die Toilette musste. Zu ihrer und unserer Freude wurde sie tagsüber vollständig kontinent. In der Nacht brauchte sie zwar weiterhin eine Einlage; damit konnte sie aber gut leben.

Selbstständigkeit und die Möglichkeit, ihr Leben so zu gestalten, wie es ihr am besten passte, empfand Frau Johanna als die maßgeblichen Faktoren ihrer Lebensqualität. Wir hielten uns daher überall dort zurück, wo sie unsere Hilfe nicht mehr brauchte und versuchten auch nicht, ihr einen Rhythmus vorzugeben oder gar aufzuzwingen. Den Tagesablauf gestaltete sie in der Weise, die ihr die liebste war, dabei war sie aber bereit, sich an bestimmte Vereinbarungen zu halten. Da sie kein Morgenmensch war, begann der Tag mit einem geruhsamen Frühstück im Bett. Danach blieb sie gerne noch eine Weile gemütlich liegen. Gegen 9 Uhr läutete sie, und wir zogen ihr ihre Stützstrümpfe an (das war ausgemacht!), ehe sie aufstand, um sich waschen zu gehen. Den Rest des Vormittags verbrachte sie in der Regel im kleinen Tagraum vor dem Fernsehapparat. Nach dem Mittagessen war dann ein kleines Schläfchen angesagt, am Nachmittag las sie oder setzte sich, wenn das Wetter es zuließ, ein bisschen in den Garten. Mit diesem Tagesplan fühlte sie sich wohl und war mit dem Leben, das sie nun wieder führen konnte, recht zufrieden. So verging fast ein Jahr. Ihre Blutbefunde verschlechterten sich zwar, aber ihr Zustand blieb fast konstant.

Eines Tages berichtete eine Kollegin bei der Dienstübergabe nach dem Nachtdienst: »Frau Johanna hat in der Nacht eine Hochdruckkrise und Herzbeschwerden gehabt. Ich habe den Blutdruck gemessen und sofort die diensthabende Ärztin gerufen. Sie hat sie untersucht und ihr ein Medikament verordnet. Eine halbe Stunde später war der Blutdruck wieder normal. Es ist ihr für den Rest der Nacht gut gegangen und sie hat ruhig geschlafen.« In den nächsten Wochen kam es immer öfter zu nächtlichen Hochdruckkrisen; die Abstände zwischen den gestörten Nächten wurden immer kürzer. Während dieser ganzen Zeit ordnete Susanne Pirker immer wieder Untersuchungen an, stellte die Medikation um oder verordnete neue Präparate.

Gelegentlich hatte es kurzfristig den Anschein, als würde sich der Blutdruck daraufhin stabilisieren, letztlich blieben aber alle Bemühungen ohne durchschlagenden Erfolg. Unsere Ärztin schüttelte ratlos den Kopf: »Diese Krisen müssen eine Ursache haben! Warum treten sie immer nur in der Nacht auf?« Wir fanden vorerst keine Antwort.

Nach einer schlimmen Nacht standen wir bei der Visite wieder einmal ratlos vor dem Bett. Susanne Pirker sagte: »Wir machen uns große Sorgen um Sie, weil es Ihnen fast jede Nacht so schlecht geht.« Dann baten wir Frau Johanna zu erzählen, wie diese Anfälle anfingen, welche Symptome ihr dabei selbst auffielen und was sie dabei empfand. Sie erzählte uns: »Ich wache auf und habe das Gefühl, dass mein Herz rast. Der Schweiß bricht mir aus und ich habe große Angst.« Ich fragte: »Wissen Sie, wovor Sie Angst haben? Bedrückt Sie vielleicht etwas? Haben Sie Sorgen?« Frau Johanna senkte den Blick und schwieg. »Möchten Sie uns nicht sagen, wovor Sie Angst haben?«, fragte unsere Ärztin. Frau Johanna hielt die Lider gesenkt und antwortete nicht. Als ich später allein zu ihr kam, sagte sie: »Schwester Michaela, Sie kennen doch meinen Sohn. Er ist von Geburt an behindert. Was wird aus ihm, wenn ich sterbe? Ich weiß nur, dass er jeden Tag in eine Behinderten-Werkstätte arbeiten geht, aber ich kenne seinen Betreuer nicht. Mein Sohn mag ihn und erzählt gerne von ihm, aber ich weiß nicht, wie er zu ihm ist, ob er ihn gernhat, ihn versteht, seine Probleme zu lösen versucht. Ich weiß nicht, ob ich ihm vertrauen kann und ob er sich wirklich gut um ihn kümmern wird, wenn ich tot bin und er allein die Verantwortung trägt.« Die Angst um die Zukunft des Sohnes überfiel sie (wie jeden Menschen!) besonders stark, wenn sie nachts im dunklen Zimmer erwachte.

Wir schämten uns. Wir hatten immer gewusst, dass Frau Johanna einen behinderten Sohn hatte, an dem sie mit großer Liebe hing. Dennoch hatten wir nicht daran gedacht, dass sie sich jetzt, da ihr Leben zu Ende ging, um seine Zukunft große Sorgen machen musste.

Auf den Wunsch von Frau Johanna nahmen wir mit dem Betreuer Kontakt auf. Er war sofort bereit, die Mutter seines Schützlings kennenzulernen, und wir vereinbarten einen Termin, an dem Frau Johanna mit ihm zusammentreffen sollte. Als der Sohn und sein Betreuer zu der vereinbarten Zeit auf der Station eintrafen, holten wir Frau Johanna und baten alle drei, in unserem kleinen Tagraum Platz zu nehmen. Susanne Pirker und ich nahmen am ersten Teil des Gespräches teil. Am Anfang kam die Unterhaltung nur schwer in Gang. Belanglose Dinge wurden langatmig besprochen, Frau Johanna wirkte gehemmt und war äußerst zurückhaltend. Die Haltung des Betreuers blieb vorerst abwartend. Alle fühlten sich offensichtlich recht unbehaglich. Mit der Zeit gelang es uns, Frau Johanna dabei zu helfen, ihre Sorge und ihren Herzenswunsch zu formulieren. Der Betreuer gab bereitwillig Auskunft und zeigte der besorgten Mutter Fotos von der Behindertenwerkstätte und von der Wohnungsrenovierung. Sobald wir sahen, dass das Gespräch gut lief, ließen wir die drei allein. Sie sprachen lange und angeregt miteinander. Vor dem Mittagessen begleitete Frau Johanna ihre Besucher noch bis zur Eingangstür und winkte ihnen nach, als sie das Haus verließen. Danach war sie sehr erleichtert und sagte: »Ich habe einen sehr guten Eindruck von dem Betreuer meines Sohnes. Ich weiß jetzt, ich kann ihm mein Kind mit gutem Gewissen anvertrauen.«

Von diesem Zeitpunkt an erlebte Frau Johanna wieder ruhige Nächte. Herzjagen und Hochdruckkrisen stellten sich nicht mehr ein. Bald darauf starb sie. Sie war eines Nachts ganz ruhig eingeschlafen.

15.5 Integration der Angehörigen

Mehr als die Hälfte unserer Bewohnerinnen hatte niemanden mehr, der ihnen nahestand und bereit war, auch jetzt noch an ihrem Leben teilzunehmen, sie regelmäßig zu besuchen und sie bis zuletzt zu begleiten. Wenn es glücklicherweise noch jemanden gab, der das Leben über viele Jahre mit dem alten Menschen geteilt hatte, dann musste uns stets bewusst sein, wie kostbar diese Verbundenheit für die Kranke und Pflegebedürftige war. Hochbetagte Männer haben oft noch Ehefrauen, die sich liebevoll um sie kümmern. Manche von ihnen waren sogar bereit, regelmäßig den Großteil des Tages bei ihnen zu verbringen. Die Ehemänner unserer hochbetagten Bewohnerinnen waren meist schon lange tot oder selbst pflegebedürftig. Sehr alte Damen haben daher nur selten das Glück, von ihren Partnern betreut zu werden. In der Regel kümmern sich ihre Kinder (vor allem die Töchter) um sie. Da wir wussten, wie groß die Bedeutung all dieser Verbindungen ist, betrachteten wir in der palliativ-geriatrischen Pflege von vornherein Bewohnerinnen und Angehörige als eine Einheit und versuchten, unser Verhalten danach auszurichten. Wir wussten: Unseren Bewohnerinnen kann es nur dann gut gehen, wenn es den Pflegenden gelingt, eine gute Beziehung zu den Angehörigen zu finden, diese über die ganze Zeit aufrechtzuerhalten und wenn möglich immer weiter zu vertiefen. Das bedeutete, dass wir vom Tag der Aufnahme an aktiv den Kontakt suchten, Biografie, Vorlieben und Abneigungen der von uns betreuten Menschen erfragten, alle relevanten Informationen rechtzeitig weitergaben und, wenn es Not tat, den Rat der Angehörigen einholten.

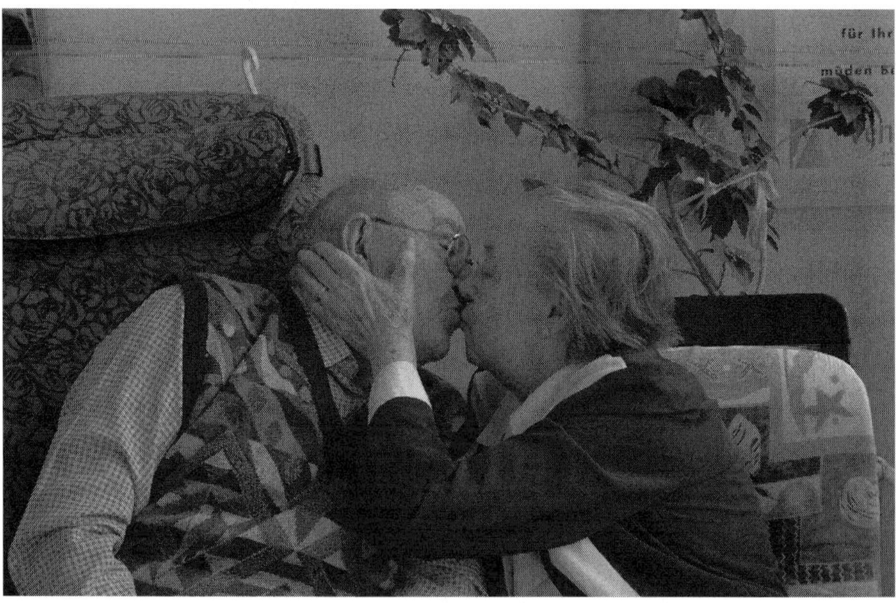

Mit der Integration der Angehörigen in die »Stationsfamilie« verfolgen wir zwei Hauptziele. Um zu verhindern, dass die Bewohnerin sich »abgeschoben« fühlt, wollen wir

- den Familienkontakt aufrechterhalten und
- die Angehörigen von der Last ihres unbegründet schlechten Gewissens befreien.

Aufrechterhaltung des Familienkontakts

Die Erfahrung zeigt, dass Bezugspersonen, die sich auf der Station nicht wohl fühlen, seltener kommen oder ganz ausbleiben. Angehörige fühlen sich unbehaglich, wenn niemand mit ihnen spricht, wenn sie »nichts zu reden haben«, wenn es immer wieder zu unerfreulichen Auseinandersetzungen mit dem Personal kommt oder wenn sie sich hilflos fühlen und nicht unterstützt werden. Je besser es uns gelingt, Angehörige in das Stationsleben zu integrieren, desto eher bleibt der Familienkontakt erhalten und dem pflegebedürftigen alten Menschen wird ein vollständiger Bruch zwischen einst und jetzt erspart. Das Band, das Vergangenheit, Gegenwart und Zukunft verbindet, bleibt bestehen und wird weiter gewoben. Lebensqualität definiert sich weitgehend durch Beziehungsqualität. Weder fachliche Kompetenz noch die menschliche Nähe einer »Lieblingsschwester« können die Vertrautheit der Familie ersetzen.

Befreiung der Angehörigen von ihrem schlechten Gewissen

Oft betreuen Angehörige schwerkranke und pflegebedürftige Hochbetagte über lange Zeit zu Hause. Sie stellen dabei eigene Bedürfnisse zurück, belasten sich bis zur Erschöpfung und erbringen eine bewundernswerte Leistung. Verschlechtert sich der Zustand der Betreuten schließlich so stark, dass eine Aufnahme im Pflegeheim unvermeidbar wird, ziehen die bisherigen Betreuerinnen die Notwendigkeit dieses Beschlusses immer wieder in Zweifel. Ihr schlechtes Gewissen quält sie, auch wenn jede Außenstehende auf den ersten Blick erkennt, dass die Betreuung zu Hause nicht mehr möglich ist. Wurde eine alte Dame schließlich doch bei uns aufgenommen, nahmen wir gleichzeitig ihre »schwierigen« Angehörigen mit auf. Von Anfang an lag Krisenstimmung in der Luft: Nichts, was wir machten, war recht. Überall witterten besorgte Töchter oder Schwiegertöchter Schlamperei, Vernachlässigung und Herzlosigkeit. Die Mutter wurde nicht richtig gewaschen, die Füße wurden nicht mit der richtigen Salbe eingecremt, sie verhungerte, wenn man nicht täglich kam, um ihr das Essen zu reichen usw. Die natürlichen Reaktionen des Pflegeteams auf so ein Verhalten wären Ablehnung und glühende Verteidigung der eigenen Kompetenz. Zum Glück kamen solche Reaktionen in unserem Team damals nicht mehr zum Tragen. Wir wussten jetzt, warum Angehörige so reagierten: Zum einen lässt ihr eigenes schlechtes Gewissen sie nicht zur Ruhe kommen, daher müssen sie ihr Unbehagen, ihre Sorge und ihren Schmerz auf uns übertragen. Zum anderen fühlen sie sich und ihre Kompetenz von der Betreuung ausgeschlossen. Zudem hatten sie bisher einen einzigen Menschen betreut und konnten sich ihm den ganzen Tag widmen. Zumindest diese Qualität erwarteten sie nun auch von uns. Wir betreuten aber 39 Bewohnerinnen und konnten daher auch beim besten Willen für die Einzelne nicht so viel Zeit aufbringen.

Was kann ein Team tun, um auch mit problematischen Angehörigen ein gutes Einvernehmen zu erreichen und ihnen in einer für sie schwierigen Zeit zu helfen? Die Frage ist nicht schwer zu beantworten, wir müssen nur bereit sein, in Gedanken aus unserer Berufsrolle in die Rolle der Angehörigen zu schlüpfen. Die Angehörigen wünschen sich eigentlich nur das, was wir uns an ihrer Stelle selbst wünschen würden. Ihre Wünsche sind zum Großteil erfüllbar.

Die zentralen Wünsche sind:

- Verständnis,
- detaillierte Erklärungen zum Arbeitsablauf auf der Station (am besten bereits bei der Aufnahme),
- Akzeptanz, Wertschätzung und Anerkennung,
- laufende Information,
- Anerkennung ihrer Kompetenz,
- Einbindung in die Betreuung,
- Einbeziehung in wesentliche Entscheidungen,
- persönliche Gespräche.

Wenn wir danach trachten, diese Wünsche und Erwartungen so gut wir können zu erfüllen, machen wir den Bewohnerinnen, den Angehörigen und auch uns selbst das Leben leichter.

Integration wird erst dann möglich, wenn wir das Vertrauen der Angehörigen verdient haben. Die Zauberworte dafür lauten: Einbeziehung statt Ausgrenzung! Auf unserer Station durften die Angehörigen, wenn sie es wünschten, gerne einen aktiven Beitrag zur Pflege leisten. Wir leiteten sie zu kleinen Verrichtungen an, mit deren Hilfe sie ihrer Liebe und Fürsorge Ausdruck verleihen konnten. Dazu gehörte z. B. – falls nicht besondere Schluckbeschwerden bestanden – das Verabreichen von Nahrung oder das Eincremen von Gesicht, Händen und Füßen. Wir ermutigten sie dazu, ihre Lieben bei Schönwetter im Rollstuhl in den Garten zu führen oder – falls dies noch möglich war – mit ihnen im Garten spazieren zu gehen. So oft es ging, versuchten wir Besuche zu Hause zu ermöglichen und administrative Probleme, die sich dabei ergaben (z. B. durch Bestellen eines geeigneten Fahrtendienstes) für sie zu lösen. Wenn wir Angehörigen begegneten, plauderten wir in der Regel kurz mit ihnen, erklärten unsere Vorgangsweise, falls sich etwas geändert hatte, fragten sie nach ihrer Meinung und ihren Wünschen. Ein solches Gespräch dauerte oft nicht länger als zwei bis drei Minuten und gab den Betroffenen die Sicherheit, dass nichts über ihren Kopf hinweg entschieden wurde und dass die Mutter bei uns gut aufgehoben war. Zu Stationsfesten luden wir immer auch die Angehörigen mit ein, und sie kamen gerne und fühlten sich bei uns wohl.

Wir wissen oft sehr wenig über unsere Bewohnerinnen. Viele wertvolle Informationen über ihr Leben werden uns erst durch wiederholte Gespräche mit ihren Angehörigen zugänglich. So lernen wir die alten Menschen allmählich besser kennen und verstehen. Je besser wir über Vergangenheit und Familienverhältnisse Bescheid wissen, desto intimer und vertraulicher können sich auch unsere Gespräche gestalten. Damit fällt eine wesentliche Schranke weg: Nicht zwei Funktionsträger (Pflegekraft – Bewohnerin), sondern zwei Menschen, die einander kennen, schätzen und vertrauen, reden miteinander. Beide fühlen sich geborgen in der Atmosphäre der gegenseitigen Nähe und Verbundenheit.

15.6 Betreuung und Begleitung Sterbender, ihrer Angehörigen und ihrer Mitbewohnerinnen

Unsere Bewohnerinnen lebten und starben in 8-Bett-Zimmern. Sie lebten oft lange Zeit auf engem Raum zusammen, manchmal mehr als ein Jahr, meist viele Monate, aber zumindest mehrere Wochen, und kamen einander in dieser Zeit sehr nahe. Schicksalsgemeinschaften entstanden allein schon aus Platzgründen: Eine unruhige Bewohnerin weckte in der Nacht sieben Schlafende auf. Feierte eine alte Dame ihren 90. Geburtstag, kam der Bezirksvorsteher zwar zu ihr auf Besuch, aber er begrüßte auch die anderen sieben Damen, und der Tag war für alle ein Festtag. Verschlechterte sich der Zustand einer Bewohnerin bedrohlich, schauten Pflegende und Ärztinnen viel öfter nach ihr als sonst und die anderen im Zimmer spürten genau, dass Gefahr im Verzug war.

Im »Vorpalliativzeitalter« breiteten wir im Vorfeld des Sterbens den Mantel des Schweigens über unsere eigene Ohnmacht, über die Not der Sterbenden, über die Angst und Trauer der Mitbewohnerinnen (▶ Kap. 20). Ein Mensch starb, das Bett wurde hinausgeschoben. Wenn wir eine Stunde später das Zimmer betraten, war scheinbar alles »wie immer«. Erst als es uns gelang, das »Tabu Tod« aufzubrechen, konnten wir erkennen, dass es zu unseren wichtigsten Aufgaben gehörte, die Zimmergemeinschaft laufend zu informieren, sobald sich der Zustand einer Mitbewohnerin ernsthaft verschlechterte.

Eine Außenstehende mochte sich vielleicht denken, dass die viele Mühe nicht sehr sinnvoll sein konnte: Die eine alte Dame hörte fast nichts, die andere hatte nach einer halben Stunde vergessen, was sie zu Mittag gegessen hatte, die Dritte wusste weder wo sie war noch wie alt sie war. Und doch spürten alle, wenn das Leben einer Zimmergefährtin zu Ende ging. Die Bewohnerinnen saßen dann still auf ihren Betten oder bei den Tischen. Die Atmosphäre im Zimmer war verändert, sie war angespannt, ängstlich, fragend.

Im »Palliativzeitalter« nahm das betreuende Team die schweigenden Botschaften auf. Wir gingen von einer zur anderen, setzten uns für eine kleine Weile zu jeder Einzelnen und erklärten in verständlichen Worten, wie es um die schwerkranke Mitbewohnerin stand und was mit ihr geschah. Dabei war es auch wichtig, möglichst genau zu sagen, welche Veränderungen in den nächsten Stunden eintreten könnten, z. B.: »Es kann sein, dass Frau B. unruhig wird, vielleicht beginnt sie auch lauter zu atmen. Bitte holen Sie uns gleich, wenn Ihnen das auffällt«.

Die Sterbende war nicht allein und ihre Mitbewohnerinnen fühlten sich weniger hilflos, wenn es gelang, den Kontakt zwischen ihr und ihnen nicht ganz abreißen zu lassen, ja ihn sogar noch zu fördern. Wir ermutigten alle, wann immer ihnen danach zumute war, zu der Sterbenden zu gehen, mit ihr zu sprechen, ihre Hand zu nehmen oder sie zu streicheln. Sahen wir einer Bewohnerin an, dass sie ein wenig Angst davor hatte, boten wir an, sie zu begleiten. War das Eis erst einmal gebrochen, brauchte sie unsere Vermittlung nicht mehr. Wir nahmen bald wahr, dass die Stimmung in dem Zimmer gelöster und angstfreier geworden war. Dieser Umschwung spiegelte sich in der Stimmung innerhalb des Betreuungsteams: Wir erfuhren, dass wir nicht mehr allein bei dem sterbenden alten Menschen standen, unsere Bewohnerinnen unterstützten uns jetzt, sie fühlten mit uns, trugen und ertrugen Zweifel, Trauer und Hilflosigkeit mit uns. Sie kamen zu uns, schauten uns in die Augen, berührten uns tröstend oder drückten uns die Hände. Damit sprachen sie zu unseren Herzen, schenkten uns Kraft und neuen Mut.

Diese »neue« Atmosphäre umfasste und stützte auch die Angehörigen: Sie wurden Teil der Zimmergemeinschaft. Sie saßen bei ihren Lieben, spürten die Anteilnahme der Mitbewohnerinnen und des Teams und fühlten sich nicht mehr so allein. Auch sie wurden über jede Zustandsveränderung, über jede pflegerische und ärztliche Handlung genau informiert. Wir zeigten ihnen, was sie noch für die Sterbende tun konnten (z. B. den Mund feucht halten, einen feuchten Waschlappen auf die Stirn legen, die Polster richten …) und halfen ihnen so, das quälende Gefühl zu mildern, nur mehr warten zu müssen und nichts mehr tun zu können.

War der Tod dann eingetreten, informierten wir wieder jede einzelne Zimmergefährtin davon, aber auch die Bewohnerinnen in anderen Zimmern, von denen wir wussten, dass sie mit der Verstorbenen mehr Kontakt gehabt hatten. Angehörige, Mitbewohnerinnen und Betreuerinnen hielten eine Gedenkminute für den Menschen, der kurz zuvor aus dem Leben gegangen war. Wer wollte, konnte auch ein Gebet sprechen. Die Verstorbene blieb dann etwa eine halbe Stunde in ihrem Zimmer, dann kam sie in ihrem Bett in unseren Verabschiedungsraum. Nun konnten alle in Ruhe von ihr Abschied nehmen.

Wenn wir am Abend das Zimmer betraten, in dem nur sieben Betten standen und ein Mensch fehlte, der noch vor kurzem dort gelebt hatte, zündeten wir für die Verstorbene eine Kerze an. Gemeinsam dachten wir noch einmal an sie.

16 Einbindung von Angehörigen

Marina Kojer

Die Beziehungen zwischen Angehörigen und Team haben in einem Pflegeheim weit mehr Bedeutung und einen wesentlich höheren Stellenwert als im Akutkrankenhaus. In der Regel betreuen wir unsere Patientinnen über längere Zeit. Wenn ein alter Mensch sich plötzlich in der für ihn fremden und beängstigenden Umgebung des Pflegeheims wiederfindet, ist es für ihn besonders wichtig, nicht auch noch seine nächste(n) Bezugsperson(en) zu verlieren. Wir wissen längst, dass Patientin und Angehörige eine Einheit bilden, die von uns auch als Einheit akzeptiert werden muss (► Kap. 15). Das ist zwar leichter gesagt als getan, doch der Erfolg bleibt nicht aus, wenn man sich ernsthaft darum bemüht. Seit wir gezielt danach strebten, die Angehörigen so gut es geht einzubinden, nahmen Häufigkeit und Dauer der Besuche stark zu und ebenso die Zahl der Besucherinnen. Leider gab und gibt es aber bis heute noch immer viele Patientinnen, zu denen selten oder nie jemand kommt.

Als ich im GZW zu arbeiten begann, wurden Angehörige, die auf Besuch kamen, in der Regel mit großem Misstrauen beobachtet und – vor allem wenn die Besuche sich häuften oder wenn jemand wagte zu kritisieren oder gar mitreden wollte – als »Hausfeinde« eingestuft und entsprechend unfreundlich behandelt. Später bemühten wir uns von Anfang an gezielt um den Kontakt und waren bereit, eine Menge Zeit und Kraft in eine gute und tragfähige Beziehung zu investieren. Es hängt nicht zuletzt von uns selbst ab, ob Angehörige zu wertvollen Freunden und Verbündeten oder zu höchst unangenehmen Feinden und Widersachern werden. Nach unserer Erfahrung sind mehr als 90 % aller Konflikte »hausgemacht«, d. h., sie können durch intensiveren Kontakt und gute Kommunikation vermieden werden. Die wenigen dann noch verbleibenden Konflikte werden von besonders unangenehmen, ungewöhnlich schwierigen oder schwer gestörten Menschen verursacht und sind (fast) unvermeidbar.

16.1 Warum entstehen Konflikte?

- *Angehörige und Teammitglieder bringen höchst unterschiedliche Voraussetzungen mit*
  Wir sehen und erleben unseren gewohnten Arbeitsplatz ganz anders als Außenstehende. Unsere Umgebung ist uns selbstverständlich, wir kennen uns hier aus,

die Unzulänglichkeiten der Station (früher z. B. 7- oder 8-Bettzimmer[20], weit entfernte Toiletten, Geräusche, Geruch…) sind uns so vertraut, dass wir sie kaum mehr wahrnehmen. Angehörige die zu uns kamen, sahen bei den ersten Besuchen einen langen Gang, ein wenig einnehmendes Ambiente, sie fanden sich nur schwer zurecht. Sie erschraken über die vielen Betten in den Zimmern und zweifelten daran, dass der hilflose Vater, die demente Mutter in dieser Umgebung gut betreut werden könnten. Sogleich fielen ihnen etliche negative Aussagen über Pflegeheime ein und besonders über das GZW in früheren Zeiten.

Wir waren ausgebildete Fachkräfte und oft schon lange Zeit in der Geriatrie tätig. Kenntnisse, Erfahrung und Routine beeindrucken »Neulinge« als Überlegenheit und machen sie verwundbar. Ihre eigene Ausbildung auf einem ganz anderen Gebiet bietet dagegen keinen Schutz. Manch eine fühlt sich daher in die Enge getrieben.

Wir hatten auf allen bis auf eine Station 39 Patientinnen. Unsere Personalressourcen waren knapp bemessen, wir konnten uns nicht ausschließlich einer alten Dame zuwenden, sondern mussten uns um alle kümmern. Unser Ziel war es, jede Einzelne so gut wir konnten zu behandeln, zu pflegen und zu betreuen und dabei jeder Gerechtigkeit widerfahren zu lassen. Der Angehörigen lag zu Beginn nur das Wohl einer Person am Herzen, es fiel ihr schwer zu begreifen, dass es nicht in unserer Macht stand, stets jeden kleinsten Wunsch zu erfüllen.

- *Die Beziehung zwischen Angehörigen und Teammitgliedern ist häufig von vornherein belastet*
  Viele Menschen haben bereits schlechte Erfahrungen mit Pflegenden und Ärztinnen in Krankenhäusern und Pflegeheimen gemacht oder von solchen Ereignissen gehört. Infolgedessen sind sie oft schon ohne Grund misstrauisch. Manche haben, noch bevor sie uns kennenlernen, starke Vorurteile (»Man hört ja genug …«). Ärztinnen und Pflegende haben gelegentlich auch ihrerseits schlechte Erfahrungen mit Angehörigen gemacht und neigen – spätestens beim ersten kritischen Satz – dazu, Misstrauen und Vorurteile an die Seelenoberfläche zu befördern. Das verheißt nichts Gutes!
- *Wem »gehört« die Patientin?*
  »Sie ist meine Mutter!«, denkt die Angehörige. »Ich kenne sie seit meiner Geburt, ich kenne ihre Lebensgeschichte und weiß genau, was ihr gut tut!«
  Die Pflegekraft denkt: »Ich bin eine gute Pflegeperson und ich beherrsche meinen Beruf. Es gehört zu meinen Kompetenzen zu sehen, was die Bewohnerin braucht.«
  Die Ärztin denkt: »Ich kann den Gesundheitszustand beurteilen, ich kenne alle Befunde und weiß, was hier zu geschehen hat. Ich bin schließlich diejenige, die die Verantwortung trägt und entscheiden muss.«
  Wenn jede weiterhin auf ihrem Standpunkt beharrt und keinen Schritt auf die andere zugeht, muss es erst einmal krachen.

---

20 Diese Art großer Zimmer, in denen bis zu acht alte Menschen untergebracht waren, gibt es heute längst nicht mehr.

Die bereits misstrauische und leicht aufgebrachte Angehörige sieht einen Kaffeefleck auf dem Nachthemd der Mutter oder bemerkt, dass der verwirrte Nachbar die Hausschuhe des Vaters an den Füßen hat und ist empört. Sie steht auf, atmet tief durch und… Die Pflegende betrachtet die Angehörige mit Misstrauen und bemerkt, dass sie der Mutter Schokolade zu essen gibt (»schon wieder!«), obwohl sie weiß, dass diese am Vortag erbrochen hat. Sie steht auf, atmet tief durch und… Auf diesem Wege können aus Kleinigkeiten ganz leicht Tragödien werden.

In der Akutmedizin besteht die Angehörigenbetreuung fast ausschließlich in der Weitergabe von Informationen über den Zustand der Patientin. Pflegende geben z. B. Auskunft über Nahrungsaufnahme, Schlaf oder Stimmung, Ärztinnen informieren über den Gesundheitszustand, über Befunde und Diagnosen. Das geschieht selbstverständlich auch in der Langzeitpflege, bildet aber in der Regel nur den kleineren Teil eines Gesprächs. Es gehörte zu unseren wesentlichen Aufgaben, Ansprechpartnerinnen für alle Probleme und Sorgen der Angehörigen zu sein, sie zu stützen und zu begleiten. Dabei waren keinesfalls nur wir die Gebenden. Lebenspartnerinnen, Kinder oder nahe Freundinnen kennen die Patientinnen wesentlich besser als wir. Oftmals konnten sie unsere Dolmetscherinnen sein, wenn wir nicht weiterwussten. Sie waren unsere wichtigsten Informationsquellen. Bei Hochbetagten, die sich selbst nicht mehr mitteilen konnten, informierten sie uns über die Biografie, über besondere Gewohnheiten, Vorlieben und Abneigungen. Gemeinsam mit ihnen ließ sich so manche Krise vermeiden, kamen wir nicht selten zu besseren Entscheidungen. Mit ihrer Hilfe lernten wir Wünsche und Bedürfnisse unserer Schützlinge besser kennen.

16.2 Angehörigenbetreuung

Snezana Lazelberger

Für die Bewohnerinnen sind Angehörige ihre nächsten Vertrauten. Sie haben Zeit, wenn sie auf Besuch kommen. Sie sind Gesprächspartnerinnen, erzählen von zu Hause, von Neuigkeiten aus Familie, Freundeskreis und Nachbarschaft. Sie hören zu, wenn man sein Herz ausschütten möchte. Ist das Wetter schön, sind sie bereit, die alten Menschen mit dem Rollstuhl in den Garten zu führen. Als Boten vermitteln sie Nachrichten, nehmen Aufträge entgegen, bringen erwünschte Dinge von zu Hause mit und erledigen Einkäufe. Als Bindeglieder zwischen Pflegeheim und Zuhause sorgen sie dafür, dass die Beziehung zu »draußen« nicht ganz abreißt. Weil sie lieben und geliebt werden, können sie den alten Menschen oft davon überzeugen, etwas zu tun, was ihm schwerfällt (z. B. aufzustehen, etwas mehr zu essen oder zu trinken, die unsympathischen Tabletten zu schlucken).

Freilich können Angehörige für Bewohnerinnen auch zum Leidensquell werden: Die Bewohnerin sehnt sich nach ihrem Besuch, aber sie kommen lange nicht (vielleicht hat sie auch nur vergessen, dass sie gestern da waren). Manchmal werden sie zu gefürchteten Zwangsbeglückern, weil sie meinen, dass die Mutter, der Vater, essen »muss«, aufstehen »muss«, sich erinnern »muss«.

Begleitete eine nahe Bezugsperson den alten Menschen bei der Aufnahme an unserer Abteilung, nützten wir ihre Anwesenheit gleich für ein erstes Gespräch. Kam die Bewohnerin allein, nahmen wir umgehend telefonisch Kontakt mit den Angehörigen auf und vereinbarten ein baldiges persönliches Gespräch. Hochbetagte, vor allem Frauen, deren Ehegatten schon tot sind, sind leider nicht selten ganz vereinsamt; alle ihnen Nahestehenden sind weggestorben. Oft finden sich nur mehr entfernte Verwandte, gelegentlich eine Nachbarin, die sich bis zum Schluss gekümmert hat, manchmal auch niemand mehr.

Hatte ich mit einer Angehörigen einen Gesprächstermin vereinbart, sorgten wir dafür, dass wir zu diesem Zeitpunkt ungestört blieben und ausreichend Zeit hatten. Am besten war es, wenn Ärztin und Stationsleitung dieses Gespräch gemeinsam führten. Zuerst stellten wir uns vor, erklärten in kurzen, klaren Worten die Philosophie unserer Abteilung und boten unsere Stationsvisitenkarte an. Auf dieser Visitenkarte fanden sich die wesentlichen Informationen, vor allem wichtige Ansprechpartnerinnen mit Telefondurchwahl. Als Nächstes versuchten wir der Angehörigen ein klares Bild von den Möglichkeiten unserer Abteilung und vom Gesundheitszustand der Bewohnerin zu vermitteln und Fragen nach bestem Wissen und Gewissen zu beantworten. Dann baten wir sie uns zu helfen, den alten Menschen besser kennenzulernen, ließen sie erzählen, stellten auch selbst Fragen und ließen sie spüren, dass wir ihre Kompetenz anerkennen und ihre Hilfe schätzen. Wir boten ihr an, sie stets über alles Wesentliche zu informieren und in wichtige Entscheidungen miteinzubeziehen und baten sie, uns ihre Wünsche, Vorschläge, aber auch Beschwerden mitzuteilen. Oft stellte bereits das erste Gespräch die Weichen für die zukünftige Beziehung. Gelang es, eine Vertrauensbasis zu schaffen, konnten Schwierigkeiten, die sich vielleicht später einmal ergaben, leichter gemeinsam bewältigt werden.

Möglichst schon im ersten Gespräch versuchten wir herauszufinden, wieweit sich die Angehörige in die Betreuung einbringen wollte und einbringen konnte. Ich fragte z. B.: »Wie weit sind Sie in der Lage, Ihre Mutter zu besuchen?« Eine solche Frage ist, im Hinblick auf Zeitpunkt und Wortwahl, stets ein Gradmesser für Einfühlungsvermögen und Fingerspitzengefühl der Fragenden. Sie muss auf jeden Fall gemeinsam mit der Botschaft vermittelt werden, dass wir nur Bescheid wissen wollen, ohne zu werten, auf häufigere Besuche zu dringen oder diese gar einzufordern. Ich sagte z. B.: »Wie oft Sie kommen, bleibt ganz Ihnen überlassen«.

Gegen Ende des ersten Gesprächs beschlossenen wir gemeinsam die voraussichtliche Häufigkeit und Form unserer weiteren Kontakte. Diese Kontakte sollten eine tragfähige Beziehung entstehen und wachsen lassen. Zugleich wollten wir der Angehörigen die Sicherheit geben, in uns verlässliche Partnerinnen gefunden zu haben, die bereit sind, in Zukunft der geliebten Person und ihr selbst zur Seite zu stehen. In schwierigen Fällen machten wir gleich einen Termin für ein Folgegespräch aus.

Durch wiederholte Gespräche gelang es oft, Bedürfnisse zu erkennen, Zusammenhänge zu verstehen und drohende Konflikte rechtzeitig aus der Welt zu schaffen. Vor allem, wenn es um Entscheidungen für fortgeschritten Demenzkranke geht, sind die Mitteilungen der Angehörigen von unschätzbarem Wert und oft die einzige Hilfe, um herauszufinden, was diesem alten Menschen in seinem Leben wichtig war und was er bestimmt nicht gewollt hätte.

In der Art, in der sich die nächsten Bezugspersonen um Vater, Mutter oder Ehepartnerin kümmerten und uns begegneten, erlebten wir die ganze Bandbreite menschlichen Sozialverhaltens. Das reichte von gelegentlichen Anrufen bis zur täglichen Begleitung. Vor allem Ehepartnerinnen waren nicht selten willens, sich mit ganzer Kraft zu engagieren: Sie waren bereit, das Essen anzureichen und einen aktiven Beitrag zur Pflege zu leisten. Da wir wussten, wie beglückend dies für Betreute und Betreuerinnen sein kann, unterstützten wir die Angehörigen gerne dabei und ließen sie, nach ausreichender fachkundiger Anleitung, alles tun, soweit es für uns verantwortbar war. Dies geschah dann oft in hervorragender Weise, z. B. betreute eine selbst schon betagte Dame das ganze Zimmer mit, brachte, wenn es nottat, auch anderen Bewohnerinnen ein Glas Wasser oder plauderte mit ihnen, wenn der eigene Ehemann schlief.

Art und Intensität der Beziehung zwischen Angehörigen und dem Team stand natürlich in engem Zusammenhang mit dem Allgemeinzustand und der aktuellen Befindlichkeit der Bewohnerin. Solange es dieser gut ging, ging es in der Regel auch ihren Angehörigen gut; der Kontakt zu uns war dann herzlich, aber nicht sehr intensiv. Kam es zu einer markanten Zustandsverschlechterung, verständigten wir immer die nächste Angehörige, unabhängig davon, wie viel sie sich bisher um die Bewohnerin gekümmert hatte. Von da an nahmen Dichte und Intensität der Kontakte zu.

Auch wenn Bewohnerin und Angehörige einander sehr nahestehen, bedeutet das noch lange nicht, dass es der Angehörigen gut geht, wenn sich die Bewohnerin wohlfühlt. Die inneren Nöte, die Angehörige quälen, gehören im Wesentlichen zwei Problemkreisen an:

1. Schuldgefühle von Ehepartnerinnen oder Kindern,
2. nicht sehen wollen; nicht annehmen können; nicht loslassen können (▸ Kap. 21.7).

Schuldgefühle

Schuldgefühle von Lebenspartnerinnen

Alte Paare, die 50 Jahre oder länger zusammengelebt haben, sind nicht nur durch ihre gegenseitige Zuneigung, durch all das Schöne und Bittere, das sie miteinander erlebt, durchlitten und gemeistert haben, sondern auch durch die Macht lebenslanger Gewohnheit miteinander verbunden. Je älter die beiden werden, je mehr Freunde, Verwandte und Bekannte rechts und links wegsterben und je mehr Leistungseinbußen und zunehmende Schwäche den eigenen Aktionsradius einschränken, desto mehr sind die beiden aufeinander angewiesen. Die Paare leben miteinander und füreinander und lernen immer ausschließlicher füreinander da zu sein. Mit der Zeit muss der (relativ) leistungsfähigere Teil dem anderen mehr und mehr an

Alltagsleistungen abnehmen. Irgendwann ist dann – oft von beiden zunächst unbemerkt – der Punkt erreicht, an dem die Fäden des gemeinsamen Lebens ausschließlich in der Hand des gesünderen Teils zusammenlaufen. Häufig – aber nicht immer – ist der ein paar Jahre ältere Ehemann der Schwächere, der immer mehr Hilfe benötigt. Seine Pflegebedürftigkeit nimmt zu, die Anforderungen an die Frau steigen. Ist die Pflege auch beim besten Willen nicht mehr zu Hause zu bewältigen, muss der schwerkranke, gebrechliche und/oder demente alte Mann im Pflegeheim aufgenommen werden. Fast nie ist er in der Lage, die Unausweichlichkeit dieses Schrittes einzusehen. Er weint, beschuldigt seine Frau, bettelt darum, wieder nach Hause mitgenommen zu werden.

Die Ehefrau, selbst meist auch schon sehr alt, nicht mehr gesund und von der langen Zeit der Überforderung geschwächt, bleibt vereinsamt und von Schuldgefühlen gepeinigt zurück. Diese Schuldgefühle, die sie Tag für Tag belasten, überträgt sie häufig auf das betreuende Team. Ärztinnen und Pflegende können ihr nichts recht machen. Jede kleine Unzulänglichkeit quält sie, sie selbst hätte es besser gemacht. Im Gegenzug quält sie die Menschen, die nun ihre frühere Aufgabe übernommen haben. Nichts kann gut genug sein, sie ist niemals zufriedenzustellen. Weder das Streben des Teams nach der (unerreichbaren) Perfektion, noch Versuche, das eigene Verhalten zu erklären oder zu rechtfertigen, führen auf Dauer zu einer Verbesserung der Situation.

Folgende Wege können aus der Sackgasse herausführen:

Verständnis: »Ich verstehe, dass es für Sie sehr schwer war, Ihren Mann zu uns geben zu müssen. Sie hätten es nie getan, wenn es einen anderen Ausweg gegeben hätte.«

Anerkennung der Leistung: »Es ist bewundernswert, wie lange Sie Ihren Mann allein zu Hause gepflegt haben!«

Anerkennung der Kompetenz: »Wir möchten, dass Ihr Mann sich bei uns wohl fühlt. Sie kennen ihn am besten und haben ihn so lange betreut, bitte unterstützen Sie uns mit Ihrem Rat ...«

Einbindung in den Stationsalltag: Die ständig präsente Angehörige wird in den Alltag integriert. Sie sieht die Arbeit des Teams und erkennt allmählich, dass ein Mensch diese Aufgabe allein nicht erfüllen kann. Es sind viele Hände nötig, um einen gebrechlichen, steifen, schwer beweglichen alten Menschen rund um die Uhr gut zu pflegen und ihm zu körperlichem und seelischem Wohlbefinden zu verhelfen. Die durch das Miterleben erworbene Einsicht hilft mehr als viele erklärende Worte und hat zudem etwas ungemein Tröstliches an sich.

Beteiligung an Pflege und Betreuung: Bis zur Aufnahme im Pflegeheim war die Versorgung des Partners die wichtigste Aufgabe der Ehefrau. Diese Aufgabe fällt mit der Aufnahme im Heim von einem Tag zum anderen weg. Zurück bleibt eine einsame, von sich selbst enttäuschte, oft verbitterte alte Frau. Je mehr Aufgaben in Betreuung und Pflege sie im Pflegeheim übernehmen kann, desto leichter versöhnt sie sich mit den Gegebenheiten. Schließlich beginnt sie sich auf der Station heimisch zu fühlen. Vor allem sehr alte Menschen, die nur mehr einen kleinen Schritt von der eigenen Pflegebedürftigkeit entfernt sind, finden bei uns auf diese Weise eine zweite Heimat und werden nicht selten nach einer Weile auch bei uns aufgenommen.

Ehefrauen und – seltener – Ehemänner waren die Angehörigen, die am meisten Zeit auf den Stationen verbrachten. Viele waren täglich mehrere Stunden, manche sogar den ganzen Tag bei uns. Sie wurden mit dem ganzen Team und mit den anderen Bewohnerinnen oder Bewohnern im Zimmer vertraut und freundeten sich mit anderen Angehörigen an. Mit der Zeit begannen sie auch die Not anderer zu sehen und weiteten ihre Fürsorge und Betreuung nicht selten auf die ganze Zimmergemeinschaft aus. Sie agierten dann als unsere Verbündeten und erwarteten nicht mehr, dass wir uns ausschließlich für ihren Mann (ihre Frau) einsetzten.

Schuldgefühle von Kindern

Die Schuldgefühle der Kinder sind zum Großteil Schuldgefühle der Töchter. Sie wurzeln vor allem in den massiven Veränderungen, denen unser Gesellschaftssystem seit dem 2. Weltkrieg unterworfen war. Hauptursache ist die weitgehende Loslösung der Frau von Heim und Familie zugunsten ihres Aufbruchs in die Arbeitswelt. Als Folge dieser Entwicklung ergibt sich der bislang unlösbare Konflikt zwischen Beruf und tradierter Rolle der Frau in der Familie: Beruf, Haushalt, Erziehung der eigenen Kinder, später oft auch der Enkelkinder und zusätzlich auch noch Elternbetreuung lassen sich nicht mehr auf einen Nenner bringen. Dennoch erwartet die Gesellschaft noch immer von der Frau, erwartet oft auch die Frau von sich selbst, dass sie in der eigenen Familie das Unmögliche möglich macht. Vorwürfe und Selbstvorwürfe machen ihr das Leben schwer (»Sie hat die Mutter in das Pflegeheim abgeschoben.« »Hätte ich es mit mehr gutem Willen nicht doch schaffen können?«).

Eine zweite Ursache für Schuldgefühle liefert der Umstand, dass die Menschen heute weniger ortsgebunden sind als noch Mitte des 20. Jahrhunderts. Viele müssen (oder wollen) ihre Existenz in großer Entfernung vom Elternhaus aufbauen, oft sogar in einem anderen Land. Andere heiraten in eine entfernte Stadt oder ins Ausland. Betagte Eltern bringen nur selten genug Mut, Flexibilität und Abenteuerlust auf, ihren Kindern »in die Fremde« nachzuziehen, selbst wenn die Kinder dies ausdrücklich wünschen. Sehr oft ist es auch für alle Beteiligten besser, wenn dies nicht geschieht.

In beiden Fällen können wir den Angehörigen helfen, indem wir ihnen immer wieder sagen, dass wir wissen, wie schwer die räumliche Trennung gerade jetzt für sie ist. Wir versichern Ihnen, dass wir verstehen, wie sehr es sie belastet, Vater oder Mutter nun in unsere Obhut übergeben zu müssen. Offenheit und Verständnis tragen immer viel dazu bei, Menschen in seelischer Not zu helfen. Erst später, wenn man einander besser kennt und die Angehörigen bereits Vertrauen gefasst haben, können auch gesellschaftspolitische Gründe angesprochen werden, die zu diesem Dilemma geführt haben. Geschieht dies zu rasch, entsteht leicht der Eindruck, dass das individuelle Problem der Betreffenden nicht gesehen und nicht entsprechend gewürdigt wird. Eine gute Beziehung vorausgesetzt, kann das Ansprechen allgemeiner Gründe jedoch später durchaus hilfreich sein. Es ist für eine unglückliche Tochter hilfreich zu begreifen, dass ihrem eigenen Gewissenskonflikt ein allgemeiner, gesellschaftspolitischer Konflikt zugrunde liegt, den sie als Einzelperson nicht lösen kann.

16.3 Beispiele aus der Praxis

16.3.1 Ohne Herrn S. geht es nicht!

Snezana Lazelberger

Frau Theresia S. lebte mehrere Jahre an unserer Abteilung. Vor der Aufnahme hatte Herr S. seine schwer bewegliche, inkontinente und zunehmend demente Frau über lange Zeit allein zu Hause betreut. Zu der gemeinsamen Tochter bestand nur ein loser Kontakt. Zuletzt hatte sich der Zustand von Frau S. rasch verschlechtert, Herr S. sah sich schließlich gezwungen, seine Frau einem Pflegeheim anzuvertrauen.

Für die Ärztinnen war Frau S. eine medizinisch recht unproblematische Patientin, dagegen sahen sich die Pflegenden mit einer Vielzahl von schwierigen Problemen konfrontiert. Ihre schwere Demenzerkrankung hatte Frau S. ängstlich und misstrauisch gegen Fremde gemacht. Sie wehrte sich heftig gegen Annäherungen, Berührungen oder Pflegehandlungen. Ihre Haut war sehr dünn und überaus leicht verletzbar, sodass bereits bei normalem Anfassen immer wieder Risse und Ablederungen entstehen konnten. Selbst vorsichtige Versuche, die sich verzweifelt wehrende Frau zu pflegen, mussten daher immer wieder schlimme Folgen haben. Herr S. hatte für unsere Probleme viel Verständnis. Wir besprachen, die Pflege von nun an gemeinsam mit ihm durchzuführen. Da Herr S. jeden Tag zur selben Zeit auf Besuch kam, war das leicht einzurichten. Bereits die Gegenwart ihres Mannes reichte aus: Frau S. ließ sich widerstandslos und ohne Angst pflegen. Langsam lernte sie uns besser kennen und gewann Vertrauen zu uns. Nun konnten wir sie auch allein pflegen. Wenn Herr S. kam, erwartete ihn seine Frau dann schon im Rollstuhl. Herr S. fuhr mit ihr in den Tagraum und verabreichte ihr dort Bissen für Bissen liebevoll und sorgfältig das Mittagessen. Die beiden verbrachten die Zeit bis zum späten Nachmittag miteinander. Herr S. ging mit seiner schwer behinderten Gattin stets außerordentlich liebevoll, behutsam und mit viel Respekt um. In der Zeit, die Herr S. an der Abteilung verbrachte, kümmerte er sich allein um alle Belange seiner Frau. Bevor er nach Hause ging, führte er seine Frau in ihr Zimmer zurück, entkleidete sie und brachte sie ins Bett. Dieses intime Ritual war für beide wichtig und bildete jeden Tag einen schönen Abschluss der gemeinsam verbrachten Zeit.

Wenn das Ehepaar S. gemeinsam im Zimmer war, kümmerte sich Herr S. immer auch um die Mitbewohnerinnen, führte mit ihnen Gespräche, brachte ihnen etwas zu trinken oder läutete, wenn sie etwas brauchten. Wurde im Zimmer ein Fest gefeiert, kam es immer wieder vor, dass er auch andere Bewohnerinnen mitbewirtete. Herr S. war ein ausgezeichneter Musiker. Feierten wir zu Weihnachten oder im Fasching ein Fest auf der Station, kam er mit einem Freund, die beiden musizierten für die Bewohnerinnen und machten die Feier damit für alle zu etwas ganz Besonderem.

Viel Freude hatte das Ehepaar S. an den Ausflügen, die wir ab und an mit einer Gruppe von Patientinnen machten: Herr S. führte seine Frau dann ein Stück von der Gruppe weg, und die beiden genossen ihre Zweisamkeit in der Natur. Es war nicht zu übersehen, dass zwischen Herrn S. und seiner Frau eine von viel Liebe getragene Beziehung bestand. Während des Ausflugs erzählte er ihr, was es alles zu sehen gab und lenkte ihre Aufmerksamkeit auf den Himmel, die Bäume, das Gras und die Blumen. Sie konnte zwar nicht mehr sprechen, antwortete ihm aber mit ihrer Miene, mit Blicken und sparsamen Gesten.

Mit der Zeit wurde Herr S. für das ganze Team zu einem unersetzlichen Partner. Ergaben sich Probleme, konnten sie von beiden Seiten offen angesprochen werden. Zwischen ihm und uns bestand eine fast freundschaftliche, von gegenseitigem Vertrauen getragene, partnerschaftliche Beziehung.

16.3.2 Aus einem »schwierigen Angehörigen« wird ein Partner

Michaela Zsifkovics

Herr K., selbst schon in Pension, hatte seine Mutter jahrelang zu Hause betreut, ehe sie, über 90-jährig, bei uns aufgenommen wurde. Von Anfang an entpuppte er sich als »schwieriger Angehöriger«. Er war in seinem Beruf sehr erfolgreich gewesen und hatte über viele Jahre eine Führungsposition bekleidet. Dabei hatte er sich mit der Zeit zu einem »Macher« entwickelt: Er war gewohnt zu befehlen. Sein Wort hatte stets den Ausschlag zu geben. Er war ein Mann, dem man gehorchte! Mit großer Selbstverständlichkeit behielt er auch bei uns den Befehlston bei. Wir konnten machen was wir wollten – er war ewig unzufrieden. Gewisse Dinge gelangen uns nie so, wie er es sich vorgestellt hätte.

Frau K., eine kleine, zarte, psychisch labile und sehr empfindsame Frau, war sehr ruhebedürftig und erschrak leicht. Ihre Wünsche und Bedürfnisse wechselten von Tag zu Tag, je nachdem, wie sie sich zu diesem Zeitpunkt gerade körperlich und seelisch fühlte. Der laute Befehlston ihres Sohnes ließ sie stets schmerzhaft zusammenzucken, sie hielt ihn (wie sie uns, sobald er gegangen war, häufig sagte) fast nicht aus. Herr K., der »Macher«, beurteilte die Welt ausschließlich aus seinem persönlichen Blickwinkel. Alles musste für ihn logisch sein. Hielt er selbst etwas für angenehm, zweckdienlich oder passend, musste es auch für seine Mutter das Richtige sein. Diese Einstellung hinderte ihn oft daran, die Bedürfnisse seiner Mutter zu erkennen. Aber selbst, wenn er ihre Wünsche wahrnahm, sie aber selbst für »unlogisch« hielt, setzte er sich ohne viel Federlesens über sie hinweg. Seine Sicherheit, alles besser zu wissen als wir, beruhte bis zu einem gewissen Grad auf den Erfahrungen aus der langen Zeit, in der er seine Mutter zu Hause betreut hatte. Vor allem aber besaß er die unerschütterliche Überzeugung, dass er, der große Herr K., nicht irren konnte. Mit dieser Einstellung überforderte er nicht nur seine Mutter, er überforderte auch uns alle restlos! Die Krise war vorprogrammiert.

Oft saßen Pflegeteam und Stationsärztin zusammen, um den »Problemfall« zu besprechen. Letztlich kamen wir zu dem Schluss: Gegen Herrn K. zu agieren war nicht nur sinnlos und ein unnötiger Kraftverschleiß, wir schadeten damit seiner

Mutter, uns selbst und letztlich sogar ihm. Die vermeintlich schlechte Betreuung zwang ihn ja ständig präsent zu sein, alles zu überwachen und sich laufend aufzuregen. Schließlich nahmen wir uns vor, es nicht mehr auf Konfrontationen ankommen zu lassen, sondern ihn geduldig, in ruhigen Gesprächen in alles, was wir taten, mit einzubeziehen.

Wir besprachen nun jedes Mal mit ihm, was wir vorhatten und warum wir gerade das tun wollten. Wir erklärten ihm stets, was hinter unseren Vorhaben stand und was wir uns dabei gedacht hatten. Unsere Ärztin setzte ihm z. B. auseinander, dass es noch kein gesundheitliches Drama war, wenn seine Mutter an einem Tag kein Fleisch essen wollte. Sie führte aus, warum es richtig sein kann, nachzugeben, wenn eine über 90-Jährige sich einmal nicht wohl genug fühlt, um aufzustehen. Mit der Zeit verstand er, warum es für uns entscheidender war, den Wünschen seiner Mutter nachzukommen, und nicht den seinen. In vielen Gesprächen erklärte ihm unsere Ärztin jedes Medikament, das seine Mutter bekam, und warum es für sie besser war, wenn sie nicht noch mehr Medikamente schluckte.

Gleichzeitig gelang es uns auch, Herrn K. die Sicherheit zu geben, dass wir uns für seine Meinung interessierten und dass wir uns bemühten, im Einverständnis mit ihm zu handeln. Wir hatten erfasst, dass er es als Mann, der immer Verantwortung übernommen hatte, nicht ertrug, auf einmal »draußen« zu stehen und uns die volle Verantwortung zu überlassen. Von nun an fragten wir ihn auch bei Kleinigkeiten stets nach seiner Meinung und bezogen ihn, wo immer es ging, in die Pflege mit ein. Unsere Ärztin übertrug ihm z. B. die Verantwortung dafür, dass seine Mutter ihre Mittagsmedikamente jeden Tag ordnungsgemäß einnahm.

Mit der Zeit wurde Herr K. unser Freund. Er sprach jetzt meist auch leiser mit seiner Mutter und ging auf ihre Wünsche ein. Wurde er aus alter Gewohnheit doch einmal lauter, stärkten wir Frau K. den Rücken und fragten sie: »Was haben Sie denn früher immer gemacht, wenn der Hans so schlimm war?« Dann lachte sie und drohte ihm mit dem Finger: »Gleich hole ich die Rute!« Herr K. lachte mit und dämpfte seine Lautstärke wieder. Im Zimmer beschäftigte sich Herr K. jetzt nicht mehr ausschließlich mit seiner Mutter. Er kümmerte sich auch um Mitbewohnerinnen und plauderte gerne mit ihnen. Unsere Station war ihm vertraut geworden, er fühlte sich zugehörig. Wenn er eine Pflegekraft eine Weile nicht gesehen hatte, vermisst er sie und erkundigte sich besorgt nach ihr oder ihm.

Als seine Frau schwer erkrankte, wurden wir zu seinen Angehörigen. Wir hörten ihm zu, trösteten ihn und sprachen ihm Mut zu. Jedes Mal, wenn seine Frau im benachbarten Krankenhaus aufgenommen wurde, besuchten wir sie. Mittlerweile kannte sie uns auch schon und freute sich, wenn wir kamen. Herr K. war froh darüber, seine Probleme mit jemandem besprechen zu können. Er war immer »der starke Mann« gewesen und glaubte es in seinem privaten und beruflichen Bekanntenkreis auch weiterhin sein zu müssen. Bei uns konnte er endlich zeigen, wie ihm wirklich zumute war, er konnte seinen Schmerz und seine Angst zugeben, ohne sich dafür zu schämen. Bei uns durfte auch er einmal schwach sein.

16.3.3 Maria S. und ihre Töchter

Michaela Zsifkokvics

Frau Maria stammte aus einfachsten Verhältnissen. Sie hatte ein schweres Leben. Das Schicksal schenkte ihr nichts. In einer Zeit, in der das ganz und gar nicht üblich war, zog die alleinstehende Mutter liebevoll und tatkräftig vier Kinder auf. »Aus allen ist etwas geworden«, erzählte sie stolz. »Alle haben einen Beruf gelernt und sind tüchtige Menschen geworden!« Die Kinder hatten es immer gut bei ihr und betonten auch nach vielen Jahrzehnten noch immer voll Liebe, Dankbarkeit und Bewunderung, was die Mutter alles für sie getan hatte: »Sie hat sich immer für uns die Haxen ausgerissen!«

Zur Zeit ihrer Aufnahme an unserer Station war die über 80-Jährige in sehr schlechtem Zustand, völlig hilflos, schmerzgeplagt und verzweifelt. Mit ihr kamen zwei Töchter. Ihre Augen waren angsterfüllt und voller Misstrauen auf uns gerichtet. Sie fühlten sich ohnmächtig und waren fassungslos darüber, ihre starke und tatkräftige Mutter so sehen zu müssen. Weder Frau Maria noch ihre Kinder konnten und wollten diesen Zustand als gegeben akzeptieren. Ein Mensch, der immer stark und gesund war, brauchte ganz bestimmt nur die richtige Betreuung, um wieder so zu werden wie früher! Es musste jemand schuld daran sein, dass der Zustand so schlimm war und sich nicht rasch entscheidend verbesserte! Anklagend und voller Zorn lastete Frau Maria der Station die »Schuld« auf. Sie wurde nicht so gepflegt, wie es sich gehörte, niemand kam, wenn sie etwas brauchte, nichts wurde ordentlich gemacht. Es war fast unmöglich, ihr etwas recht zu machen. Diese Haltung übertrug sie voll und ganz auf ihre Töchter. Sie kamen aggressiv und anklagend, forderten »ihr Recht« ein und drohten wiederholt, sich »an eine höhere Stelle« zu wenden. Eine der beiden brachte als Draufgabe ihren eigenen Gesundheitszustand mit ins Spiel und »drohte«, sollten die vermeintlichen Missstände noch länger anhalten, mit einem zweiten Herzinfarkt.

Alle im Team sahen, wie schlecht es Frau Maria ging und wie schwer sie es mit sich selbst hatte. Wir bemühten uns so gut es nur ging, ihr zu helfen und ihr das Leben zu erleichtern. Die beständigen Anklagen und Drohungen der Töchter trieben uns allerdings mit der Zeit fast zur Verzweiflung. Unsere Stationsärztin und ich versuchten von Anfang an, mit den beiden ins Gespräch zu kommen, ihre Kenntnisse über den Gesundheitszustand der Mutter und ihre Erwartungen für die weitere Entwicklung zu erfragen. In vielen Gesprächen bemühten wir uns, ihnen anhand von Befunden und mithilfe eingehender Erklärungen ein Bild des tatsächlichen Sachverhalts zu vermitteln. Solche Gespräche führten vorübergehend zur Einsicht und besserten das Gesprächsklima. Dieses labile Gleichgewicht kippte jedoch bei jeder kleinsten Veränderung. Vor allem eine der beiden Töchter, die »Haupttochter«, die sich der Mutter besonders verbunden und verpflichtet fühlte, konnte es kaum über sich bringen, irgendetwas, was wir versuchten, gut zu finden.

Mit der Zeit stellte sich heraus, dass Frau Maria großen Druck auf ihre Kinder ausübte. Sie war die Mutter, die nie etwas für sich selbst beansprucht hatte. Für sie hatte das Wohl ihrer Kinder stets an erster Stelle gestanden. Nun meinte sie mit

Fug und Recht erwarten zu dürfen, dass vor allem die Töchter im selben Ausmaß für sie da sein mussten. Beide hatten eigene Familien, Ehemänner, Kinder, Enkelkinder. Sie konnten, auch wenn sie sich noch so bemühten, den Einsatz nicht erbringen, der von ihnen erwartet wurde. Sie kamen jeden Tag für einige Stunden – aber das war viel zu wenig. Ständig waren sie unter Zugzwang. Sie erlebten die Forderungen der Mutter als berechtigt (»Sie war immer für uns da. Sie hat sich für uns aufgeopfert. Wir lieben sie und enttäuschen sie dennoch.«) So fühlten sie sich sowohl ihr als auch ihren Familien gegenüber schuldig. Diesen Druck, diese Unzufriedenheit mussten sie auf uns übertragen, um wenigstens einen Teil der Last loszuwerden.

Eines Tages sah ich die »Haupttochter« den Gang entlangkommen. Ihre Miene und Körpersprache zeigten wieder einmal die gefürchteten Sturmzeichen. Ich war, was diese Familie anbelangt, auch schon ganz verzagt und entfloh daher, bevor sie mich sehen konnte, in mein Zimmer, um einer Konfrontation aus dem Weg zu gehen. Dort setzte ich mich nieder und zündete mir erst einmal eine Zigarette an. Als die Zigarette ausgedrückt im Aschenbecher lag, dachte ich: »Ich muss heute wieder mit ihr sprechen«. Mit der Aussicht auf dieses Gespräch vor Augen fühlte ich mich bange. »Mache ich es gleich oder rauche ich noch eine Zigarette?« Ich entschloss mich zur zweiten Zigarette. Dann riss ich mich zusammen, ging in das Zimmer von Frau Maria und bat die Tochter um ein Gespräch. Es wurde kein »Dienstgespräch«. Wir setzten uns nebeneinander. Ich sagte ihr wahrheitsgemäß, dass wir den großen Einsatz, den sie und ihre Schwester für die Mutter erbrachten, anerkannten und bewunderten und zeigte auch, wie hilflos ich selbst und wir alle waren, weil wir der kranken alten Frau – trotz bester Pflege und liebevoller Fürsorge – Krankheit und Verschlechterung ihres Zustands nicht abnehmen konnten. Plötzlich begann diese, bisher stets harte und herrische Frau heftig zu weinen. Sie konnte ihren Schmerz und ihre Hoffnungslosigkeit endlich zugeben. Wir saßen lange zusammen. Ich versprach ihr, dass wir alles dazutun würden, sowohl ihre Mutter als auch sie selbst zu unterstützen und zu begleiten. Nachher ging es nicht nur uns beiden besser; die entspannte Atmosphäre führte auch dazu, dass sich Frau Maria über lange Zeit wohler fühlte.

Gemeinsam versuchten wir, Frau Maria alle realisierbaren Wünsche nach bestem Vermögen zu erfüllen. Sie konnte mehrfach mit dem Fahrtendienst nach Hause fahren, und – das hatte sie sich sehr gewünscht – an der Hochzeit ihrer Enkelin teilnehmen. Der Tochter gelang es ohne schlechtes Gewissen – erstmals seit Jahren – ein wenig loszulassen und mit ihrer Familie in Urlaub zu fahren.

Einmal im Monat – wenn zwischendurch ein Problem auftauchte auch öfter – hatte ich mit der »Haupttochter« einen fixen Gesprächstermin, an dem alles Wesentliche besprochen wurde. Immer wieder versicherte ich ihr, dass sie alles tat, was man nur tun kann und dass sie weder Angst noch ein schlechtes Gewissen haben musste, weil wir immer verlässlich für ihre Mutter da waren. Die Drohungen und Beschuldigungen hörten auf. Die Tochter wusste, wohin sie sich wenden konnte, wenn sie glaubte, dass die Mutter nicht verstanden wurde. Sie wusste auch, dass wir sie selbst ernst nahmen und anerkannten. Sie war beruhigt, weil sie verstand, was wir machten und warum wir etwas taten, weil sie uns vertraute und über alles sprechen konnte.

16.3.4 Die Ehefrau, der es niemand recht machen konnte

Alfred Chladek[21]

Herr Johann G. wurde aufgrund seiner rasch fortschreitenden Demenz an unserer Abteilung aufgenommen. Die ersten Anzeichen seiner Krankheit hatten sich vor drei Jahren im Anschluss an einen Krankenhausaufenthalt bemerkbar gemacht und hatten sich erst schleichend, bald aber immer rascher weiterentwickelt. Seine Frau erzählte, dass er schon ein Jahr nach den ersten Anzeichen nicht mehr allein heimfand und verloren herumirrte.

Frau G. kam ihren Mann täglich besuchen. Der Umgang mit ihr erwies sich für das Team als ziemlich schwierig. Von Anfang an zeigte sie in ihrem Verhalten sehr deutlich, wie wenig sie von uns und von Pflegeheimen im Allgemeinen hielt. Das begann bereits beim Betreten der Station: Sie wechselte jedes Mal sofort ihre Schuhe, nicht etwa, um den Straßenschmutz nicht zu den Kranken zu bringen, sondern, um ihre schönen Schuhe nicht zu beschmutzen. Türklinken machte sie prinzipiell mit dem (bekleideten) Ellbogen auf; sie gab sich überhaupt die größte Mühe, nirgends anzustreifen, wenn es sich nur irgendwie vermeiden ließ. Pflegende würdigte sie prinzipiell keines Blickes, mir als Arzt zeigte sie sehr deutlich, was sie von meiner Befähigung hielt. In ihren Augen hatte es ein guter Arzt nicht nötig, in einem Pflegeheim zu arbeiten.

Das größte Problem bestand in der unbeherrschbaren Weglauftendenz des Herrn G. Wir gaben uns die größte Mühe, so gut es ging auf die unserer Obhut anvertrauten Menschen aufzupassen, doch die großen, schwer überblickbaren Stationen und unser Personalstand erlaubten es uns nicht, alle ständig im Auge zu behalten. Vergebens versuchte ich immer wieder, Frau G. diese Situation begreiflich zu machen. Jedes Mal, wenn ihr Mann in einem unbeobachteten Augenblick die Station verließ, überhäufte sie uns wieder mit schweren Vorwürfen.

Herr G. selbst wurde von Tag zu Tag schwieriger – vielleicht weil sich Misstrauen und Unzufriedenheit seiner Frau auf ihn übertrugen. Mit der Zeit wurden sowohl Nahrungsaufnahme als auch Einnahme von Medikamenten immer problematischer. Da wir annahmen, dass Herr G. besser essen würde, wenn seine Frau ihm die Nahrung reichte, schilderten wir Frau G. unsere Schwierigkeiten und baten sie um ihre Unterstützung. Diese Probleme seien zu Hause auch an der Tagesordnung gewesen, meinte sie wegwerfend, und überdies sei unser Essen unter jeder Kritik. Sie verließ die Station regelmäßig knapp bevor das Essen kam mit dem Hinweis auf ihren Terminplan, auf dem just zur selben Zeit »Mittagessen« stand wie bei ihrem Mann.

Im zweiten Monat seines Aufenthalts im GZW bekam Herr G. eine schwere Lungenentzündung. Es wurde sofort eine intensive Antibiotikatherapie eingeleitet und Frau G. telefonisch über die bedrohliche Situation informiert. Herr G. sprach rasch auf die Therapie an, wurde deutlich frischer und reagierte auch

---

21 Die Texte von Alfred Chladek wurden inhaltlich nicht verändert.

wieder ein wenig auf Ansprache. Als Frau G. auf Besuch kam, teilten wir ihr sogleich mit, dass der Krankheitsverlauf eine glückliche Wendung genommen hatte. Ihr einziger Kommentar war, unsere Kompetenz zur Auswahl der richtigen Medikamente anzuzweifeln.

Am übernächsten Tag war Herr G. wieder völlig wach; alle Symptome der Lungenentzündung waren deutlich rückläufig. Er war wieder ebenso lebhaft wie vor dem akuten Ereignis, entfernte die venösen Zugänge und war nicht mehr im Bett zu halten. Tags darauf mussten wir Herrn G. schon wieder vom Nachbarpavillon zurückholen. Frau G. fand kein Wort der Anerkennung für die erfolgreiche Therapie der Pneumonie, sie kommentierte nur bissig unser Unvermögen, ihren Mann auf der Station zu halten.

Einige Tage später teilte uns der Psychologe der Demenzstation mit, dass Frau G. sich ihm gegenüber sehr besorgt über die rasche Verschlechterung des Geisteszustandes ihres Mannes gezeigt und sich darüber beklagt hätte, dass wir seinen Fußpilz nicht behandelten. Er kam zu dem Schluss, dass Frau G. sich schuldig fühlte, weil sie ihren Mann nicht zu Hause betreute und diese Schuld nach außen (d. h. auf uns) projizierte. Er führte mit ihr ein langes, aber leider auch aus seiner Sicht ergebnisloses Gespräch über das unaufhaltsame Fortschreiten schwerer Demenzerkrankungen.

Im Hinblick auf die Fußpilzproblematik inspizierten die Stationsleitung und ich gemeinsam mit Frau G. beide Füße des Herrn G. Die Haut der Füße war völlig intakt. Der Pilz an den Großzehennägeln bestand unverändert bereits seit Jahren. Frau G. beharrte dennoch hartnäckig darauf, dass noch am Vortag beide Füße einen auffallend starken Pilzbefall gezeigt hätten. Einer sachlichen Erklärung über die Unmöglichkeit dieser Behauptung war sie nicht zugänglich.

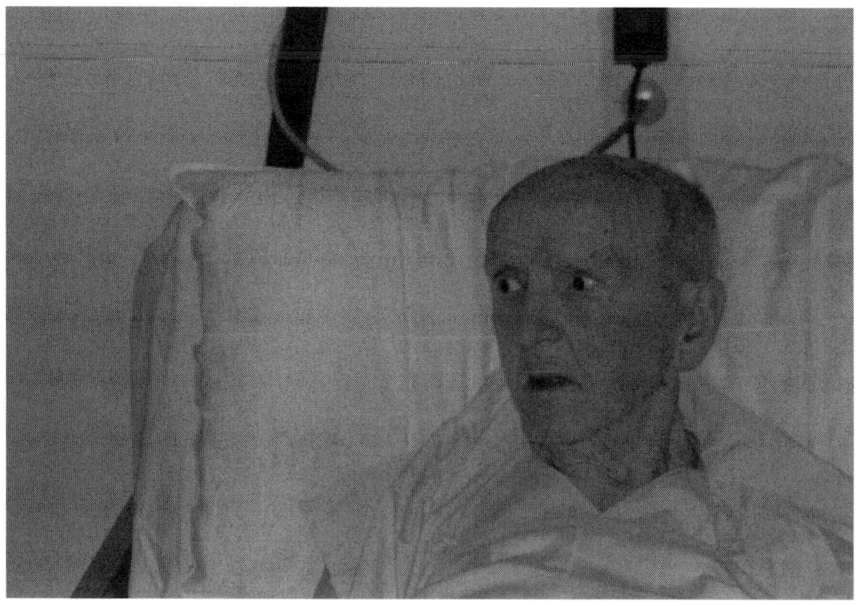

Nach wenigen Wochen verschlechterte sich der Zustand von Herrn G. neuerlich, er zeigte wieder Zeichen einer Lungenentzündung. Frau G. nahm die Nachricht sehr gefasst auf. Trotz intensiver Therapie verschlechterte sich der Zustand schnell; bald war uns klar, dass Herr G. die Lungenentzündung diesmal voraussichtlich nicht überleben würde. Als Frau G. kam, teilte sie uns von sich aus mit, sie wisse, dass ihr Mann im Sterben liege, könne das aber gefühlsmäßig nicht wirklich wahrhaben. Am Krankenbett erlebten wir dann einen heftigen Gefühlsausbruch. Frau G. überhäufte den Sterbenden mit Beschuldigungen wie z. B.: »Mein ganzes Leben habe ich damit zugebracht, auf dich zu warten und jetzt lässt du mich im Stich!« Nach wenigen Minuten beruhigte sie sich wieder und stellte fest: »Ich muss jetzt essen gehen. Wird mein Mann am Nachmittag noch am Leben sein?« Ich erklärte, dass der Tod jederzeit, möglicherweise auch schon in der nächsten Stunde, eintreten könnte. Ohne ein weiteres Wort verließ Frau G. die Station und ließ uns ziemlich perplex zurück. Nach einer halben Stunde kam sie sichtlich verändert zurück, machte nun einen sehr gefassten Eindruck und begegnete erstmals auch uns in einer aggressionsfreien und friedfertigen Haltung. Frau G. blieb bis in die Abendstunden bei ihrem Mann. Er verstarb friedlich am frühen Morgen.

17 Müssen alte Menschen Schmerzen haben?

Marina Kojer

»Das kann nicht so weh tun!?«

Die alten Griechen nannten den Schmerz den »bellenden Wächter der Gesundheit«. Von Hippokrates, dem Vater der Medizin, ist der Satz überliefert: »Der Schmerz, oh Mensch, ist nicht dein Feind«. Gemeint ist der akute, physiologisch sinnvolle Schmerz, der den Weg zur »Causa«, d. h. zur Wurzel des Übels weist und uns mahnt, rechtzeitig Gegenmaßnahmen zu ergreifen um den Schaden möglichst klein zu halten. Der chronische Schmerz hat keine Warnfunktion, seine Ursache ist nicht (mehr) ausschaltbar, er nimmt dem Menschen sinnlos Kraft weg und zehrt allmählich seinen Lebensmut auf. Wenn die Tage zur Qual werden, erschöpft sich die Tragfähigkeit, die Leidenden wünschen nur mehr ein Ende herbei, u. U. sogar um den Preis ihres Lebens, denn »es genügt nicht am Leben zu sein, man muss auch ein Leben haben!« (Erich Loewy 1999–2001).

Chronische Schmerzen beruhen in der Regel auf schon länger bekannten Leiden (z. B. auf Abnützungserscheinungen im Bereich von Wirbelsäule und Gelenken), die sich nicht mehr wesentlich bessern lassen. Der Schmerz kann erst dann nachlassen, wenn er behandelt wird. Es ist mehr als sinnlos ihn zu ertragen: Die falsch verstandene »Tapferkeit« trägt nur dazu bei, den Schmerz immer mehr zu verstärken. Je länger er anhält, desto unerträglicher wird er. Bereits der primäre Schaden (Körpergewebe wird zerstört) führt zur Freisetzung von Substanzen, die die Schmerzrezeptoren empfindlicher machen. Bleibt der Zustand ungelindert bestehen, ist damit bereits ein Teufelskreis in Gang gesetzt: Nachfolgende Schmerzreize werden von nun an verstärkt wahrgenommen, die Schmerzrezeptoren beginnen sich zu vermehren. Dadurch steigen Schmerzintensität und Schmerzdauer, und das schmerzende Areal vergrößert sich (Bernatzky und Likar 2007). Das quälende Erleben hinterlässt bleibende Spuren im Gehirn und im Rückenmark, es entwickelt sich das Schmerzgedächtnis (exemplarisch: Sandkühler 2001). Von nun an kann sogar bereits die Erinnerung an einen starken Schmerz diesen Schmerz neuerlich auslösen. An starke Schmerzen gewöhnt man sich daher nie! Die Schmerzspirale (Wind-up-Phänomen) dreht sich immer weiter (Katz und Rothenberg 2005), der ganze Mensch ist in Mitleidenschaft gezogen, der Schmerz wurde zur Schmerzkrankheit.

17.1 Schmerztherapie in der Geriatrie

Die Schmerztherapie stellt einen wesentlichen Teil der Palliative Care dar und ist wie diese im Grunde Aufgabe jedes Arztes und jeder Ärztin. Sie beginnt, sobald die Schmerzursache nicht mehr kurativ behandelbar ist, und die Ärztin von der Heilerin zur Helferin wird. Unabhängig von Schmerzursache, Lebensalter und Lebenserwartung der Leidenden ist es Aufgabe der Schmerztherapie, chronische Schmerzen zu diagnostizieren, nach ihrer Ursache zu suchen und sie unter Zuhilfenahme aller dazu nötigen Mittel bestmöglich zu lindern.

Noch immer werden Schmerzen betagter Patientinnen viel zu oft nicht beachtet und/oder in ihrer Intensität unterschätzt (Gagliese und Melzack 1997; Bernabei et al.1998; Ferrell 1996 und 2004; Horgas und Elliot 2004; Achterberg et al. 2010; de Souto Barreto et al. 2013; Kunz 2017; Kunz 2021a). Ein großer Teil der Langzeitpatientinnen in Pflegeheimen leidet unter chronischen Schmerzen. Viele von ihnen erhalten noch immer keine adäquate Therapie, sondern leben und sterben mit ihren Schmerzen (Tracy und Morrison 2013). Bis vor nicht allzu langer Zeit waren die Schmerzen alter Menschen für die Medizin noch kein Thema. Man nahm an, dass mit zunehmendem Alter die Schmerzempfindlichkeit stark absinkt und kümmerte sich nicht weiter darum. Heute wissen wir, dass viele Hochbetagte ihren Anspruch auf Hilfe nicht mehr lautstark genug geltend machen können. Sie haben nicht weniger Schmerzen, sie schreien nur nicht mehr so laut!

Noch immer werden Schmerzen häufig nicht erkannt, zu wenig ernst genommen oder gar völlig bagatellisiert. Im Krankenhaus hat die Schmerztherapie, verglichen mit der fachspezifischen Behandlung, vielfach auch weiterhin einen zu geringen Stellenwert. Die ärztliche Präsenz in Alten- und Pflegeheimen ist zumeist viel zu gering und/oder die Ärztinnen schrecken aus Unwissenheit davor zurück, bei Hochbetagten stark wirksame Analgetika einzusetzen. Dazu kommt noch, dass sehr alte Menschen nicht selten zu müde sind, Hilfe zu erbitten, oder längst resigniert haben, weil ihnen ihr Schmerz nicht geglaubt wurde. Außerdem leiden sie oft an Sprachstörungen und verfügen nicht mehr über das volle Repertoire von Mimik und Körpersprache. Die Kommunikation ist häufig auch deshalb erschwert, weil etwa 30 % der über 80-Jährigen (und 60–80 % aller Langzeitpatientinnen) demenzkrank sind und keine klaren Aussagen über ihre Befindlichkeit machen können. Wie sollen wir erkennen, dass unsere Patientinnen Schmerzen haben, wenn wir nicht imstande sind, ihre Bedürfnisse wahrzunehmen, wenn wir sie nicht verstehen und sie uns nicht? Falls wir wirklich Ärztinnen und nicht nur medizinische Facharbeiterinnen sein wollen, müssen wir lernen, uns auf unsere Patientinnen einzustellen und eine gemeinsame Basis mit ihnen zu finden. »Der Arzt wird lernen müssen, aus seinem mühseligen und anstrengenden Kreislauf der perfekten Medizin auszusteigen, und der Mediziner wird morgen sehr viel mehr Kommunikator der Hilfe sein als heute. Wir brauchen nicht mehr Bioingenieure, wir brauchen eher Spezialisten der Menschlichkeit im Leben und Sterben« (Huber 1994).

Hochbetagte verarbeiten jede Störung, die Körper oder Seele trifft, schwerer als Jüngere; ihre Ausgleichsfähigkeit für Belastungen aller Art nimmt laufend ab. Mit zunehmendem Alter werden die Kraftreserven von Tag zu Tag kleiner. Sehr alte

Menschen haben kein bisschen Kraft zu vergeuden, und doch zehrt der unbehandelte Schmerz erbarmungslos immer weiter an ihnen. Oft bleibt kaum mehr genug Kraft, um weiter zu leben. Leben wird gleichbedeutend mit Leiden.

»Ich kann nicht mehr, ich will nicht mehr ...«

Als ich Frau Stefanie kennen lernte, war sie 90 Jahre alt. Sie lag auf einer der beiden Aufnahmestationen des GZW, und ich war als diensthabende Ärztin der Schmerzambulanz zu ihr gerufen worden. »Wir sind verzweifelt, sie schreit den ganzen Tag«, erzählte mir die Stationsärztin. Als ich zu Frau Stefanie kam, schluchzte sie laut. Sie bedeckte dabei ihr Gesicht mit beiden Händen. Als ich versuchte, mit ihr Kontakt aufzunehmen, weigerte sie sich, mich anzuschauen und mir auch nur einen Augenblick zuzuhören: »Lassen Sie mich, mir kann niemand helfen. Ich kann nicht mehr, ich will nicht mehr ...« Ihre zufällig anwesende, ebenfalls völlig verzweifelte Tochter erzählte mir in wenigen Sätzen die Leidensgeschichte: Die Mutter war bis vor zwei Monaten völlig selbstständig gewesen und hatte ihren Haushalt noch allein geführt. Nach einer Schenkelhalsfraktur musste sie operiert werden, seither weine sie die ganze Zeit. Ärztinnen und Physiotherapeutinnen hätten alles probiert, nichts hätte geholfen. Der körperliche Schmerz könne gar nicht mehr so schlimm sein, meinten die Ärztinnen, man vermutete seelische Ursachen. Frau Stefanie erhielt daher ein Antidepressivum, bisher ohne Erfolg. Auf den ersten Blick sah ich, dass die bisherige Schmerztherapie niedrig dosiert war und niemals 24 Stunden wirken konnte.

Ich setzte mich neben die schluchzende alte Frau und begann ruhig und mitfühlend zu ihr zu sprechen: »Es ist jetzt sehr schlimm für sie, niemand will Ihnen glauben, wie weh es tut. Sie haben schon allen Mut verloren«, sagte ich. Frau Stefanie schluchzte weiter, aber sie hob den Kopf und schaute mich an. »Es tut schrecklich weh«, wiederholte ich und legte meine Hand auf ihre Hand. Frau Stefanie nickte und war bereit, mir direkt in die Augen zu schauen; das Schluchzen wurde schwächer. Dass ihr endlich jemand Glauben schenkte und »erlaubte«, das zu spüren, was sie tatsächlich erlebte, empfand sie sichtlich als tröstlich und wohltuend. Ich hielt jetzt ihre Hände in meinen Händen und sagte: »Ich glaube, ich kann Ihnen helfen, aber Sie müssen selbst auch mittun. Sind Sie damit einverstanden, dass wir beide es versuchen?« Das Schluchzen hatte aufgehört. Sie schüttelte den Kopf: »Mir kann niemand helfen.« Nach ein paar weiteren Sätzen einigten wir uns aber doch darauf, es zumindest zu versuchen. Ich ließ ihr gleich ein Schmerzmittel geben, erklärte ihr und ihrer Tochter die geplante Therapie und versprach, am nächsten Tag wieder zu kommen und nicht aufzugeben, auch wenn wir nicht so schnell Erfolg haben sollten. Dann verabschiedete ich mich. Ich fühlte mich selbst auch etwas mutlos und wusste nicht, wie es weitergehen würde.

Da an unserer Abteilung gerade ein Bett frei war, wurde Frau Stefanie am nächsten Tag zu uns transferiert. Ich hatte, da die Schmerzen so stark waren, gleich mit einer Kombinationstherapie mit Morphium angefangen. Zu unser aller Überraschung ließen sich die Schmerzen innerhalb weniger Tage gut unter Kontrolle bringen. Frau Stefanie strahlte, sowohl sie als auch ihre Tochter konnten es gar nicht fassen, dass der Albtraum ein so rasches Ende gefunden hatte.

Sobald die Schmerzen nachgelassen hatten, erhielt Frau Stefanie regelmäßig Physiotherapie. Sie begann bald wieder zu gehen und lief schließlich vergnügt und begeistert mit ihrem Rollator in ziemlich hohem Tempo in dem langen Gang hin und her. Die Angst vor einem neuerlichen Sturz verließ sie allerdings nie ganz. Von der Gehhilfe wollte sie sich, solange sie lebte, nicht trennen.

Frau Stefanie lebte mit guter Lebensqualität noch mehr als fünf Jahre bei uns.

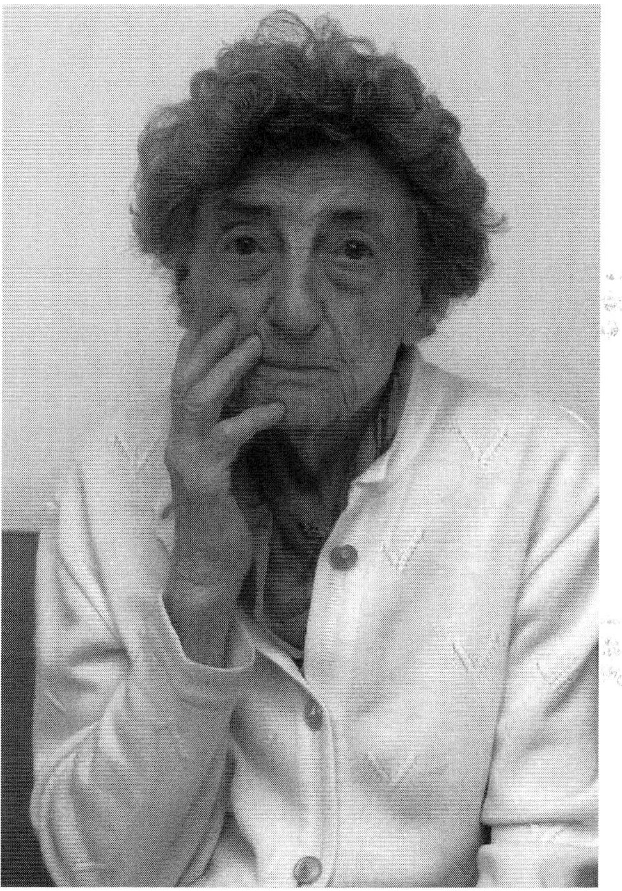

Was war geschehen? Hatten wir ein »Wunder« vollbracht? Nicht im Mindesten! Wir hatten nur die einfachsten Gebote jedes zwischenmenschlichen Kontakts und die grundlegenden Schritte der Schmerzbehandlung beachtet:

- Es gelang mir, den Kontakt herzustellen.
- Ich nahm Schmerzen und Verzweiflung ernst.
- Ich verordnete von Anfang an ein stark wirksames Opioid, weil andere Mittel für die intensiven Schmerzen allein sicher nicht genügt hätten.

- Die Therapie wurde allmählich immer genauer an das Schmerzausmaß angepasst.
- Schmerzlinderung, aber auch Verständnis und Mitgefühl aller Betreuenden führten zur Entspannung und zum Nachlassen der Angst. Durch die Beherrschung des seelischen und sozialen (»niemand glaubt mir«) Schmerzes nahmen die Beschwerden weiter ab.
- Die regelmäßige Physiotherapie trug wesentlich dazu bei, den Zustand weiter zu verbessern und über lange Zeit stabil zu halten.

Jede Palliativmaßnahme richtet sich an den ganzen Menschen und erfordert daher ein ganzheitliches Konzept. Schmerzerleben und Schmerzausmaß werden wesentlich von anderem Leid mitbestimmt. Es ist wichtig zu wissen, ob und in welchem Ausmaß neben den körperlichen auch seelische (z. B. Angst, Hoffnungslosigkeit, Verlusterlebnisse), soziale (z. B. Fehlen von nahen Bezugspersonen) oder spirituelle Schmerzen (z. B. Sinnlosigkeitsgefühl) den Menschen belasten. Der tatsächlich erlebte Schmerz resultiert aus allen gleichzeitig bestehenden Beeinträchtigungen. Cicely Saunders, die Begründerin der Hospizbewegung, spricht in diesem Zusammenhang von »total pain«, dem umfassenden Schmerz. Schmerz ist für sie nicht etwas, was die Ärztin diagnostizieren kann, sondern das, was die Patientin als Schmerz bezeichnet (Saunders et al. 1995; Müller 2017). Seine Behandlung erfordert neben dem unverzichtbaren fachlichen Können auch ein hohes Ausmaß an menschlicher Kompetenz. Denn nur die Leidende selbst weiß, ob und wie sehr ihr etwas weh tut; sie ist die einzige Expertin für ihren Schmerz. Ist sie aus somatischen oder kognitiven Gründen nicht mehr dazu fähig sich mitzuteilen, sind wir auf indirekte Schmerzzeichen angewiesen (▶ Kasten: Beispiele für häufig vorkommende indirekte Schmerzzeichen). Ist das Gesicht angespannt, die Haltung verkrampft? Ist der Schlaf gestört oder schmeckt das Essen nicht mehr? All das kann (aber muss nicht!) Hinweis auf Schmerzen sein.

Beispiele für häufig vorkommende indirekte Schmerzzeichen

- Angespannter Gesichtsausdruck
- Verkrampfte Haltung
- Schonhaltung
- Veränderung des Atemrhythmus
- Appetitlosigkeit
- Beschleunigter Puls
- Unruhe, Schreien, Anklammern
- Ständiges Läuten
- Ratlosigkeit, Verwirrtheit
- Schlaflosigkeit
- Verschlechterung des Allgemeinzustands

Was wünscht sich die Patientin?

Als Ärztinnen sind wir gewohnt, uns in erster Linie zu fragen: »Was fehlt der Patientin?« Die Frage hat auch für die Schmerztherapie Bedeutung: Eventuell ist die Ursache doch noch ganz oder teilweise reversibel. Dann kann und muss die Sanierung angestrebt werden. Aber auch wenn sich das Leiden als unheilbar erweist, kann die exakte Schmerzdiagnose entscheidend zur Verbesserung der Therapie beitragen. So muss z. B. ein neuropathischer Schmerz – er entsteht durch Kompression oder Irritation von Nervengewebe – ganz anders behandelt werden als ein Nozizeptorschmerz, der durch direkte Irritation von Schmerzrezeptoren in den Geweben zustande kommt.

Die Palliativgeriaterin stellt sich aber stets auch die Frage: »Was ist für die Patientin wichtig, was wünscht sie sich?« Probleme, Wünsche und Bedürfnisse hochbetagter, oft auch demenzkranker Menschen sollten, wann immer möglich, erkannt und berücksichtigt werden. Einige selbstverständliche Wünsche, die die Lebensqualität jedes Menschen (einschließlich unserer eigenen) maßgeblich mitbestimmen, können wir auch dann bei Hochbetagten voraussetzen, wenn sie uns nicht eigens mitgeteilt werden.

- *Gehört und respektiert werden.* Menschen, die vergesslich, langsam und umständlich geworden sind, leiden darunter, wenn wir ihnen zu wenig Achtung entgegenbringen, ihnen das Wort abschneiden und uns über ihre Aussagen und ihren Willen hinwegsetzen.
- *Mit meinem Leiden Mittelpunkt sein dürfen.* Es ist schwer, sehr alt zu sein; es wird noch schwerer, wenn man an den Rand gedrängt wird, weil die Kraft nicht reicht, um sich Beachtung zu erzwingen.
- *Stets ernst genommen werden.* Alte Menschen lesen in unseren Augen, welchen – oft sehr geringen! – Stellenwert wir ihren Worten noch einzuräumen bereit sind.
- *Selbstbestimmung.* Hochbetagten wird häufig stillschweigend das Recht darauf genommen, selbst zu entscheiden. Sie müssen das Recht der Stärkeren akzeptieren; das macht bitter und zwingt zum Rückzug.
- *Wahrhaftigkeit.* Alte Menschen sind sehr sensibel, sie spüren schnell, ob wir ausweichen, beschönigen oder etwas verschweigen. Jede Patientin wünscht sich zurecht klare und ehrliche Antworten auf ihre Fragen.

Es lohnt immer wieder, an solche »Selbstverständlichkeiten« zu denken!

Was kann alles wehtun?

Je mehr Jahre ein Leben zählt, desto häufiger treten Schmerzen und Beschwerden auf. Fast alle alten Menschen lernen mit der Zeit neben den körperlichen auch seelische, soziale und spirituelle Schmerzen kennen. Diese Schmerzarten bedingen und verstärken sich gegenseitig und sind in der Regel kaum ganz voneinander zu trennen. Durch gleichzeitig bestehende, belastende Gefühle wie Angst, Trauer, Enttäuschung oder Verlassenheit nimmt auch der körperliche Schmerz an Intensität zu und wird schwerer zu behandeln. Es ist nie genug, sich ausschließlich mit dem organischen Schmerz zu befassen!

17.1.1 Körperliche Schmerzen

Ursachen für sie finden sich im Winter des Lebens reichlich. Besonders häufig anzutreffen sind:

- *Abnützungserkrankungen im Bereich von Wirbelsäule und Gelenken*: Viele gelebte Jahrzehnte hinterlassen mit der Zeit ihre Spuren. Gelenke, die 90 Jahre lang das Gewicht des Körpers getragen haben, nützen sich ab und tun weh. Gleichzeitig lässt die Kraft von Muskeln, Sehnen und Bändern nach, und das Körpergewicht kann sich ungebremst auf das kranke Gelenk übertragen. Abnützungserscheinungen und die von ihnen verursachten Schmerzen nehmen immer mehr zu.
- *Osteoporose* ist vor allem bei alten Frauen häufig. Oft kommt es dabei auch zum (äußerst schmerzhaften) Einbruch von Wirbelkörpern (Kompressionsfrakturen) und in der Folge zum zunehmenden Zusammensintern des gesamten Oberkörpers. Mit fortschreitender Erkrankung wird die Belastbarkeit der Knochen immer geringer, die Wahrscheinlichkeit von Knochenbrüchen daher immer höher.
- *Knochenbrüche und ihre Folgen*: Alte Menschen stürzen öfter und erleiden leichter Frakturen als Jüngere. Am gefährdetsten ist der Oberschenkel, knapp unterhalb des Hüftgelenks. Die Folgen von Schenkelhalsfrakturen schmerzen oft lange. Nicht selten schmerzen sie für den Rest des Lebens: Die Stellung des Beins ist nicht ideal, Nägel verrutschen, Gelenksprothesen halten im porotischen Knochen schlecht, lockern sich und werden so zu Ursachen anhaltender Schmerzen.
- *Tumorschmerzen*: Die Wahrscheinlichkeit zu erkranken nimmt mit zunehmendem Lebensalter zu, daher leiden viele Hochbetagte an bösartigen Erkrankungen. Leider werden diese oft viel zu spät entdeckt, denn selbstverständliche Kontrollen (z. B. beim Urologen oder Gynäkologen) sind Errungenschaften der jüngeren Vergangenheit. Angst, Schamgefühl, mangelnde Aufklärung und der oft beschwerliche Weg zur Fachärztin schränken die Bereitschaft, sich untersuchen zu lassen, weiter ein. Wird der Krebs endlich im fortgeschrittenen Stadium entdeckt, ist ein bitterer Leidensweg oft unabwendbar.
- *Schmerzen nach Schlaganfall*: Sie können verschiedene Ursachen haben:
  - Nervenschmerzen (Neuropathie) im gelähmten Glied sind relativ häufig. Sie können quälend sein und sind oft nur schwer in den Griff zu bekommen.
  - Zug am Schultergelenk, an dem das »tote« Gewicht des gelähmten Armes hängt.
  - Ungleich belastete Wirbelsäule bei Lähmung (Schwächung) eines Beines (durch physiotherapeutisch überwachte Mobilisierung vermeidbar!).
  - Überlastung der Gelenke des »gesunden« Beins beim Stehen und Gehen.
- *Nervenschmerzen (Neuralgie, Neuropathie)*: Sie lassen sich häufig besonders schwer lindern.
  - Noch viele Jahre nach der Erkrankung kann eine Gürtelrose (Herpes zoster) quälende Schmerzanfälle auslösen.

- An der schmerzhaften Form einer Polyneuropathie leiden vor allem Langzeit-Diabetiker und Alkoholiker.
- Phantomschmerzen sind Schmerzen in einem durch Amputation verloren gegangenen Körperteil. Sie können sehr quälend sein und jahrzehntelang bestehen bleiben.

- *Sauerstoffmangel im Gewebe (Ischämie)*: Die versorgenden Blutgefäße werden im Laufe der Zeit immer schwerer durchgängig. Vor allem in den herzfernsten Körperteilen (Füße!) vermindert sich die Durchblutung. Oft werden negative Zusatzfaktoren (Herzschwäche, niedriger Blutdruck, Langzeit-Diabetes, Rauchen) wirksam, die die Durchblutung noch weiter verschlechtern. Schließlich treten heftige Sauerstoffmangelschmerzen auf. Schreitet die Erkrankung fort, »verhungern« Gewebspartien und es entstehen Geschwüre (Ulzera).
- *Immobilität*: Manche Erkrankungen (z. B. M. Parkinson) beeinträchtigen die Beweglichkeit deutlich. In fortgeschrittenen Stadien können die Patientinnen oft kaum mehr umgelagert werden, ihre Krankheit zwingt ihnen eine bestimmte Haltung auf. Langfristiges Verharren in ein und derselben Haltung führt zu Verkrampfungen und löst Schmerzen aus.

Viele Menschen sind in ihrer letzten Lebenszeit bettlägerig und kaum beweglich. Muskel- und Fettgewebe polstern zu diesem Zeitpunkt oft das Liegen nicht mehr ausreichend ab, die Knochen liegen dicht unter der Haut. Es entstehen Schmerzen an den harten Auflagestellen (z. B. Steiß, Schulterblätter). Vor allem in der Zeit vor dem Tod kommt es im schlecht durchbluteten Gewebe leicht zum Wundliegen (Dekubitus). Die dadurch entstehenden Schmerzen nehmen bei der kleinsten Bewegung und bei jeder Pflegehandlung zu.

17.1.2 Seelische, soziale und spirituelle Schmerzen

Seelische Schmerzen

Leistungseinbußen, Verlusterlebnisse und die damit verbundenen Ängste vor der Zukunft sind im hohen Alter unvermeidbar.

- *Leistungseinbußen.* Nachlassende Sehkraft, schwindendes Hörvermögen, wachsende Schwierigkeiten, das Gleichgewicht zu bewahren und sich ohne Hilfe fortzubewegen, verminderte Geschicklichkeit, beginnende Inkontinenz und zunehmender Verlust der Gedächtnisleistung stellen nicht nur körperliche, sondern auch erhebliche seelische Belastungen dar und lassen Hochbetagte zu Recht um ihre Selbstständigkeit und Unabhängigkeit fürchten.
- *Verlusterlebnisse* mehren sich für alte Menschen über einen langen Zeitraum von Jahr zu Jahr. Ehepartner, Geschwister, Freundinnen sterben. Kinder ziehen weit weg und kommen nur selten zu Besuch oder sterben vor ihren Eltern. Es gibt immer weniger Zeitzeugen, mit denen man gemeinsam in die Vergangenheit zurückgehen kann. Oft gibt es niemanden mehr, zu dem man sagen kann: »Erinnerst du dich noch?« Engere, neue Kontakte bleiben die Ausnahme. Viele alte Menschen klagen: »Ich habe nur mehr liebe Menschen auf dem Friedhof.« So-

lange sie wenigstens in ihrer eigenen Wohnung bleiben können, trösten sie die vertrauten Gegenstände und Erinnerungsstücke, die ihr Leben jahrzehntelang begleitet haben. Diese kleine Heimat wird zum letzten Hort für Sicherheit und Selbstvertrauen. Nimmt das Schicksal auch noch dieses Gut weg, ist der Schmerz groß.

- *Ängste*, Leistungseinbußen und Verlusterlebnisse schränken das Ausmaß der Selbstständigkeit immer mehr ein. Es vergeht fast kein Tag ohne Angst: Angst vor dem Alleinsein (»Es ist niemand da, der mir helfen kann!«), Angst vor einem Sturz (»Wann wird man mich finden, wenn ich nicht mehr aufstehen kann?«), Angst vor der »Schande« (»Niemand darf wissen, dass ich Harn verliere! Niemand darf herausfinden, dass ich vieles vergesse und mich schwer zurechtfinde!«), Angst vor dem Verlust der Selbstständigkeit (»Ich will nicht ins Pflegeheim; ich will allein auf die Toilette gehen; ich will nicht gefüttert werden!«).

Frau Emma litt, als sie vor vielen Jahren bei uns aufgenommen wurde, an Darmkrebs in einem fortgeschrittenen Stadium. Ein großes Stück ihres Dickdarmes war bei der Operation entfernt worden, aber die Krankheit hatte bereits die Grenzen der Darmwand überschritten, an Heilung war nicht mehr zu denken. Als Folge der großen Operation war Frau Emma stuhlinkontinent und litt an therapeutisch nur mangelhaft beherrschbaren Durchfällen, die sie sehr belasteten. Frau Emma war verzweifelt. Sie war körperlich trotz ihres hohen Alters und der schweren Erkrankung noch immer in relativ gutem Zustand und wollte nach Hause gehen. Zu Hause würde bestimmt alles wieder besser werden! Sie war voll mobil und hätte – im Familienverband betreut – sicher noch einige Zeit zu Hause leben können. Wir hätten ihr das auch gerne ermöglicht, aber keines ihrer beiden Kinder konnte oder wollte die mühsame und anstrengende alte Frau zu sich nehmen. Frau Emma verstand nicht, warum wir sie nicht nach Hause gehen ließen und stellte anklagend Fragen über Fragen; sie brauchte dringend mitfühlende Gespräche. Wir wollten ja auch gerne mit ihr sprechen, aber ihre extreme Schwerhörigkeit war ein großes Hindernis. Wir konnten ihr entweder einen kurzen Satz groß in Blockbuchstaben aufschreiben oder ihr einige wenige Worte so laut es nur ging, in geeigneter Stimmlage in das etwas weniger taube Ohr brüllen. Tiefe Männerstimmen hörte sie etwas besser, mich verstand sie gar nicht. Empathische Gespräche, wie sie sie gebraucht hätte, kamen auf diese Weise nicht zustande. Da Frau Emma Wert auf eine respektvolle Distanz zwischen sich und ihre Umgebung legte, konnte man sie auch nicht einfach in den Arm nehmen und trösten. Im Laufe der Zeit stellten sich bei ihr auch Schmerzen ein. Sie bekam immer stärkere Medikamente, aber nichts half. Die Schmerzen waren schwer lokalisierbar, einmal im Bauch, dann wieder in den Schultern, bald darauf in den Oberschenkeln. Eine konkrete Schmerzursache fand sich nie.

Eines Tages stürzte sie und brach sich den Schenkelhals. Nach der Operation klagte sie kaum mehr über Schmerzen. Ihre Schmerztherapie bekam sie weiter, aber jetzt gab sie auf Befragen nur geringe Schmerzen an. Sie richtete ihre ganze Energie darauf, ihr Gehvermögen, dieses letzte ihr verbliebene Stück Selbstständigkeit, zurückzuerobern, und sie schaffte es auch! Erst hatte ihre Angst, nie mehr gehen zu können alle anderen Gefühle verdrängt, dann war ihre Freude, sich wieder selbstständig fortbewegen zu können, so groß, dass sie für den Augenblick alle seelischen und sozialen Schmerzen übertönte. Erst nach einiger Zeit nahmen die Schmerzäußerungen wieder stark zu und nichts, was wir versuchten, half.

Soziale Schmerzen

Soziale Schmerzen stehen in engem Zusammenhang mit den seelischen, denn Leistungseinbußen, Verlusterlebnisse und Ängste schaffen ja erst die Voraussetzungen für die zunehmende Isolierung und Vereinsamung Hochbetagter. Ängste, die den Aktionsradius der Betagten immer weiter einschränken, führen zum Verbleib in den eigenen vier Wänden und machen sie noch einsamer. Zudem »bestraft« die Gesellschaft verminderte Kommunikationsfähigkeit und zunehmende Gebrechlichkeit häufig mit Ausgrenzung. Gedanken- und Verständnislosigkeit der Umwelt führen nicht selten dazu, dass ein alter Mensch schon zu Lebzeiten vergessen – gleichsam ausradiert – wird. Er ist den sozialen Tod gestorben.

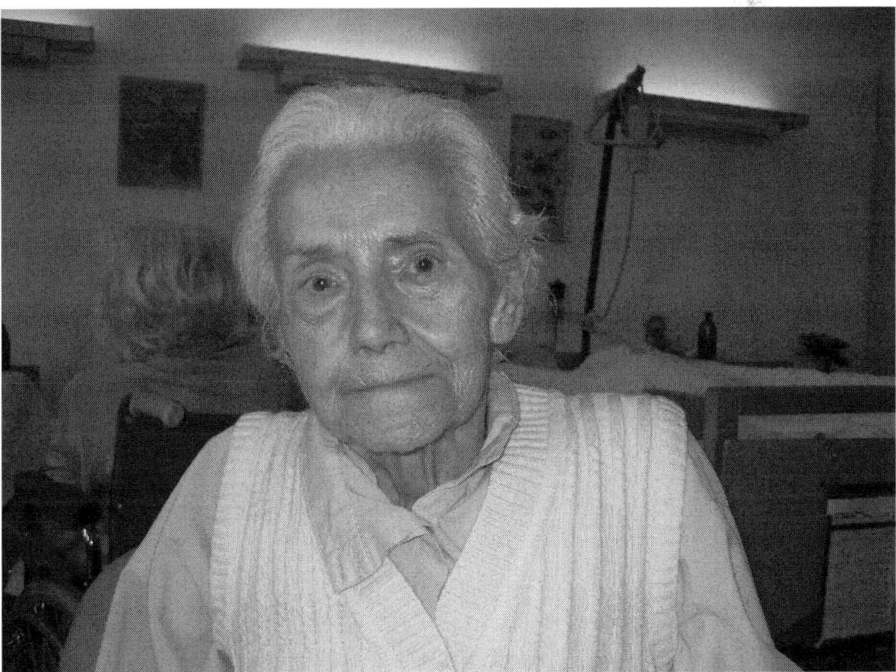

Spirituelle Schmerzen

Sie manifestieren sich im hohen Alter zumeist in einem überwältigenden Sinnlosigkeitsgefühl, dem »existentiellen Vakuum«, wie Viktor Frankl es nennt (Frankl 2007). Hochbetagte sehen den Tod oft nicht mehr als Feind, sie fürchten eher die

Lebensspanne, die noch vor ihnen liegt. Schwach und hilflos geworden, fühlen sie sich nur mehr als Belastung sowohl für andere als auch für sich selbst. Die Leistungen vieler gelebter Jahrzehnte zählen nicht mehr, das Leben ist nur mehr eine Bürde, die es abzustreifen gilt. Wozu war das Leben gut? Wozu weiterleben? Wir hören oft Sätze wie »ich bin nichts mehr wert«, »mein Leben hat keinen Sinn mehr«, »ich bin für niemanden mehr wichtig«, »ich gehöre schon weg«.

Viel zu selten werden diese Schmerzen so ernst genommen, wie es ihnen zukommt. Meist werden sie bagatellisiert oder mit Antworten wie »das will ich aber gar nicht hören« einfach weggeschoben.

Am Beispiel eines typischen Gesprächs möchte ich eine der Möglichkeiten aufzeigen, einem hochbetagten Menschen zu helfen, nicht in diesem Schmerz verloren zu gehen. Für den Gesprächserfolg entscheidend ist es stets, den Schmerz ohne Wenn und Aber als legitim anzuerkennen.

> Frau H. hatte mit 90 Jahren ihren einzigen Sohn verloren. In der Zeit danach war sie im Schmerz dieses Verlustes wie versteinert. Sie lebte dann noch mehr als fünf Jahre bei uns. Allmählich nahm sie wieder am Alltag des Pflegeheims teil, schimpfte und lachte und war zu Zeiten stolz auf ihr hohes Alter. Dennoch blieb das Sinnlosigkeitsgefühl ihr immer wiederkehrender Begleiter. Ihre ambivalente Lebenshaltung spiegelte sich in einem, mit geringen Variationen, stets wiederkehrenden Gesprächsritual: Frau H., nicht ohne Stolz: »Ich bin schon 93 (94, 95…) Jahre alt!« Darauf ich: »Das ist allerhand, das wird nicht eine jede!« Frau H., mit einer wegwerfenden Handbewegung: »Ich gehör' schon weg!«. Ich: »Sie haben viel mitgemacht. Ich kann mir vorstellen, dass Sie vom Leben genug haben.« Frau H: »Mein Sohn ist gestorben.« Ich: »Das ist sehr traurig.« Frau H. energisch: »Ich will sterben!« Ich nicke verständnisvoll: »Man kann sich das aber leider nicht aussuchen.« Frau H., aufgebracht: »Sterben will ich!« – Ich: »Damit werden Sie halt doch warten müssen, bis der Petrus für Sie aufsperrt!« Zu dem Zeitpunkt begann Frau H. in der Regel zu lachen: »Bleib' ich halt noch bei euch!«, und wandte sich damit wieder dem Leben zu.

Das ist kein Patentrezept. Es gehört viel Fingerspitzengefühl dazu, die richtigen Worte für einen bestimmten Menschen zu finden. Man sollte ihn, seine Geschichte und sein Naturell gut kennen, bevor man sich für einen Weg entscheidet.

Der umfassende Schmerz demenzkranker Hochbetagter

Menschen mit Demenz haben feine Antennen. Sie haben oftmals die Fähigkeit, komplexe Situationen auf der Gefühlsebene zu erfassen, selbst wenn Sie nicht mehr wissen, wo sie sind, wie alt sie sind und ihre eigenen Kinder nicht erkennen. Ihre Wehrlosigkeit, in Kombination mit diesem emotionalen Verstehen macht sie besonders verletzlich. Durch Anpassung des eigenen Tempos an die Möglichkeiten der Betroffenen, durch Achtsamkeit, Einfühlungsvermögen und gelingende verbale und nonverbale Kommunikation wäre der Großteil dieser Ängste, Schmerzen und seelischen Verletzungen vermeidbar (Kojer 2017; Kojer 2021a).

Einige Beispiele:

- Der Schmerz, respektlos und demütigend behandelt zu werden.
- Der Schmerz, nicht zu verstehen und nicht verstanden zu werden.
- Der Schmerz sich nicht mehr ausdrücken zu können.
- Der Schmerz, nicht ernstgenommen zu werden.
- Der Schmerz, hilflos in einer fremden Umgebung zurückgelassen zu werden.

17.2 »Bei euch habe ich erst zu leben gelernt«

Michaela Zsifkovics, Marina Kojer

Frau Pauline kam auf der Tragbahre liegend zu uns; sie brachte nichts als eine Papiertragetasche mit ein paar Habseligkeiten mit. Es ging ihr körperlich und seelisch sehr schlecht, als sie bei uns aufgenommen wurde. Sie lag regungslos, mit halb geschlossenen Augen, die Tragetasche stand auf ihrem Bauch. Schon bei der Begrüßung war ihre Ablehnung gegen das Pflegeheim als Institution und gegen uns als Teile dieser Institution deutlich spürbar: Sie schaute uns nicht einmal an und beantwortete Fragen betont widerwillig. Von sich aus richtete sie das Wort nur dann an uns, wenn es sich nicht umgehen ließ.

Als Frau Pauline kam, war sie 80 Jahre alt. Sie lebte zwei Jahre bei uns. Erst nach und nach erfuhren wir etwas von ihrer Biografie: Frau Pauline war nie ein einfacher Mensch gewesen. Sie war von jeher sehr selbstständig und eigenwillig, eine Frau, die genau wusste, was sie wollte und niemandem das Recht zugestand, über sie zu bestimmen. Von ihrer Ehe erzählte sie kaum. Sie hatte gut mit ihrem Mann zusammengelebt. Seit seinem Tod vor zwölf Jahren lebte sie ganz allein, zog sich immer mehr von anderen Menschen zurück und wurde immer eigenbrötlerischer. Ihr Sohn war Alkoholiker; die Beziehung zu ihm war schwer belastet. Pauline konnte niemals akzeptieren, dass er nicht so war, wie er ihrem Wunsch entsprechend sein sollte. Die beiden sahen einander höchstens viermal im Jahr. Paulines einzige regelmäßige Bezugsperson war die Heimhilfe. Ihren Hausarzt suchte sie einmal im Quartal auf. Er hatte ihr auch die Heimhilfe vermittelt.

Bereits vor längerer Zeit stellte Pauline selbst einen Knoten in ihrer linken Brust fest und beschloss, ihn, weil unliebsam, unnötig und peinlich, zu ignorieren. Der Knoten wurde langsam größer. Erst als er geschwürig aufbrach, übel roch, schwer zu verbinden war und sich auch noch starke Schmerzen einstellten, informierte sie ihren Arzt. Sie wurde sofort im Krankenhaus aufgenommen, radikal operiert und – soweit sie es zuließ – nachbehandelt. Schließlich verweigerte sie weitere Behandlungen und ging, gegen den Rat der Ärztinnen, in elendem Allgemeinzustand nach Hause. Als Operationsfolge entwickelte sich eine mächtige, schmerzhafte Schwellung des linken Armes und der linken Hand. Der Arm war so schwer, dass sie ihn ohne Zuhilfenahme der zweiten Hand nicht heben konnte.

Bis zu ihrer Aufnahme im Krankenhaus hatte Pauline als selbstständiger Mensch gelebt. Nun war sie plötzlich hilflos und ans Bett gefesselt. Bisher hatte ihr starker Wille ihren Lebensweg bestimmt und geprägt. Jetzt versuchte sie noch einmal, das Rad des Lebens herumzureißen. Sie wollte, koste es was es wolle, zu Hause bleiben. Die Heimhilfe konnte der Fülle an pflegerischen und administrativen Aufgaben, die ihr aufgelastet wurden, nicht gewachsen sein. Bereits nach wenigen Tagen beantragte sie Paulines sofortige Aufnahme in ein Pflegeheim.

Der medizinische Fall Pauline I.

- *Diagnose*: Exulceriertes invasiv-duktales Mamma-Karzinom links, Lymphknotenmetastasen (linke Axilla).
- *Therapie*: Radikale Mastektomie (Entfernung der linken Brust einschließlich des großen Brustmuskels, totale Ausräumung der linken Achselhöhle). Wahrscheinlich bereits zu diesem Zeitpunkt vorhandene weitere Metastasen werden im Befundbericht nicht erwähnt.
- *Weitere Therapieversuche*:
  - Chemotherapie (von der Patientin abgebrochen),
  - Strahlentherapie,
  - Hormonrezeptorbestimmung: Östrogen und Progesteronrezeptoren negativ (keine Hormontherapie).
- Status zur Zeit der Aufnahme im GZW
  - Mächtiges Lymphödem (linker Arm, linke Hand),
  - Hautrezidiv im Bereich der Operationsnarbe,
  - Metastasen:
    - Multiple Knochenmetastasen
      Spontanfraktur rechter Oberschenkel,
    - Lymphknotenmetastasen,
    - Carcinosis Pleurae (Metastasen im Bereich des Brustfells),
  - Tumormarker (CEA, C15-3, TPP) deutlich erhöht.
- Schmerzen und Beschwerden bei der Aufnahme
  - Starker Ruheschmerz,
  - unerträglicher Bewegungsschmerz,
  - Schmerzlokalisationen:
    - linker Arm bis in die Fingerspitzen,
    - rechter Oberschenkel (Fraktur),
    - BWS, LWS,
    - Brustkorb (beim Husten)
  - täglich mehrmals Erbrechen,
  - Reizhusten.
- Schmerztherapie und Begleitmedikation bei Aufnahme (Vortherapie) waren völlig unzureichend.
  - 2 x 1 Morphinsulfat ret. 30 mg,
  - Natriumpicosulfat (Laxans) 2 EL.

Es gelang verhältnismäßig schnell die Therapie an das Schmerz- und Beschwerdeausmaß anzupassen

Pauline, der leidende Mensch

Pauline war sehr ungern und mit großem Widerwillen zu uns gekommen und ließ uns das, wie erwähnt, anfangs auch deutlich spüren. Auf all unsere Bemühungen und Vorschläge reagierte sie ablehnend und schroff. Auch wenn wir sie ansprachen, blieben ihre Augen halb geschlossen, ihr Gesicht blieb unbewegt. Boten wir ihr Hilfe an, lehnte sie diese unwillig ab, forderte sie aber knapp darauf in schroffem Befehlston ein. In den Nächten litt sie sichtlich unter starker Angst. Es wäre mit ihrem Stolz niemals vereinbar gewesen, dies offen zuzugeben, Hilflosigkeit zu zeigen oder gar eine Pflegekraft zu bitten, ein wenig bei ihr zu bleiben. Stattdessen machte sie sich durch häufiges Läuten bemerkbar. Einmal wollte sie ein Glas frisches Wasser, dann wieder sollte der Polster gerichtet werden. Sie läutete auch, wenn die Pflegenden kurz vorher bei ihr gewesen und gerade erst hinausgegangen waren, um nach anderen Patientinnen zu sehen. Dieses Verhalten erschwerte die Kommunikation mit ihr und war für das Team schwer zu ertragen. Dass es letztlich doch gelang, hinter der Fassade aus Verachtung und Bösartigkeit Verzweiflung, Leid und Schmerz zu erkennen und darauf zu reagieren, sprach für die hohe Qualität der interprofessionellen Zusammenarbeit und für die Reife des Teams (▶ Kap. 8.2). Allmählich verstanden wir alle, dass das Schicksal diese eigenwillige alte Frau hart getroffen hatte, dass sie vorerst nicht in der Lage war, über ihren Schmerz zu sprechen und Trost anzunehmen, und dass sie aus Verzweiflung so schroff und verletzend reagierte.

Gequält von ständigen Schmerzen, die bei jedem Lagewechsel von »stark« zu »unerträglich« wechselten, mehrmals täglichem Erbrechen und einem belastenden und schmerzhaften Reizhusten, war das Leben schon aus rein körperlichen Gründen für Pauline eine Qual. Hinzu kam das unerträgliche seelische Leid, hilflos ausgeliefert und in jeder Hinsicht abhängig zu sein. Beides zusammen führte dazu, dass ihre Gedanken ausschließlich um ihre Krankheit kreisten. Ein Leben unter diesen Bedingungen lehnte sie schlichtweg ab und sprach wiederholt und sehr bestimmt den Wunsch nach seiner baldigen Beendigung aus.

Ein so komplexes Leid erfordert von den Betreuerinnen ein hohes Maß an fachlicher und menschlicher Kompetenz. Selbstverständlich wurde zuerst die Schmerztherapie schrittweise an den eigentlichen Bedarf angepasst, Erbrechen und Reizhusten wurden bekämpft und beherrscht. Aber Paulines umfassender Schmerz war noch immer unerträglich.

Die größte körperliche und seelische Belastung für Pauline bildete das Lymphödem, das von der Schulter bis in die Fingerspitzen reichte und ihr nicht einmal erlaubte, die Finger abzubiegen. Die Haut über der Schwellung war gespannt und glänzte, das Gewebe war durch den hohen Flüssigkeitsdruck so kompakt, dass der Arm sich steinhart anfühlte. Zu der schweren Last der praktisch bewegungsunfähigen Extremität kam ein quälender, medikamentös kaum zu lindernder Spannungsschmerz. Unsere nächste Aufgabe musste es daher sein, diese Situation erträglicher zu machen.

Als Pauline bei uns aufgenommen wurde, arbeitete Renate Binder-Krieglstein, eine erfahrene und hochqualifizierte Physiotherapeutin, vorübergehend an unserer Abteilung. Sie hatte kurz zuvor ihr Psychologiestudium abgeschlossen und überbrückte bei uns die Zeit bis zu ihrer Anstellung als Psychologin. War es ihr psychologisches Fachwissen oder doch eher die ihr eigene einfühlsame, offene und warmherzige Art – Pauline machte die Augen auf und fand sie nett. Bisher hatte Pauline Nähe und Körperkontakt, wenn irgend vermeidbar, strikt abgelehnt. Frau Binder-Krieglstein durfte ihr Lymphödem behandeln und begann sogleich konsequent mit Lymphdrainagen. Es gelang ihr auch, die starrsinnige Pauline davon zu überzeugen, dass die Massagen nur in Kombination mit (recht unangenehmen) Kompressionsverbänden helfen konnten. Bereits nach wenigen Anwendungen begann die mächtige Schwellung allmählich zurückzugehen. Diese Tatsache war für Pauline ungeheuer entlastend! Der Arm war nun nicht mehr so schwer, die quälenden Schmerzen ließen nach. Bald konnte Pauline auch wieder ihre Finger bewegen. In der Freude darüber begann die Mauer der Ablehnung langsam zu bröckeln. Frau Pauline machte ihre Augen nicht mehr nur für ihre Physiotherapeutin auf. Sie schaute uns an – und lächelte! Das Eis war gebrochen. Einmal, als ich (Marina Kojer) an ihrem Bettrand saß, zeigte sie mir voller Stolz ihren nun relativ schlanken Arm: »Erinnern Sie sich noch? Meine Finger haben ausgeschaut wie Würstel!« Vorerst sprach Pauline fast nur mit akademisch gebildeten »Höhergestellten«, mit der Zeit begegnete sie aber allen Teammitgliedern offen und herzlich. Sie begann zu begreifen, dass sie nicht fordern musste, damit ihre Wünsche erfüllt wurden. Sie sah, dass alle bemüht waren, ihre Bedürfnisse zu erkennen und ihr das Leben leichter zu machen, und sie erkannte, dass Kompetenz nicht unbedingt an akademische Ausbildung gebunden ist.

Unser Therapierepertoire wurde mit der Zeit reicher und linderte immer mehr Facetten des komplexen Lebensschmerzes:

- Pauline besprach ihre medizinischen und menschlichen Sorgen täglich mit der Stationsärztin Susanne Pirker. Sie durfte sicher sein, immer ehrliche und erschöpfende Antworten zu bekommen. Die Therapie wurde laufend an den aktuellen Bedarf angepasst. Die begleitenden empathischen Gespräche beruhigten, trösteten und gaben ihr die Gewissheit, ernst genommen und respektiert zu werden.
- Eine Zeitlang erhielt Pauline Akupunktur als Zusatztherapie. Sie war mit dem Effekt zufrieden und freute sich über ihren Kontakt mit der freundlichen Ärztin.
- Frau Binder-Krieglstein setzte Lymphdrainagen und begleitende Gespräche fort.
- Unsere Physiotherapeutin, Frau Lisl Bonomo, kam, um Pauline durchzubewegen und behutsam mit Bewegungsübungen zu beginnen. Pauline sah, dass sie Fortschritte machte. Sie freute sich auch auf die Gespräche, die die Übungen begleiteten und sie von ihrer Krankheit ablenkten.
- Jede Pflegehandlung wurde von Gesprächen, allmählich auch von Scherzen und Lachen begleitet.

Ganz langsam kehrte der Lebenswille zurück; das Pflegeteam konnte mit der Mobilisierung beginnen. Frau Pauline blieb vorsichtig und misstrauisch allen Veränderungen gegenüber. Wohl wünschte sie sich, das Leben nicht nur aus der liegenden Perspektive zu sehen und träumte davon, wieder einmal ins Freie zu kommen, aber gleichzeitig hatte sie große Angst, die Geborgenheit ihres Bettes zu verlassen: Würde sie das bisher Erreichte gefährden? Könnten dann neue Schmerzen und Beschwerden auftreten? Ganz langsam, Schritt für Schritt, wuchs ihr Vertrauen in die Pflegenden. Schließlich gelang es uns, sie ins Leben zurück zu verlocken.

Ein Rollstuhl wurde eigens für sie angepasst. Pauline verbrachte von da an jeden Tag einige Zeit außerhalb ihres Bettes. Sobald sie längere Zeit im Rollstuhl sitzen konnte, fuhren wir mit ihr in den Garten. Sie liebte es, im Schatten zu sitzen und ins Grüne zu schauen. Im Garten entdeckte sie auch ein lange Zeit vergessenes Hobby wieder: Rätsel auflösen. Während der schönen Jahreszeit verbrachte sie täglich viele Stunden im Freien und nahm auch gerne ihr Mittagessen und ihre Jause draußen ein. Sie las Illustrierte, löste Rätsel und plauderte mit uns, wenn wir nach ihr sahen. »Geht es mir nicht gut«, meinte sie, »ich habe 17 (Zahl der Teammitglieder) Bedienstete!« Dieser gute Zustand dauerte mehrere Monate an. Pauline hatte Freude am Leben. Immer wieder sagte sie: »Wie gut, dass ich damals nicht gleich gestorben bin!«, und: »Ich bin froh, dass ich zu Euch gekommen bin!« Sie lachte und plauderte mit allen und nahm mit großer Freude an den Aktivitäten der Station teil.

In dieser Zeit entwickelte sich eine tiefe Beziehung zwischen mir (Michaela Zsifkovics) und Pauline. Einmal sagte sie zu mir: »Mit eurer Hilfe habe ich erst zu leben gelernt. Erst jetzt kann ich meine Wünsche aussprechen und ihnen auch nachgeben.«

In der Zwischenzeit verschlechterten sich ihre Befunde kontinuierlich: Die Tumormarker stiegen an, die Metastasen nahmen zu.

Ein Mensch ist viel mehr als ein Bündel seiner körperlichen Defekte. Pauline fühlte sich wohl. Ihre Beschwerden waren nicht wie weggeblasen, aber sie konnte sie gut ertragen. Ihr Leben war für sie, so wie es war, sinnvoll und gut. Sie hatte warme, herzliche Kontakte zu vielen Menschen. Trotz ihrer immer schlechter werdenden Befunde wurde Pauline in dieser Zeit »gesünder«. Etwas in ihr war (vielleicht zum ersten Mal?) heil geworden.

Im zweiten Jahr ihres Lebens auf unserer Station verschlechterte sich Paulines Zustand schließlich doch merklich. Sie konnte immer weniger Zeit außerhalb des Bettes verbringen. Die Schmerzen nahmen wieder zu, und die Morphiumdosis musste schrittweise erhöht werden.

Leben im Bett – die letzten sechs Monate

- Schmerzen nehmen zu
    - Morphinsulfat ret. 2 x 200 mg
    - nach einem Monat: 2 x 400 mg
    - Benzodiazepine in niedriger Dosierung nach Bedarf

- »Leben im Bett«
  - Alles was Pauline braucht, ist jederzeit gut für sie erreichbar,
  - »Besuche« bei ihr werden häufiger und länger,
  - sie nimmt im Bett an allen Aktivitäten teil.

Die hohe Morphiumdosis machte nicht nur ihre Schmerzen erträglich, sondern nahm ihr auch das Gefühl der Atemnot. Die Monate ihrer Bettlägerigkeit waren nicht nur eine Zeit, die Pauline mehr oder minder geduldig verbrachte, es war ein »Leben im Bett«. Sie nahm auch im Bett an den Aktivitäten teil, die ihr Freude bereiteten. So fuhren wir sie, wenn sie das wollte, statt mit dem Rollstuhl mit dem Bett in den Garten hinaus. Nachtkästchen und Bett-Tischchen waren so angeordnet, dass sie alles, was sie brauchte, selbst auf einen Griff erreichen konnte: Brille, Zeitung, Rätsel und Kugelschreiber, ein frisches Glas kaltes Wasser, einen feuchten Waschlappen. Pauline fand sich gut damit zurecht.

In den letzten zwei Monaten ihres Lebens verschlimmerten sich alle Beschwerden rasch. Der linke Arm nahm wieder an Umfang zu, Hand und Finger schwollen an; das Gefühl der Beengung und Schwere sowie der Spannungsschmerz stellten sich wieder ein. Bald darauf schwoll auch das linke Bein an. Die Schmerzen waren nicht mehr durch Tabletten beherrschbar; Morphium wurde jetzt über eine Schmerzpumpe zugeführt. Vom Operationsgebiet ausgehend breiteten sich Haut- und Lymphknotenmetastasen panzerartig über den ganzen Brustkorb aus (Cancer en cuirasse). Pauline konnte sich kaum mehr bewegen, das Sprechen fiel ihr immer schwerer, schließlich verstummte sie ganz.

In dieser schweren Zeit musste sich das betreuende Team wieder neu bewähren und seine Vertrauenswürdigkeit unter Beweis stellen.

Wünsche werden bis zuletzt respektiert. Problemlösungen

Pauline war immer daran gewöhnt gewesen, über sich und den Rhythmus ihres Lebens selbst zu bestimmen. Wir wussten, wie wichtig ihre Autonomie – auch und gerade jetzt! – für sie war. Sie konnte zunehmende Bewegungseinschränkung, Schmerzen, Atemnot und nahenden Tod annehmen. Die Angst, fremdbestimmt und wehrlos ausgeliefert zu sein, stellte für sie die größte Bedrohung dar. Daher taten wir unser Bestes, um ihre Wünsche und Bedürfnisse bis zuletzt zu erkennen, zu erahnen oder zu erraten und mit ihr gemeinsam nach Lösungen zu suchen, die sie annehmen konnte.

Seit sie begonnen hatte, uns zu vertrauen, war Pauline nie mehr fordernd gewesen. Plötzlich fing sie wieder an, in kurzen Abständen »grundlos« zu läuten. Wir erkannten: Ihre Angst vor dem Alleinsein war wieder sehr groß. Es mussten Lösungen gefunden werden, die ihr die Angst nahmen, den Mitarbeiterinnen aber dennoch einen geregelten Tagesablauf ermöglichten. Wir versprachen ihr, die Tür ihres Zimmers (es lag unmittelbar neben dem Sozialraum) offen zu lassen, auch ohne Glockenruf öfter nach ihr zu sehen und jedes Mal, wenn eine Pflegeperson im Zimmer zu tun hatte, nach ihren Bedürfnissen zu fragen. Auch wenn sie selbst gepflegt wurde, fragten wir zum Schluss: »Brauchen Sie noch etwas oder haben Sie noch einen Wunsch?« Pauline war zufrieden; das Läuten hörte auf.

Eine Zeit später klammerte sich Pauline plötzlich, so gut sie konnte, an jeden, der an ihr Bett trat und wollte ihn nicht mehr fortlassen. Ihre Angst hatte wieder stark zugenommen. Wir stellten fest, dass sie die Glocke nicht mehr erreichen konnte. Sofort ließen wir den Elektriker kommen und die Schnur verlängern. Die Glocke lag nun so, dass Pauline nur mehr den Mittelfinger der rechten Hand niederdrücken musste, um zu läuten. Als sie auch das nicht mehr konnte, kamen wir unaufgefordert in kurzen Abständen zu ihr. Jede Pflegekraft ging zu ihr, ehe sie andere Patientinnen versorgte, fragte nach ihren Wünschen, feuchtete ihren Waschlappen frisch an und legte ihn ihr so auf die Stirn, wie sie es liebte. Pauline wünschte sich, jederzeit darüber informiert zu sein, in welchem Zimmer wir arbeiteten und wie lange es etwa dauern würde, ehe wir wiederkamen. Wir gaben ihr unaufgefordert alle Informationen. Pauline fühlte sich sicherer und hatte weniger Angst davor, verlassen zu werden.

Als ihr linker Arm weiter an Umfang zunahm, passte er nicht mehr in unsere Nachthemden. Pauline reagierte ablehnend, zog die Mundwinkel nach unten und machte die Augen zu. An ihrer Nasenwurzel bildete sich eine steile Falte. Wir begriffen, dass sie es als demütigend empfand, nicht richtig angezogen zu sein. – Wir verständigten die Näherei. Noch am selben Tag wurden die linken Ärmel einiger Hemden für Pauline weiter gemacht. Eines Tages war keines ihrer Hemden greifbar: Die Wäscherei hatte nicht rechtzeitig geliefert. Erst am nächsten Tag kam ein passendes Hemd. Als es schmutzig war, wollte Pauline es nicht mehr hergeben.

Unser Versprechen, ihre Hemden von nun an auf der Station zu waschen, beruhigte sie nur kurzfristig. Erst als ich (Michaela Zsifkovics) ihr zwei Wäschekörbe ans Bett stellte, einen für die reinen, den anderen für die schmutzigen Hemden, war sie zufrieden. Sie hatte nun immer die Kontrolle über ihre Hemden.

Tab. 17.1: Problemlösungen in der letzten Lebensphase

Signal	Ursache	Lösung
Läuten	Angst	Tür bleibt offen
Klammert sich an	Läuten nicht mehr möglich	Pflegepersonen kommen zunehmend oft
Ablehnend	Hemd passt nicht mehr	Ärmel erweitern
Gibt Hemd nicht her	War einen Tag ohne passendes Hemd	Waschen auf Station
Gibt Hemd nicht her	Wünscht Kontrolle	Hemden beim Bett

In den letzten Tagen ihres Lebens konnte Pauline nicht mehr schlucken und war auf die engmaschige palliative Mundpflege angewiesen. Jede Pflegekraft, die an ihr Bett trat, machte ihren Mund wieder frisch. Vor allem nachts litt sie an

Atemnot. Sie wünschte sich, eine Nacht auf der Terrasse im Freien zu verbringen, und wir führten sie mit dem Bett hinaus; dort fühlte sie sich gleich wohler. Sie hatte erträgliche Schmerzen; wenn nötig erhielt sie zusätzlich Morphin. Sie konnte nicht sprechen und sich nicht bewegen. Bis zum Schluss gelang es uns, mit ihr zu kommunizieren: Sie »antwortete« mit den Augen, dem Atemrhythmus und den Falten, die sich an ihrer Nasenwurzel, um Augen und Mund bildeten, wenn sie mit etwas nicht einverstanden war. Unsere stets von neuem ihren Bedürfnissen angepassten Maßnahmen vermittelten ihr das Gefühl, geliebt, umsorgt und geborgen zu sein. In diesen letzten Tagen vertraute sie sich dem begleitenden Team rückhaltlos an. Sie war fast nie allein. Zuletzt hatte sie keine Angst mehr. Es war Pauline vergönnt, ruhig und von uns begleitet zu sterben.

17.3 Was »darf« wehtun?

Marina Kojer

Die körperlichen Schmerzen Hochbetagter bleiben häufig unbehandelt, weil sie nicht erkannt werden. Dafür gibt es viele Ursachen, u. a.:

Vorurteile der Betreuerinnen

- »Alte Menschen sind weniger (gar nicht) schmerzempfindlich.«
- »Banale Schmerzen tun nicht wirklich weh.«

Ärztinnen sind gewöhnt, Krankheiten nach ihrer biologischen Bedeutung zu bewerten. Ein Schnupfen ist eine Bagatellerkrankung, ein Karzinom dagegen lebensbedrohlich. Daraus ergeben sich sinnvolle Prioritäten für die Therapie; der Irrtum beginnt erst, wenn die Bedeutung, die ein Symptom (z. B. Schmerz) für die Lebensqualität der Erkrankten hat, mit der Schwere der Erkrankung gleichgesetzt wird. Eine schwere Kniegelenksarthrose ist nicht lebensbedrohlich, aber die Schmerzen, die sie verursacht, können das Leben für die Betroffene dennoch zur Qual machen. Es gibt keine Hierarchie der Schmerzen!

- »Alte Menschen haben eben Schmerzen.«
  Sie haben sie zu akzeptieren und geduldig zu ertragen.

»Sie sind 92 Jahre alt, in ihrem Alter ist es ganz normal, da und dort Schmerzen zu haben! Danken Sie Gott, dass es Ihnen noch immer so gut geht!« »Wohlmeinende« Ratschläge wie dieser sind wenig hilfreich. Schmerzen mögen im Alter häufig sein, sie sind aber für niemanden »normal«! Mit solchen Antworten missachtet man die Klagen der Betroffenen und liefert sie hilflos ihren Schmerzen aus.

- »Mit der Zeit gewöhnen Sie sich an die Schmerzen.«

Vorurteile können sich nur halten, wenn die nötige fachliche Kompetenz fehlt und wenn eine große innere Distanz zwischen der Helferin und der Leidenden besteht. In der mitfühlenden Wärme der Ärztin-Patientin-Beziehung gedeihen sie nicht. Bereits die vortastende Frage an mich selbst: »Wie würde ich mich fühlen, wenn ich bei jeder Bewegung, bei jedem Schritt Schmerzen hätte?« bringt sie zum Verstummen.

Einstellung der Betroffenen zum Schmerz

In der Generation der über 90-Jährigen haben viele Menschen von klein auf gelernt, Schmerzen als gott- oder schicksalsgewollt anzunehmen. Religiöse hochbetagte Frauen sehen Schmerzen oft als Strafe für Fehler (»Sünden«) an, die sie früher begangen haben. Daher muss, was einem auferlegt wird, ohne zu klagen getragen werden, ist doch zu hoffen, dass einem dadurch manche Sünde verziehen wird.

Klagen bleiben aus

- »Ich bin zu müde, um die Augen zu öffnen, zu müde, um die Hand zu heben, zu müde, um zu klagen.«
- »Es hilft doch nichts. Niemand glaubt mir, niemand hilft mir.«
- »Ein Mann muss die Zähne zusammenbeißen.« Es widerspricht dem männlichen Ehrenkodex, über Schmerzen zu klagen. Der Ärztin gegenüber möchte man auf keinen Fall wehleidig erscheinen!
- *Die Frau Doktor hat sich so bemüht!*« Auch alte Frauen geben ihre Schmerzen nicht immer gerne zu. Oft wollen sie die geliebte Ärztin nicht durch die Mitteilung kränken oder verärgern, dass der Erfolg ihrer Behandlung zu wünschen übriglässt. Der Pflegerin, die immer da ist und zu der meist ein viel engeres Verhältnis besteht, vertraut man sich eher an. In einem rein hierarchisch ausgerichteten System ohne tragfähige Vertrauensgrundlage zwischen den Berufsgruppen bleiben diese zaghaften Klagen oft auf der Strecke.
- *Ich kann mich nicht mehr an meine Schmerzen erinnern.*« Im hohen Alter lässt das Kurzzeitgedächtnis in der Regel stark nach. Was vor 20 Jahren war, weiß man genau, was vor einer Stunde erlebt wurde, ist bereits vergessen. Da Schmerzspitzen häufig bei Bewegung (durch Pflegehandlungen oder bei der Mobilisation) ausgelöst werden, können Patientinnen sie zum Zeitpunkt der Befragung oft nicht mehr in ihr Bewusstsein zurückholen. Ihr Körper vergisst den Schmerz allerdings nicht; mit jedem weiteren Schmerzdurchbruch nimmt die Schmerzintensität zu. Ein sinnvolles Therapiekonzept muss daher immer in enger Zusammenarbeit zwischen Ärztin, Patientin, Pflegenden und wenn erforderlich auch den nahen Bezugspersonen der Betroffenen erstellt werden.

Die Kommunikation ist erschwert

Etwa 30 % unserer Patientinnen sind infolge ihrer schweren Erkrankungen und Behinderungen nicht ohne weiteres in der Lage, sich allgemein verständlich mitzuteilen. Oft sind Hochbetagte zu »sprachlos« (z. B. infolge von Sprachstörungen nach Schlaganfall), um uns zu sagen, wie sehr sie leiden und um unsere Hilfe zu erbitten. Schwerhörigkeit oder Taubheit verhindern ein Gespräch. Übergroße Schwäche kann selbst die kleinste Bewegung unmöglich machen. Starke Atemnot lässt keinen Raum für den Hilfeschrei.

Mimik und Körpersprache sind abgeflacht (fehlen).

Je jünger ein Mensch ist, desto beredter gibt sein Ausdruck Auskunft über sein Lebensgefühl. Im hohen Alter bleibt davon oft nur wenig übrig. Es ist immer schwieriger, oft vollends unmöglich, jemandem den Schmerz »vom Gesicht abzulesen«. Eine 90-Jährige kann mit völlig unbewegtem Gesicht versichern, dass sie starke Schmerzen hat – und es entspricht der Wahrheit.

Verwirrtheit und Demenz

verhindern nur die uns angemessen scheinende Reaktion, nicht aber den Schmerz! Die Annahme, dass ein Mensch, der nicht mehr folgerichtig denken kann, auch keinen Schmerz empfindet, ist ein verbreiteter Irrtum. Jeder Mensch bleibt, unabhängig von Alter, Krankheit und Leistungszustand seines Gehirns, ein fühlendes Wesen, jeder behält die Fähigkeit zu leiden. Fortgeschritten Demenzkranke können ihren Schmerz nicht mehr in allgemein verständlicher Weise beschreiben. Sie wissen vielleicht nicht einmal, dass das, was sie gerade quält, »Schmerz« heißt, sie können uns nicht mehr um Hilfe bitten. Sie fühlen ihren Schmerz aber genauso intensiv wie alle anderen Menschen, nur sind sie ihm noch hilfloser ausgeliefert.

Wenn wir das Leiden Hochbetagter lindern wollen, dürfen wir uns nie mit landläufigen, für jüngere Erwachsene entwickelten Methoden zufriedengeben. Wie bereits erwähnt müssen vorerst die brennenden Fragen der Kommunikation gelöst werden. Solange ich als Ärztin nur darauf ausgerichtet bin, mein medizinisches Repertoire fachgerecht einzusetzen, stehe ich in der Palliativen Geriatrie auf verlorenem Posten. Erst wenn es mir gelungen ist, eine Beziehung zu meinen Patientinnen aufzubauen, wenn ich mir ihr Vertrauen verdient habe, wenn ich sie verstehe und sie mich, habe ich eine der beiden Voraussetzungen erfüllt, um ihnen zu helfen. Für die in der Geriatrie tätige Ärztin ist es daher nicht nur unabdingbar ihren Patientinnen achtsam und einfühlsam zu begegnen, sie sollte auch spezielle Kommunikationsmethoden wie Validation und Basale Stimulation erlernen.

Daneben ist es für jede Ärztin unverzichtbar, ihren Teil dazu beizutragen, mit den Mitgliedern des Pflegeteams partnerschaftlich zu kommunizieren. Selbst die gewissenhafteste Ärztin sieht ihre Patientinnen nicht rund um die Uhr und kann daher den Großteil dessen, was sie braucht, um eine komplexe Situation richtig zu beurteilen, nicht aus eigener Erfahrung wissen. Es sind stets die wehrlosesten

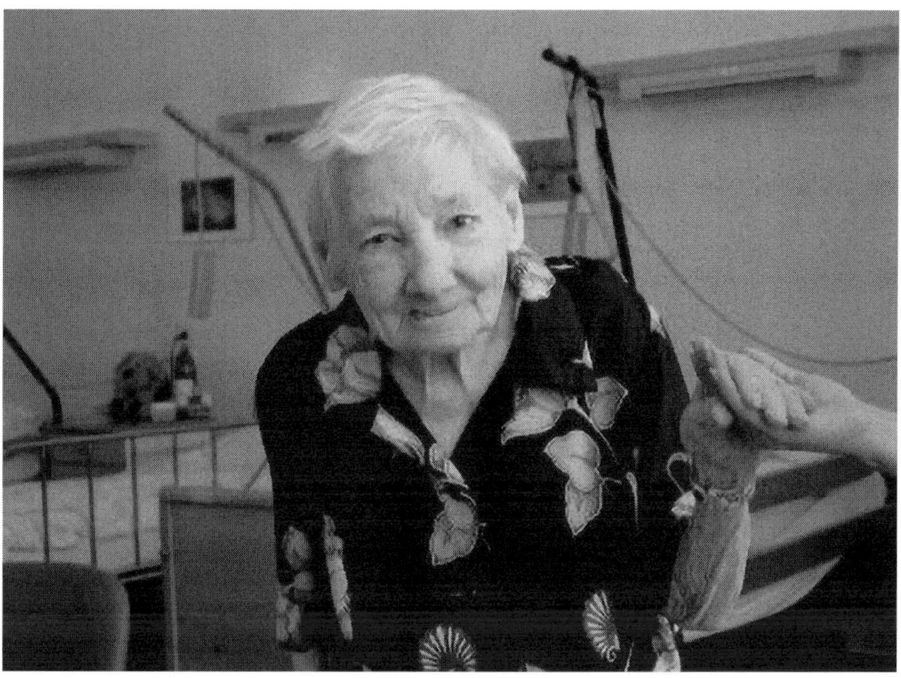

Patientinnen, die am meisten unter den Kommunikationsschwierigkeiten zwischen Ärztinnen und Pflegepersonen leiden. Sehr alten, schwerkranken, vor allem aber dementen und verwirrten Patientinnen gegenüber ist unsere Verantwortung besonders groß. Nur einer berufsgruppenübergreifenden kollegialen Zusammenarbeit aller am Krankenbett Tätigen kann es gelingen, dem Anspruch dieser Menschen gerecht zu werden.

18 Schmerzen erkennen und behandeln

Martina Schmidl, Marina Kojer

Schmerzerlebnisse existieren nur in der Realität dessen, der sie am eigenen Leib verspürt; niemand kann sie beweisen, niemand kann sie widerlegen, niemand kann nachempfinden oder beurteilen, wie stark ein bestimmter Schmerz ist. Es gibt keinen Eichwert, an dem sich messen lässt, wie stark etwas wehtun »darf«! Schmerz ist also etwas vollständig Subjektives, er lässt sich auch vom größten Experten nur indirekt, d. h. nach Angabe dessen, dem es weh tut, beurteilen. Glücklicherweise kann die Schmerzgeplagte in der Regel über Art, Dauer und Lokalisation ihrer Schmerzen Auskunft geben.

Bei Demenzkranken ist das anders, weil sie nicht sagen können, wo und wie stark ihnen etwas wehtut. Um diesem Problem erfolgreich zu begegnen, haben sich zunehmend Schmerzerfassungsinstrumente (Checklisten) zur Fremdbeurteilung durchgesetzt (exemplarisch: Warden et al. 2003; Basler et al. 2006; Corbett et al. 2012). Als wir die erste Auflage dieses Buches vorbereiteten, gab es solche validierten Instrumente im deutschsprachigen Raum noch nicht. Wir standen und stehen dieser Entwicklung bis jetzt skeptisch gegenüber. Ein engagiertes, gut kommunizierendes und beobachtendes Team braucht keinen Test, um Schmerzen zu erkennen, den weiteren Schmerzverlauf zu beobachten und damit nötige Therapieanpassungen zu ermöglichen. Gute Kommunikation mit den Patientinnen und im Team, Respekt und Zuwendung sind nicht durch das Abhaken einer Checkliste zu ersetzen. Dennoch spricht auch etwas für den *zusätzlichen* Gebrauch dieser Instrumente: Sie produzieren die »harten Daten«, die man heute meist vorweisen muss, um ernst genommen zu werden.

18.1 Schmerzerkennung bei Demenzkranken

Martina Schmidl

Eine befriedigende Schmerzdiagnostik und -therapie bei Demenzkranken wird erst dann möglich, wenn Pflegekräfte, Ärztinnen und Therapeutinnen mit den Betroffenen kommunizieren können. Gelingt das nicht, scheitern wir unweigerlich. Es ist einfach, jüngere, kognitiv kompetente Menschen zu untersuchen, sie über ihre Beschwerden zu befragen und sich dann letztlich selbst ein Bild zu machen. Diese Patientinnen kommen zu uns, weil sie Hilfe suchen und bereit und in der Lage sind, uns alles Zweckdienliche zu berichten. Demenzkranke verstehen oft gar nicht, was wir von ihnen wollen, antworten »unsinnig«, unverständlich oder gar nicht. Sie haben Angst und lassen sich nicht untersuchen. Fragt die Ärztin nach Schmerzen, weiß die Patientin oft nicht einmal, was damit gemeint ist (▶ Kasten: Haben Sie Schmerzen?). Daher scheitern wir Ärztinnen oft bereits von der ersten Minute an!

Haben Sie Schmerzen?

- Versteht meine Frage nicht
- Kann nicht sprechen
  - Wortfindungsstörungen
  - Konzentrationsstörungen
  - Aphasie
- Kann Schmerzen nicht lokalisieren
- Ist mit der ganzen Situation überfordert
- Hat Angst

Diese gravierenden Kommunikationshindernisse machen es uns oft schwer, zu einer Diagnose zu kommen und eine passende Therapie zu finden. Sie können aber durch respektvolle und wertschätzende Haltung und ausreichende Kompetenz in Kommunikation überwunden werden. Irreparabel verfahren ist der Karren erst dann, wenn Berufsroutine und mangelnde Achtung vor dem »armseligen und mühsamen Bündel Mensch« neue Kommunikationsprobleme schaffen. Es täte allen Ärztinnen gelegentlich gut, sich selbst infrage zu stellen, sich gleichsam im Spiegel zu betrachten und das eigene Verhalten kritisch zu bewerten. Gehen wir offen auf die Patientin zu oder sind immer wir es, die von vornherein den Ton angeben? Schüchtern wir die Patientin durch unser Verhalten ein und drängen sie damit in die Defensive? Interessieren wir uns für die Persönlichkeit der Patientin, für ihre Gedanken und Gefühle oder gehen wir nur unserer beruflichen Pflicht nach (▶ Kasten: Kommunikationsprobleme: Was liegt an der Ärztin?)?

Bevor ich mich einer Patientin zuwende, muss ich für mich klären, ob ich bereit bin, mich auf ihre Welt einzulassen oder ob ich nur drauf und dran bin, sie »abzuhandeln«. Bin ich wirklich willens, der Patientin mit Respekt, Wertschätzung und Anerkennung zu begegnen? Habe ich ausreichend Zeit und Geduld, sie als Menschen wahrzunehmen und ihre Nöte zu meinem Anliegen zu machen? Habe ich erkannt, dass die Kunst der geglückten Kommunikation ein wichtiger Teil meines Berufs sein muss?

Kommunikationprobleme: Was liegt an der Ärztin?

- Wirkt einschüchternd:
  - Sagt nicht, was sie macht.
  - Sagt nicht, was sie will.

> – Redet zu schnell.
> – Redet zu viel.
> – Redet zu unverständlich.
> • Wirkt gehetzt und ungeduldig:
>   – Wirkt desinteressiert.
>   – Lässt die Patientin nicht ausreden.
>   – Hört nicht zu.
>   – Wirkt eher gleichgültig als empathisch.
>   – Bezieht die Patientin wenig (gar nicht) in ihre Überlegungen ein

Ein wesentliches Ziel der glückenden Kommunikation ist das Herstellen von Vertrauen. Erst wenn die Patientin zu mir Vertrauen gefasst hat, lassen sich die anderen Schwierigkeiten überwinden. In unserer nüchternen, auf Nützlichkeit und (vermarktbare) Leistung ausgerichteten Welt neigen wir allzu leicht dazu, ein Individuum nur nach seiner Hirnleistungsfähigkeit zu beurteilen. »Ein Mensch besteht nicht nur aus dem Gedächtnis. Er verfügt auch über Gefühle und Empfindungen, über einen Willen, über moralische Grundsätze […] In diesem Bereich […] finden Sie vielleicht eine Möglichkeit, ihn zu erreichen und eine Veränderung herbeizuführen« (Sacks 2000, S. 56).

Vertrauen erwerben

Vertrauen ist etwas sehr Komplexes, es lässt sich nicht »produzieren« wie eine Holzkiste, die man aus Brettern zusammennagelt.

Wann schenken wir einer Ärztin Vertrauen? Eine entscheidende Voraussetzung dafür ist sicherlich, dass wir sie für fachlich kompetent halten. Das allein reicht aber nicht: Wir möchten, dass die Ärztin unseres Vertrauens uns verständlich erklärt, was sie mit uns vorhat, wir möchten spüren, dass sie uns wertschätzt, bemüht ist, uns zu verstehen und dass sie Mitgefühl und menschliche Wärme zeigt. Von der fachlichen Einschätzung abgesehen, trifft das alles sinngemäß auch für Menschen mit Demenz zu. Im Vordergrund stehen hier das Vermeiden von Angst und das Zulassen bzw. Zeigen von Gefühlen. Nichts, was geschieht, darf abrupt erfolgen: Es ist z. B. wichtig, dass die Patientin die Person sieht, die mit ihr Kontakt aufnehmen will, und nicht von hinten »überfallen« wird. Alle Handlungen müssen angekündigt und erklärt werden und dann ruhig und langsam vor sich gehen, um den schon durch seine Krankheit verunsicherten alten Menschen nicht zu erschrecken (▶ Kasten: Vertrauen erwerben). Alle Berührungen erfolgen langsam, ruhig und vorsichtig: Z. B. begann ich die Untersuchung der Lunge nicht gleich damit, dass ich das Hemd hochschob, sondern berührte die Patientin erst an einer Hand und wartete ihre Reaktion ab. Während der Untersuchung sandte ich Signale aus wie »ich verstehe dich«, »ich respektiere dich so, wie du bist«, »ich höre dir zu und habe Zeit für dich«, »ich fühle mit dir«, »ich bin aufrichtig«. Aber Achtung: Demenzkranke durchschauen die Maske gespielter Freundlichkeit und Anteilnahme sofort!

246

Vertrauen erwerben

- Sichtbar und hörbar sein für die Patientin:
  - Nicht hinter der Patientin stehen
  - Langsam, verständlich und ruhig sprechen
  - Möglichst auf Augenhöhe sein
- Blickkontakt herstellen
- Erklären, wer man ist
- Erklären, was man von der Patientin will
- Vor einer Handlung erklären, was man macht:
  - »Ich möchte mir gerne den Bauch anschauen.«
  - »Jetzt höre ich auf die Lunge.«
- Aussagen der Patientin ernst nehmen, darauf eingehen
- Gefühle zulassen

Wie äußern demenzkranke Menschen ihre Schmerzen?

Wenn wir wissen wollen, ob eine Patientin mit weit fortgeschrittener Demenz Schmerzen hat, müssen wir ihr Verhalten genau beobachten, denn jede Verhaltensänderung kann (aber muss nicht!) bedeuten, dass sie Schmerzen hat. Es braucht nicht mehr als ein bisschen Aufmerksamkeit, um an Schmerzen zu denken, wenn die Patientin die Hand an die schmerzende Stelle hält oder immer wieder über diese Stelle reibt, wenn ihr Gesicht angespannt ist, ihre Mimik wie eingefroren wirkt oder sie trostlos vor sich hinstarrt. Je mehr Erfahrung wir haben und je länger wir den Menschen schon kennen, desto leichter fällt es uns, mehrdeutige Symptome richtig zuzuordnen. Ähnlich einer Mutter, die am Schreien ihres Babys erkennt, ob es Hunger hat, nass ist, sich verlassen fühlt oder ob ihm etwas weh tut, gelingt es auch uns zumeist zwischen verschiedenen Arten des Schreiens zu differenzieren. Hochbetagte, die Schmerzen haben, schreien eher leise jammernd, und ihr Schreien hört auch dann nicht auf, wenn eine vertraute Person sich ihnen zuwendet. Doch nicht jeder alte Mensch schreit oder weint, es kommt nicht selten vor, dass Schmerzgeplagte verstummen, sich immer mehr zurückziehen, bis sie schließlich scheinbar unerreichbar in Embryonalstellung daliegen, wenn der Zustand zu lange anhält.

Entscheidend für die Diagnose »Schmerz« ist letztlich immer, dass wir daran denken, dass beobachtete Symptome oder Veränderungen Schmerzzeichen sein könnten. Es besteht stets die Gefahr, dass wir mit unserer Therapie zu schnell auf das Augenfällige reagieren und dabei die zugrunde liegende Ursache übersehen. Besonders leicht geschieht dies bei »lästigen« Verhaltensweisen: die Patientin ist stärker verwirrt als sonst, unruhig, verweigert alles, wirkt ängstlich, schläft nicht, schlägt um sich. Was liegt näher, als sie zu »beruhigen« und ihre Schmerzäußerungen damit ungewollt zuzudecken? Hellhörig sollten wir auch werden, wenn eine Patientin plötzlich nicht aufstehen will, wenn sie unsicherer geht als sonst und häufig stürzt. Nicht selten treten auch rein körperliche Symptome auf: Die Schmerzgeplagte will nicht mehr essen und verliert Gewicht, ihr ist übel, sie erbricht, der Blutdruck ist höher als sonst, sie wirkt blass und schweißig.

Frau Resi isst nicht[22]

Frau Resi, eine burgenländische Bäuerin, hatte bereits jahrelang bei uns gelebt, als sie stürzte, sich den Schenkelhals brach und zur Operation ins Krankenhaus musste. Da Komplikationen eintraten, dauerte es ziemlich lange, ehe sie zu uns zurückkam. Sie kam in sehr schlechtem Zustand, und wir fürchteten um ihr Leben. Sie wurde mit Liebe und großer Sorgfalt umhegt und gepflegt. Die Stationsärztin verbrachte täglich viel Zeit mit ihr, die Therapie musste immer wieder an eingetretene Veränderungen adaptiert werden. Nur ganz langsam begann sich ihr Zustand zu bessern. Frau Resi erholte sich weitgehend – aber doch nicht ganz! Ihr Verhalten war unauffällig, sie fühlte sich sichtlich wohl bei uns, freute sich über jede Zuwendung und kommunizierte offen mit dem ganzen Team. Aber sie blieb schwach und wurde sogar noch schwächer, denn sie wollte oder konnte nicht essen und verlor laufend an Gewicht. Beim Essen wälzte sie jeden Bissen lange im Mund herum und brachte ihn nur mühsam und von Husten unterbrochen oder überhaupt nicht hinunter. Mit dem Trinken ging es nicht viel anders. Dabei machte selbst das Bier, ihr Lieblingsgetränk, keine Ausnahme. Da sie schon seit langer Zeit eine Reihe gravierender neurologischer Symptome hatte, vermuteten wir primär eine schwere Schluckstörung, dachten aber auch an viele andere Möglichkeiten. Fachärzte wurden zugezogen, Therapien erprobt, nichts, was wir versuchten, half. Schließlich begann das Team ernsthaft über eine PEG-Sonde nachzudenken. Wir erklärten Frau Resi, dass ein Röhrchen in ihren Magen eingesetzt werden muss, durch das ihr die Nahrung zugeführt wird, wenn sie weiterhin nicht isst. Frau Resi war zwar dement, aber das verstand sie sehr gut – sie war und blieb eindeutig dagegen! Es war zum Verzweifeln, nur Frau Resi selbst schien von dem Problem unberührt.

Als Stationsärztin und Stationsleitung wieder einmal über die Therapie berieten, stellte die Stationsleitung plötzlich fest, dass das Schmerzmittel, das Frau Resi schon einige Zeit vor ihrer Spitalsaufnahme bekommen hatte sichtlich auf der Chirurgie – bei Beibehaltung der gesamten restlichen Therapie – gestrichen worden war. Wir hatten dann die im Vergleich zu »vorher« anscheinend unveränderte, nun ihrerseits von der Chirurgie vorgeschlagene Therapie wieder übernommen; das Schmerzmittel war unter den Tisch gefallen. Nun wurde es schnell wieder aufgeschrieben, Frau Resi begann nach wenigen Tagen mit gutem Appetit zu essen, nahm regelmäßig an Gewicht zu und erholte sich bereits nach kurzer Zeit so weit, dass sie ihr Bett verlassen konnte.

Wir waren erschüttert darüber, dass wir nicht früher daran gedacht hatten. Man kann etwas übersehen, an etwas im Moment nicht denken, aber dann muss es einem schließlich doch auffallen! Waren wir nachlässig gewesen? Frau Resi war wochenlang die »Hauptperson«, um die die Gedanken der ganzen Station kreis-

---

22 Beispiel von Marina Kojer.

ten. Natürlich war sie auch wiederholt nach Schmerzen gefragt worden, die Frage hatte sie jedes Mal ruhig verneint. Sie hatte in der ganzen Zeit niemals gejammert oder über Schmerzen geklagt, nie eine Miene verzogen. Aber Frau Resi war das, was man einen »harten Knochen« nennt. Sie hatte es im Leben nie leicht gehabt und es sich nie leisten können, empfindlich zu sein. Auch seit sie bei uns war, hatte sie nie auf »Wehwehchen« geachtet und nie gejammert. Ich vermute, sie hat sich selbst nie gestattet, dem Schmerz in ihrem Leben eine wesentliche Rolle einzuräumen.

Haben demenzkranke Menschen eine eigene Meinung?

Demenzkranke Personen werden viel zu selten und viel zu wenig intensiv in Vorgänge und Entscheidungen mit einbezogen, die sie selbst und ihren eigenen Körper betreffen. Das liegt daran, dass wir in der Art, den Betroffenen zu begegnen, oft primär auf die Diagnose Demenz fokussiert sind. Viele Mitmenschen empfinden demenzielle Veränderungen als unwürdig, peinlich, verächtlich und abstoßend und benehmen sich entsprechend. Diese Haltung spüren die Patientinnen, sie löst in ihnen ihrerseits Ablehnung aus und schwächt obendrein ihr – ohnedies angeschlagenes – Selbstwertgefühl. Wenn wir uns dagegen vermehrt auf all das konzentrieren, was intakt geblieben ist, was die Patientin noch kann, auf ihre Sensibilität, ihren Gefühlsreichtum, begegnen wir ihr von vornherein mit mehr Respekt und Wertschätzung. Die Patientin spürt, dass sie ernst genommen und akzeptiert wird, sie kann sich entspannen und uns den Weg weisen, auf dem wir ihr helfen können.

Mit vielen Demenzkranken lässt sich sehr gut verbal kommunizieren. Oft hilft es uns und ihnen weiter, wenn wir ihnen Fragen stellen: »Können Sie mir zeigen, wo es weh tut?« »Seit wann tut es weh?« »Was ist das Schlimmste für Sie?« »Wann ist es am schlimmsten?« Wichtig ist auch, sich im Gespräch nicht nur auf den Schmerz zu beziehen, sondern z. B. auch zu fragen, »Wie geht es Ihnen sonst?«, denn jeder Mensch will nicht nur mit seinen Krankheitssymptomen, sondern als ganzer Mensch beachtet werden.

Die meisten Patientinnen haben konkrete Vorstellungen darüber, was für sie gut ist und »was hilft«. Es ist für die Therapie sehr sinnvoll, persönliche Präferenzen zu erfragen und damit nicht nur eine positive Erwartungshaltung zu erzeugen, sondern auch sicherzustellen, dass die Patientin die Therapie nicht verweigert und ablehnt. Ich fragte z. B.: »Möchten Sie ein paar Tropfen haben?« »Hat Ihnen früher eine Spritze geholfen?« »Sollen wir Sie mit einer Salbe einreiben?« Gemeinsam mit der Patientin entschied ich mich für eine Therapie und holte immer wieder Rückmeldungen ein, ob es auch wirklich besser geworden war.

Frau Margarete hat noch immer Schmerzen ...

Als Frau Margarete hochbetagt, mittelgradig dement und multimorbid (unter anderem mit gravierenden Abnützungserscheinungen an Wirbelsäule und Gelenken) bei uns aufgenommen wurde, lebte ihr Mann bereits einige Zeit auf einer unserer beiden Männerstationen. Sie gewöhnte sich rasch ein, weil sie verstand, dass sie zu Hause allein nicht mehr zurechtkam und beruhigt war, ihren Mann bei uns gut betreut zu wissen. Mit ihrem Stock war sie selbstständig mobil und wirkte, trotz ihrer vielen Leiden, vorerst recht zufrieden. Das änderte sich nach einiger Zeit, Frau Margarete wurde immer unzufriedener und mürrischer. Fast bei jeder Visite klagte sie über Schmerzen, mal im Rücken, dann im rechten Knie, beim Aufstehen, beim Gehen, beim längeren Sitzen. Bald klagte sie zu allen Tageszeiten über wechselnde Schmerzen ohne erkennbares Muster. Therapievorschläge nahm sie zunächst dankbar an. Alles half vorerst einmal gut, bald aber war es wieder zu wenig. Ich verordnete weitere Medikamente; die jeweils am stärksten schmerzende Stelle wurde zudem mit TENS[23] behandelt. Dazu kam Frau Renate Urban von der Physiotherapie und brachte Lord, unseren Therapiehund mit. Wie die meisten Patientinnen war auch Frau Margarete von Lord begeistert und freute sich jeden Tag auf sein Kommen. Schließlich waren die Schmerzen deutlich gelindert, die Klagen wurden selten und hörten schließlich fast auf. Frau Margarete fühlte sich recht wohl. Sie war weiterhin gut mit dem Stock mobil.

Da es auf der Station nun einige andere »Problemfälle« gab, die mehr Zeit beanspruchten, wurden die Begegnungen mit Frau Margarete etwas kürzer. Es vergingen nur wenige Tage, dann nahmen die Beschwerden rasch wieder zu. Frau Margarete litt bei der Visite furchtbar, seufzte laut vor Schmerzen, verzog das Gesicht und konnte sich anscheinend kaum mehr rühren. Etwas später sah man sie dann häufig verhältnismäßig locker über den Gang in den Aufenthaltsraum marschieren. Wir erkannten rasch: Frau Margarete fühlte sich zurückgesetzt und daher einsam und verlassen. Sie wünschte sich, ausführlich über ihre Sorgen sprechen oder wenigstens mit jemandem plaudern zu können. Auf genaueres Nachfragen erzählte sie, dass sie finanzielle Probleme und Probleme mit ihrer Wohnung hatte. Sie litt auch sehr darunter, keine Freunde und Bekannten zu haben, die sie besuchen kommen könnten. Andere im Zimmer bekamen viel mehr Besuch. Sie bekam immer nur Besuch von ihrem Mann, und die Tage wurden ihr lang. Das alles belastete sie schwer, und sie hatte Angst, es nicht allein bewältigen zu können. Frau Margarete benutzte das Thema Schmerz, um auf sich aufmerksam zu machen. Sie wusste, dass wir dann ein längeres Gespräch mit ihr führen mussten. Der Schmerz war daher ein willkommener Gesprächsstoff für sie, von dem aus sie dann auf ihre eigentlichen Sorgen übergehen konnte. Es wird eher akzeptiert, wenn die Patientin sagt: »Kann ich etwas gegen meine Schmerzen haben?« als: »Ich bin so niedergeschlagen, bitte kommen Sie, um mit mir zu reden.«

Sie brauchte keine neuen Medikamente, keine physikalische Therapie, sie brauchte mich (Martina Schmidl), meine Zeit und Geduld, meine Empathie. Sie brauchte das Gefühl, nicht allein zu sein, mit ihren Sorgen und Nöten verstanden zu werden. Es war nicht nur wichtig für sie, ernst genommen und respektvoll behandelt zu werden. Sie brauchte vor allem die Möglichkeit zu klagen, ihre Gefühle auszudrücken, die Sicherheit, geborgen zu sein und immer jemanden um

---

23 Transkutane Elektrische Nervenstimulation. Hemmung der Schmerzleitung durch elektrischen Strom.

sich zu haben, der sich um sie und ihre Probleme kümmerte. Natürlich litt sie auch unter ihren Schmerzen, die sie bestimmt durch Einsamkeit, Bedrücktheit, Angst und Trauer stärker empfand als in einem Zustand der seelischen und sozialen Balance.

Es war wichtig, dass ich mir immer wieder genug Zeit nahm, um sorgsam zuzuhören und mit Frau Margarete zu besprechen, was getan werden könnte, um den Zustand zu verbessern. Ich musste meine eigenen Überlegungen immer wieder kritisch hinterfragen, Diagnose und Therapie wiederholt überdenken. Eine unverzichtbare Hilfe dazu boten die Informationen anderer Berufsgruppen. Ärztinnen sehen eine Patientin meist nur für relativ kurze Zeit, wir wissen aus eigener Erfahrung nur, was wir an ihr beobachten können. Unser Bild wird zutreffender und schärfer, wenn wir erfahren, wie sie sich bei verschiedenen Teammitgliedern und zu unterschiedlichen Tageszeiten verhält. Die Ärztin muss wissen, dass sie nicht jeden Schmerz wegzaubern kann. Sie muss akzeptieren lernen, dass nicht sie allein für Schmerz und Schmerzlinderung »zuständig« ist, dass auch einmal, wie z. B. bei Frau Margarete, TENS die wirksamste Therapie sein kann, weil dann die Therapeutin mit dem Hund kommt. Eine Aufgabe der Ärztin ist es, der Patientin die Sicherheit zu geben, mit Sorgfalt, Geduld und Zuwendung weiter betreut zu werden, auch wenn die Grenzen des Machbaren erreicht sind. Frau Margarete und ihre Schmerzen waren nie allein »meine« Aufgabe, sondern Aufgabe für das gesamte Team. Anhaltende Verbesserungen lassen sich nur dann erzielen, wenn jedes Teammitglied in seinem Verhalten auf eine veränderte Situation Rücksicht nimmt. Für Frau Margarete hieß das: Als es ihr körperlich und seelisch schlechter ging, wurde sie von allen häufiger validiert. Sie wurde so oft es nur ging in Gruppenaktivitäten wie Vorlesen, Spielen, Plaudern miteinbezogen. Wir kümmerten uns um ihre finanziellen Probleme. Der Hund kam, solange es ihr schlecht ging, jeden Tag auf Besuch zu ihr. Schmerzende Körperstellen wurden regelmäßig mit Salben eingerieben. Wir unterstützten sie dabei, sich als Frau gepflegt und adrett zu fühlen, bewunderten ihre Kleidung, organisierten Friseurbesuche und den Besuch der Fußpflegerin und verhalfen ihr so zu mehr persönlicher Sicherheit und zu einem höheren Selbstwertgefühl.

18.2 Schmerzen lindern

Marina Kojer

Wenn es darum geht, chronische Schmerzen zu lindern, genügt es nicht, sich ausschließlich auf den schmerzenden Körperteil zu konzentrieren. Jeder Schmerz erhält seine Wertigkeit erst im Rahmen der Gesamtsituation. So gut wie nie bilden der schmerzende Rücken oder die Durchblutungsstörung im Fuß den einzigen Leidensquell. Nicht nur die Schmerzschwelle (das Schmerzausmaß, das eben noch als Schmerz wahrgenommen wird), auch die erlebte Schmerzstärke wird von vielen

Faktoren beeinflusst. Der erlebte Schmerz ist die Resultierende aller gleichzeitig bestehenden positiven und negativen Einflussgrößen. Schlechter Allgemeinzustand, andere gleichzeitig bestehende körperliche, seelische, soziale und spirituelle Schmerzen, frühere Schmerzerfahrungen, Angst, Verzweiflung, aber auch Langeweile senken die Schmerzschwelle und steigern den Schmerz. Dagegen können Geborgenheit, Zuwendung, Angstfreiheit, die Gewissheit ernst genommen und verstanden zu werden, ein gutes Gespräch oder der Besuch eines geliebten Menschen Schmerzen deutlich lindern. Das gilt für jede Altersstufe, ganz besonders aber für Kinder und alte Menschen.

Nicht nur Patientinnen, auch Mitarbeiterinnen aus anderen Berufsgruppen erwarten von der Ärztin oft ein Wundermittel, das den für Leidende und Umwelt belastenden chronischen Schmerz bannt. Schon lange bestehende Schmerzen sind leider schwer zu bekämpfen. Nur selten ist völlige Schmerzfreiheit zu erreichen, das Ziel wird in der Regel eine ausreichende Schmerzlinderung sein. »Ausreichend« heißt, dass der Schmerz so weit nachlässt, dass er die Lebensqualität nicht mehr wesentlich beeinträchtigt.

Schmerztherapie wird allgemein mit der Verordnung von Medikamenten gleichgesetzt, doch nicht immer ist der Griff zum Rezeptblock die beste Lösung. Auch die »ideale« medikamentöse und physikalische Therapie führt nicht zum gewünschten Erfolg, wenn unnötige Belastungen die Schmerzspirale ständig weiter in Gang halten. Um solche Pannen zu vermeiden, ist es entscheidend, einen Schritt zurückzutreten und den alten Menschen in seinem Umfeld zu betrachten. Es genügt dazu meist, die Augen offen zu halten, sich in die Lage der Kranken zu versetzen und den normalen Hausverstand walten zu lassen. Ist kein körpergerechter Stuhl vorhanden, der dem Zustand der Wirbelsäule Rechnung trägt, sind die Beine zu kurz, um mit der vollen Sohle auf dem Boden zu stehen oder wurde die Lagerung eines schmerzenden Glieds dem Zufall überlassen, kann der verhängnisvolle Circulus vitiosus nie wirksam unterbrochen werden. Aber auch das endgültige Auflassen der eigenen Wohnung oder ein dreiwöchiger Urlaub der geliebten Tochter verschlechtern die Erfolgsaussichten jeder Therapie.

18.2.1 Die tragenden Säulen der Schmerzbehandlung hochbetagter Patientinnen

(1)   Tut etwas weh?

Vor allem bei Menschen mit fortgeschrittener Demenz kann es – wie geschildert – recht schwierig sein, festzustellen, ob sie Schmerzen haben.

(2)   Was tut weh?

Schon diese einfache Frage ist bei sehr alten Menschen, besonders bei Menschen mit Demenz nicht immer einfach zu beantworten. Es darf im hohen Alter übrigens auch einmal der ganze Körper wehtun!

Ist der chronische Schmerz ein Oberflächen- oder ein Tiefenschmerz? Ist die Schmerzursache feststellbar? Kann sie vielleicht ganz oder teilweise (z. B. durch körpergerechte Lagerung, eine andere Matratze oder orthopädische Schuhe) ausgeschaltet werden?

(3)   Seit wann tut es weh?

Sind nur diskrete Schmerzzeichen vorhanden, ist oft nicht leicht zu differenzieren, ob die Patientin an akuten oder chronischen Schmerzen leidet. Was muss abgeklärt werden, um diese Entscheidung treffen zu können? Sind die Untersuchungen für die Patientin überhaupt zumutbar?

(4)   Darf die Patientin »noch immer« Schmerzen haben?

Die bedingungslose Akzeptanz der Patientin mit ihrem Schmerz ist eine wesentliche Voraussetzung dafür, ihr helfen zu können. So einfach das klingt, es bringt extreme Anforderungen für das gesamte Team mit sich! Die Leidende »*darf*« Schmerzen haben, obwohl alles Menschenmögliche geschieht, um ihr zu helfen. Ihre Schmerzen *dürfen* – unseren unermüdlichen Bemühungen zum Trotz – hartnäckig sein, sogar stärker werden und sie und uns quälen. Die Schmerzen *dürfen* heute auf die Therapie ansprechen und morgen trotz gleichbleibender Therapie wieder zunehmen. Diese Haltung erfordert nicht nur vom gesamten Team viel Kraft, sondern auch ein hohes Ausmaß an Frustrationstoleranz. Nur zu leicht werden entweder Patientin (»Sie kann keine Schmerzen mehr haben! Vielleicht hat sie überhaupt nie Schmerzen gehabt!«) oder Ärztin (»Sie versteht nichts von Schmerztherapie! Sie bringt nichts zusammen!«) zu Blitzableitern der angestauten negativen Emotionen.

18.2.2 Was können wir tun? – Pflegerische und physikalische Maßnahmen, medikamentöse Therapie

Gerade in der Geriatrie sollten stets alle für alte Menschen gangbaren Möglichkeiten der nichtmedikamentösen Schmerztherapie bedacht und ausgeschöpft werden. Dies sind neben der Optimierung der Kommunikation vor allem:

Tägliche pflegerische Maßnahmen

- Jede Lageveränderung wird vorher angekündigt,
- Berührungen erfolgen schonend, behutsam und langsam,
- Aktivierende Pflege verhindert vermeidbare Schmerzursachen (Versteifungen, Bewegungseinschränkungen, Kontrakturen, Wundliegen),
- körpergerechte Position im Sitzen und Liegen,
- Wahl der angemessenen Matratze,
- fachgerechte Lagerung, häufiger Lagewechsel.

Physikalische Maßnahmen zur Schmerzreduktion

(▶ Kap. 12.2).

Grundlagen der medikamentösen Schmerztherapie

- *Orale Medikamentengabe.* Solange dies möglich ist, sollte die Patientin die nötigen Präparate schlucken. Andere, einfach zu verabreichende Darreichungsformen wie Zäpfchen oder Pflaster werden weniger verlässlich resorbiert. Spritzen sind belastend für die Patientin und beeinträchtigen Tag für Tag ihre Lebensqualität. Für die Therapie chronischer Schmerzen über einen längeren Zeitraum, sind sie nicht geeignet. Sie sollten daher nur dann eingesetzt werden, wenn der augenblickliche Zustand der Patientin dies tatsächlich erfordert.
- *Regelmäßige Einnahme nach festem Zeitplan.* Chronische Schmerzen müssen kontinuierlich behandelt werden. Das heißt, man wartet mit der Medikamentengabe nicht bis die Patientin wieder starke Schmerzen bekommt, sondern beugt Schmerzspitzen rechtzeitig vor. Dies geschieht durch die Einnahme nach einem (von der Wirkungsdauer der Präparate bestimmten) Zeitschema.
- *Individuelle Dosierung.* Sie ist für alte Menschen besonders wichtig (▶ Kap. 18.2.3)! Die Dosierung orientiert sich zwar an Therapieempfehlungen, muss aber stets individuell erfolgen.
- *Kontrollierte Dosisanpassung.* Die einmal gefundene Schmerzeinstellung wird nicht nach dem Motto: »Hat es dir gestern geholfen, muss es dir heute auch noch helfen!« automatisch ein für alle Mal beibehalten. Sie muss regelmäßig überprüft und wenn nötig an den aktuellen Bedarf angepasst werden.
- *Prophylaxe von Nebenwirkungen durch Begleitmedikamente.* Viele Schmerzmittel haben bekannte und vorhersehbare Nebenwirkungen, die von Anfang an mitbehandelt werden müssen. Es ist z. B. ein Kunstfehler, ein Morphinpräparat ohne ein Abführmittel zu verordnen.
- *Überlegter Einsatz von Co-Analgetika.* Co-Analgetika sind keine Schmerzmittel, sie können aber in bestimmten Fällen wesentlich dazu beitragen, Schmerzen erfolgreich zu behandeln. In der Geriatrie ist jedes zusätzliche Medikament problematisch, die Einführung eines weiteren Präparats ist daher besonders sorgsam abzuwägen. Anstelle einer Erweiterung der Therapie kann es unter Umständen ratsamer sein, auf ein Morphinpräparat in niedriger Dosierung überzugehen.

Kardinalfehler der Schmerztherapie

In der Therapie geriatrischer Patientinnen führen oft grundlegende Fehler zum Scheitern der Bemühungen:

- *Zu spät.* Man überlegt eine Weile hin und her und beginnt die Behandlung erst dann, wenn der Schmerz schon längere Zeit besteht, an Intensität zugenommen hat, die Patientin bereits unnötig gelitten hat und es viel schwieriger geworden ist, eine ausreichende Schmerzlinderung zu erreichen.

- *Zu wenig.* Sind die verordneten Dosen zu gering, hat man lediglich eine symbolische Handlung gesetzt – die Patientin leidet weiter.
- *Zu kurz.* Ist ein zufriedenstellendes Therapieregime gefunden, sollte man es nur aus guten Gründen beenden und nur unter sorgsamer Beobachtung mit der Dosis zurückgehen. Die Therapie sofort zu beenden, sobald die Patientin schmerzfrei ist, entspricht dem Absetzen einschlägiger Medikamente, sobald der Blutdruck sich endlich normalisiert hat! Ein Ausschleichversuch sollte z. B. erst einige Monate nach Hüftgelenksersatz versucht werden, sofern sichtliches Wohlbefinden und gute Beweglichkeit gegeben sind.
- *Zu selten.* Alte Menschen erhalten ihre Schmerzmedikation oft viel zu selten! Es treten gehäuft leicht vermeidbare Schmerzspitzen auf, die Angst der Betroffenen wächst, die Patientinnen müssen um ihre Tabletten oder Tropfen betteln. Das Intervall zwischen aufeinanderfolgenden Dosen kann sich sinnvoller Weise nur an der Wirkungsdauer der Medikamente orientieren. Es ist z. B. unsinnig, ein Mittel, das eine Wirkungszeit von vier Stunden hat, nur zweimal täglich zu verordnen. Es gibt außerdem eine genügende Anzahl retardierter Präparate, die nur zweimal (manche sogar nur einmal) in 24 Stunden eingenommen werden müssen.
- *Bei Bedarf.* Akute Schmerzen (z. B. während einer Gallenkolik) sind nicht vorhersehbar. Sie werden dann behandelt, wenn der Bedarf auftritt. Bei chronischen Schmerzen ist der Bedarf Tag für Tag gegeben. Ihre Behandlung erfordert daher eine Dauertherapie.

Placebo

Ein Placebo ist ein Scheinmedikament, es enthält keinerlei Wirkstoff. In einem Pflegeheim leben die Patientinnen oft für lange Zeit, und die ständigen Klagen Einzelner zehren besonders stark an den Nerven ihrer Betreuerinnen. Hier ist die Versuchung groß, Zuflucht bei einem Placebo zu suchen. Die Wirkung dieser Scheinmedikamente ist bestens belegt: Die meisten Patientinnen geben, zumindest nach erstmaliger Gabe, eine deutliche Besserung an. Studien weisen darauf hin, dass ein Placebo nicht nur die Schmerzen reduziert, sondern auch die Funktion verbessert (exemplarisch: Zhang et al. 2008; Benedetti 2013; Klinger et al. 2018; Vase und Wartolowska 2019). Die Wirkung ist leicht erklärbar: Das Placebo hebt viele Faktoren auf, die das Schmerzgeschehen negativ beeinflussen: Schmerzen machen Angst, Angst, die abnimmt, sobald man sieht, dass einem geholfen wird. Wer ein Placebo verabreicht, tut das in der Regel mit großer Überzeugungskraft (»Das ist ein besonderes neues Mittel, das Ihnen auf jeden Fall helfen wird!«), eine Mühe, der er sich leider nur selten unterzieht, wenn es um ein »echtes« Schmerzmittel geht! Die Leidende glaubt der Pflegeperson (der Ärztin), dass sie ihr helfen will, sie freut sich, dass sie ein »besonderes« Mittel bekommt und erwartet, dass der Schmerz bald nachlassen wird. Außerdem wird ihre Einsamkeit mehrfach unterbrochen, die gerade in der Schmerzsituation stets Angst macht – und auch das tut ihr gut. Die vielen positiven Impulse drehen die Schmerzspirale für kurze Zeit in die entgegengesetzte Richtung: Eines macht das andere besser; der erleichterte Mensch fühlt sich, wenn auch nur vorübergehend, wohler.

Aus der Sicht der Palliative Care, für die Respekt und Wahrhaftigkeit die obersten Gebote darstellen, sind solche Aktionen bewusste Täuschungen. Sie missbrauchen (und zerstören mit der Zeit) das kostbarste Gut der Helferinnen: das Vertrauen ihrer Patientinnen. Ein Mensch in Not bittet um Hilfe, wir verweigern sie ihm und üben (die Patientin kann sich ja nicht dagegen wehren) skrupellos unsere Macht über sie aus. Wenn eine Patientin »nur« einsam und voller Angst ist und daher »nur« Zuwendung braucht, sollte sie diese auch bekommen. Hat sie indes körperliche Schmerzen, soll sie so rasch wie möglich die wirksame Therapie erhalten, die sie benötigt. Ein Placebo ist in beiden Fällen überflüssig.

Das WHO-Stufenschema

Das bereits vor Jahrzehnten von der Weltgesundheitsorganisation vorgeschlagene Stufenschema bietet eine gute Grundlage für den Therapieeinstieg. In der Geriatrie werden grundsätzlich die gleichen Präparate verwendet wie für jüngere Menschen. Weiterführende physiologische, pharmakologische und therapeutische Informationen über Schmerztherapie finden sich reichlich in der Fachliteratur (exemplarisch: Nauck und Radbruch 2012; Beubler 2020; Likar 2021). Abgesehen von einigen Details für geriatrische Patientinnen (▶ Kap. 18.2.3) treffen sie für Schmerzpatientinnen aller Altersklassen zu.

Ein Überblick über das Stufenschema aus geriatrischer Sicht

- *Stufe 1: einfache Analgetika, Nicht-Opioid-Analgetika.* Die Schmerzeinstellung beginnt in der Regel mit einem Präparat aus dieser Gruppe. Dazu gehören Mittel wie Metamizol, Paracetamol und die Nichtsteroidalen Antirheumatika (NSAR) wie Diclofenac, Ibuprofen und Cox 2-Hemmer (z. B. Celecoxib). Metamizol ist ein außerordentlich gut wirksames Mittel, das oral verabreicht kaum Nebenwirkungen verursacht. Da es auch in Tropfenform erhältlich ist, eignet es sich besonders gut für hochbetagte Patientinnen, denen das Schlucken von Tabletten Schwierigkeiten macht. NSAR sind abschwellend und entzündungshemmend und wirken besonders gut bei Gelenkserkrankungen. Sie werden daher trotz ihrer gravierenden Nebenwirkungen in der Geriatrie leider häufig über lange Zeit verwendet. Die Nebenwirkungen (vor allem Magen- und Zwölffingerdarmgeschwüre, die häufig bluten) sind bei den neueren Präparaten (z. B. Celecoxib) seltener. Sie treten aber immer noch häufig genug auf und gefährden vor allem sehr alte Menschen mit ihren oft symptomlosen Geschwüren. NSAR sollten daher nur für begrenzte Zeit und in möglichst niedriger Dosierung verordnet werden, und nur dann, wenn die entzündliche Schmerzkomponente im Vordergrund steht. Es ist auf jeden Fall ratsam, ein Präparat zum Schutz der Magenschleimhaut mit zu verordnen.
- *Stufe 2: schwache Opioide.* Tramadol wird in der Geriatrie noch immer relativ häufig verwendet. Das Präparat wird aber – vor allem in höherer Dosierung – von Hochbetagten eher schlecht vertragen. Es empfiehlt sich daher meist, stattdessen gleich mit einem starken Opioid in niedriger Dosierung anzufangen.

- *Stufe 3:* *st*arke Opioide. Morphin und seine Abkömmlinge gehören zu den sichersten und komplikationsärmsten Präparaten und verursachen – im Gegensatz zu vielen anderen Mitteln – niemals Organschäden. Sie werden, richtige Präparatwahl und professionelle Anwendung vorausgesetzt, auch von Hochbetagten gut vertragen! Wie für andere Präparate auch, sind ausreichende Kenntnisse, sorgsame Dosierung und laufende Kontrolle von Wirkung und Nebenwirkungen die notwendigen Voraussetzungen für eine sichere Verwendung. In der Geriatrie werden starke Opioide noch immer seltener verwendet als sie indiziert wären. Eine unvermeidbare Nebenwirkung aller Morphinpräparate ist die Obstipation (Stuhlverstopfung). Da alte Menschen ohnedies zu hartnäckigen Stuhlschwierigkeiten neigen, erfordert die begleitende Stuhltherapie immer besondere Beachtung und kann in seltenen Fällen sogar zum Abbruch der Therapie zwingen. Andere typische Nebenwirkungen wie die anfängliche Übelkeit, Müdigkeit bis Somnolenz (Bewusstseinstrübung) und Verwirrtheit können, müssen aber nicht auftreten. Bewusstseinstrübung und Verwirrtheit sind beim alten Menschen eher seltene, aber sehr ernstzunehmende limitierende Faktoren.

Frau Maria G., damals 92 Jahre alt, klagte über starke Schmerzen, vor allem im Bereich der Schultern und der Lendenwirbelsäule. Eine Kombinationstherapie aus einem Präparat der Stufe 1 und einem schwachen Opioid besserte den Zustand nur geringfügig; die Schmerzen blieben für die alte Frau weiterhin sehr belastend. Wir entschlossen uns daher, auf das einzige zu dieser Zeit erhältliche retardierte Morphinpräparat (Morphinsulfat) umzusteigen und begannen mit der niedrigsten Dosierung. Tatsächlich ließen die Schmerzen sehr rasch nach. Frau G. musste für diesen Gewinn allerdings einen zu hohen Preis zahlen: Schwere Verwirrtheits- und Angstzustände belasteten sie jetzt noch mehr, als es vorher ihre Schmerzen getan hatten. Schon nach wenigen Tagen bat sie mit erhobenen Händen: »Bitte nehmen Sie mir die neue Schmerztablette wieder weg! Meine Schmerzen sind zwar fast verschwunden, aber ich habe jetzt so schreckliche ›Albträume‹. So möchte ich nicht weiterleben! Lieber ertrage ich meine Schmerzen!« Auch als die Schmerzen mit voller Wucht wieder einsetzten, blieb sie bei dieser Meinung. Erst Jahre später, als Hydromorphon auf den Markt kam, konnten wir Frau G. weitgehend von ihren schweren Schmerzen befreien.

Hydromorphon ist dank seines wesentlich günstigeren Nebenwirkungsprofils ein für Hochbetagte sehr gut geeignetes starkes Opioid. Es lässt sich daher – in der Geriatrie ein großer Gewinn – auch ein Großteil der unter Morphin benötigten Begleitmedikamente einsparen. Dank der niedrigen Nebenwirkungsrate und der geringen Kumulationsgefahr kann die Indikation zur Opioidtherapie bei Hochbetagten großzügiger gestellt werden und die Steigerung bis zur optimal wirksamen Dosis schneller erfolgen.

Als weitere Möglichkeit stehen zwei Schmerzpflaster, Transdermales Fentanyl und Transdermales Buprenorphin zur Verfügung. Die Pflaster sind sehr beliebt, weil sie je nach Wirksamkeitsdauer nur alle zwei bis vier Tage gewechselt werden müssen und relativ geringe Nebenwirkungen haben. Für geriatrische Patientinnen, die schwer schlucken können, wäre die Aufnahme des Wirkstoffs über die Haut an sich ein klarer Vorteil. Diesem Vorteil stehen aber gravierende Nachteile gegenüber:

- Pflaster gelten als »harmloser« als Tabletten und werden daher oft mit leichter Hand verordnet, obwohl sie hochwirksame Substanzen enthalten.
- Hautdurchblutung und Hautzustand verändern die Resorption. Je älter eine Patientin ist, desto schwächer und schwerer kalkulierbar ist ihre Hautdurchblutung, desto weniger lässt sich voraussagen, wie viel des Mittels über die atrophe Haut aufgenommen wird.
- Über so lange Zeit wirksame Substanzen sind schwer steuerbar. Wenn das Pflaster entfernt wird, kann es im hohen Alter bis weit über 48 Stunden dauern, bis der Wirkstoff völlig eliminiert ist. Dieser Umstand macht Überdosierungen besonders gefährlich.

Transdermales Fentanyl

- mangelhafte Lösbarkeit bei Kachexie: Fentanyl ist eine fettlösliche Substanz. Die ordnungsgemäße Resorption ist nicht gewährleistet, wenn zu wenig subkutanes Fett vorhanden ist. Sehr alte Menschen sind in ihrer letzten Lebensphase nicht selten kachektisch.
- Die Körpertemperatur verändert die Resorption: Bei hohem Fieber kann vom Körper bis zu einem Drittel mehr von der Substanz aufgenommen werden. Fentanyl ist hundertmal so potent wie Morphin und wirkt bei Überdosierung stark atemdepressiv.

18.2.3 Altersspezifische Probleme der Schmerztherapie – Was bei der Behandlung Hochbetagter besonders berücksichtigt werden muss

- *Veränderungen der Organleistungen und des Stoffwechsels*
Bei alten Menschen sind die Leistungen von Niere und Leber deutlich reduziert. Alle Medikamente werden über Leber und/oder Niere abgebaut. Daher werden die gewählte Dosis und das erforderliche Intervall zwischen aufeinanderfolgenden Arzneimittelgaben maßgeblich von der Funktion dieser Organe mitbestimmt. Vor allem bei deutlich verminderter Nierenleistung kommt es leichter zur Kumulation und damit zur Überdosierung.
Im Alter ändert sich die Zusammensetzung des Körpers; er besteht aus weniger Eiweiß und weniger Wasser, dagegen nimmt der Fettanteil zu. Daher haben wasserlösliche Medikamente (z. B. Morphin) bei alten Menschen ein vermindertes, fettlösliche ein erhöhtes Verteilungsvolumen. Ein vermindertes Verteilungsvolumen bedingt höhere Spitzenkonzentrationen, ein Umstand, der für die Morphintherapie sehr bedeutsam sein kann.
Verminderte Durchblutung: Nachlassende Herzkraft, nachlassende Elastizität der Gefäßwände, Verengung der Blutgefäße und Erschlaffung der Gewebe führen zu

merkbar verschlechterten Durchblutungsbedingungen. Je näher der Tod rückt, desto stärker schreitet dieser Prozess fort und beeinträchtigt die Versorgungslage im ganzen Körper. Arzneimittel, die über die Haut resorbiert werden (Pflaster), sind davon besonders betroffen.

- *Multimorbidität*
Je mehr gesundheitliche Schwachstellen eine Patientin aufweist, desto genauer muss jede Therapie durchdacht, die Nutzen-Risiko-Relation von Fall zu Fall genau abgewogen werden.
Das gleichzeitige Vorliegen mehrerer behandlungsbedürftiger Gesundheitsstörungen zwingt die Ärztin oft zur Verordnung mehrerer Medikamente, die einander gegenseitig beeinflussen und von denen jedes Nebenwirkungen hat. Je mehr Präparate verwendet werden, desto größer ist die Anzahl der Neben- und Wechselwirkungen. Es ist daher nicht ratsam für die Therapie Hochbetagter, mehr als maximal fünf verschiedene Arzneimittel zu verwenden. Das zwingt die Ärztin oftmals dazu, Prioritäten zu setzen. In den letzten Jahren setzt sich die bewusste Nutzen-Risiko-Abwägung allmählich durch, ebenso wie der Mut, etwas wegzulassen oder nicht zu tun (exemplarisch: Wehling 2017; Morin et al. 2017; Thiem et al. 2020).
Die klassische Schmerztherapie ist eine Kombinationstherapie. Eine solche Therapieform ist für den alten multimorbiden Menschen äußerst problematisch. Wenn bei einer Patientin z. B. koronare Herzkrankheit, hoher Blutdruck und Diabetes behandelt werden müssen, wird man zugunsten einer möglichst kleinen Gesamtzahl von Präparaten meist auf mehr als ein Schmerzmittel verzichten müssen. Starke Schmerzen erfüllen aber das ganze Bewusstsein und machen das Leben zur Qual. Es ist daher unverzichtbar, sie ausreichend zu behandeln! Ein Ausweg aus dem Dilemma ist oft der rasche Umstieg auf ein starkes Opioid, eventuell in Kombination mit einem gut verträglichen Stufe-1-Analgetikum.
- *Darreichungsform der Medikamente*
Hochbetagte nehmen nicht gerne Medikamente ein. Die beste Therapieempfehlung nützt aber nichts, wenn das Präparat nur abgelutscht und dann wieder ausgespuckt wird. Das kann verschiedene Ursachen haben: Schluckprobleme (die Tabletten sind zu groß oder »rutschen« nicht; die Patientin kann in den letzten Lebenstagen nicht mehr schlucken), starkes Grausen vor der Einnahme von Tabletten, Angst vor den Nebenwirkungen (»Ich muss dann jede halbe Stunde auf die Toilette«, »Ich bin dauernd müde«), Misstrauen und generelle Abneigung gegen Medikamente (»Das nehme ich erst, wenn ich es nicht mehr aushalte«).
Ein individuell gangbarer Weg kann von Ärztin und Pflegekraft nur gemeinsam mit der Patientin gefunden werden. Glücklicherweise steht uns in der Schmerztherapie ein reichhaltiges Repertoire zur Verfügung: Retardierte Präparate müssen nur alle zwölf Stunden genommen werden, Dragees und Kapseln lassen sich leichter schlucken. Manche Kapseln können, wenn es sein muss, geöffnet werden, die Mikrokapseln behalten dabei ihre Retardwirkung und können mit Flüssigkeit oder eingerührt in eine sämige Speise leichter geschluckt werden. Tropfen und Säfte können fast bis zuletzt geschluckt werden, leider schmecken sie oft schlecht und werden nicht selten deshalb abgelehnt. Manchmal lässt sich der schlechte Geschmack durch Mischung mit Fruchtsaft ausschalten. Einige Präparate gibt es auch als Suppositorien (Zäpfchen). Da man nie ganz sicher sein kann, ob die

Resorption aus dem Enddarm tatsächlich ordnungsgemäß funktioniert oder ob das Suppositorium nicht in einem Stuhlknollen landet und mit diesem ausgeschieden wird, verabreichen wir Suppositorien nur dann, wenn die orale Aufnahme nicht möglich ist. Gelegentlich ist aber auch einer Therapie der 2. Wahl (z. B. Tropfen, Suppositorien) der Vorzug zu geben, wenn nur diese die ausreichende Mitarbeit der Patientin sichert.

18.2.4 Haben sterbende alte Menschen Schmerzen?

Zu den vornehmsten Aufgaben der Palliative Care zählt die Behandlung, Pflege und Begleitung von Sterbenden. Auch wenn es auf Anhieb oft nicht so scheinen mag, ist, »wenn nichts mehr zu machen ist, noch viel zu tun« (Heller et al. 2007). Schmerzen sind ein häufiges Symptom in den letzten Lebenstagen alter Menschen. Auch Patientinnen, die bis dahin schmerzfrei waren, zeigen dann oft indirekte Schmerzzeichen, die sich in der Regel durch eine Therapie mit niedrig dosierten starken Opioiden rasch bessern. Laut einer Untersuchung im größten Pflegeheim Norwegens benötigen mehr als 80 % der Patientinnen in den letzten 24 Stunden vor ihrem Tod Opioide (Indikationen: Schmerzen, Atemnot) (Sandgathe-Husebø 2003).

Bei jüngeren Menschen ist die Opioidtherapie Sterbender längst State of the Art, bei alten Menschen, die in Pflegeheimen und zu Hause sterben, ist sie leider noch häufig die Ausnahme. Am wirksamsten und schonendsten ist die Verwendung einer einfachen und kostengünstigen Schmerzpumpe, die den Wirkstoff über einige Tage gleichmäßig unter die Haut abgibt. Die feine Nadel stört kaum und kann ohne weiteres zwei bis drei Tage liegen bleiben. Patientinnen, die bereits vorher auf ein Opioid eingestellt waren, bekommen die Äquivalenzdosis nun über die Pumpe. Bei Sterbenden, die vorher nie Opioide erhalten hatten, beginnt man mit einer ganz kleinen Dosis und steigert sie vorsichtig – unter laufender Beachtung indirekter Schmerzzeichen – so lange, bis Entspannung eintritt.

Der sterbende alte Mensch braucht in der Regel nichts, was er bei einigem guten Willen nicht auch in seiner gewohnten Umgebung bekommen könnte. Wenn wir etwas für Sterbende nicht verantworten können, dann ist es, ihnen durch Transferierung in eine fremde Umgebung unnötiges Leid zuzumuten, anstatt sie in einem vertrauten Umfeld – zu Hause oder im Pflegeheim – sterben zu lassen!

18.2.5 Symptomkontrolle in der Schmerztherapie – eine Leistung des ganzen Teams

Susanne Pirker

Sehr alte Menschen haben oft über lange Zeit unerkannte Schmerzen, die allmählich an Stärke zunehmen und erst sehr spät erkannt und behandelt werden. Setzt endlich die Therapie ein, erweist es sich meist als schwierig, diesen Schmerzen beizukommen. Häufig wird die Ärztin erst durch Pflegende auf ein Schmerzgeschehen aufmerksam. Die Pflegekräfte sind den ganzen Tag um die Patientinnen, sprechen mit ihnen, beobachten ihr Verhalten und sehen, was sich im Laufe eines Tages ändert. Ihre Beobachtungen und Erfahrungen sind unverzichtbar!

Ein chronischer Schmerz kann – wie bereits ausgeführt – in der Regel nur dann gut kontrolliert werden, wenn Ärztin, Patientin und das ganze Team zusammen daran arbeiten. In der Regel steht den Patientinnen das Pflegepersonal am nächsten, das am meisten Zeit mit ihnen verbringt und daher die intensivste Beziehung zu ihnen entwickelt. Die Pflegenden kommen bei Pflegehandlungen mit jeder Patientin mehrmals täglich in engen Kontakt. Sie sind bei der Körperpflege, beim Umlagern, beim Kleidungswechsel oder bei der Mobilisation bei ihr, also gerade in den Situationen, die für schmerzgeplagte Patientinnen die intensivsten Belastungen mit sich bringen. Ihnen kommt daher eine Schlüsselrolle in der Schmerzeinstellung zu. Sie erkennen z. B. rascher und verlässlicher als die Ärztin, ob eine Therapie greift, ob andere (oder stärkere) Medikamente, andere Pflegemittel, Lagerungshilfen oder ein anderes Bett benötigt werden.

Eine einmal eingeleitete Therapie kann jederzeit ergänzt, geändert oder ganz verlassen werden, je nachdem, welche Schlüsse die Aussagen der Patientin und/oder die Beobachtung ihres Verhaltens nahelegen. In diesem Zusammenhang erwies sich unser Kommunikationsmodell des »hierarchiefreien Raumes« als besonders hilfreich. Bei unserer täglichen Besprechung diskutierten alle anwesenden Teammitglieder über Therapieerfolg, Therapieänderung oder Therapieabbruch. Alle Informationen über die Patientin flossen in die Entscheidung mit ein. Das erlaubte nahtlose Übergänge zwischen den Aufgaben der verschiedenen Berufsgruppen. So war die Ärztin nicht Vollzugsbeamtin für Schmerztherapie, sondern ein notwendiges Glied der Betreuungskette, deren Ziel es war, die Patientin so weit wie möglich von ihren Schmerzen zu befreien.

Probleme, die sich in der Schmerztherapie ergeben, können nur gemeinsam gelöst werden. Eines der häufigsten und schwierigsten ist das Auftreten von Schmerzspitzen. Will man sie beherrschen, ist es entscheidend festzustellen, bei welchen Gelegenheiten sie auftreten. Meist stellt sich heraus, dass dies zu bestimmten Tageszeiten und/oder bei Lageänderungen der Fall ist. Treten die Schmerzspitzen zu bestimmten Tageszeiten auf, ist zu klären, ob das Schmerzmittel zu niedrig dosiert ist und seine Wirkung gegen Ende des Dosierungsintervalls schon zu stark nachlässt oder ob die Schmerzen z. B. immer in der Dunkelheit, aus Schlaflosigkeit oder Langeweile stärker empfunden werden. Damit ergeben sich verschiedene Lösungsmöglichkeiten: Dosissteigerung im Fall von Untermedikation, im anderen Fall Gespräche, soziale Problemlösungen, eventuell auch einmal ein Schlaf- oder Beruhigungsmittel. Starke Schmerzen bei Lageänderungen sind bei geriatrischen Patientinnen ein sehr häufig anzutreffendes Problem. Abhilfe lässt sich meist durch ein 20–30 Minuten vor Pflegehandlungen oder Mobilisation verabreichtes, kurz wirksames Analgetikum und durch die Verwendung besserer Pflegehilfsmittel (z. B. Lagerungskissen oder eine andere Matratze) schaffen. Das allein ist aber nicht ausreichend. Bei diesen Patientinnen ist die fachgerechte, einfühlsame, jede Reaktion der Schmerzgeplagten beobachtende Pflege besonders wichtig. Mitteilungen über Linderung oder Verstärkung von Schmerzen bei bestimmten Berührungen, Körperhaltungen oder Lageveränderungen können sehr hilfreich sein. Nur wenn alle dazu notwendigen Informationen verfügbar sind, können Ärztin und Pflegkräfte gemeinsam versuchen, eine maßgeschneiderte Therapie für einen bestimmten Menschen mit seinem besonderen Problem zu finden.

18.3   Was geschieht, wenn Schmerzen unzulänglich behandelt werden?

Martina Schmidl, Marina Kojer

Es ist längst erwiesen, dass alte Menschen häufiger an Schmerzen leiden als jüngere, wir wissen, dass es sich dabei meist um chronische, das ganze restliche Leben begleitende Schmerzen handelt, und dass diese Schmerzen sehr stark sein können. Dennoch werden die Schmerzen alter Menschen noch immer oft unzulänglich behandelt! Bei einem großen Teil der Pflegeheimpatientinnen – vor allem bei den an Demenz erkrankten – lässt die Schmerztherapie ernsthaft zu wünschen übrig (Ferrell 1995; Bernabei et al. 1998; Kaasalainen et al.1998; Morrison und Siu 2000; Shega et al. 2006; de Souto Barreto et al. 2013; Bauer et al. 2016; Dirk et al. 2019). Offenbar hat sich an diesem Missstand in mehr als 20 Jahren nichts Entscheidendes geändert!

Wie ist das möglich? Wir haben bereits ausführlich aufgezeigt, dass es viele Gründe gibt, warum Schmerzen nicht erkannt werden. Dazu kommt das geringe Ansehen, das Hochbetagte ohne besonderen »Nutzwert« in der Gesellschaft genießen und – als Folge davon – die mangelnde Bereitschaft, mehr Ressourcen für sie aufzuwenden, als zu ihrer einigermaßen menschenwürdigen »Aufbewahrung« nötig sind. Viel mehr noch als »normale« Hochaltrige haben völlig Hilflose, die man nicht mehr »auf die Beine stellen« kann, und an fortgeschrittener Demenz Erkrankte unter Prestigeverlust und mangelndem Verständnis der Umwelt zu leiden. Meist wendet man für sie nur die nötigste Zeit auf und denkt nicht besonders intensiv darüber nach, ob z. B. regelmäßige Physiotherapie ihre Lebensqualität verbessern könnte oder warum eine verwirrte alte Frau sich so und nicht anders verhält. Es gibt auch genug Menschen, die zwar ihrem Hund zutrauen zu leiden, sich aber kaum vorstellen können, dass ein Mensch mit fortgeschrittener Demenz ebenso leidensfähig sein könnte wie jeder andere auch.

Alte Menschen in Einrichtungen werden im Allgemeinen dann behandelt, wenn eine gesundheitliche Störung augenfällig wird (z. B. Lungenentzündung, Harnwegsinfekt, Sturzfolgen) oder wenn ihre Symptome andere stören (starke Verwirrtheit, Unruhe, Schreien). Statt der Schmerzen werden oft nur die Schmerz-Folgestörungen wie Depression, Schlaflosigkeit oder Verhaltensauffälligkeiten beachtet und (z. B. mit Psychopharmaka) behandelt.

Wenn Hochbetagte ständig quälende Schmerzen haben, kann das für sie nicht ohne gesundheitliche und seelisch-geistige Folgen bleiben. Politischen Entscheidungsträgern müsste einleuchten, dass es bei weitem ökonomischer wäre, das Personal so zu schulen, dass es fachlich und menschlich in der Lage ist, kompetent mit Schmerzen umzugehen,

Körperliche Folgen unzulänglicher Schmerzbehandlung

Kraftverlust
Kompetenzverlust
Unselbstständigkeit
Zunehmende Immobilität
Bettlägerigkeit
Dekubitus
Appetitlosigkeit
Kachexie
Gangstörungen
Stürze
Frakturen
Infektanfälligkeit

Seelisch-geistige Folgen unzulänglicher Schmerzbehandlung

Abnahme der Hirnleistungsfähigkeit
Depression
Sozialer Rückzug
Unruhe
Angst
Ständiges Schreien
Aggressivität
Verwirrtheit
Schlafstörungen
Isolation

Folgekosten unzulänglicher Schmerzbehandlung

Unnötige Untersuchungen
Schenkelhals-Operationen
PEG-Sonden
Sondennahrung
Infusionen
Antibiotika
Psychopharmaka
Schlafmittel
Verbandmaterial
Pflegemittel
Weichlagerungssysteme
Überstunden durch erhöhten Pflegebedarf

als die nicht unbeträchtlichen Folgekosten mangelnder Schmerzbehandlung zu tragen (▸ Kasten: Körperliche Folgen unzulänglicher Schmerzbehandlung, ▸ Kasten: Seelisch-geistige Folgen unzulänglicher Schmerzbehandlung, ▸ Kasten: Folgekosten unzulänglicher Schmerzbehandlung): Schmerzgeplagte alte Menschen werden schwächer, müder und unselbstständiger, sie sind krankheitsanfälliger und stärker sturzgefährdet, sie brauchen öfter die Ärztin, mehr und teurere Medikamente, sie brauchen mehr Pflege und aufwändigere Pflegemittel.

Selbstverständlich führen unerkannt, unbeachtet und unbehandelt gebliebene Schmerzen auch zur laufenden Verschlechterung allgemein geriatrischer Probleme: Die Rehabilitation macht langsamere Fortschritte (▸ Fallbeispiel: Frau Resi isst nicht) oder ist überhaupt unmöglich. Geringe Beeinträchtigungen der Hirnleistungsfähigkeit schreiten unnötig rasch fort, Essen und Trinken werden immer mehr zum Problem, fehl- und mangelernährte Patientinnen stellen neue Anforderungen an das Team.

Der unbehandelte chronische Schmerz kann eine Kaskade von Folgestörungen verursachen, bildet häufig die Initialzündung für einen Teufelskreis und löst so eine Fülle negativer Szenarien aus.

Dazu ein Beispiel:

Frau A. kann nicht schlafen

Frau A. bekommt Schlaftabletten, sie ist jetzt ruhig, schläft aber weiterhin nicht gut. Mit der Zeit gleitet Frau A. unbemerkt in einen Erschöpfungszustand, sie ist taumelig, geht unsicher, stürzt und bricht sich den Schenkelhals. Frau A. kommt ins Krankenhaus und wird operiert. Sie kommt zurück, das Bein ist laut Aussage des Chirurgen wieder belastbar, aber die Rehabilitation macht kaum Fortschritte.

Frau A., schläft trotz Schlaftabletten weiterhin nicht gut. Mit der Zeit ist sie körperlich und seelisch erschöpft. Sie wird infektanfälliger, bekommt erst eine leichte Verkühlung mit gering erhöhter Temperatur, dann eine Bronchitis. Kaum hat sie aufgehört zu husten, fiebert sie hoch an. Das Röntgen zeigt eine Lungenentzündung. Frau A. wird antibiotisch behandelt und erholt sich. Kurze Zeit später fiebert sie wieder auf.

Frau A. schläft trotz Schlaftabletten weiterhin nicht gut. Mit der Zeit ist sie erschöpft. Sie bekommt etwas schlechter Luft, ihre Knöchel schwellen an. Frau A. bekommt etwas zum Entwässern. Sie kann den Harn nicht mehr halten und braucht Inkontinenzeinlagen. Die Knöchel sind wieder schlanker aber Frau A. bekommt noch immer zu wenig Luft. Das Röntgen zeigt ein beginnendes Herzversagen. Frau A. bekommt eine Reihe weiterer Medikamente.

Frau A. schläft trotz Schlaftabletten weiterhin nicht gut. Sie ist jetzt sehr erschöpft. Sie bleibt tagsüber länger im Bett liegen. Wird sie dazu überredet aufzustehen, schläft sie beim Tisch ein. Frau A. kommt nur mehr zum Mittagessen für wenige Stunden aus dem Bett. Da sie im Sitzen sehr unruhig ist, das Essen verweigert und Gewicht verliert, bleibt sie schließlich ganz im Bett. Frau A. ist bettlägerig und voll pflegebedürftig. Gesäß und Fersen werden rot, sie bekommt eine Dekubitusmatratze, Fersenschutzverbände und wird alle zwei Stunden gelagert. Die Ärztin erwägt das Setzen einer PEG-Sonde.

264

Wir haben für dieses Beispiel das Symptom »Schlaflosigkeit« als Initialzünder gewählt, wir hätten genauso »Aggression«, »Depression« oder »Appetitverlust wählen können. Jedes dieser Symptome hätte – ebenso wie alle anderen indirekten Schmerzzeichen – wieder viele verschiedene Teufelskreise in Gang setzen können.

Durch rechtzeitiges Erkennen und Behandeln chronischer Schmerzen gelingt es, das Entstehen eines solchen Teufelskreises zu vermeiden und die Lebensqualität der Betroffenen deutlich zu verbessern. Wir können das mit großer Überzeugung sagen, weil wir mit eigenen Augen gesehen haben, wieviel sich mit der Zeit durch unser neues, palliativgeriatrisches Betreuungskonzept zum Besseren veränderte.

19 Lebensqualität

Martina Schmidl

Was bedeutet Lebensqualität für Patientinnen, die aufgrund ihres hohen Lebensalters, ihrer körperlichen Beeinträchtigungen und Krankheiten, des weitgehenden Verlustes an Selbstständigkeit und vieler anderer Verluste ein für unser Empfinden sehr reduziertes Leben führen müssen? Und was bedeutet Lebensqualität für Patientinnen, die sich aufgrund ihrer fortgeschrittenen Demenz nicht einmal mehr dazu äußern können, wie es ihnen geht. Kann das Leben für diese alten Menschen noch »Qualität« haben, wenn kaum mehr etwas funktioniert, wenn Körper und Geist ihnen in wesentlichen Bereichen ihren Dienst aufgekündigt haben?

Da unsere hochbetagten mittel bis schwer demenzkranken Patientinnen uns meist nur spärliche, oft sogar nur indirekte Hinweise über ihr Wohlergehen geben konnten, waren wir oft fast ausschließlich auf nonverbale Signale angewiesen. Über viele Jahre waren wir daher intensiv damit beschäftigt, auf diese von unseren Patientinnen ausgesandten Zeichen zu achten, darauf zu reagieren und sie genau zu dokumentieren.

»Wie geht es dieser speziellen alten Dame? Was braucht sie gerade jetzt, in dieser Situation?« Das waren die Fragen, die uns am meisten beschäftigten und die am schwierigsten zu beantworten waren. Mit zunehmender Erfahrung gelang es uns allmählich immer besser, darauf Antworten zu finden, die wir in gezielte Maßnahmen umsetzen konnten. Die Voraussetzungen dafür waren Zeit und Geduld. Die Königswege zu gegenseitigem Verstehen zwischen Betreuerinnen und Betreuten sind einfühlsame und wertschätzende Kommunikation und genaue Verhaltensbeobachtung. Daneben kann oftmals auch die sorgfältige Erkundung biografischer Daten sehr hilfreich sein.

19.1 Gibt es Lebensqualität für Hochbetagte?

Wenn alte Menschen im Pflegeheim aufgenommen werden, befinden sie sich zumeist mitten in einer tiefen Lebenskrise. Körperlich und seelisch in trostloser Verfassung, sehen sie sich mit einer Reihe von einschneidenden Veränderungen konfrontiert. Es ist schon schlimm genug, erkennen zu müssen, dass man dauerhaft auf fremde Hilfe angewiesen ist, nicht mehr in dem vertrauten Zuhause bleiben kann, und sich für den Rest des Lebens einer Institution ausliefern muss. Wie soll ein ohnedies schon an Leib und Seele geschwächter alter Mensch der Herausforderung gewachsen sein, sein Leben unter diesen Voraussetzungen neu zu definieren?

Die Aufnahme im Pflegeheim ist meist nur das letzte Glied in einer Kette schockierender Ereignisse und Verluste. Sehr oft sind vorher in rascher Folge die tragenden Säulen eingestürzt, die zusammen das eigene Selbstverständnis, die Stellung in der Umwelt und nicht zuletzt auch der Sinn des Lebens ausmachen. Ein Verlusterlebnis folgte dem anderen:

- der Verlust des Partners,
- der Freunde,
- des sozialen Zusammenhangs,
- der Gesundheit,
- der Autonomie,
- der Wohnung,
- der Hobbys, die Halt und Beschäftigung gaben,
- des Haustiers …

Die Liste ließe sich beliebig verlängern.

Erschreckt fragten wir uns, ob, was da übrigbleibt, überhaupt noch »ein Leben« ist und stellten uns vor, wie es uns wohl selbst in dieser Situation ginge. Angesichts dieses – aus der Sicht von weitgehend gesunden jüngeren Menschen – stark reduzierten Lebens ergibt sich fast zwangsläufig die Frage:

Ist ein lebenswertes Leben unter diesen Voraussetzungen überhaupt noch möglich?

Um darauf eine Antwort zu finden, mussten wir uns gezielt bewusst machen, dass wir nicht von unserer eigenen aktuellen Lage ausgehen durften. Die Menschen, auf deren Befindlichkeit wir schließen wollten, kamen aus einer anderen Zeit, waren über Jahrzehnte in eine völlig andere Situation hineingewachsen und legten daher an ihre Lebensqualität ganz andere Maßstäbe an.

Unsere Bedürfnisse und die Bedürfnisse einer Hochbetagten, die Schmerzen hat, schlecht sieht, schlecht hört, sich müde, erschöpft und einsam fühlt, haben so gut wie nichts gemeinsam. Zu dieser sehr unterschiedlichen Ausgangslage kam noch die aktuelle Situation sehr alter Patientinnen hinzu, die in der Regel innerhalb von kurzer Zeit mehrmals ohne nachhaltigen Erfolg im Krankenhaus aufgenommen worden waren, bis sie schließlich doch in der Aufnahmestation des GZW landeten. Auch von dort mussten sie bald wieder übersiedeln und fanden sich schließlich wütend, verzweifelt und völlig durcheinander auf einer anderen, neuen Station wieder, in der sie vermutlich bleiben durften.

Die wichtigsten Bereiche, in denen sich das Leben der Menschen, die wir betreuen, von unserem Leben unterscheidet sind:

- Alter und gegenwärtiger Lebensabschnitt,
- Gesundheitszustand,
- psychischer Zustand,
- geistiger Zustand,
- Verarbeitungskapazität, Kraft und Energieniveau,

- sozialer Zusammenhang,
- Selbstständigkeit,
- Wohnsituation,
- Aktivitäten (Kultur, Freunde, Sport, Hobbys …),
- Aktionsradius,
- Status in der Gesellschaft,
- Kommunikationsfähigkeit,
- Selbstwertgefühl.

Noch ein paar Bemerkungen zu den letzten beiden Punkten:
Die Kommunikationsfähigkeit eines Menschen ist stark von der Funktion seiner Körperorgane und von seinem geistigen Zustand mitbestimmt: Wer sich nicht mehr zu einer potenziellen Gesprächspartnerin hinbewegen kann, weil seine Beine zu kraftlos sind, ist von vornherein von vielen Gemeinsamkeiten ausgeschlossen. Schlechtes Hören und Sehen und nachlassende Gedächtnisleistung sind nur schwer überwindbare Handicaps. Ist zudem die Sprache undeutlich geworden, das Sprechtempo verlangsamt und das Finden des richtigen Wortes langwierig, reagieren Jüngere mit Ungeduld. Sie versuchen die Begegnung abzukürzen oder ihr ganz aus dem Weg zu gehen.

Hinzu kommt, dass eine Reihe peinlicher körperlicher Gebrechen im hohen Alter das Selbstwertgefühl bedrohen:

- Inkontinenz,
- Zittern (Kleckern beim Essen),
- Schmatzen beim Essen,
- Vergesslichkeit,
- »Hässlichkeit« der äußeren Erscheinung,
- Verschmutzung (nicht wahrnehmen, dass Bluse oder Hände nicht sauber sind),
- Langsamkeit (andere aufhalten).

Was wir Jüngere für unser Wohlergehen eingefordert hätten (z. B. ein Einbettzimmer mit guter Hotelqualität), war für die Befindlichkeit unserer Patientinnen meistens gar nicht so wichtig. Menschen, die zu Beginn des 20. Jahrhunderts, manche sogar noch früher zur Welt kamen, waren an räumliche Enge gewöhnt; für sie standen ganz andere Bedürfnisse im Vordergrund: Die respektvolle und wertschätzende Haltung der Betreuerinnen, menschliche Wärme und Zuwendung. Vor allem aber das Gefühl, trotz eigener Schwäche und Hilflosigkeit angenommen, in Ohnmacht und Verzweiflung verstanden sowie geduldig und in einem dem eigenen Zeitgefühl angemessenen Tempo gepflegt zu werden. Was Lebensqualität, »ein gutes Leben« tatsächlich für ihn ausmacht, kann nur aus der Sicht jedes einzelnen Menschen beurteilt werden. Unsere vornehmste Aufgabe musste es daher sein, herauszufinden, welche individuellen Wünsche und Bedürfnisse, Ängste und Sorgen die Menschen hatten, die wir betreuten. Wir mussten ihr Vertrauen gewinnen und tragfähige Beziehungen zu ihnen herstellen.
Dazu gehörte an erster Stelle das aufmerksame Zuhören.

Wird eine Patientin aufgenommen, besteht ihre Welt zuerst aus vielen Fragezeichen. Seit wir den alten Menschen näher gerückt und sensibler für ihre Nöte geworden waren, wurde mir bewusster, wie viele Fragen und indirekte Hilferufe ich in den ersten Tagen der Eingewöhnung hörte:

- »Was geschieht jetzt mit mir?«
- »Muss ich jetzt immer Schmerzen haben?«
- »Muss ich wieder fort von hier?«
- »Warum kann ich nicht nach Hause?«
- »Ich schäme mich so, weil ich ins Bett mache.«
- »Ich komme mir so sinnlos vor. Ich kann nichts mehr allein machen.«
- »Ich bin so allein. Ich weiß nicht, was ich machen soll. Ich kann nicht mehr lesen und beim Fernsehen verstehe ich nichts und alles verschwimmt mir vor den Augen.«
- »Ich kann nicht einmal mehr allein auf die Toilette gehen.«
- »Selbst beim Waschen und Umdrehen im Bett brauche ich Hilfe. Ich bin zu nichts mehr gut. Ich gehöre schon unter die Erde.«
- »Habe ich auch alles bezahlt? Ich will nichts schuldig bleiben.«
- »Kann ich auch sicher hierbleiben? Meine Rente ist doch so klein. Und was geschieht mit mir, wenn ich nicht mehr zahlen kann?«
- »Alle meine Freunde sind auf dem Friedhof. Ich habe niemanden mehr.«

Wir spürten: Denken und Fühlen dieser Menschen wurden von Resignation, Verlust des Selbstwerts, Stress, Einsamkeit, dem Hang sich zurückzuziehen, Depression und Angst bestimmt.

Welche Bedürfnisse haben diese verunsicherten und entwurzelten Hochbetagten?

Die Antwort darauf geben sie uns selbst durch ihr Verhalten, durch ihre Fragen und Aussagen.

Die Patientinnen wünschen sich:

1. *Linderung von quälenden Beschwerden wie z. B.*
    - Schmerzen,
    - Atemnot,
    - Brechreiz,
    - Hautjucken,
    - Angst,
    - Depression,
    - Obstipation/Diarrhö …
2. *Sicherheit*
    Es ist wichtig für sie zu wissen:
    - Es ist immer verlässlich jemand da, wenn ich Hilfe brauche.
    - Ich muss nicht mehr fort, ich kann solange ich will hierbleiben.

- Ich kann fragen, was mit mir geschieht und bekomme eine Antwort, die ich verstehen kann.
- Ich bleibe nichts schuldig, es ist alles bezahlt.

3. *Akzeptanz*
- Ich kann so sein wie ich bin, ich werde mit all meinen Beschwerden, meiner Hilfsbedürftigkeit, meiner Schwäche und meinen Behinderungen akzeptiert.
- Ich brauche mich wegen meiner Unzulänglichkeiten und Gebrechen nicht zu schämen.
- Ich spure, dass meine Betreuerinnen Geduld haben; ich habe Zeit genug, Worte für meine Bedürfnisse zu finden und brauche mich dabei nicht zu hetzen.
- Ich kann so gut es geht selbst bestimmen, was ich will.
- Es wird mir geholfen, meine Selbstständigkeit zu erhalten oder wieder zu erlernen, und ich werde nicht immerzu in irgendwelche Ordnungen gezwungen.
- Es ist Platz für meine speziellen Bedürfnisse.
- Ich darf meine Gefühle ausdrücken, wie und wann ich will.

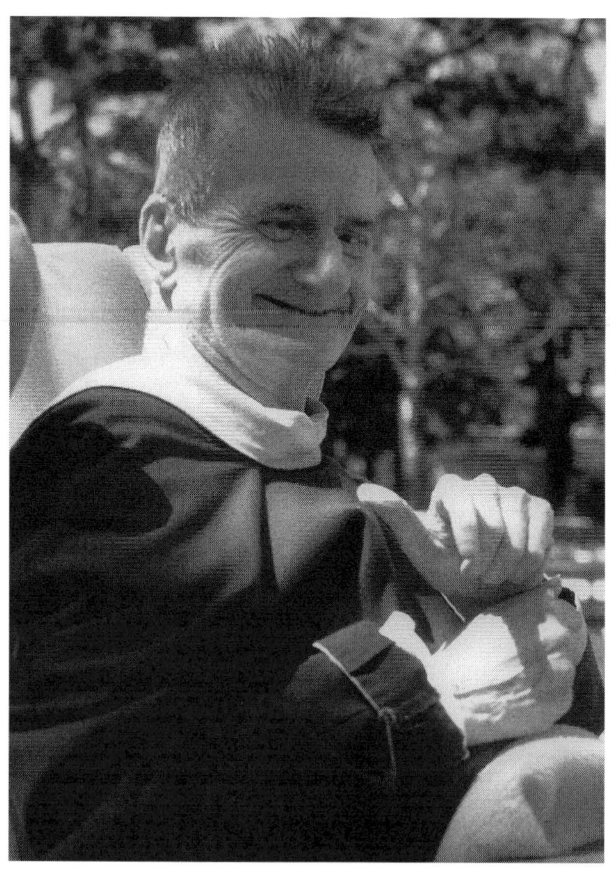

4. *Geborgenheit*
Sie kann nur entstehen, wenn Sicherheit und Akzeptanz garantiert sind.
- Ich werde respektvoll behandelt.
- Ich spüre menschliche Zuwendung, Nähe und Wärme (Wortwahl, Stimmlage, Berührungen, Ausstrahlung …).
- Ich darf meine Beschwerden, Wünsche, Sorgen und Kümmernisse äußern, und ich werde ernst genommen.
- Wir suchen gemeinsam nach den Lösungen meiner Probleme.

Die Lebensqualität unserer Patientinnen hängt also stark von unserer Fähigkeit ab, gut und verständnisvoll mit ihnen zu kommunizieren. Wenn die Betroffenen spüren, dass wir ihnen einfühlsam und verständnisvoll zuhören, können sie sich öffnen. Auf dieser Basis kann eine Atmosphäre der Wärme, der Geborgenheit, des Vertrauens und der Sicherheit wachsen. Erst dann können wir den Menschen, die uns anvertraut sind, helfen, ihnen unnötiges Leid ersparen und ihnen ein würdiges und lebendiges Leben bis zuletzt ermöglichen.

Wenn das gelingt, können chronisch kranke und behinderte Hochbetagte auch im Pflegeheim ein gutes Leben haben.

19.2 Demenz und Lebensqualität

Glaubt man den häufig geäußerten Meinungen, schließen Demenz und Lebensqualität einander aus:
»Dement zu sein, das ist das Schrecklichste!«
»Alles, nur nicht dement werden!«
»So ein Leben sollte einem erspart bleiben!«
Vor dem geistigen Auge erscheinen barfuß und im Nachthemd herumirrende, geängstigte, schreiende, aggressive alte Menschen, trostlos in sich gekehrt und mit erloschenen Augen. Ein Bild, das leider noch viel zu oft der Realität entspricht.

Gute Lebensqualität auch für fortgeschritten Demenzkranke? Ist dieses Ziel nicht allzu hoch gesteckt? Auf den ersten Blick scheint es fast so, denn diese Menschen sind offenbar nicht einmal mehr imstande, sich auf irgendeine »vernünftige« Weise mitzuteilen.

Auch für Demenzkranke gilt all das, was bereits über die Bedürfnisse Hochbetagter mit intakter Hirnleistung gesagt wurde. Darüber hinaus leiden Menschen mit Demenz auch noch an ihrer fortschreitenden Desorientiertheit, dem zunehmenden Verlust der Denkfähigkeit und nicht zuletzt daran, dass sie allmählich auch die Sprache im Stich lässt.

Sehr oft haben diese Patientinnen noch viel schwerere Zeiten hinter sich als »normale« Hochbetagte. Schon in der Zeit vor ihrer Aufnahme im Pflegeheim waren sie meist ständig überfordert, hatten von ihrer Umgebung Ablehnung erfahren und waren daher stark in ihrem Selbstwertgefühl beeinträchtigt. Da es schon eine Zeitlang schwierig war, mit ihnen in Kontakt zu treten, lebten sie oft schon länger sozial isoliert und vereinsamt, ehe sie schlussendlich in einem Pflegeheim landeten.

Wie können wir herausfinden, was Menschen mit Demenz brauchen?

Der Weg zum Du öffnet sich, sobald es uns gelingt, in Beziehung zu treten. Sehr rasch stellt sich dabei heraus:

- Bei dementen Personen hat funktionierende Kommunikation einen noch höheren Stellenwert als bei anderen Hochbetagten. Sie ist die unverzichtbare Voraussetzung für eine gute Betreuung.
- Auch diese Patientinnen können uns auf ihre Weise verbal und vor allem nonverbal mitteilen, was sie sich wünschen.

Durch sorgfältige Beobachtung haben wir gelernt:

- Demenzkranke brauchen unbedingt die Anwesenheit anderer Menschen!
- Auch mit schwer dementen Patientinnen lässt es sich gut »plaudern« und man kann sich gegenseitig verstehen. Wir merkten, dass bereits die ruhige, freundliche Stimme auf viele Patientinnen beruhigend wirkt.
- Das Annehmen der Betroffenen, so wie sie sind, aufmerksames Zuhören und Ernstnehmen führen bei den meisten Demenzkranken zum Nachlassen der Spannung. Da diese Patientinnen sich nicht sehr lange konzentrieren können, genügen oft wenige Minuten – diese aber öfter am Tag –, um Vertrauen und Entspannung zu bewirken.

Demenzkranke leben in ständiger Unsicherheit. Sie brauchen daher Menschen, denen sie Fragen stellen können, z. B. »Ist alles in Ordnung zu Hause mit dem Mann, den Kindern?«, »Wo bin ich hier?«, »Worauf warte ich hier eigentlich?«, »Habe ich heute schon etwas gegessen?«. Das Gefühl, nicht allein zu sein, zu wissen, dass jemand da ist, der den Überblick hat, der weiß, was geschieht, beruhigt und gibt Sicherheit. Demenzkranke müssen die vertrauten Stimmen hören, um sich zurechtzufinden. Hören oder sehen sie niemanden, werden sie unruhig. Durch Rufen und Schreien (z. B. »Hallo! Hilfe! Polizei!«) versuchen sie, jemanden zu erreichen, der ihnen die ersehnte Sicherheit und Orientierung geben kann. Wie wichtig die Anwesenheit anderer für sie ist, spürten wir an ihrer großen Dankbarkeit für die Zeit und die Zuwendung, die wir ihnen gaben. Das Grundbedürfnis nach der Nähe anderer erklärt auch das Unbehagen vieler demenzkranker Patientinnen, wenn sie in Einzelzimmern untergebracht werden.

Es gelang uns immer besser, den Rückzug zu stoppen, den viele unserer Patientinnen im Gefühl der Verlassenheit aus Verzweiflung angetreten hatten. Nicht selten war der Rückzug sogar bis zu einem gewissen Grad rückgängig zu machen.

Da Menschen mit Demenz ständig Orientierungshilfen brauchen, fühlen sie sich in der Regel in einer Gruppe geborgen. Unsere Patientinnen waren am entspanntesten und fröhlichsten, wenn sie mit anderen zusammen sein konnten. Beim gemeinsamen Singen, Lachen und Plaudern begannen sich auch diejenigen zu öffnen, die sonst eher verkrampft und scheu waren. Bei Gruppenaktivitäten lächelten einige Patientinnen zum ersten Mal, zeigten erstmals Anteilnahme an anderen Menschen oder bekundeten ihr Interesse an einer Tätigkeit. Sie waren nicht nur dabei, sie machten mit!

Alle wurden bei gemeinsamen Festen selbstsicherer und reaktivierten alte Verhaltensmuster: Sie aßen plötzlich wieder mit Besteck, kümmerten sich um andere, boten einander Speisen an und prosteten einander zu. Mit einem Wort, sie begannen wieder mitzuleben!

Gute Kommunikation mit Personen mit fortgeschrittener Demenz ist ohne Berührungen nicht denkbar. Diese Menschen brauchen auch die körperliche Gewissheit, dass sie nicht allein sind. Sie brauchen Halt im wörtlichen Sinne, d. h. jemanden, der sie hält, an den sie sich halten, an dem sie sich anhalten können. Erst diese physische Präsenz gibt ihnen ausreichend Sicherheit.

Sie hielten uns fest, umarmten oder streichelten uns, lächelten uns an, machten uns Komplimente, alles, damit wir nicht weggehen und sie in Einsamkeit und Angst zurücklassen.

Wenn ihnen dagegen etwas nicht passte, wenn sie sich unverstanden und einsam fühlten, stießen sie uns auch einmal weg, schrien um Hilfe oder beschimpften uns. Oder sie schlossen die Augen, drehten sich weg, stellten sich tot.

Ein weiteres wichtiges Bedürfnis Demenzkranker ist es, ihre Gefühle ausdrücken zu dürfen. Das gelingt Ihnen am leichtesten, wenn man ihnen auf der Gefühlsebene begegnet und durch gute Gesprächsführung die Türen in ihr Inneres offenhält. Auch mithilfe von Musik, Gesang oder Tanz gelingt der Zugang zu mittel bis schwer demenzkranken Menschen meist recht leicht.

Zusätzlich versuchten wir biografische Daten über Herkunft, Beruf und Familie unserer Patientinnen herauszufinden. Oft war es uns mithilfe dieser Informationen leichter möglich, Kontakt zu einer alten Dame zu finden.

Es bereitete uns große Freude, durch unser Verhalten diese »Rückkehr ins Leben« in Gang zu setzen, ihr Fortschreiten zu beobachten und zu unterstützen. Das waren unsere Erfolgserlebnisse, das waren die Momente, die uns Kraft gaben und auf die wir uns auch besannen, wenn es einmal besonders schwer war, den Kontakt zu einer Patientin herzustellen. Das »gute Leben« unserer Patientinnen bedeutet zugleich einen Gewinn an Lebensqualität für uns selbst.

Evaluierung von Lebensqualität

Mit der Zeit erkannten wir Beschwerden, Bedürfnisse und Sorgen unserer demenzkranken Patientinnen immer genauer. Wir konnten daher viel individueller und gezielter als in vorangegangenen Jahren auf unsere alten Damen eingehen. Durch wertschätzende und einfühlsame Begleitung gelang es uns immer besser, eine Atmosphäre des Vertrauens und der Geborgenheit zu schaffen.

Nicht nur wir selbst, sondern auch Besucherinnen, Praktikantinnen und Angehörige bemerkten die entspannte und ruhige Atmosphäre, die zufriedene Ausstrahlung der Patientinnen und die häufigen herzlichen Kontakte zwischen uns und ihnen. Viele Patientinnen sprachen jetzt miteinander, halfen sich gegenseitig oder gingen zusammen spazieren. Sorge um die Mitpatientin oder liebevolle Berührungen waren keine Seltenheit mehr.

Wir sahen und spürten täglich, dass sich die Lebensqualität der Patientinnen deutlich verbessert hatte. Es war erfreulich zu sehen und zu fühlen, dass das, was wir taten, Sinn hatte, dass angepeilte Ziele in erreichbare Nähe rückten und die Lebensqualität unserer Patientinnen tatsächlich viel höher war als einige Jahre vorher. Wir schauten den alten Menschen ins Gesicht und sahen, dass es ihnen besser ging; auch Angehörigen und Besucherinnen fielen die Veränderungen auf. Aber das alles waren lediglich subjektive Eindrucke und keine Beweise!

Können wir unsere Erfolge objektivieren und auch für andere sichtbar machen?

Die gängigen Fragebögen zur Erhebung der Lebensqualität erwiesen sich für uns als ungeeignet. Etwa 70 % der Patientinnen unserer Abteilung – und 100 % der Patientinnen meiner Station – waren mittel bis schwer dement und konnten

- Fragen oft inhaltlich nicht verstehen,
- gar nicht oder für uns nicht verständlich sprechen,
- keine »sinnvolle« Antwort geben,
- sich oft nicht merken, was sie gesagt hatten und daher
- gegensätzliche Antworten zur gleichen Frage geben.

Daher kam nur eine Fremdbeurteilung infrage. Eine Recherche im Internet ergab keine für uns brachbaren Instrumente.

Wir fassten daher den Entschluss, selbst ein Instrument zu entwickeln. Ausgangspunkt unserer Überlegungen war die Erkenntnis, dass nur das Verhalten der Patientinnen uns darüber Aufschluss geben konnte, wie es ihnen ging.

Von Mai 1998 bis April 1999 beobachteten und dokumentierten Pflegepersonal, Therapeutinnen und ich systematisch Verhalten und Verhaltensänderungen der 32 demenzkranken Patientinnen unserer Station.

Daraus entstand eine Checkliste aus 65 Items, die 14 Begriffskategorien (z. B. Sprache, Stimmung, Mobilität) logisch zugeordnet waren. Da wir weder über das Fachwissen noch über die notwendigen personellen Ressourcen verfügten, um ein valides Instrument zur Messung der Lebensqualität bei hochbetagten demenzkranken Personen zu entwickeln, war es notwendig, Expertinnen zu Rate zu ziehen. Der Anfang war vielversprechend: Es gelang uns tatsächlich drei ausgewiesene Experten und eine Expertin für unser Projekt zu interessieren.[24]

Im Juni 1999 erarbeiteten wir gemeinsam mit Experten und Expertin ein Untersuchungsdesign. Ab November wurden alle Patientinnen mit Demenz (nach ICD-

---

24 Prof. Dr. Franz Porzsolt (Universitätsklinik Ulm), Prof. Dr. Martin Eisemann (Universitätsklinik Tromsö, Norwegen), PD Dr[in]. Eva Greimel (Universitätsklinik Graz), Dr. Jörg Sigle (EDV und Elektronik Freudenstein).

274

10) von jeweils einer Ärztin und einer Pflegeperson getestet. Wir verwendeten dazu zwei Demenztests GDS (Global Deterioration Scale) und BCRS (Brief Cognitive Rating Scale), den Lebensqualitätsindex nach Spitzer, den Barthel Index (Erfassung der Aktivitäten des täglichen Lebens) und die von uns erstellte »Wiener Liste«. Bis Oktober 2000 wurden insgesamt 771 Erhebungen (389 von Ärztinnen, 382 von Pflegepersonen) vorgenommen.

Die vier Wissenschaftler bearbeiteten die vorläufige »Wiener Liste« und validierten sie mithilfe der erhobenen Tests. Erste Ergebnisse wiesen darauf hin, dass sich emotionale Aspekte stärker auf die Lebensqualität dementer alter Menschen auswirken als körperliche.

Es war vorgesehen das neue Messinstrument in einem 2. Teil mittels einer Multicenterstudie an vergleichbaren Patientinnenkollektiven zu testen, Reliabilität und Validität zu bestimmen und eine endgültige Fassung des Testinstruments zu erstellen.

Wir hofften, dass uns das Testverfahren in Zukunft in die Lage versetzen würde,

- den Erfolg unserer Arbeit zu objektivieren,
- schlüssige Aussagen über die Lebensqualität unserer Patientinnen zu machen,
- unterschiedliche Betreuungskonzepte bzw. medikamentöse Maßnahmen unter dem Aspekt der Lebensqualität der Betreuten bzw. Behandelten zu überprüfen und zu vergleichen,
- Behandlungsoptionen, die uns aus ökonomischen Gründen (billiger, Personal sparender) nahegelegt werden, die aber negative Auswirkungen auf die Lebensqualität unserer Patientinnen haben, aus ethischen Gründen zurückzuweisen.

Zu unserem Bedauern und unserer großen Enttäuschung konnte der 2. Teil der Studie nicht durchgeführt werden; es war für uns unmöglich, die dafür erforderlichen beträchtlichen finanziellen Ressourcen aufzubringen.

2004 wurden die Ergebnisse des 1. Teils der Studie in einem angesehenen wissenschaftlichen Journal publiziert (Porzsolt et al. 2004). Bereits im Jahr davor (Richter et al. 2003) und noch einmal einige Jahre später (Richter et al. 2008) wurde die »Wiener Liste« in anderen Studien als Evaluationsinstrument eingesetzt.

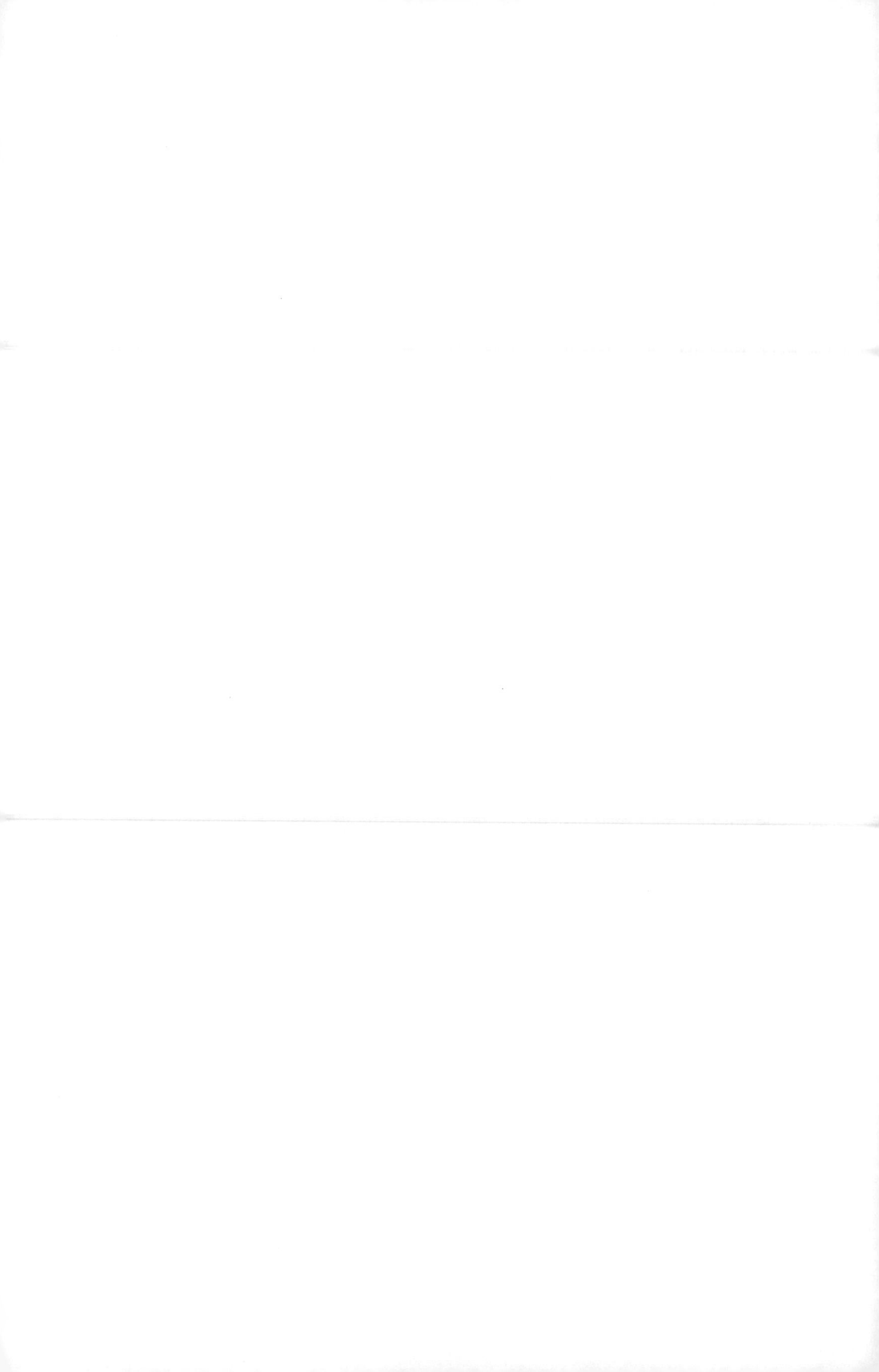

Teil III: Was ändert sich, wenn ein Mensch stirbt?

20 Sterben und Tod, ein Regiefehler der Natur? Kultur im Umgang mit Sterben und Tod

Regina Arndorfer

20.1 Wie war es früher?

Früher? Wann war das? Wie weit muss ich zurückdenken, um mich in eine Zeit zurückzuversetzen, in der der Tod weitestgehend aus dem Leben ausgeblendet wurde, gewissermaßen in die »Steinzeit der Kultur des Sterbens«? Muss ich dafür viele Jahrzehnte, vielleicht bis zum 2. Weltkrieg zurückdenken? Keineswegs! Die bewusste Auseinandersetzung mit Sterben und Tod hat – zumindest in meinem Arbeitsbereich – erst gegen Ende des 20. Jahrhunderts begonnen. Viele meiner Kolleginnen und ich arbeiteten schon jahrelang im Pflegeberuf, als diese Veränderungen einsetzten. Sie begannen ganz allmählich und es dauerte lange, ehe wir merkten, dass dabei etwas mit uns selbst geschah.

Gab es 1980 schon Ansätze zu einer Kultur des Sterbens? Wenn ich meine ersten Berufsjahre in meiner Erinnerung wachrufe, würde ich unsere damalige Haltung eher pauschal als »Unkultur« klassifizieren. Aber vielleicht war diese unheimliche und lähmende Art, dem Tod zu begegnen, diese Haltung des Wegschauens, die uns zwang, das eigene Gefühl zu ersticken, doch eine Kultur, nämlich die Kultur der Verdrängung. Das Ausblenden der Endlichkeit menschlichen Lebens erfordert eigene Rituale des Abschaltens, des Nicht-Denkens, Nicht-Sehens, Nicht-Aussprechens. Aus dieser Schau wäre ich versucht, unsere damalige Haltung als »Kultur des Totschweigens« zu bezeichnen. Im Schatten des Trugbilds vom stets siegreichen Leben verbarg sich schweigend das Tabu Tod.

Ende des 20. Jahrhunderts betrachteten viele Ärztinnen und Pflegende das Lebensende tatsächlich noch als eine Art von Regiefehler, als etwas Peinliches, das »eigentlich« nicht vorkommen sollte. Peinliches übersieht man am besten, man schaut weg, und wendet sich den wesentlichen Aufgaben zu. Weil, wie bereits Christian Morgenstern wusste, in unserer Welt, »nicht sein kann, was nicht sein darf«, wurde Störendes rasch unter den Teppich gekehrt. »Um Besucherinnen nicht zu stören«, wurden Sterbende im Krankenhaus ins Badezimmer geschoben. Bei uns wurden die Sterbenden, so gut es sich machen ließ, »nicht gestört«, sie wurden liegen gelassen: Es war dies eine Art Freibrief, sich nicht kümmern zu müssen. Über das ganze Geschehen breitete sich der schwere Mantel des Schweigens. Niemand wollte auch nur einen Zipfel dieses Mantels aufheben und nachsehen, wie das aussah, was darunter lag.

Ich lebe noch …

Es ist viele Jahrzehnte her. Ich[25] hatte in meinem Studium kurze Zeit vorher die Prüfung in Pathologie bestanden und arbeitete nun, nicht wenig aufgeregt, zum ersten Mal den Sommer über als Famulantin auf einer Männerstation im Krankenhaus einer niederösterreichischen Kleinstadt. An der Abteilung herrschte ein fast schon militärisch strenger hierarchischer Geist. Bereits an einem meiner ersten Arbeitstage stand die Chefvisite auf dem Programm. Die Patienten lagen frisch gepflegt und kerzengerade in ihren sorgsam gemachten Betten. Pflegekräfte kontrollierten schnell noch den Sitz von Häubchen und Schürze, Ärzte und Ärztinnen zogen frische weiße Mäntel an, die blasse Stationsärztin blätterte aufgeregt in ihren Krankengeschichten und hoffte bange, etwaige Fragen beantworten zu können. Als der »Allmächtige« schließlich gemeinsam mit der Oberschwester erschien, formierte sich rasch eine weißgekleidete Prozession in absteigender Rangordnung, die dem Primararzt folgte. Ich, als unbedeutende Famulantin, ging natürlich als Letzte. Der Primar blieb bei jedem Bett kurz stehen, nickte dem Kranken zu und stellte der Stationsärztin die eine oder andere knappe Frage nach den aktuellen Befunden. Die Augen der Männer in den Betten hingen bang und fragend an seinem Gesicht.

In einem der Betten lag ein alter Mann. Sein Gesicht wirkte fahl und war von feinen Schweißtropfen bedeckt. Das schüttere Haar klebte feucht an seiner Kopfhaut. Seine halb geschlossenen Lidspalten ließen nur das trübe Weiß der Augäpfel erkennen. Der alte Mann rührte sich nicht, sein Atem ging laut und rasselnd. Der Primar warf einen kurzen, missbilligenden Blick auf ihn. Ohne seinen Schritt wesentlich zu verlangsamen, deutete er mit einer knappen Handbewegung auf das Bett: »Schiebt ihn hinaus, der geht ex!« Die Prozession bewegte sich weiter. Als Letzte gehend, stand ich erst jetzt dem Sterbenden gegenüber. Als mein Blick ihn streifte, setzte mein Herzschlag einen Augenblick lang aus: Ich sah, wie der rechte Arm des alten Mannes sich langsam, wie gegen einen Widerstand ankämpfend, nach oben bewegte, die Handfläche, in einer Geste der Abwehr, gegen uns gerichtet. Es schien, als wollte er uns zurufen: »Halt, ich lebe noch!« Ich als Einzige sah und verstand seine Botschaft und ich war ohnmächtig.

Ich habe den alten Mann nie vergessen.

Heute wissen und spüren wir, dass Sterben eine Zeit des Lebens ist, dass wir, wenn wir einen Menschen bis zuletzt begleiten, einen wesentlichen und wahrscheinlich sehr oft den schwierigsten Abschnitt seines Lebens begleiten. Früher hätten wir diese Worte nicht einmal verstanden, geschweige denn nachempfinden können. Ich glaube, dass die Haltung Sterben und Tod bestmöglich aus dem Leben auszuklammern in Pflegeheimen besonders stark ausgeprägt war. Alte Menschen hatten (und haben noch immer) einen sehr geringen Stellenwert in der Gesellschaft. Ihr negatives Image färbte (und färbt auch heute noch) auf ihre Betreuerinnen ab. Dazu kamen scheinbar unvermeidbare, unwürdige Rahmenbedingungen. (Wohin mit der Ster-

---

25 Beispiel von Marina Kojer.

benden? Wohin mit der Toten? Wohin mit der eigenen Trauer, die sich nicht ganz unterdrücken ließ?)

Es fällt mir nicht leicht, an diese Zeit zurückzudenken. Ein Mensch lag im Sterben. Wir sprachen immer weniger mit ihm. Wenn »es ernst wurde«, sprachen wir gar nicht mehr. Die Ärztin »konnte ohnedies nichts mehr für ihn tun«. Die Pflegehandlungen beschränkten sich auf das Notwendigste. Was war eigentlich notwendig? Wir wussten sehr wenig von unseren Bewohnerinnen, noch weniger von ihren Angehörigen. Wir hatten die Wünsche und Bedürfnisse auch in gesünderen Tagen kaum gekannt, wie sollten wir sie dann erst bei der Sterbenden erkennen? Vielleicht war uns nicht einmal bewusst, dass jemand im Vorzimmer des Todes noch Bedürfnisse haben könnte. Betreuung und Begleitung bis zuletzt wurden von uns nicht als unsere Aufgabe erkannt. Daher ließen wir die Sterbende allein. Niemandem wäre eingefallen darüber nachzudenken, ob sie vielleicht Schmerzen, andere Beschwerden oder Angst haben könnte. Pflegende wussten damals so gut wie nichts über die Häufigkeit von Schmerzen und noch weniger über Schmerztherapie. Es schien uns nach allem, was wir wussten, das Beste, Sterbende einfach in Ruhe zu lassen. Wenn uns jemand besonders am Herzen lag, gab es vielleicht einmal eine kurze Berührung, ein Streicheln. Das Gefühl, »ich bin traurig«, dann tief Luft holen und schnell raus aus dem Zimmer!

War der Mensch endlich tot, zogen wir sofort Handschuhe an und banden eine Schürze um. Er war jetzt kein Mensch mehr, sondern ein Leichnam. Der Mantel des Schweigens durfte auch jetzt nicht gelüftet werden: Der Verstorbenen wurde die Decke über den Kopf gezogen. Sie wurde so schnell wie möglich ins Badezimmer geschoben; die Tür zum Bad wurde zugesperrt. Kurzes Aufatmen. Die räumliche Distanzierung erleichterte auch die innere Distanz. Der Mensch wurde nach seinem Tod vollends zum Gegenstand. Pflichtgemäß wurden seine persönlichen Gegenstände aufgelistet, dann wahllos und schweigend in einem Sack zusammengepackt und ebenfalls abgestellt.

Wo waren seine Angehörigen, Freunde, Bekannten, wenn es sie überhaupt gab? Wie ging es ihnen, und wie wurden sie in dieser Zeit betreut? »Selbstverständlich« waren Angehörige in der Zeit des Sterbens nicht erwünscht. Man war sich stillschweigend darüber einig, dass sie nicht dabei sein durften. Warum? Darüber dachte niemand nach. Wenn sie Anstalten machten, bleiben zu wollen (was nur selten vorkam), wurden sie mehr oder weniger höflich hinauskomplimentiert. Natürlich hatten sie Anspruch auf ein klärendes Gespräch. Diese Gespräche waren kurz und wurden sehr sachlich und distanziert geführt. Diese unangenehme Verpflichtung wurde von den Pflegenden nur allzu gerne den Ärztinnen überlassen. Die Ärztinnen hatten niemanden, dem sie die Aufgabe zuschieben konnten und versuchten, das Beste daraus zu machen.

Auf die Idee, dass sich Angehörige, Mitbewohnerinnen oder Teammitglieder vielleicht noch vom Verstorbenen verabschieden könnten, kam niemand. Es war kein Thema. Wenn ich heute darüber nachdenke, frage ich mich: Kam es uns allen wirklich nicht in den Sinn? Oder war doch etwas da, etwas Unausgesprochenes, das vielleicht noch nicht einmal einen Namen hatte? Einer der Gründe für das große Schweigen war bestimmt, dass es jeder Einzelnen unmöglich, fast verboten schien, das, was sich in ihrem Inneren regte, an- oder gar auszusprechen. In der allgemeinen Hilf- und Ratlosigkeit blieb wohl bei jeder von uns ein leise nagendes, unbefriedigendes Gefühl zurück. Wir konnten es leider nicht mit ins Badezimmer sperren, aber jede für sich legte es in einer ihrer verschwiegensten Seelenschubladen ab. Abgestellt, weggelegt, wie alles andere…

Damals lebten unsere Bewohnerinnen im Durchschnitt wesentlich länger bei uns als heute. Verstorbene hatten bis zu ihrem Tod oft für Jahre mit sieben anderen alten Frauen die Schicksalsgemeinschaft eines gemeinsamen Zimmers geteilt. Wenn wir die Toten kommentarlos aus dem Zimmer führten, spürten wir die Erstarrung der Mitbewohnerinnen. Scheue Blicke, die sich sofort abwandten, wenn sich unsere Augen begegneten. Und auch wir schauten gleich wieder weg. Betrat eine Ärztin wenige Stunden später das Zimmer, musste sie den trostlosen Eindruck bekommen, dass die Tote bereits jetzt vergessen war. Sie schien untergegangen zu sein, wie ein Stein im Wasser – ein paar immer schwächer werdende Kreise auf der Wasseroberfläche, dann Stille. Der Gedanke, mit den anderen Bewohnerinnen im Zimmer über das, was vorgefallen war, zu sprechen, kam uns nicht. Wäre er aufgetaucht, hätte er uns wohl mit Entsetzen erfüllt: Wie anfangen, was sagen um Gottes willen! Lieber ausweichen, lieber weiter schweigen über Dinge, über die man nicht sprechen kann. Die Decke des Tabus wiegt zwar schwer auf dem Herzen, aber sie gibt auch Sicherheit. »Es ist für alle besser, Unausgesprochenes auch weiter unausgesprochen zu lassen«, dachten wir und verschlossen, jede für sich, Angst, Trauer, Hilflosigkeit, Ratlosigkeit und Sprachlosigkeit in unserem Inneren. Zugesperrt; das Leben geht weiter, das Leben fordert sein Recht. Wir sind für die Lebenden da, nicht für die Toten.

So einfach, wie wir uns einzureden versuchten, war das Ausblenden von Sterben, Tod und Trauer, das Ausweichen und Verdrängen für uns allerdings doch nicht. Es tat etwas mit uns. Es hatte schlimme Auswirkungen auf Pflegende, auf Ärztinnen, ja auf alle am Krankenbett Tätigen; wir fühlten uns, so wie wir waren, nicht wohl in unserer Haut.

- Wir konnten uns nicht auf das Thema Sterben einlassen. Daher gelang es uns auch nicht, das Lebensende als etwas Gegebenes zu akzeptieren, geschweige denn, den Tod am Ende eines schweren Weges auch einmal als Freund zu begrüßen (»Sie darf sterben, Gott sei Dank!«).
- Es gelang uns nicht wahrzuhaben, dass Sterbende Lebende sind. »Es geht dem Ende entgegen«, war für uns gleichbedeutend mit: »Es ist alles aus, es ist für alles zu spät, ihr kann nicht mehr geholfen werden.« Alles umsonst. Wir waren wie gelähmt, taten gar nichts mehr und versuchten unser Unbehagen mit allem Möglichen zu übertönen.
- Wir achteten nicht auf Signale, weder auf die unserer Bewohnerinnen noch auf die der Angehörigen und – das war das Schlimmste – nicht einmal auf unsere eigenen. Wir distanzierten uns so sorgsam und gut wie wir nur konnten, so gut, dass es oft schon einer inneren Kündigung gleichkam.
- Weil wir die leise Stimme der Sterbenden nicht hören wollten, weil das Nagen im eigenen Herzen zur Ruhe gebracht werden musste, mussten wir ständig tätig sein. Wir stürzten uns in einen Aktionismus: Nur nicht an die eigene Hilflosigkeit denken! Arbeiten, ordnen, kompetent sein. Andere Bewohnerinnen wurden besonders sorgfältig betreut, dabei oft auch zwangsbeglückt. Etwas, was »schon längst hätte geschehen sollen«, schien auf einmal ungeheuer bedeutsam und

wurde in Angriff genommen. Und wenn wir kurz stillsaßen, zündeten wir uns eine Zigarette an – dann hatten wenigstens die Hände etwas zu tun.

- Der Tod war unser Feind. Für seinen elementaren Anspruch an das Leben jedes Menschen (auch an unser eigenes!) war kein Platz in unserem Bewusstsein. Daher konnte es gar nicht Teil unserer Arbeit sein, Sterbende zu begleiten. Weder andere noch wir selbst stellten jemals diesen Anspruch an uns. Es gab keinen Auftrag, dieses Niemandsland des Unbehagens zu betreten. Der Tod blieb »draußen«, und weil er draußen blieb, bleiben musste, wussten wir selbst nicht mehr, wo wir in unserem Leben standen.

20.2   Was hat sich geändert?

Im Laufe der Zeit durchlebten wir einen Bewusstseinswandel. Er kam leise, fast unmerklich, in kleinen Schritten. Die Veränderung wurde aus mehreren Quellen gespeist:

Seit Marina Kojer 1989 als neue Chefin zu uns kam, begann sich an der Abteilung allmählich ein neuer Stil durchzusetzen: Die Lebensqualität der Bewohnerinnen bekam immer mehr Bedeutung.

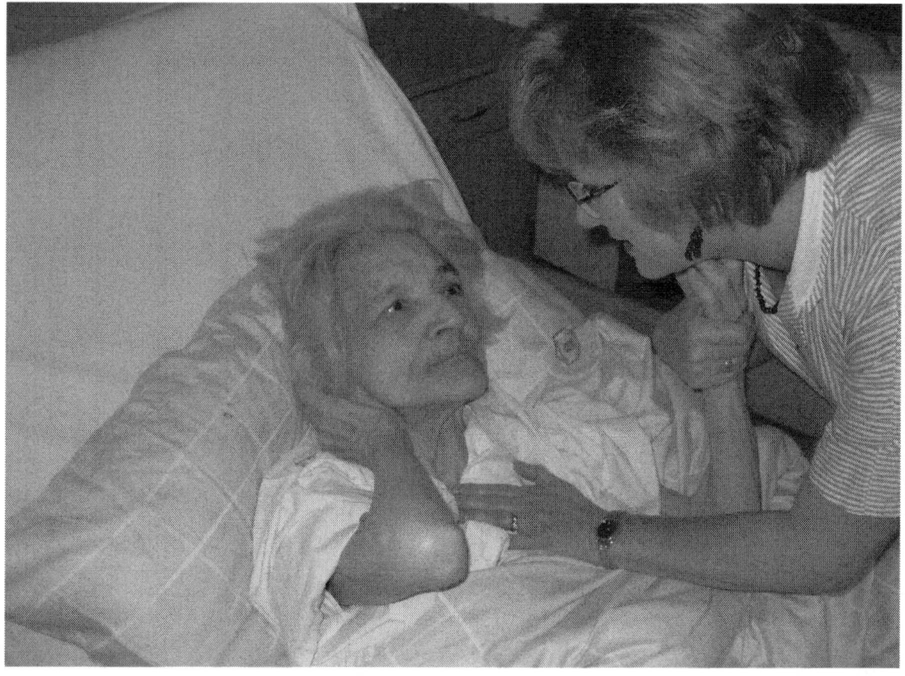

- Das Hospizdenken begann die allgemeine Sichtweise stärker zu beeinflussen.
- Im GZW wurde das Seminar »Lerne Schwerkranke und Sterbende begleiten« angeboten.
- 1995–1997 fand der Modellversuch Sterbebegleitung statt.
- Das Vorhandensein verdrängter Tabus (alt, hoffnungslos krank, sterbend, tot) machte sich bemerkbar und begann uns zu beunruhigen.
- Wir spürten auf einmal, dass unsere Seelenschubladen zum Bersten gefüllt mit unterdrückten, belasteten und belastenden Themen waren, die nun ans Tageslicht drängten.

Der Mantel des Schweigens wurde immer dünner, unter ihm begann es sich zu regen; immer deutlicher wurde erkennbar, was darunter lag: Angst, Hilflosigkeit, Trauer, Ratlosigkeit und Zorn. Wir mussten lernen, vor uns selbst zu diesen bislang nur negativ besetzten Gefühlen zu stehen. Noch schwerer war es zu lernen, dass dies so sein darf und dass es möglich ist, mit unseren Bewohnerinnen, mit Angehörigen und im Team darüber zu kommunizieren. Bald stellten wir fest, dass Schweres leichter zu tragen ist, wenn man es gemeinsam trägt. Wir suchten das Gespräch miteinander, wir boten Angehörigen unsere Bereitschaft an, Schmerz, Zorn und Hilflosigkeit mit ihnen zu teilen. Auf diese Weise holten wir, fast ohne es zu merken, das Sterben wieder ins Leben zurück. Ganz von selbst wurde daraus die Integration des sterbenden Menschen in das Leben seiner Mitmenschen, die Begleitung seines Lebens bis zuletzt.

- Die Sterbende wurde als Lebende inmitten von Lebenden wahrgenommen.
- Sie hat Wünsche und Bedürfnisse wie alle Menschen. Ihre Bedürfnisse haben einen anderen Stellenwert, denn was jetzt versäumt wird, ist für immer versäumt.
- Wir ließen sie nicht mehr im Stich. Sie musste nicht (aber sie durfte!) allein sein. Wir versuchten zu erkennen, zu erfühlen, welche Nähe – welche Distanz sie in diesem Augenblick wünschte.
- Wir achteten auf alle Signale, die sie aussandte und bemühten uns danach zu handeln.
  - Wer soll noch kommen?
  - Was beunruhigt, ängstigt sie?
  - Hat sie Schmerzen?
  - Wünscht sie sich geistlichen Beistand?
- Bekannte Vorlieben und Abneigungen wurden weiter berücksichtigt.
  - Wie wollte sie bisher berührt werden?
  - Was schmeckte ihr?
  - Wie viel Nähe wünschte sie?
  - Wie liegt sie gerne?

20.3 Behält eine Tote ihre Würde?

Nach dem Tod blieb die Verstorbene noch eine Weile in ihrem Zimmer. Mitbewohnerinnen und Teammitglieder konnten es wagen, ihre Trauer zu zeigen und sich gegenseitig zu trösten. Nach einer Zeit wurde die Tote in ihrem Bett in den Verabschiedungsraum gebracht. Sie wurde zu keinem Zeitpunkt unter ihrer Decke versteckt.

Zuletzt wurden ihre persönlichen Dinge von den Betreuenden so geordnet, dass die Angehörigen persönliche Erinnerungsstücke (z. B. Bilder) nicht lange suchen mussten. Die Verstorbene wurde nicht zum »Ding«, sie blieb über den Tod hinaus ein Mensch, sie behielt ihre Würde. Die unausgesprochene Frage »Hat eine Tote noch Würde?« beantwortete Stein Husebø (2001) treffend mit: »Der Verstorbene hat Würde in den Herzen seiner Lieben«.

Es war uns ein Anliegen, die Bedürfnisse der Angehörigen zu erkennen und ernst zu nehmen. Wir begleiteten nicht nur die Sterbende, auch ihre nächsten Bezugspersonen wurden in der schweren Zeit nicht allein gelassen. Wir boten ihnen unsere Hilfe an, ermutigten sie, bei der Sterbenden zu bleiben und zeigten ihnen, was sie jetzt noch für sie tun konnten. Die Sterbende und der Mensch, der ihr am nächsten steht, bilden eine Einheit, sie haben eine gemeinsame Geschichte. Wir verstanden Verzweiflung, Angst und Hilflosigkeit der Betroffenen, die nun allein zurückblieben. Die Betreuerinnen durften dabei ihre eigenen Grenzen ansprechen oder auch sagen: »Wir wissen es nicht.«

Es gibt keine »Methode« der Begleitung Angehöriger; die Bedürfnisse der Einzelnen entscheiden darüber, was für sie richtig ist:

- Die Angehörige bestimmt die Nähe zur Sterbenden und zu ihren Betreuerinnen.
- Die Betreuerinnen sind offen für alle Gesprächsthemen:
  - Schmerzen und Beschwerden
  - Hunger und Durst
  - »Ich hätte ihr noch etwas zu sagen. Kann ich das noch?«
  - »Hört sie mich noch?«
  - »Wie lange noch?«
  - »Was hat das alles für einen Sinn?«
- Wir beachteten die Signale der Angehörigen:
  - Ist sie froh oder sogar erleichtert, wenn wir mit ihr zu der Sterbenden gehen?
  - Möchte sie mit der Sterbenden lieber allein sein?
  - Braucht sie das Gespräch?
- Manche Angehörige wünschte sich für eine Weile eine Abschirmung durch einen Paravent, um noch einmal ungestört Zwiesprache halten zu können.
- Angehörige konnten bleiben, solange sie wollten, auch über Nacht. Wir kümmerten uns in dieser Zeit so gut wir konnten um sie.

Nach dem Tod hatten die Angehörigen in unserem Verabschiedungsraum solange sie wollten Zeit für ein letztes Lebewohl. Auch dabei wurden die individuellen Bedürfnisse der Verstorbenen und ihrer Familie beachtet (Soll jemand von uns dabei sein? Sind Kreuz und/oder Kerze erwünscht?). Aber auch nach diesem Abschied war unsere Begleitung nicht zu Ende. Manche Angehörige suchte gleich nach dem Tod nochmals ein Gespräch mit uns, andere kamen erst nach ein paar Tagen, wenn alle Formalitäten erledigt waren, einige kamen auch erst viel später. Es gab Angehörige, die uns auch noch nach langer Zeit immer wieder besuchten.

20.4 Das Zusammenleben auf der Station

In der Atmosphäre des »Nicht-Schweigens« entstehen und wachsen zwischenmenschliche Kontakte und Beziehungen. Niemand ist mehr allein:

- Die Sterbende wurde von Angehörigen, Betreuerinnen und Mitbewohnerinnen begleitet.
- Angehörige kamen aktiv auf uns zu und suchten das Gespräch.
- Mitbewohnerinnen berichteten: »Heute hat sie keine gute Nacht gehabt.« »Ich glaube, jetzt ist sie bald beim lieben Gott.«
- Mitbewohnerinnen fragten: »Wie geht es ihr?« »Kann ich zu ihr gehen?« »Kann ich ihr zu trinken geben?«

War der Tod schließlich eingetreten, wurde jede einzelne Mitbewohnerin darüber informiert. Jeder wurde angeboten, sich zu verabschieden. Manche fragten auch von sich aus danach. Am Abend desselben Tages wurde zum Gedenken an die Verstorbene eine Kerze angezündet. Manche sprachen dann ein Gebet, andere suchten das Gespräch, einige schwiegen und zeigten, dass sie für sich bleiben wollten.

Einmal brachte eine Angehörige die Parte (österreichische Todesanzeige) ihrer Mutter und gab sie einer Mitbewohnerin. In ländlichen Gemeinden, aber auch in den Mietshäusern der großen Städte wurden früher (und werden zum Teil auch heute noch) die Todesanzeigen verstorbener Mitbewohner und Mitbewohnerinnen öffentlich angeschlagen. Das brachte uns auf den Gedanken, diesen alten Brauch für unsere Stationsgemeinschaft wiederaufleben zu lassen. Wir besprachen den Plan mit unseren Bewohnerinnen und holten ihre Meinungen dazu ein. Die Parte wurde für alle sichtbar am Gang angebracht. Bald darauf kam eine verwirrte Dame von der Nachbarstation vorbei, schaute auf die Parte, sah den schwarzen Trauerrand, blieb stehen und nickte bedächtig, sprach »Ja, Ja« und ging weiter. An ihren Augen und ihrem Mienenspiel war deutlich zu erkennen, dass sie verstanden hatte: Es ist ein Mensch gestorben.

Auf die Bitte einer Mitbewohnerin erklärte sich eine Dame bereit, die Parte allen anderen laut vorzulesen. Eine Gruppe von Bewohnerinnen diskutierte längere Zeit mit uns darüber, in welcher Form diese Bekanntgabe erfolgen und was eine würdige Einleitung dazu beinhalten sollte.

All das zeigte, dass der Weg, den wir nun gemeinsam gehen wollten, für uns Betreuende nicht einfacher geworden war. An vieles war jetzt zu denken, manches zu berücksichtigen, das wir vorher gar nicht wahrgenommen hatten. Es war nun erforderlich, dass wir uns auf die Gedanken und Gefühle anderer Menschen einlassen konnten, aber auch auf unsere eigenen und dass wir dies auch tun wollten. Das Leben wurde dadurch komplizierter, aber auch reicher! Wir waren froh darüber, dass wir die erstarrten Formen und das Schweigen endlich verlassen hatten, dass unsere Augen und unsere Herzen nun für Leid und Freude offenstanden. Auch die mit den Jahren verbesserten Rahmenbedingungen kamen uns zu Hilfe. Probleme konnten in der Supervision bearbeitet werden, es gab Schulungen, die uns durch Vermittlung von mehr Wissen und Können halfen, auch mit schwierigen Situationen zurechtzukommen.

Die positive Entwicklung setzte sich in den nächsten Jahren fort und wird nie ganz abgeschlossen sein, denn alles, was lebendig bleiben will, muss sich verändern. Auf unserem Weg galt es allerdings auch, Fallen zu vermeiden, die dazu verlockten, ganz sanft und unter geänderten Vorzeichen auf den Weg des Verschweigens und »Nicht-sehen-Wollens« zurückzugleiten: Eine solche Falle war z. B. die Glorifizierung von Tod und Sterben. Sterben ist keine Idylle, nicht jeder Tod ist schmerzfrei, ruhig, friedlich und schön, auch dann nicht, wenn alle sich bemühen und ihr Bestes geben. Der Tod ist und bleibt ein Elementarereignis, und wie alle solche Ereignisse ist er etwas Gewaltsames, Unfassbares. Er reißt Wunden auf und macht Versäumnisse der Sterbenden, der Angehörigen oder auch der Betreuerinnen schmerzhaft sichtbar. Unsere Aufgabe konnte es nicht sein, Unabänderliches zu beschönigen. Wir wollten Leiden lindern, soweit es in unserer Macht lag, und die Sterbende, getragen von der Achtung vor ihrer Menschenwürde, auf dem letzten Stück ihres Lebensweges begleiten.

Unser Bemühen um Menschenwürde bis zuletzt blieb nicht ohne Auswirkung auf jede Einzelne von uns und auf unser ganzes Team:
Die Einstellung zu unserem eigenen Leben hatte sich gewandelt.

- Wir wagten jetzt den Blick in die eigene Tiefe, obgleich uns dort zum Teil auch erschreckende Bilder erwarteten. Aber nur wenn ich weiß, wer ich bin, kann ich mich bemühen, mit der Zeit so zu werden, wie ich sein möchte.
- Wir erkannten unsere Grenzen und konnten sie annehmen.

Die Einstellung zu unserem Beruf war eine andere geworden.

- Wir erlebten das, was wir taten, als sinnvoll. Das war früher nicht immer so gewesen.
- Sehr oft konnten wir mit unserer Arbeit und mit uns selbst zufrieden sein.
- Wir nützten die Möglichkeit, eigene Kreativität zu entfalten und nach neuen Lösungen zu suchen.
- Wir kamen nicht mehr so leicht in ein Burn-out-Syndrom.

Die Teamarbeit gewann an Bedeutung.

- Wir begegneten einander über Berufsgrenzen hinweg von Mensch zu Mensch.
- Wir kommunizierten offen miteinander. Die Kommunikation war interprofessionell und vernetzt.

- Unser Umgang untereinander wurde natürlicher. Wir konnten über unsere Ängste sprechen, Fehler zugeben, auf andere zugehen.
- Unser Teamgeist nahm deutlich zu.
- Weil wir mehr Verständnis und Toleranz für unsere Bewohnerinnen hatten, konnten wir auch mehr Verständnis und Toleranz füreinander entwickeln.

21 Abschied nehmen – Pflege und Begleitung Sterbender

Ursula Gutenthaler

Wenn das Leben eines Menschen zu Ende geht, werden Tage und Stunden besonders kostbar. Was können wir in dieser Zeit für eine Sterbende tun? Wissen wir, was sie selbst möchte und was ihr guttut? In der letzten Zeit vor ihrem Tod kann die Sterbende uns nur mehr in Ausnahmefällen selbst mitteilen, was sie stört und was ihr angenehm ist. Wir wissen aber aus Erfahrung, dass Menschen, deren Sterben bevorsteht, oft körperliche und seelische Bedürfnisse haben, die sehr quälend sein können, wenn sie nicht rechtzeitig bemerkt und gelindert werden. Sterbende möchten z. B. bequem liegen, weder Angst noch belastende Schmerzen haben und nicht an Mundtrockenheit leiden. Diese und andere Bedürfnisse zu erkennen, sorgsam zu beachten und ihnen kompetent zu begegnen, bildet die unverzichtbare Basis der Betreuung todesnaher Menschen. Die professionelle, bedürfnisgerechte Pflege Sterbender ist die Voraussetzung guter Begleitung und kann durch nichts ersetzt werden, auch nicht durch den besten Willen und das größte Einfühlungsvermögen!

21.1 Wünsche und Bedürfnisse schwerkranker und sterbender alter Menschen

Palliative Betreuung und Begleitung beginnt im Augenblick des Kennenlernens. Dabei sind auch Kleinigkeiten bedeutsam.

Solange noch genug Zeit ist:

- Kommunikation und Beziehung aufbauen,
- Vertrauen verdienen,
- Interessen, Vorlieben und Abneigungen kennenlernen und beachten,
- Atmosphäre der Sicherheit und Geborgenheit schaffen,
- Kontakt zu den Angehörigen aufnehmen und sie als Partnerinnen gewinnen. Bezugspersonen brauchen unsere Unterstützung und Begleitung oft ebenso nötig wie die Bewohnerin!

Wenn die Tage gezählt sind:

- Die irreversible Verschlechterung muss erkannt und akzeptiert werden. Das war nicht immer leicht! Wir kannten die Bewohnerin gut, hatten sie ins Herz geschlossen. In der Vergangenheit konnten wir ihr immer wieder helfen, schwere Gesundheitskrisen zu überwinden. Sahen wir, dass sich ihr Zustand trotz aller therapeutischen und pflegerischen Bemühungen immer weiter verschlechterte, fiel es uns sehr schwer uns einzugestehen, dass ein Mensch bald sterben würde, den wir lange gekannt und liebgewonnen hatten. Aber nur, wenn das ganze Team den Tatsachen ins Auge schaute, konnten unsere Ärztin und wir alle wesentlichen Maßnahmen planen. Wird uns nicht rechtzeitig bewusst, dass Gefühle unsere Schau und unser Handeln ungünstig beeinflussen können, laufen wir Gefahr, notwendige Entscheidungen zu verzögern oder Fehlentscheidungen zu treffen, die zusätzliches Leiden verursachen (Schmidl und Kojer 2021b).
- Es ist in dieser Zeit noch wichtiger als sonst, genau zu beobachten und Kommunikation und Pflegemaßnahmen immer von neuem an den jeweiligen Zustand anzupassen. Auch das Bemühen, Freude zu machen, muss feinfühlig der geänderten Realität Rechnung tragen. Manches was der Betroffenen bisher immer Freude bereitet hatte – z. B. ein geliebtes Musikstück –, kann jetzt zur Belastung werden.
- Jede unnötige Belastung ist zu vermeiden. Es ist nicht nur unsinnig, sondern auch unmenschlich, einen alten Menschen in die fremde und beängstigende Umgebung eines Krankenhauses zu transferieren, wenn das baldige Sterben sich abzeichnet. Alle verzichtbaren Therapien, vor allem medizinische Prophylaxen, sind abzusetzen. Es kann entscheidend sein, die Ärztin daran zu erinnern, falls sie nicht daran denken sollte.
- Je näher der Tod rückt, desto wichtiger wird es, selbst innerlich ruhig zu werden und sich nur mehr auf die Bedürfnisse des sterbenden Menschen einzustellen.

Die Körperpflege Sterbender

Vieles, was in der Regel »sein muss«, macht einer Sterbenden das Leben nur unnötig schwer. Dafür einige Beispiele:

- *Mobilisation.* »Muss« ein Mensch möglicherweise auf einem Stuhl sitzend sterben, damit »alle« täglich aus dem Bett kommen?
- *Mehrere Tage kein Stuhl.* »Muss« ein sterbender Mensch Stuhl haben? In den letzten Lebenstagen fällt die Nahrungsaufnahme kaum mehr ins Gewicht. Sterbende haben zumeist kaum Hunger. Wenn der Bauch klein und weich ist und sichtlich keine Beschwerden verursacht, ist keine weitere Maßnahme erforderlich.
- *Die Sterbende trinkt nicht mehr.* »Muss« genug Flüssigkeit zugeführt werden? Es genügt sorgsame, schonende und regelmäßige Mundpflege, am besten mit einer Flüssigkeit, die den Vorlieben der Bewohnerin entspricht. Die Mundpflege sollte

am besten halbstündig, aber mindestens alle zwei Stunden durchgeführt werden. Begleitende Angehörige sind oft froh und erleichtert, wenn sie die Möglichkeit bekommen, noch etwas Gutes für den geliebten sterbenden Menschen zu tun. Sie waren stets dankbar, wenn wir ihnen z. B. – nach sorgfältiger Anleitung – die Mundpflege für die Zeit ihrer Anwesenheit überließen.

Wir verwendeten Pipetten, um der Sterbenden jedes Mal, wenn wir vorbeikamen, ein wenig von einer wohlschmeckenden Flüssigkeit auf die Zunge zu tröpfeln. Die Applikationsmenge war jeweils so gering, dass keine Aspirationsgefahr bestand. Oder wir gaben der Sterbenden in eine Mullkompresse gewickelte, gefrorene Fruchtsaftstückchen in den Mund; das verhinderte das Gefühl von Trockenheit und schmeckte frisch und gut. Einen Mullzipfel ließen wir dabei aus dem Mund hängen, um ein Verschlucken zu verhindern.

- *Lagerung bei Dekubitus.* »Muss« eine Bewohnerin bis zuletzt gelagert werden? Für Sterbende ist regelmäßiges Umlagern meist quälend, zudem lässt sich ein (drohender) Dekubitus zu dieser Zeit nicht mehr durch fachgerechte Lagerung verbessern. Kleine Lageveränderungen z. B. durch Mikrolagerung (www.dekubitus. de) können aber auch dann oft noch Linderung verschaffen. Im Vordergrund steht aber die medikamentöse Linderung dekubitusbedingter Schmerzen.
- *Fazit: Es dürfen nur Pflegehandlungen durchgeführt werden, die der Sterbenden ein den Umständen entsprechend möglichst gutes und beschwerdearmes Leben und Sterben ermöglichen!*

Über viele Jahre als Pflegeperson lernte ich, dass jede Sterbende, die ich begleitete, mir etwas für mein weiteres Leben mitgab. Jede war für mich ein Wissensschatz und eine außergewöhnliche Quelle der Lebensweisheit. Sie waren alle meine Lehrerinnen. Sie lehrten mich Respekt, Wertschätzung und Behutsamkeit, sie führten mich in meine eigene Tiefe und lehrten mich, wie ich leben soll. Durch sie weiß ich, was Freude für mich bedeutet und auch, was es heißt, hilflos zu sein und über Unabwendbares zu weinen. Ich lernte, wie weh es tun kann, Abschied für immer zu nehmen. Ich habe erfahren, was Demut ist.

21.2 Sterbende und Team

In den letzten Lebenstagen braucht die Sterbende eine intensivere Betreuung als zu irgendeiner anderen Zeit. Die meisten Menschen leiden dann nicht nur unter Schmerzen und anderen quälenden Beschwerden wie Atemnot oder Übelkeit, sondern auch unter seelischen Nöten wie Angst, Verwirrtheit, dem Gefühl der Einsamkeit oder großer Sehnsucht nach der Nähe eines lieben Menschen. Aus diesem Blickwinkel müssen alle Arbeitsabläufe neu überdacht werden. Alles hat sich an den augenblicklichen Bedürfnissen der Sterbenden zu orientieren. Das erfordert Wissen, Können, Kreativität und ein großes Ausmaß an Sensibilität. Angesichts des nahenden Todes gibt es keine Routine.

Die Pflege von Schwerstkranken und Sterbenden ist daher auch für die Pflegenden körperlich und seelisch außerordentlich fordernd. Auch wenn wir noch so gut ausgebildet und schon viele Jahre in der Pflege tätig sind, fühlen wir uns in diesen Situationen oft sehr hilflos. Wir zweifeln dann an uns, fürchten, die Wünsche der Sterbenden nicht zu erkennen, nicht die richtigen Worte zu finden, in entscheidenden Momenten nicht genug Geduld und Einfühlungsvermögen zu haben. In diesen Situationen ist ein gefestigtes, gut kommunizierendes Team, auf das man sich verlassen kann, besonders wichtig. Ein gut funktionierendes Team gibt uns auch die Sicherheit, dass die Einzelne sich nicht überfordern muss. Eine muss nicht alles schaffen, sie findet – falls erforderlich – Unterstützung bei ihren Kolleginnen. Wenn ich spüre, dass ich mich meinen Grenzen nähere, muss ich nicht mit zusammengebissenen Zähnen bei einer Sterbenden bleiben, sondern kann ohne schlechtes Gewissen jemand aus dem Team bitten, meinen Platz zu übernehmen. Ein anderes Mal werde ich diejenige sein, die hilft.

Es ist für uns Pflegende wichtig zu wissen und zu akzeptieren, dass wir »verbotene« Gefühle wie Angst, Verzweiflung, Ekel, Überdruss, Ablehnung oder Zorn ruhig bei uns zulassen und im Team offen ansprechen können. Zu erleben, dass wir alle in einem Boot sitzen, dass es den anderen auch nicht anders geht, macht es leichter, auch in schwierigen Situationen das seelische Gleichgewicht zu bewahren. Die Bearbeitung dieser Belastungen in Fallbesprechungen, Teamgesprächen und (soweit wir die Möglichkeit dafür erhielten) in der Supervision bewährten sich sehr und waren für uns in schwierigen Situationen und Zeiten außerordentlich hilfreich.

Sterbende begleiten

Erst im Laufe der Zeit lernten wir, Sterben nicht als Wartezimmer zum Tod, sondern als Zeit des Lebens zu sehen, bis zuletzt auf Wünsche und Bedürfnisse zu achten und bewusst Zeit mit den Sterbenden zu verbringen (► Kap. 20). Diese Erlebnisse haben uns nicht nur tief berührt, sondern gelegentlich auch verunsichert und zu Zeiten überfordert.

Was erleben Teammitglieder in der Begleitung als schwierig?

- Loslassen. »Ich will nicht, dass du stirbst! Warum kann ich dich nicht mehr gesundpflegen?«
- Gewissenskonflikte. »Darf ich so fühlen, wie ich fühle?«
- Pflegealltag und Begleitung. »Mich stört die Alltagsaktivität, die den Sterbenden und mich umgibt.«
- »Richtig« begleiten. »Darf ich mich von meinen Gefühlen leiten lassen?«
- Hilflosigkeit. »Ich will helfen und fühle mich selbst hilflos.«
- Weinen. »Darf ich mitweinen?«
- Rückzugsmöglichkeit. »Wenn ich einen Menschen bis zum Tod begleitet habe, habe ich das Bedürfnis mich zurückzuziehen.«
- Unsicherheit. »Was wünscht die Sterbende selbst?«

21.3 Am besten gelingt mir die Begleitung Sterbender im Nachtdienst

Heinz Michalek

In der Betreuung Hochbetagter war es von der ersten bis zur letzten Stunde meine Aufgabe, auf die Menschenwürde der Bewohnerinnen zu achten und ihnen dort, wo es in meiner Macht stand, zu einer besseren Lebensqualität zu verhelfen. Das Besondere einer geriatrischen Langzeitstation liegt darin, dass die alten Menschen den letzten, oft langen Lebensabschnitt bis zu ihrem Tod bei uns verbringen. Sie kamen multimorbid, oft fortgeschritten demenziell erkrankt und hilflos zu uns: Die Begleitung im palliativen Sinne war für uns nicht nur »Endzeitbetreuung«, sondern fand immer schon vom ersten Tag an statt. Dazu war es für mich wichtig und notwendig, den alten Menschen so gut wie möglich kennenzulernen. Die Begleitung in den letzten Stunden musste immer aus dem Verständnis der Vorgeschichte und aus dem gemeinsam zurückgelegten Weg gespeist werden. Diese Basis machte uns ein wenig sicherer, das Richtige zu tun, wenn ein Mensch sich zuletzt nicht mehr mitteilen konnte. Trotzdem fühlte ich, wenn es soweit war, in meinem Inneren oft große Rat- und Hilflosigkeit.

Darf ich so fühlen? Auch in der Betreuung der letzten Tage und Stunden blieben Sympathie und Antipathie für mich maßgebliche Faktoren. Zwar hatte ich oft an mir beobachtet, dass eine Antipathie, die ich in ihren gesünderen Tagen einer Bewohnerin gegenüber empfunden hatte, verschwand, sobald sie im Sterben lag, und dass ich sie dann mit offenem Herzen betreuen konnte. Dennoch stand ich ihr nicht mit dem gleichen Gefühl gegenüber wie einer anderen, die ich immer sehr gemocht hatte. Durfte das sein? Es war einfach so und ich konnte es nicht ändern. Gefühl lässt sich nicht erzwingen. Dieser innere Zwiespalt begleitete und belastete mich jedes Mal wieder, und ich vermute, dass auch andere mit solchen Gewissenskonflikten zu kämpfen haben.

Distanz und Nähe in der Begleitung. Es wird viel über Bedingungen guter Sterbebegleitung geschrieben. Ich denke, es ist auch wichtig aufzuzeigen, was gute Begleitung von vornherein unmöglich macht. Für mich waren es vor allem zwei diametrale gegensätzliche Verhaltensformen:

1. Das exakte Absolvieren des Dienstes an der Sterbenden als Teil der Pflichterfüllung, aber ohne innere Anteilnahme.
2. Die Belastung Sterbender mit einem Überschwang eigener Gefühlsaufwallungen. Dabei wird die Intimsphäre oft rücksichtslos überrannt. Meines Erachtens irritiert man damit den Menschen, der auf seiner letzten Wegstrecke bestimmt genug mit sich selbst zu tun hat und nimmt ihm die dafür nötige Ruhe.

Die Begleitung Sterbender im Pflegealltag. Als ich im Pflegeheim zu arbeiten begann, wurden Sterbende abgesondert. In späteren Jahren durften sie in ihrer gewohnten Umgebung bleiben. So begrüßenswert dies auch war, es machte – zumindest für mich – die konzentrierte Zuwendung zu ihnen schwer. Eine Langzeitstation für hochbetagte Demenzkranke ist kein Hospiz. Vieles, was dort unter anderen Voraussetzungen gelingen kann, war für uns unmöglich. In unseren großen 8-Bettzimmern musste rund um die Sterbenden der Pflegealltag stattfinden. Wir versuchten zwar die richtige Atmosphäre zu schaffen, aber es gelang uns oft nicht. Vielleicht fehlte es uns dabei auch noch an Erfahrung. Wir hörten und lasen, dass man im Prinzip nichts falsch machen kann, wenn man sich dem sterbenden Menschen mit ehrlichem Bemühen voll zuwendet. Das klang zwar beruhigend, doch das Problem bestand ja gerade in der Schwierigkeit, sich unter ungünstigen äußeren Bedingungen von innen her voll zuzuwenden. Was sich eine Sterbende wirklich wünscht, wie sie begleitet werden möchte, kann naturgemäß niemand wissen. Abgesehen vom Repertoire der Palliativpflege und gewissen allgemeinen Regeln, verhalten sich die Begleitenden daher so, wie es ihrer Mentalität entspricht, d. h. wie es ihnen ihr Gefühl eingibt. Genau das machte mir im Pflegealltag die meisten Schwierigkeiten. Ich kann meine Gefühle nicht oder nur sehr schwer in der Öffentlichkeit zeigen. Ich empfinde sie als etwas Intimes, etwas, das nur für einen Menschen bestimmt ist, sich nur zwischen ihm und mir abspielt. Als Lebensbegleiter einer Sterbenden störte und irritierte mich daher der unvermeidbare Pflegeablauf rund um uns beide besonders stark.

Am besten gelang mir die Begleitung Sterbender im Nachtdienst. Dazu mochte meine Überzeugung beitragen, dass Sterbende in diesen Stunden Begleitung am meisten brauchen. Ich sprach dann in natürlichem Tonfall mit der Sterbenden – über Dinge, von denen ich glaubte, dass sie sie berühren, aber oft auch über das, was mir selbst am Herzen lag. Wenn es meinem Empfinden nach »richtig« war, hielt ich dabei ihre Hand oder streichelte ihre Schläfe.

Was bedeuteten diese Erlebnisse für mich als Begleiter? Mit jeder Begleitung betrat ich Neuland. Es mag befremdend klingen, aber ich empfand das, was mir jedes Mal widerfuhr, in gewissem Sinn als Abenteuer, ein Abenteuer, auf das sich alle Pflegenden einlassen sollten, denn es macht uns reicher! Wenn ich einmal die nötige Einstellung gefunden hatte, verließen mich die anfängliche Unsicherheit und Verzweiflung, ich fühlte mich eher gefestigt und dieser Aufgabe zunehmend gewachsen. Es gab immer wieder Augenblicke, in denen ich fühlte, dass die Sterbende mir mehr gab als ich ihr.

21.4 Die letzten Tage im Leben von Frau Elisabeth S.

Frau Elisabeth S. kam nach einem kurzzeitigen Krankenhausaufenthalt (Verdacht auf Ileus) ins GZW. Zum Zeitpunkt ihrer Aufnahme war sie 97 Jahre alt. Sie war seit vielen Jahren verwitwet und hatte bis zuletzt allein in einer Villa gewohnt. Bis auf zwei Adoptivkinder hatte sie keine Angehörigen.

Sie saß im Rollstuhl und wirkte sehr interessiert an der neuen Umgebung. Ich stellte mich vor, gab ihr meine Hand zur Begrüßung und fragte sie nach ihrem

Namen. Frau Elisabeth antwortete sehr geordnet, sagte ihren vollen Namen und begrüßte mich sehr freundlich. Als sie mich gleich anschließend fragte, ob ich auch hier wohne und ob ihre Mutter heute von Nussdorf zu Besuch kommen würde, wusste ich, dass sie desorientiert war.

Sie fragte: »Bleibe ich jetzt da oder muss ich wieder weg?« Sie hatte dabei ein so besorgtes Gesicht, dass ich sie, ohne zu wissen, wie sie darauf reagieren würde, ganz einfach umarmen musste. Ich hielt sie fest und streichelte ihre Wange. »Sie müssen nicht von hier weg, Sie können solange Sie wollen bei uns bleiben.« Sie sagte: »Du gefällst mir, weil du so eine Ruhe ausstrahlst.« Dann begann sie zu weinen. Ich streichelte sie. Nach ein paar Sekunden sagte sie: »Es ist in der letzten Zeit so schwer für mich gewesen, allein sein zu müssen. Weißt du, mein Sohn, der Roland, ist schon ab und zu gekommen, aber der Tag ist lang, wenn man allein und krank ist.«

Ich erzählte Frau Elisabeth von unserer Station und fragte sie nach ihren Hobbys und Vorlieben. Sie hörte gerne klassische Musik, Rätsel waren von jeher ihre Leidenschaft, aber ihre Augen waren leider schon zu schlecht dafür. So begann unsere Freundschaft.

Ich brachte ein Radio mit CD-Player, um ihr Opern- und Operettenlieder vorzuspielen. Sie erkannte beinahe jede Arie, sang mit, und eine zweite Bewohnerin begann auch gleich mitzusingen. Die beiden Damen hatten große Freude daran.

Solche guten Tage wurden bald seltener und Tage, an denen sich Frau Elisabeth zu schwach fühlte, um aufzustehen, mehrten sich. Sie hatte nun häufig keinen Appetit und aß sehr wenig. Wenn sie im Bett bleiben wollte, brachte ich ihr ein vergrößertes Kreuzworträtsel, das wir dann gemeinsam auflösten. Oft wusste sie Begriffe, die mir nicht so schnell einfielen, dann lächelte sie und sagte: »Da bin ich doch noch gut beieinander – da war ich immer besser als die anderen«.

Am häufigsten wurde Frau Elisabeth von Frau Anna, ihrer Ex-Schwiegertochter besucht. Die beiden waren einander von jeher sehr zugetan gewesen. Frau Anna war auch jetzt ihre Hauptbezugsperson. Manchmal verwechselte mich Frau Elisabeth mit ihr und bestürmte mich mit Fragen (»Was macht der Roland?«, »Geht sein Geschäft gut?«). Ein anderes Mal war ich für sie wieder Schwester Ursula.

Der Zustand von Frau Elisabeth verschlechterte sich rasch. Sie wurde immer stiller, häufig lag sie nur mehr zusammengerollt mit geschlossen Augen da. Ich ging oft zu ihr. Bis zuletzt spürte ich, dass ich ihr noch etwas geben konnte. Das gab mir Kraft und erfüllte mich mit innerer Ruhe. Ich saß an ihrem Bett, streichelte ihren Kopf und gab ihr vorsichtig zu trinken. Als sie sich immer öfter verschluckte, fror ich ihr den Orangensaft, den sie so gernhatte, lieber ein, und gab ihr die kleinen Eiswürfel in einer Mullkompresse zum Lutschen in den Mund. Wir achteten ständig darauf, dass ihr Mund feucht blieb.

Auch als sie schon sehr schwach war und sich beim Sprechen immer mehr plagte, freute sie sich über meine Besuche. Immer wieder bedeutete sie mir, dass das Pflegepersonal sie liebevoll umsorge und so behutsam umlagere, dass sie dabei kaum Schmerzen habe.

Wenn ich ihr nun Musik vorspielte, wollte sie nach kurzer Zeit nicht mehr zuhören. Sie sagte: »Ich brauche jetzt viel Ruhe und einen Menschen, der für mich da ist, wenn es mit mir zu Ende geht.« Sie wusste genau Bescheid über ihren bevorstehenden Tod.

Frau Elisabeth war eine kleine, zarte Frau. In den letzten Tagen ihres Lebens wirkte sie winzig klein. Sie lag in Embryonalstellung da und hielt meine Hand mit ihrer unglaublich kleinen Hand fest.

Als ich sie das letzte Mal besuchte, war sie dem Sterben sehr nahe. Ich saß lange Zeit bei ihr. In letzter Zeit hatte sie immer wieder Schmerzen in den Füßen und im Rücken gehabt. Ich massierte sie und rieb dann ihren Körper sanft mit einer Mischung aus Oliven- und Lavendelöl ein. Dann rieb ich ihr etwas Rosenöl auf Hände und Stirn. Anschließend rollte ich eine Steppdecke zusammen und baute damit um ihren Körper ein Nest, in dem sie sich geborgen und gehalten fühlen konnte. Noch während ich bei ihr war, schlief sie ganz entspannt ein.

»Ist das der Abschied?«, dachte ich. Ich zündete eine Kerze an und blieb noch ein paar Minuten bei der ruhig und fest Schlafenden sitzen.

Frau Elisabeth starb noch am selben Abend. Es war knapp nach Weihnachten. Sie wurde nicht mehr wach und starb sanft im Schlaf ohne Anzeichen von Schmerzen, Angst oder Unbehagen. In ihren letzten Stunden wurde sie von den beiden Kollegen, die an diesem Tag Nachtdienst hatten, begleitet.

21.5   Mein Abschied von Nagymama

Es fällt mir unglaublich schwer, von ihr Abschied zu nehmen.

Sie schaut mich mit fragenden Augen an.

»Bleib' bei mir«, sagt sie ganz leise.

Ich sitze an ihrem Sterbebett, streichle ihre Hand, die ich so gerne habe, die so weich und warm ist, wie die Hand eines Kindes.

Ich lasse meine Gedanken Revue passieren…

Bis zur Aufnahme im GZW lebte Frau Maria in einer kleinen Einzimmerwohnung im 11. Wiener Gemeindebezirk. Als sie zu uns kam war Frau Maria 87 Jahre alt, ängstlich, verunsichert, und mangelhaft orientiert. Immer wieder, wenn sie aufgeregt war, sprach sie ausschließlich ungarisch. Es genügte oft, ihr ein paar Minuten zuzuhören, ihre Aufregung und Empörung in gemilderter Form mithilfe der eigenen Körpersprache zu spiegeln, Aufmerksamkeit zu zeigen, selbst ohne auch nur ein Wort verstanden zu haben. Wenn sie sich wieder entspannt hatte und ruhiger wurde, fragte ich sie, ob ich sie richtig verstanden hätte, da ich ja leider nicht ungarisch könne. Unsere sich entwickelnde neue Gemeinsamkeit half dann zumeist mit, und es gelang ihr, ihre Situation und ihre Aufregung in gebrochenem Deutsch zu erklären. Gemeinsam suchten wir nach Lösungen für ihre Probleme.

Mit der Zeit wurde ich eine nahe Bezugsperson für sie. Es entwickelte sich zwischen uns eine Art Freundschaft. Sie wünschte sich, dass ich sie »Nagymama« nenne. Das ist das ungarische Wort für Großmutter. »Nagymama« fühlte sich oft einsam, sie hatte keinen besonders guten Kontakt zu ihren Zimmergenossinnen. Manchmal weinte sie, wenn sie von den anderen Bewohnerinnen als »Zigeunerin« beschimpft wurde, weil sie ungarisch sprach.

Eines Tages fand ich in meiner Kassettensammlung eine Kassette mit ungarischen Volksliedern. Ich spielte ihr die Musik vor. Ihre Augen wurden sehr lebendig, und plötzlich begann sie voller Begeisterung zu singen. Sie sagte zu mir: »Heute ist für mich ein besonderer Tag, ich habe schon viele Jahre nicht mehr gesungen, und in meiner Muttersprache habe ich bestimmt seit 50 Jahren nicht mehr gesungen!« Plötzlich stand sie auf und sagte: »Mucikám, jetzt zeige ich dir, wie ungarisch getanzt wird!« Sie nahm mich fest an den Schultern, zeigte mir den Tanzschritt und begann, trotz ihrer schlechten gesundheitlichen Situation und ihrer geschwollenen Beine, mit viel Schwung und Begeisterung zu tanzen. So tanzten wir ein ganzes Lied lang.

Als Frau Maria allmählich zunehmend schwächer wurde, lag sie viel im Bett, hatte keinen Appetit mehr und schlief viel. Eines Tages schenkte sie mir einen Rosenkranz. Ich war darüber sehr erstaunt, weil sie mit mir bis dahin keine religiösen Gespräche geführt hatte. Sie sagte zu mir, ich solle den Rosenkranz als Erinnerung und Andenken an sie behalten.

An den darauffolgenden Tagen ging ich oft zu ihr hin. Manchmal saß ich schweigend bei ihr, weil sie zu schwach zum Sprechen war. Sie freute sich trotzdem über meine Anwesenheit und streichelte meine Hand. Ich ging öfter zu meiner »Oma«, hielt ihre Hand, machte Mundpflege, gab ihr gefrorene Fruchtsaftwürfel zum Lutschen und saß einige Minuten bei ihr. Ich sprach mit ihr, weil ich wusste, dass sie mich immer noch hören konnte. Alle Zimmerkolleginnen wurden von mir über ihren bevorstehenden Tod informiert. Manche hatten schon damit gerechnet, einige weinten. Etliche gingen zu ihrem Bett und verabschiedeten sich von ihr. Auf diese Weise war es für alle möglich, einen natürlichen Umgang mit Tod und Sterben zu erleben.

Spontan fiel mir ein, dass ich ihr vielleicht noch etwas Gutes tun könnte. Ich brachte einen Kassettenrekorder in ihr Zimmer und spielte ihr ganz leise, neben ihrem Ohr, ungarische Volkslieder vor. Ich legte ihr ihren Rosenkranz in die Hand und zündete eine Kerze an. Nach ein paar Sekunden machte sie ihre Augen auf und schaute mich mit warmen und dankbaren Augen an. Sie streichelte nur mit einem Finger meine Hand entlang.

Als ich mich später wieder zu meiner »Oma« setzte waren ihre Augen geschlossen. Sie reagierte nicht mehr auf ihre Lieblingsmusik. Ich schaltete die Musik ab, saß still da und versuchte ihr die menschliche Nähe zu vermitteln, die ich ihr noch geben wollte.

Es war Zeit für mich, Abschied zu nehmen.

Ich war für mein weiteres Leben um eine kostbare Erfahrung reicher geworden.

Es war ein gemeinsames, schönes Abschiednehmen.

Als langjährige Krankenschwester bin ich froh darüber, die schwierige Kunst der Gesprächsführung und die Kunst des gemeinsamen, fruchtbaren Schweigens am Kranken- und Sterbebett erlernt zu haben und damit immer wieder helfen zu können.

Im Rückblick auf die vielen Sterbenden, die ich in dieser Zeit begleitet habe, wurde mir immer deutlicher, dass in der Begleitung folgende Fähigkeiten am wertvollsten sind:

- Zuhören können.
- Einfach da sein und ruhig sein.
- Eine Verbindung zu der Sterbenden herstellen.
- Leid aushalten.

Leben und Sterben gehören untrennbar zusammen.
In den Lebenden beginnt immer schon das Sterben.
In einer Sterbenden ist immer noch viel Leben.
Jeder Mensch ist in seiner Weise wertvoll.

In der Begleitung geht es nicht darum, eigene Vorstellungen zu vermitteln. Die Sterbende darf so sein, wie sie eben ist, jeder Mensch erlebt in seiner Weise den Abschied vom Leben, jeder stirbt seinen eigenen Tod.

»Oh Herr, gib jedem seinen eignen Tod,
das Sterben, das aus jenem Leben geht,
darin er Liebe hatte Sinn und Not.«

(Rainer Maria Rilke 1962, S. 103)

21.6 Herr Kurt R. nimmt Abschied von seiner Frau

Susanne Schragel, Manuela Thaller

Kurt R. war von seiner Ehefrau allein zu Hause gepflegt worden, bevor er bei uns aufgenommen wurde. Er war rechts oberschenkelamputiert und hatte vor einem halben Jahr einen Schlaganfall mit einer Halbseitenlähmung links erlitten. Die Kombination dieser beiden Leiden ließ ihn vollständig gehunfähig zurück. Außerdem hatte der Schlaganfall auch eine schwere Sprachstörung zur Folge; Kurt R. konnte die Worte, die er suchte, zumeist nicht finden. Der körperliche Zustand seiner Ehefrau hatte sich in der letzten Zeit ständig verschlechtert, aber da sie wusste, dass ihr Mann ganz auf sie angewiesen war, hatte sie es bislang nicht über sich gebracht, sich durchuntersuchen zu lassen. Als sie schließlich doch ins Krankenhaus musste, wurde ein Pankreaskarzinom im Endstadium diagnostiziert mit einer vermutlich auf wenige Wochen beschränkten Überlebenszeit.

Als Kurt R. an unserer Abteilung aufgenommen wurde, hatte er keine Informationen über das Befinden seiner Frau. Obwohl er unentwegt danach fragte, bekam er von seinen Söhnen nur ausweichende Antworten. Wenn ich (Susanne Schragel) auch in der Regel gerne mit Gesprächen, die sehr Persönliches berühren, wartete, bis eine Vertrauensbasis zwischen uns entstanden war, führte ich, meinem Instinkt folgend, bereits bei der Aufnahme mit dem Sohn ein Gespräch über das weitere Vorgehen. Ich versuchte ihm zu erklären, dass man dem Vater wesentliche Informationen nicht vorenthalten dürfe. Er habe ein Recht darauf und müsse Gelegenheit bekommen, sich von seiner Frau zu verabschieden. Im Verlauf des Gespräches erkannte ich rasch, dass ich den Sohn mit diesen Gedanken, die für mich so selbstverständlich waren, zu diesem Zeitpunkt komplett überforderte. Die Familie war von den letzten Ereignissen vollständig überrumpelt worden. Die tiefe Verzweiflung über den drohenden und unerwarteten Verlust der Mutter ließ keinen Platz für den Schmerz des Vaters. Wir beschlossen also zunächst eine Art Stillhalteabkommen. In dieser besonderen Situation war ich für kurze Zeit zu einer Hinhaltetaktik bereit. Ich lehnte allerdings entschieden ab, meinem Patienten falsche Informationen zu geben.

In den nächsten Tagen verschlechterte sich der Zustand von Frau R. dramatisch, sie verfiel in ein Koma, und von einem gegenseitigen Abschiednehmen konnte nicht mehr die Rede sein. Die einzige Frage, die sich stellte, war, ob Herr R. noch zurechtkommen würde, um sie lebend anzutreffen. In vielen Telefongesprächen zeigte sich die Gespaltenheit der Familie zu dieser Frage: Die Schwiegertöchter waren zwar einsichtig, standen jedoch erst in der zweiten Linie. Der jüngere Sohn war völlig verunsichert und wusste nicht, was er für richtig oder falsch halten sollte. Der ältere stand einer Aufklärung des Vaters ganz ablehnend gegenüber. Er fürchtete um die Gesundheit des Vaters, der schließlich schon einen Schlaganfall erlitten hatte. Keiner fühlte sich in der Lage, in dieser Belastungssituation auch noch den Schmerz des Vaters zu ertragen. Da die Zeit drängte, sah ich mich gezwungen, Prioritäten zu setzen und ein »Machtwort« zu sprechen. Ich teilte mit, dass ich es übernehmen würde, Herrn R. über den Zustand seiner Frau aufzuklären, und dass wir bereit wären, ihn, falls er es wünsche (wovon ich überzeugt war), zu seiner Frau zu begleiten.

Ich glaube, Herr R. hatte die ganze Zeit über geahnt, dass seine Frau ernsthaft erkrankt war, denn als ich ihm ohne viel Umschweife sagte, was ich wusste, schien er mir erstaunlich wenig überrascht. Dank seiner schweren Sprachstörung brachte Herr R. normalerweise keinen verständlichen Satz heraus. Jetzt packte er mich am Kragen meines weißen Mantels und sagte, wie aus der Pistole geschossen, als hätte er nur auf diese Mitteilung gewartet: »Ich muss sie sehen! Ich muss die Mutti noch einmal sehen!«.

Kurt R. nimmt Abschied

Wir bestellten sofort einen Transport in das Krankenhaus in dem Frau R. lag, und ich (Manuela Thaller) begleitete Herrn R. auf diesem schweren Weg. Im Krankenhaus warteten bereits seine beiden Söhne und eine Schwiegertochter. Wir hatten mit Herrn R. kein Zeitlimit für die Verabschiedung vereinbart, und darüber war er sichtlich sehr froh. Die Angehörigen waren allerdings damit nicht zufrieden, denn sie fürchteten, ein längerer Aufenthalt neben seiner sterbenden Frau könnte dem Vater zu viel werden. Sie hatten in der letzten Zeit immer für den Vater entschieden und waren überzeugt zu wissen, was für ihn gut und richtig ist.

Herr R. blieb den ganzen Vormittag bei seiner Frau, hielt ihre Hand und streichelte ihr Gesicht. Er war sichtlich froh, dass sie noch lebte, auch wenn sie nicht mehr reagieren konnte. Für ihn wäre es eine Katastrophe gewesen, sich von seiner sterbenden Gattin nicht verabschieden zu können. Erst da merkten die Angehörigen, wie viel dieser Abschied für ihren Vater bedeutete und dass die Entscheidung, die wir ihnen mit sanfter Gewalt aufgezwungen hatten, die richtige war. Zu Mittag bat mich Herr R., den Transport zurück ins GZW zu bestellen.

Zwei Tage später verstarb Frau R. im Krankenhaus. Auf das Begräbnis wollte Herr R. nicht gehen. Er hatte sich schon vorher von seiner Frau verabschiedet und sie losgelassen. Erst einige Monate später fuhr ich mit ihm zum Friedhof.

Das Leben geht weiter...

Nach einer Zeit völliger Resignation fand Herr R. wieder zunehmend ins Leben zurück. Er war in der Zwischenzeit in ein Pflegeheim in der Nähe seiner Angehörigen übersiedelt. Ich (Manuela Thaller) besuchte ihn dort. Er hatte viele Bilder und Handarbeiten seiner Frau bei sich, der verzweifelte Schmerz der ersten Zeit war einer milden Trauer gewichen. Er gab mir zu verstehen, dass seine Angehörigen nicht wollten, dass er immerzu von seiner Frau sprach. Er freute sich, mir so gut es eben ging von ihr erzählen zu können. Am Ende des Lebens werden Erinnerungen zu einem wesentlichen Teil der Identität. So blieb Frau R. für ihren Mann für immer Teil seines Lebens.

21.7 Nicht loslassen können

Marina Kojer, Martina Schmidl

Es ist für keinen Menschen leicht, Unabänderlichem ins Auge zu sehen und es zu akzeptieren. Die Unfassbarkeit und Endgültigkeit des Todes macht es uns besonders schwer, zu ihm »Ja« zu sagen. Im Allgemeinen fällt es leichter, sich mit dem Sterben eines Menschen abzufinden, der sein volles Leben gelebt hat, und doch: Die Unbarmherzigkeit des Todes überfällt und erschreckt die Zurückbleibenden in immer gleicher Weise, fast unabhängig davon, wie alt der Mensch ist, dessen Leben zu Ende geht.

Wenn wir Angehörige begleiten, die den nahenden Tod bei einem geliebten Menschen weder wahrhaben noch annehmen können, brauchen wir neben Verständnis und Einfühlungsvermögen vor allem den Mut zur Wahrheit und die Fähigkeit, uns – falls erforderlich – über persönliche Empfindlichkeiten hinwegzusetzen. So ist es z. B. oft schwer, sich nicht durch negative Emotionen und verletzende Äußerungen gekränkt zu fühlen, selbst wenn man im Grunde weiß, dass sie eigentlich nicht gegen die eigene Person, sondern gegen die Endlichkeit des Lebens gerichtet sind.

Eine unserer Ärztinnen betreute über lange Zeit eine sehr schwache, an fortgeschrittener Demenz erkrankte alte Frau. Der Sohn kam die Mutter jeden Tag besuchen und zeigte sich stets sehr besorgt über ihren Zustand. Er war ihr einziges

Kind und hatte sein Leben lang mit ihr zusammengelebt. Es war ihm nie gelungen sich von der Mutter zu lösen und sein eigenes Leben zu führen. Er hatte auch nie geheiratet.

Vom Tag der Aufnahme an machte der Sohn sich die größten Sorgen, weil die alte Frau in seinen Augen nicht genug aß und das Team sich – seiner Meinung nach – nicht genug darum kümmerte. Als sich der Zustand der alten Frau langsam, aber unaufhaltsam verschlechterte, wollte und konnte er dies nicht wahrhaben. Er sah die Entwicklung ausschließlich als Zeichen ärztlichen Versagens und ärztlicher Sorglosigkeit. Sein Kummer brauchte eine Schuldige und ein Ventil: Er grüßte die Stationsärztin nicht mehr, lehnte Gespräche mit ihr ab und begann zu drohen: »Wenn meine Mutter stirbt, werden Sie keine gute Stunde mehr haben... gebe ich alles in die Zeitung... melde ich Ihr Verhalten weiter...«. Jede Ärztin, die im Nachtdienst mit ihm in Berührung kam, versuchte ihm zu erklären, dass die Lebensuhr seiner hochbetagten Mutter dabei war abzulaufen, und dass keiner unserer Schritte etwas daran ändern konnte. Manchmal schien er für kurze Zeit zu begreifen und willigte in lindernde Maßnahmen ein, bald darauf sah er die Dinge aber wieder anders und fürchtete z. B., dass eine Schmerztherapie das Leben seiner Mutter verkürzen würde. Erst ganz zum Schluss konnte er sich mit dem Unabänderlichen abfinden. Die alte Frau starb ruhig im Beisein ihres Sohnes.

Es kommt oft vor, dass Ehepartner oder Kinder die geliebte Frau oder Mutter zuletzt nicht loslassen wollen oder loslassen können. Sie erkennen nicht, wie viel unnötiges Leid sie der Sterbenden durch ihr Verhalten zufügen. Ich (Marina Kojer) erinnere mich an einige unserer Patientinnen, die lange nicht sterben konnten, weil sie meinten, ihrem Ehepartner oder den Kindern zuliebe tagelang den vergeblichen Kampf gegen den Tod auf sich nehmen zu müssen.

Jeden Tag das gleiche Bild: Im Bett die sterbende hochbetagte Frau, ihr Gesicht ist fahl, der Körper so schmal, dass er sich kaum unter der Decke abzeichnet. Ihr Atem rasselt. Neben dem Bett die Tochter. Ihre Hände umklammern das Bettgitter, sie weint und beschwört die Sterbende: »Mutter, du darfst nicht sterben, wir brauchen dich doch noch. Mutter, lass mich nicht allein...« Tag um Tag kann die alte Frau ihr Leben nicht loslassen, weil die Tochter sie nicht gehen lässt.

Haben der gesündere Partner, die gesündere Partnerin über lange Zeit die Verantwortung für die Erkrankten getragen, trifft es sie oft besonders hart, wenn sie zuletzt allein zurückbleiben müssen. Die Betreuung der Kranken war für sie längst zum alleinigen Lebenssinn, ja zur Daseinsberechtigung geworden. Auch wenn die Last groß war, die Vorstellung, plötzlich allein zurückzubleiben, war weit schlimmer als alles andere.

Herr M. litt an einer weit fortgeschrittenen parkinsonschen Erkrankung. Bereits als er bei uns aufgenommen wurde, konnte er sich kaum mehr bewegen und nur sehr mühsam sprechen. Mit Herrn M. zog auch seine Frau bei uns ein. Sie kam jeden Vormittag und blieb bis zum späten Abend. Frau M. und ihr Mann waren so vertraut miteinander, dass sie jede seiner Mienen, seiner Blicke, jede seiner halben

Gesten verstand. Es war offensichtlich, dass sie sehr an ihrem Mann hing und mit ihm mitlitt. Herr M. lebte einige Jahre bei uns. In dieser Zeit verschlechterte sich sein Zustand kontinuierlich. Frau M. tat alles für ihren Mann, sie tat es auch dann noch, als ihr die Erschöpfung aus den Augen sah und wir für ihre Gesundheit, ja sogar für ihr Leben fürchteten. Es gelang uns nie, Frau M. davon zu überzeugen, den einen oder anderen Tag nicht zu kommen. Ihre Angst war zu groß, wir könnten ihren Mann nicht verstehen, daher unzureichend betreuen und er könnte darunter leiden.

War sein Zustand einigermaßen stabil, konnten wir oft sehr vernünftig mit ihr sprechen. Sie sagte dann, dass sie hoffe, ihr Mann werde nicht zu lange leiden müssen. Verschlechterte sich sein Befinden aber, setzte sie Himmel und Hölle in Bewegung, um ihn nur ja mit allen Mitteln weiter am Leben zu halten. Beide konnten nicht mehr weiter – er, weil er sterbenskrank war und sie, weil es zuletzt schien, dass sie weder mit ihm noch ohne ihn leben konnte. Als das Ende seines Leidensweges unübersehbar näher rückte, hörte Herr M. langsam auf zu essen und zu trinken. Frau M. mühte sich den ganzen Tag, ihn doch dazu zu bewegen und erreichte damit nur, dass er sich verschluckte und von erschöpfendem Husten gequält wurde. »Es muss etwas geschehen!«, drang sie in uns »Er braucht endlich eine Ernährungssonde!« Wir hatten längst erkannt, dass Herr M. am Ende seines Weges angelangt war, aber seine Frau wollte und konnte diese Tatsache nicht akzeptieren und pochte auf eine Transferierung ins Krankenhaus. Die Situation spitzte sich zu. Zuletzt war es Herr M. selbst, der für beide die Lösung fand. In einem Augenblick des Alleinseins machte er die Augen zu und starb.

Es ist schwer, Menschen zu helfen loszulassen, wenn sie sich bisher weder gedanklich noch durch ihr gelebtes Leben mit dem Thema Abschied auseinandergesetzt haben. Große, unbearbeitete Lebensaufgaben können wir anderen weder abnehmen noch für sie lösen. Es gibt aber eine Reihe guter Strategien, um diese schwere Zeit für die Sterbende, ihre Angehörigen und nicht zuletzt auch für uns selbst zu erleichtern:

- *Ausreichende Information.* Es hilft den Angehörigen, wenn wir sie immer wieder in verständlicher Weise über Diagnose, Verlauf, Prognose, Möglichkeiten und Chancen der Behandlung aufklären. Es gibt Sicherheit, zu wissen woran man ist, statt ständig im Dunkel der Vermutungen herumtappen zu müssen.
- *Zeit nehmen und Zeit geben.* Ein gutes Gespräch braucht seine Zeit, und mit einem einzigen Gespräch ist es in problematischen Situationen selten getan. Die zu behandelnden Themen gehen weit über die reine Information hinaus. Angehörige müssen die Möglichkeit bekommen, ihre Ängste und Bedenken zu artikulieren und unsere Mitteilungen zu hinterfragen. Wichtig ist es auch, sie nicht zu drängen, sondern ihnen für das Einordnen neuer Informationen in ihr Begriffssystem, für den Prozess der eigenen Meinungsbildung und für die anstehende Entscheidung genug Zeit einzuräumen. Druck von außen ist kein brauchbarer Entscheidungshelfer; so gut wie nie muss ein anstehendes Problem wirklich am selben Tag entschieden werden.
- *Ernst nehmen.* Es hilft verunsicherten und verzweifelten Menschen, wenn sie erfahren, dass ihre Sorgen, ihre Bedenken und Einwände ernst genommen und

nicht etwa mit der Überlegenheit der »Profis« vom Tisch gewischt werden. Sie sehen dann, dass ihre Meinung zählt, dass sie mitreden und etwas bewirken können.

- *Belastende Symptome erklären.* Die meisten Menschen sterben an Herzversagen. Am letzten Lebenstag, in den letzten Lebensstunden wird die Atmung meist laut und rasselnd. Unvorbereitete Angehörige erschrecken über dieses Geräusch und meinen, es müsse die Sterbenden sehr belasten. Erklärt man dagegen rechtzeitig, dass Ehefrau oder Mutter darunter bestimmt nicht leiden, vor allem aber keine Atemnot verspüren, können die meisten gut damit umgehen. Dabei ist es wichtig aufzuzeigen, woran man erkennt, ob ein Mensch leidet. Ich (Marina Kojer) sagte z. B. oft: »Schauen Sie Ihre Mutter an, sie liegt ganz ruhig da, ihr Gesicht ist entspannt, ihr ganzer Körper wirkt gelöst. Solange sie so ausschaut, geht es ihr sicher gut. Bitte melden Sie uns sofort, falls sie unruhig zu werden beginnt, damit wir ihr schnell helfen können!« Solche Mitteilungen tragen auch viel dazu bei, dass Angehörige sich weniger hilflos fühlen. Sie kennen sich besser aus, sind in die Betreuung mit eingebunden und fühlen sich nicht mehr so sehr von der Situation überfordert.
- *Misstrauen entkräften.* Die Auseinandersetzung mit Angehörigen, die ihre Verantwortung für die Kranke ernst nehmen und vielleicht früher auch schon schlechte (oder vermeintlich schlechte) Erfahrungen gemacht haben, kann für die Ärztin und das Team sehr belastend sein. Es kann ziemlich schwer werden, der Versuchung zu widerstehen, anhaltende Misstrauensbekundungen kurzerhand durch eine Patentlösung zu beenden. Es verbessert die Situation nicht, wenn man versucht, Begegnungen mit den Quälgeistern tunlichst zu vermeiden, auch nicht, wenn man »kurzen Prozess macht« und ihnen mitteilt, wer hier die ärztliche Kompetenz und damit das Sagen hat. Das Problem wird auch nicht dadurch aus der Welt geschafft, dass man es »nach oben« delegiert, damit endlich ein Machtwort gesprochen wird. Stattdessen helfen gute Information, Zeit, Geduld und oft vor allem das Einbinden in die tägliche Betreuung (z. B. durch Anleitung zur Entspannungsmassage der Füße oder zur Mundpflege). Entscheidend für das Entstehen der angestrebten partnerschaftlichen Beziehung ist allerdings auch, rechtzeitig und in geeigneter Form die eigenen Rechte einzufordern: »Ich verstehe, dass Sie sich Sorgen machen, ich akzeptiere Ihre in vielen Jahren erworbene Kompetenz und nehme Ihre Argumente sehr ernst. Im Gegenzug erwarte ich aber, dass Sie auch *mir* zuhören, meine Kompetenz achten und meine Einwände und Lösungsvorschläge ernst nehmen«.

Mutter soll nicht sterben!

Die fortgeschritten multimorbide und schwer demente Frau H. starb rund zwei Monate nach ihrer Aufnahme. Dem betreuenden Team war bald klar, dass sie nicht mehr lange leben würde. Ehe die Angehörigen genug Zeit hatten, sich an die Station und das Team zu gewöhnen, sahen sie sich mit der zunehmenden Verschlechterung des Zustands ihrer Mutter konfrontiert. Diese Situation war für die beiden Töchter und den Schwiegersohn vorerst kaum zu verkraften. In dieser Krise vergaßen sie, dass sie sich ja erst durch den raschen und unaufhaltsamen gesundheitlichen Verfall und die fortschreitende Demenz gezwungen gesehen hatten, ihre Mutter einer Einrichtung anzuvertrauen. Für sie überstürzten sich ab dann die Ereignisse. Sie konnten einfach nicht so schnell loslassen. Jemand musste daher an dieser unglücklichen Entwicklung schuld sein und die Schuld konnte nur bei uns liegen! Wie fast alle Sterbenden hörte auch Frau H. in ihrer letzten Lebenszeit langsam zu essen auf. Verzweiflung und Misstrauen der Familie fanden hier das nötige Ventil: »Mutter stirbt, weil sie verhungert! Mutter darf nicht verhungern!« Die Lösung schien ihnen ganz einfach: »Mutter braucht eine PEG-Sonde!« Dann wird alles wieder gut.

In zahlreichen Gesprächen vermittelte ich (Martina Schmidl) Töchtern und Schwiegersohn alle wesentlichen Informationen: Ich erklärte, dass Frau H. nicht aß, weil sie dem Sterben nahe war und nicht starb, weil wir sie verhungern ließen. Mehrfach verwies ich auf Studien, die belegen, dass eine Ernährungstherapie das Leben schwer demenzkranker Menschen am Lebensende weder verbessern noch verlängern kann (Schmidl und Kojer 2021a). Die Angehörigen erfuhren laufend, welche Beweggründe zu einer Maßnahme für ihre Mutter führten, aber auch, warum wir etwas nicht taten.

Bald stellte sich heraus, dass die beiden Töchter vom schlechten Zustand der Mutter zu sehr überfordert waren, um logischen Argumenten zugänglich zu sein. Der Schwiegersohn war dagegen eher bereit und auch in der Lage, einen anderen Standpunkt anzuhören, ernst zu nehmen und darüber nachzudenken. Da ich sah, dass seine Stimme in der Familie Gewicht hatte, suchte ich die Allianz mit ihm und hoffte auf das heilsame Wirksamwerden der Familiendynamik. Gemeinsam und in kleinen Schritten näherten wir uns der Frage, wem eine geplante Maßnahme tatsächlich Nutzen bringen würde. Wir konnten uns darüber einigen, dass das Setzen einer PEG-Sonde für einen schwer kranken und schwer dementen alten Menschen sehr belastend sein muss. Sollten wir das der alten Frau wirklich antun? Ich erklärte an praktischen Beispielen, dass nicht alles, was gut gemeint ist, auch wirklich in jeder Hinsicht gut sein muss. Als ich der sehr unruhigen Frau H. z. B. auf Drängen der Angehörigen eine Infusion anhängte, erklärte ich, dass ich sie nun medikamentös ruhigstellen musste, da sie sich die Nadel sonst augenblicklich herausreißen würde. Es erwies sich als wichtig, nichts unter den Tisch zu kehren, sondern alles ehrlich beim Namen zu nennen. Ich ließ keinen Zweifel an der bitteren Realität und sprach offen über Schmerz, Angst und Tod.

Die Tage vergingen. Gegen den Willen der Angehörigen wollte ich nicht handeln. Wir wissen, dass gerade an schwerer Demenz erkrankte Menschen die Verzweiflung und Empörung der Angehörigen gefühlsmäßig miterleben und dem Sturm dieser negativen Emotionen hilflos ausgeliefert sind. Die Angehörigen brauchten viel Zeit. Schweren Herzens traf ich für alle Fälle die nötigen Vorbereitungen für eine PEG-Sonde. In meinem letzten Gespräch mit den Angehörigen stellte ich dann die Frage: »Wie möchten Sie, dass Ihre Mutter stirbt?« Alle waren sich einig darüber, dass dies möglichst ohne Angst, Schmerzen und quälende Beschwerden geschehen solle.

Der Termin für das Setzen der Sonde stand bereits fest, als mich der Anruf des Schwiegersohns erreichte: »Wir möchten keine PEG-Sonde. Mutter soll in Ruhe sterben.«

21.8 Abschied, Begleitung, Sterben

Alfred Chladek

Immer wieder erstaunte und berührte mich die heitere Gelassenheit, mit der Hochbetagte über ihren herannahenden Tod sprechen können. Oft taten sie das zu einem Zeitpunkt, zu dem ich als erfahrener Arzt noch keine Anzeichen des bevorstehenden Lebensendes erkennen konnte und nur sie selbst spürten, dass es bald soweit sein wird. Eine solche Äußerung sollte man niemals leichtfertig abtun, sondern stets als Aufruf betrachten, sich gemeinsam mit der Patientin, ihren Angehörigen und dem Team Gedanken über Abschied, Begleitung und Sterben zu machen. Spätestens zu diesem Zeitpunkt sollte man die Patientin sehr konkret zu ihren Vorstellungen und Wünschen befragen. Welche Maßnahmen sollten ergriffen werden? Von wem möchte sie gerne begleitet werden? Wen möchte sie bestimmt nicht mehr sehen? Wünscht sie sich religiösen Beistand? All diese Fragen sollten mit Wissen, am besten auch im Beisein der nächsten Angehörigen geklärt werden. Offenheit zur rechten Zeit lässt zu einem späteren Zeitpunkt ethische Probleme unter Umständen gar nicht erst entstehen. In den 90er Jahren des vorigen Jahrhunderts entstanden in den USA die ersten Ansätze zu Advance Care Planning (ACP; Coors et al. 2015). In Österreich war dieser Denkansatz noch etwas vollständig Neues und wurde zu Beginn sowohl von den Angehörigen als auch von manchen Teammitgliedern nur zögerlich angenommen. Die Betroffenen selbst schienen von Anfang an erleichtert, endlich über das Thema sprechen zu können.

Die meisten Patientinnen waren schon einige Zeit bei uns, ehe sich ihr Zustand gravierend verschlechterte. Die Angehörigen hatten in der Regel bereits Vertrauen gefasst und trugen ihre Fragen und Probleme an uns heran. In den Jahren, bevor wir unsere Entdeckungsreise in die Palliative Geriatrie starteten, gab es kaum Angehörige, die von sich aus das Thema »Sterben« ansprachen. Seit wir uns intensiv darum bemühten, die Beziehungen zwischen ihnen und uns zu verbessern, wurden solche Anfragen immer häufiger. Von Jahr zu Jahr wollten mehr Angehörige ihre Sterbenden bis zuletzt begleiten. Manche waren sehr unsicher, ob sie es auch »schaffen« und den seelischen Anforderungen der Begleitung gewachsen sein würden. Wir ermutigten sie, versprachen ihnen, sie nicht allein zu lassen und nahmen uns viel Zeit für ihre Fragen. Schnitten die Angehörigen das Thema Begleitung von sich aus nicht an, fragten wir sie danach und ermutigten sie vorsichtig dazu, ohne sie zu bedrängen.

Auch in diesem Bereich waren die Zeichen gesellschaftlicher Veränderung zu erkennen. Noch in den 80er Jahren des vorigen Jahrhunderts wurde in Krankenanstalten grundsätzlich hinter geschlossenen Türen und unter Ausschluss der Angehörigen geboren und gestorben. Heute ist die Anwesenheit des Vaters bei der Geburt eine Selbstverständlichkeit, aber auch im 21. Jahrhundert sterben noch immer sehr viele Menschen allein. Es ist – von Hospizen und Palliativstationen abgesehen – noch immer nicht selbstverständlich, dass Krankenhäuser oder Pflegeheime den Angehörigen anbieten, ihre Lieben zu begleiten und ihnen dabei beizustehen. Begleitende Angehörige erfahren vielfach weiterhin zu wenig Hilfe und Unterstützung und werden oft völlig allein gelassen. Unsere Abteilung nahm in vieler Hinsicht eine Vorreiterrolle ein, ganz besonders in der Angehörigenarbeit.

Manche Patientinnen starben für uns überraschend, bei den meisten wussten wir, dass sie bald sterben würden. Wir verständigten dann alle uns bekannten Angehörigen. Viele kamen noch einmal, um Abschied zu nehmen. Zu der Person, die die Sterbende begleiten wollte, hielten wir durch die ganze letzte Zeit sehr engen Kontakt. In unserem Haus bestand die Möglichkeit für die nächsten Bezugspersonen sich für ein paar Stunden mit der Sterbenden in einen anderen Raum zurückzuziehen. Es gab immer wieder Angehörige, die gerne Gebrauch davon machten. Die meisten blieben lieber im vertrauten und beruhigenden Verband der Station und waren froh, in dieser Situation nicht allein zu sein.

Manche Angehörige meinten, nun Tag und Nacht bei der Sterbenden ausharren zu müssen, um den Augenblick des Todes nicht zu versäumen. Dabei überforderten sie sich grenzenlos, ohne der Sterbenden damit etwas Gutes zu tun. In diesem Fall baten wir sie, nach Hause zu gehen und zu schlafen und versprachen, sie sofort zu verständigen, wenn sich der Zustand deutlich verschlechtern sollte.

Der Tod lässt sich nicht befehlen, er lässt oft lange auf sich warten. Tritt er schließlich ein, ist die Begleitende unter Umständen gerade für einen Augenblick eingenickt oder musste zur Toilette gehen, die Pflegekraft ist bei einer anderen Patientin, die Ärztin wird weggerufen. Es gibt Sterbende, die den letzten Schritt offenbar allein tun wollen; es gelingt ihnen immer. Teilt uns ein Mensch mit seiner Körpersprache eindeutig und unmissverständlich mit, dass er keine Begleitung wünscht, so muss auch das respektiert werden. Wir sprachen dann ausführlich mit den Angehörigen und erklärten Ihnen diesen Wunsch. Sie besuchten die Sterbende noch einmal, blieben eine Weile, dann baten wir sie, ihr wieder die Ruhe zu gewähren, die sie sich wünschte und offenbar brauchte.

Begleitende Angehörige vertrauten im Allgemeinen bereitwillig unserer Erfahrung und nahmen in dieser schweren Zeit gerne unsere Führung an. Es gibt zum Glück keine Verhaltensvorschriften für die Sterbephase. Entscheidend ist es, für die Bedürfnisse der Sterbenden offen zu bleiben und darüber hinaus der eigenen Intuition zu vertrauen.

Nach dem Tod hatten die Angehörigen die Möglichkeit, in unserem Verabschiedungsraum in Ruhe von der Verstorbenen Abschied zu nehmen. Damit war unsere Rolle aber nicht immer zu Ende. Für die »Zeit danach« boten wir den Angehörigen Nachgespräche an. Das Angebot wurde nicht sehr oft und manchmal erst nach Monaten angenommen. Diejenigen, die darauf zurückkamen, waren sehr froh über diese Möglichkeit, kamen oft etliche Male wieder und bedankten sich jedes Mal herzlich für unsere Hilfe und unser Verständnis für ihre Probleme.

21.9 Gestorben, aber nicht vergessen

Michaela Zsifkovics

Im Jahr 2000 starben an unserer Station 29 hochbetagte Frauen. Manche von ihnen hatten einige Jahre bei uns gelebt, andere waren nur für kurze Zeit da gewesen. Alle waren uns in der einen oder anderen Weise ans Herz gewachsen, mit jeder verbanden uns auch über ihren Tod hinaus zahlreiche Erinnerungen. Wir hatten sie auf dem letzten Stück ihres Weges begleitet, hatten ihre Angehörigen in vielen langen Gesprächen näher kennen gelernt und uns bemüht, ihnen in der schweren Zeit zur Seite zu stehen. Am Ende des Weges, auf dem wir sie begleitet hatten, erwartete unsere Patientinnen der Tod. Viel zu schnell lagen wieder andere Kranke in den frei gewordenen Betten.

Zu Jahresende beschlossen wir, eine schlichte Gedenkfeier für die Verstorbenen des vergangenen Jahres abzuhalten und dazu Angehörige, Patientinnen der Station und Teammitglieder einzuladen. Alle Angehörigen erhielten Einladungsbriefe. Viele riefen an und bedauerten, nicht kommen zu können. Ein Sohn weinte am Telefon, der Tod seiner Mutter war für ihn noch so unfassbar, dass er es nicht über sich bringen konnte, für die Gedenkstunde zu uns zu kommen. Die meisten Patientinnen winkten ab und meinten, es würde sie zu traurig machen teilzunehmen. In den letzten Monaten vor der Feier waren wir besonders knapp an Personal. Wir mussten immer wieder Überstunden machen und waren alle am Rande der Erschöpfung. Daher fanden zwar alle Teammitglieder die Idee gut, und ihre Umsetzung war ein gemeinsames Anliegen, doch es nahmen nur wenige selbst an der Feier teil.

So war es nur eine kleine Runde, die am Nachmittag des festgesetzten Tages zusammenkam: Die Angehörigen von vier verstorbenen Damen, meine Vertretung Regina Arndorfer und ich sowie zwei Mitglieder des Pflegeteams, zwei Ärztinnen, zwei Patientinnen, unser katholischer Abteilungsseelsorger und der evangelische Geistliche. Die Stühle standen im Kreis, auf dem Tisch in der Mitte des Raumes brannte eine große freundlich-bunte Kerze, rundherum standen 29 Teelichter, eines für jede der Verstorbenen.

Als Stationsleitung begrüßte ich alle Anwesenden und wandte mich dabei ganz besonders an die Angehörigen: »Wir sind mit Ihren verstorbenen Lieben und mit Ihnen einen gemeinsamen Weg gegangen, der nicht immer leicht war. Dabei sind wir alle im gleichen Boot gesessen. Wir alle waren oft genug unserer Hilflosigkeit ausgeliefert: Die Sterbenden durch ihre zunehmende Schwäche, Sie, die Angehörigen, weil es sehr schwer ist, Unabänderliches zu akzeptieren. Sie waren oft ratlos, weil sie nicht mehr wussten, wie Sie der Schwerkranken beistehen sollten und wir, weil wir immer wieder an unsere eigenen Grenzen stießen. Das gemeinsame Tragen und Ertragen dieser Hilflosigkeit hat in uns das Gefühl der Gemeinschaft und Zusammengehörigkeit wachsen lassen. Deshalb wollen wir heute gemeinsam der Menschen gedenken, die im Verlauf des vergangenen Jahres von uns gegangen sind.«

Nach einem gemeinsam gesungenen Lied, das sowohl im katholischen als auch im evangelischen Bereich heimisch ist (»Herr ich bin Dein Eigentum«), las der evangelische Geistliche eine Betrachtung über die Einstellung der Gesellschaft zum

Tod. Er wies auf das allgemeine Unbehagen hin, sobald jemand in einer Gesellschaft wagt, das Thema anzuschneiden. Die meisten Menschen schauen verlegen zur Seite, wenn ein Trauerzug vorbeikommt; treffen sie einen Bekannten, der eben erst einen lieben Menschen verloren hat, wissen sie nicht, was sie sagen sollen und wechseln lieber rechtzeitig die Straßenseite, um der peinlichen Begegnung aus dem Weg zu gehen. Aber wenn wir noch so versuchen, den Tod auszugrenzen, er holt uns doch ein. Im Anschluss las unser Seelsorger eine Andacht zum Totengedenken aus dem »Gotteslob«. Es folgten einige gemeinsam gesungene Lieder.

Schließlich rief ich die Namen der Verstorbenen auf. Nach jedem Namen war es für ein paar Augenblicke ganz still und alle fühlten: Jetzt ist dieser Mensch wieder mit im Raum und ist uns sehr nahe, sein Gesicht, sein Lächeln, der Klang seiner Stimme. Dann wurde für jede Verstorbene eine Kerze angezündet. War eine Angehörige anwesend, zündete sie die Kerze an, für die anderen taten wir es.

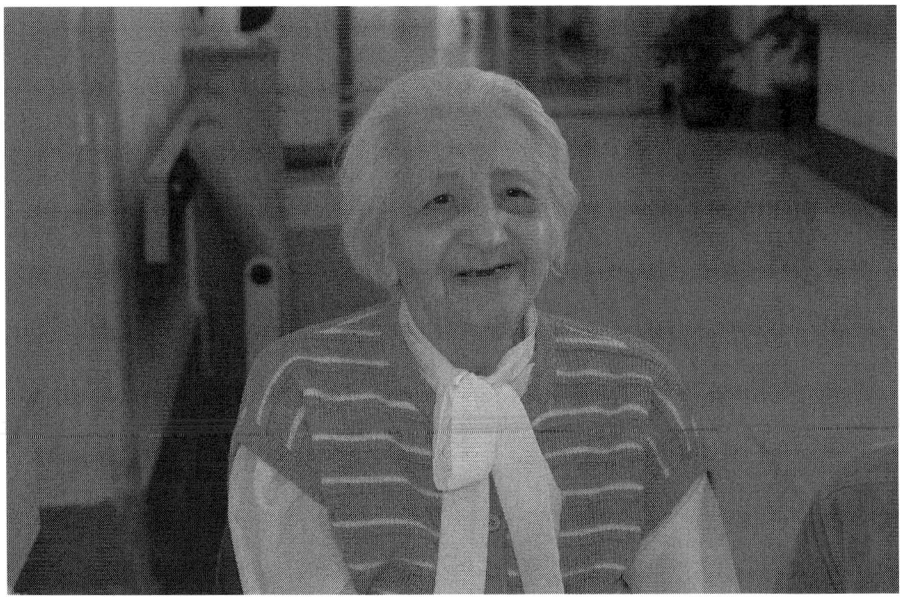

Als alle Kerzen brannten, begann unsere langjährige Stationsärztin Susanne Pirker mit einer Kerzenmeditation, die jede Zuhörende wärmte und tröstete. Einen Teil davon möchten wir daher hier wiedergeben:

>»Wir wollen anhand der Kerze über das Leben nachdenken.
> Die Kerze besteht aus Wachs und Docht. Wenn wir sie anzünden, wird das Wachs flüssig; es schmilzt unter der Flamme. Mit dem Leben ist es ähnlich: Es verbraucht sich und brennt herunter. Wir altern und verlieren an Vitalität.
> Wenn das Wachs schmilzt, verwandelt es sich in Wärme und Licht. Es wird etwas Lebendiges daraus. Je kleiner die Kerze wird, umso länger hat sie geleuchtet. Je mehr sie an Substanz verliert, umso intensiver hat sie ihre Funktion erfüllt. Daher gibt es wenig Grund, dem Wachs nachzutrauern.

Wenn das Wachs aufgebraucht und die Kerze erloschen ist, bleibt dennoch die Tatsache bestehen, dass sie geleuchtet hat. Nichts mehr kann den Glanz dieser Stunden trüben.

Vergängliches Wachs wandelt sich in unvergängliches Leuchten.

Anhand der Kerze können wir auch über die Gebrochenheit menschlichen Seins nachdenken. Jedes Leben hat Bruchstellen, Geknicktes, Versäumtes, Verfehltes. Aber die gebrochene Kerze bleibt Einheit und Ganzheit. Zumindest am Docht hängt sie immer noch zusammen. Sie ist eine Mischung aus Heilem und Unheilem. Auch im Menschen, sei er auch noch so gebrochen oder gebrechlich, gibt es immer auch Heiles, geradezu Unbrechbares. Auch der behinderte, alte Mensch, auch die durch Schmerz und Verletzung eingeschränkte Person kann noch Sinn in der Welt erfüllen.

Wenn wir die gebrochene Kerze anzünden, leuchtet sie. Ihre Substanz ist beschädigt, ihren Sinn erfüllt sie trotzdem. Herabfließende Wachstropfen können sogar die Bruchstelle wieder festigen. Brennen, Leuchten und Wärme werden zur Heilung gebrochenen Wachses.

Sinnerfüllung im Leben ist das Gegenmittel zur Gebrochenheit. Ein Leben, das leuchtet, leuchtet über seine Bruchstellen hinweg.«

(Lukas 2004)

Ich beendete die Gedenkfeier mit Worten des Dankes und lud dann alle Anwesenden zu einer Jause ein. Die Angehörigen nahmen die Einladung gerne an, blieben noch lange bei uns sitzen, sprachen über die Zeit, die ihre Lieben bei uns verbracht hatten und über die Gedenkstunde, die wir jetzt eben miteinander geteilt hatten. Eine von ihnen meinte, sie hätte durch ihre häufigen Besuche bei ihrer Mutter und durch die Gespräche mit uns viel Positives für ihr weiteres Leben gewonnen.

Frau Rudolfine, eine der beiden Patientinnen, die an der Feier teilgenommen hatten, sagte ganz ergriffen: »Nein so etwas, dass ich das noch erleben darf.«

Für das nächste Mal wussten wir vieles, was wir in der Vorbereitung anders und besser machen wollten. Eines aber war sicher: Es würde bestimmt ein nächstes Mal geben.

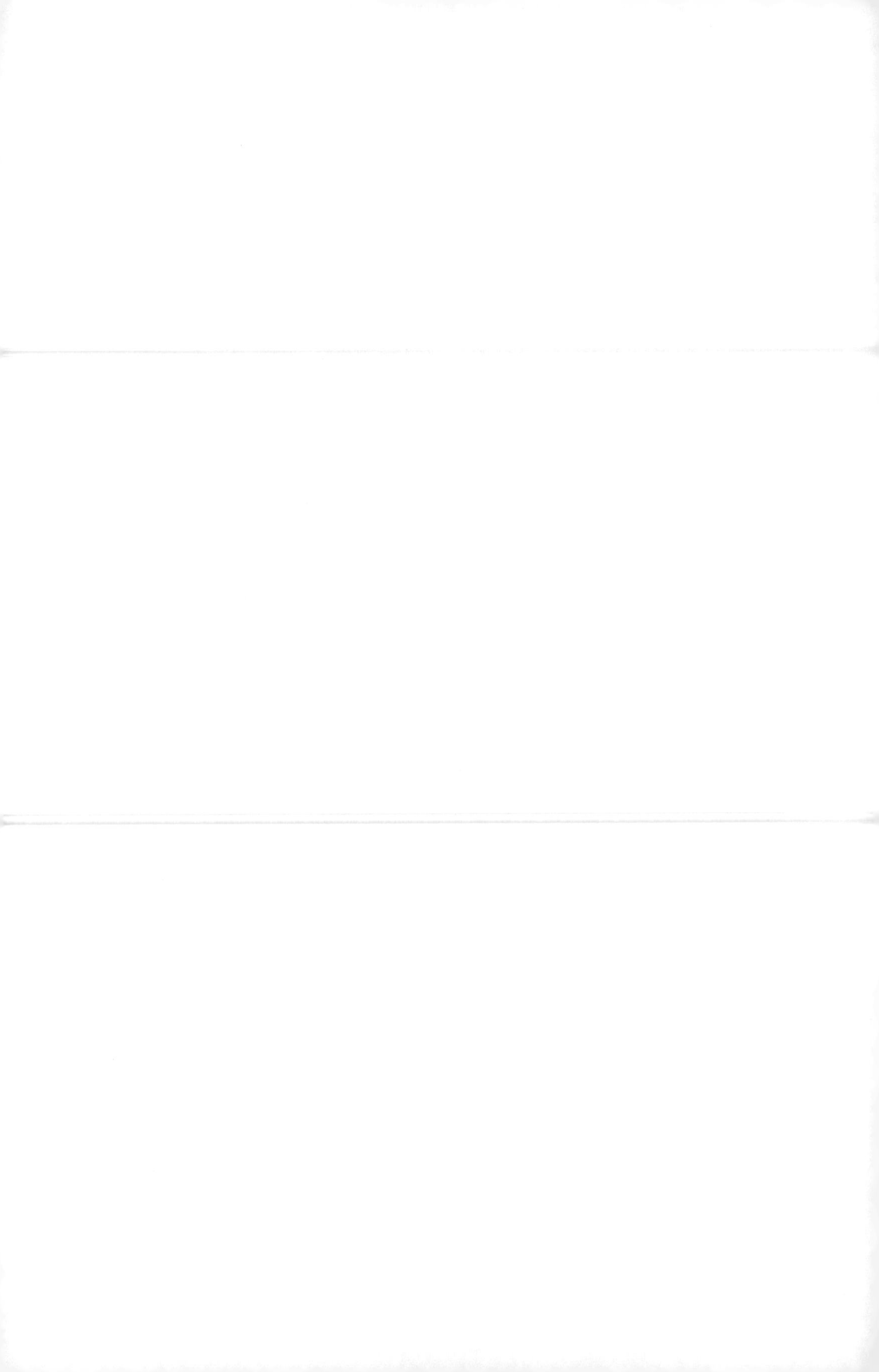

Teil IV: Aufgaben und Probleme der Palliativen Geriatrie heute

22 Palliative Geriatrie im Pflegeheim – ein Bogen von der Jahrtausendwende in die Zukunft

Gerda Schmidt

Frau König zog im Jahr 2003 in unserem Pflegeheim ein. Sie war damals 83 Jahre alt. Ihr Weg ins Heim kann als klassischer Verlauf gesehen werden: Sie hatte allein und selbstständig in ihrer kleinen Wohnung gelebt. Zuletzt war sie mehrfach gestürzt. Eines Tages konnte sie nicht mehr allein aufstehen und rief sehr laut um Hilfe. Nachbarn hörten ihre Rufe und holten die Polizei. Die Wohnung musste gewaltsam geöffnet werden und Frau König kam ins Krankenhaus. Nach einigen Tagen – sie hatte sich Gott sei Dank keine schlimmen Verletzungen zugezogen – konnte sie wieder nach Hause entlassen werden. Bald darauf stürzte sie erneut und erlitt einen Oberarmbruch. Noch im Krankenhaus wurde ein Pflegeheimantrag gestellt. So kam sie zu uns.

Im Heim fand sich Frau König zuerst gar nicht zurecht. Sie wollte unbedingt wieder nach Hause gehen und verstand nicht, dass sie mit dem gebrochenen Arm nicht allein leben konnte. Familie hatte sie keine, nur eine Freundin im gleichen Alter. Sie hatte immer sehr zurückgezogen gelebt und auch zu den Nachbarn keine nähere Beziehung. Da sie direkt aus dem Krankenhaus zu uns kam, gab es in ihrem Zimmer keinerlei persönliche Dinge, nichts wirkte vertraut, alles war ihr fremd.

Immer wieder äußerte sie den Wunsch danach, wenigstens ein paar Dinge aus ihrer Wohnung bei sich zu haben. Daher organisierten wir einen Ausflug in ihre Wohnung, auf dem sie unsere Seniorenbetreuerin begleitete. Dort wurden die beiden von der Freundin der alten Dame erwartet. Gemeinsam suchte man alles zusammen, was Frau König gerne bei sich haben wollte – Bilder, ein kleines Tischchen mit einer Lampe, einen bequemen Sessel und Kleidung. Als diese Dinge ein paar Tage später ins Heim gebracht wurden, wirkte das Zimmer gleich viel gemütlicher. Frau König wurde ruhiger und lebte sich auch besser ein. Doch sobald sie sich von ihrer Verletzung erholt hatte, drängte sie zunehmend darauf, in ihre Wohnung zurückzukehren. Wir vereinbarten vorerst einen einwöchigen Urlaub, der aber jederzeit auch früher beendet werden konnte und organisierten für diese Zeit eine mobile Betreuung, die drei Mal täglich zu ihr kommen sollte.

Bereits nach zwei Tagen kam Frau König zu uns zurück. Zu Hause hatte es gar nicht mehr geklappt. Sie hatte gesehen, dass sie nicht mehr allein leben konnte und war erleichtert, wieder bei uns zu sein. Von da an drängte sie nicht mehr darauf, wieder nach Hause zu gehen. Der »Urlaub« war offenbar notwendig gewesen, um ihr die Augen zu öffnen. Frau König lebte sich allmählich gut ein und schien zufrieden zu sein. Ihre anfänglich leichte Demenz schritt allmählich fort. Bald war sie vollständig auf Hilfe angewiesen und nahm diese auch gerne an.

Etwa drei Jahre nach der Aufnahme erlitt Frau König einen schweren Schlaganfall und kam ins Krankenhaus. Ihr Zustand verschlechterte sich dort weiter; man musste jederzeit mit ihrem Sterben rechnen. In unserem Team wurden immer mehr Stimmen laut, die anregten, ob man Frau König nicht zum Sterben zu uns »nach Hause« holen könnte. 2006 war das noch keine übliche Vorgehensweise – umso erfreulicher war es, dass die Pflegekräfte das Bedürfnis hatten, ihre langjährige Bewohnerin wieder in ihre vertraute Umgebung zu bringen und sie auf ihrer letzten Wegstrecke zu begleiten. Im Krankenhaus wollte man unser Bemühen erst gar nicht verstehen – war aber letztlich doch bereit, die Patientin zu entlassen. Dem gemeinsamen Bemühen der Freundin, des betreuenden Hausarztes und von uns war es letztlich gelungen, Frau König ins Heim zurückzuholen. Sie lebte nur noch zwei Tage bei uns und starb sehr friedlich – in den letzten Stunden war immer jemand bei ihr.

Die Jahre 2003–2006 brachten in unserer Einrichtung große Veränderungen mit sich. Waren bisher während eines Jahres drei oder vier Bewohnerinnen im Wohnbereich (26 Betten) verstorben, erhöhte sich diese Zahl relativ plötzlich auf bis zu 20 Bewohnerinnen. Waren es zuvor neben der Pflege vor allem Beschäftigungsmöglichkeiten, die man den Bewohnerinnen anbot, bekam die Betreuung in der letzten Lebenszeit und im Sterben nun einen sehr bedeutenden Stellenwert. Die Mitarbeiterinnen waren darauf nicht vorbereitet. Natürlich war allen klar, dass in einem Pflegeheim auch gestorben wird – aber der plötzlich stark gestiegene Bedarf an Sterbebegleitung kam überraschend und überforderte das Team.

Sehr schnell wurde klar, dass die Mitarbeiterinnen für diese neuen Anforderungen auch mehr Wissen brauchten. In jedem Monat wurde eine 90-minütige Fortbildung angeboten und gerne besucht. Auch die ärztliche Betreuung durch Hausärztinnen, die nicht rund um die Uhr erreichbar waren und teilweise keinerlei Wissen und Erfahrung in Palliative Care hatten, war nicht ausreichend. Daher wurde ein Palliativmediziner angestellt, der ausschließlich alte Menschen im Pflegeheim betreute und wöchentliche Visiten bei uns machte. Damit änderte sich die Situation vor allem im Bereich der Schmerztherapie schlagartig.

22.1 Palliative Geriatrie heute

Von Palliative Care zur Palliativen Geriatrie

Als Ende der 80er Jahre des vorigen Jahrhunderts Palliative Care im deutschsprachigen Raum an Bedeutung gewann, waren Menschen mit Karzinomerkrankungen die erste und vorerst auch die einzige Zielgruppe. Cicely Saunders wird die Äußerung zugeschrieben, dass ihr der Bedarf an Palliative Care für alte Menschen durchaus bewusst war, dass ihr diese Aufgabe aber zu groß erschien und sie deshalb vor allem Karzinompatientinnen in den Blick genommen hatte.

Es dauerte bis zur Jahrtausendwende, bis aus Versorgungseinrichtungen allmählich Orte zum Leben bis zuletzt wurden. Sehr hilfreich dafür erwiesen sich Methoden wie Validation nach Naomi Feil, das psychobiografische Pflegemodell nach Erwin Böhm oder das Mäeutische Pflege- und Betreuungsmodell von Cora van der Kooij.

314

Diese und ähnliche Methoden stellten die hochaltrigen Menschen mit und ohne Demenz ins Zentrum und führten damit zu großen Veränderungen in ihrer Betreuung.

Wirklich wegweisend waren aber die Bemühungen von Marina Kojer, die als Stations- und später Primarärztin im damaligen Pflegeheim Lainz, dem späteren Geriatriezentrum am Wienerwald in Wien, mit ihrem Team Schritt für Schritt das Fundament einer Palliativen Geriatrie erarbeitete.

Herausforderung Demenz

Sowohl in der ambulanten als auch in der stationären Betreuung leiden etwa 80 % der hochbetagten Menschen an Demenz. Die Lebenserwartung ist heute deutlich höher als noch vor 20 oder 30 Jahren – viel mehr Menschen erleben daher ihre Demenz und leben zudem deutlich länger mit dieser Erkrankung. Daher braucht Palliative Geriatrie unbedingt ein ausreichend großes Wissen über Demenz und ihre Erscheinungsformen. Alle Betreuungskräfte müssen eine Menge lernen, um genug über die Natur der Erkrankung, ihre Symptome, den Verlauf und die Auswirkungen auf das Verhalten zu wissen. Es ist für sie wichtig, Vorbildern folgen und Erfahrung sammeln zu können, um genug Verständnis und Empathie für die Betroffenen aufzubringen und gleichzeitig auch selbst psychisch gesund zu bleiben. Vor allem bei Demenzformen, die primär das Frontalhirn betreffen, zeigen Betroffene oft ein Verhalten, das von anderen Bewohnerinnen, aber auch von Betreuenden und Angehörigen als verstörend und herausfordernd erlebt wird. Neben dem Wissen um die verschiedenen Demenzformen helfen gute Teamkultur und Supervisionsangebote, mit diesen Herausforderungen besser umgehen zu können.

Was zeichnet die Zielgruppe für Palliative Geriatrie aus?

- Etwa die Hälfte der Bewohnerinnen ist von mehr oder weniger stark ausgeprägter Frailty betroffen.
- Vor allem zwischen dem 80. und 85. Lebensjahr besteht eine signifikante Zunahme altersbedingter Funktionseinschränkungen, die zu erhöhtem Hilfs- und Unterstützungsbedarf sowie zunehmender Pflegebedürftigkeit führt.
- Die Zahl der verordneten Medikamente nimmt zu. Fast die Hälfte der untersuchten Hochaltrigen nimmt mehr als fünf Medikamente gleichzeitig ein, viele sogar zehn und mehr Medikamente (ÖPIA 2013/2014).
- Kognitive Einschränkungen nehmen stark zu: Lediglich rund 16 % der Teilnehmerinnen absolvierten entsprechende Tests fehlerfrei (ÖPIA 2013/2014).
- Frauen sind überwiegend stärker von chronischen Krankheiten betroffen, leiden häufiger unter ausgeprägten Mobilitätseinschränkungen und sind häufiger auf Unterstützung oder Pflege angewiesen (ÖPIA 2013/2014).
- Etwa 10–15 % leiden an Einsamkeit und Depression – besonders hoch ist der Anteil bei Frauen und Pflegeheimbewohnerinnen (ÖPIA 2013/2014).

Veränderung der Bevölkerungsstruktur

Die Großfamilie, in der die Großeltern – betreut von der ganzen Familie, eventuell unterstützt von ambulanten Diensten – ihren Lebensabend daheim verbringen können, gibt es kaum mehr. Vielleicht finden wir sie da und dort noch im ländlichen Bereich. Im städtischen Umfeld existiert sie eigentlich gar nicht mehr.

Gleichzeitig steigt die Lebenserwartung. Die Menschen werden deutlich älter und multimorbider. Der prozentuelle Anteil an alten und hochaltrigen Menschen innerhalb der Gesamtbevölkerung ist sehr hoch. Das bedeutet auch, dass der Bedarf an ambulanter und stationärer Betreuung durch professionelle Anbieter weiter ansteigt – und das bei einem gleichzeitig zunehmenden Mangel an Pflegepersonal. Diese Schere wird immer größer und wird uns in den nächsten Jahrzehnten noch vor große Herausforderungen stellen.

Wir sind bereits jetzt zunehmend auf Personal aus Ländern mit niedrigerem Lohnniveau angewiesen, die aus diesem Grund noch immer gern bei uns arbeiten. Schon heute hat in vielen Regionen im deutschsprachigen Raum ein großer Teil der Betreuungskräfte einen Migrationshintergrund. Die zum Teil mangelnden Deutschkenntnisse haben negative Auswirkungen auf Kontakt und Kommunikation mit den alten Menschen.

Ein anderes Kommunizieren ist notwendig

Viele alte Menschen sehen und hören schlecht – durch beides wird die Kommunikation erschwert. Wir sprechen oft viel zu schnell, viel zu leise, warten Antworten nicht ab und wundern uns dann, wenn wir keine Antwort bekommen oder die Antwort nicht mehr zur Frage passt. Noch schwieriger wird das Gespräch, wenn die Betreuungskräfte selbst eine andere Muttersprache als die alten Menschen haben und nicht gut genug Deutsch sprechen.

Sind die Bewohnerinnen an Demenz erkrankt, wird das gegenseitige Verstehen noch schwieriger. Die Betroffenen können uns inhaltlich bald nicht mehr folgen, später sind sie auf der Sachebene gar nicht mehr erreichbar. Dafür kann ein Kontakt über die Gefühlsebene noch sehr lange gut gelingen. Diese Kontakte kommen mit wenig Worten oder auch ganz ohne Worte aus. Wird gesprochen, sind Tonfall und Sprachmelodie ausschlaggebender als der Inhalt. Alle nonverbalen Möglichkeiten – Mimik, Gestik und Berührung, aber auch Musik und Bewegung – gewinnen an Bedeutung.

Selbstbestimmung und Vorsorgeplanung

Menschen fordern ihr Recht auf Selbstbestimmung heute mehr ein als früher. Trotzdem gibt es immer noch sehr wenige Patientenverfügungen oder Vorsorgevollmachten – und das gilt nicht nur für die alten Menschen, sondern auch für die Jüngeren in der Bevölkerung.

Vor allem dort, wo es um Fragen rund um das eigene Lebensende geht, um das, was die Betroffene sich dann wünscht oder ablehnt, wüssten wir oft gerne mehr und

Genaueres. Wenn eine eigenständige Entscheidung nur mehr schwer oder gar nicht getroffen werden kann, müssen wir versuchen, den mutmaßlichen Willen herauszufinden. Das ist oft sehr schwierig, vor allem wenn wir eine Bewohnerin noch nicht gut genug kennen und es keine nahen Bezugspersonen gibt. Wichtig wäre eine frühzeitige Auseinandersetzung mit dem Lebensende, solange der alte Mensch seine Wünsche und Vorstellungen noch gut genug selbst äußern kann (Advance Care Planning). Die Arbeit daran hat in den letzten Jahren erst begonnen und bleibt auch in Zukunft eine Herausforderung, die es zu bewältigen gilt.

Das multiprofessionelle Team in der Palliativen Geriatrie

Interdisziplinäres Arbeiten in Palliative Care sollte inzwischen selbstverständlich sein. In vielen Pflegeeinrichtungen mit palliativer Kultur wird das auch gelebt. Handlungsbedarf sehe ich vor allem bei der ärztlichen Betreuung.

Viele Hausärztinnen haben wenig bis keine palliative Expertise. Und auch wenn sie diese haben, fehlt ihnen die Zeit für eine gute palliative Betreuung, die immer auch gute Kenntnis der Betroffenen und Gespräche mit ihnen, den Angehörigen und den Betreuungskräften erfordert. In Deutschland gibt es dafür immerhin schon eine Regelfinanzierung, in Österreich leider noch nicht.

Im Idealfall – wie in der CS Caritas Socialis in Wien – leistet sich eine Institution angestellte Palliativmedizinerinnen, die wöchentliche Visiten auf den Pflegestationen machen und auch außerhalb dieser Visiten kontaktiert werden können. Einige Einrichtungen beschäftigen Palliativmedizinerinnen auf Honorarbasis, aber die Mehrheit der Pflegeheime kann noch immer ausschließlich auf die Hausärztinnen zurückgreifen.

Noch viel größer ist das Defizit an palliativmedizinischer Betreuung, aber auch an interdisziplinärer Betreuung im ambulanten Bereich.

Gerade was die palliativmedizinische Betreuung und ihre Finanzierung betrifft, sehe ich primär die Politik in der Bringschuld. Für einen kompetenten und wertschätzenden Umgang mit alten und multimorbiden Menschen ist eine Regelfinanzierung sowohl für die ärztliche Betreuung als auch für die Vorsorgeplanung unbedingt erforderlich.

Fortbildung

Der Satz »Wissen ist Macht!« stammt von dem englischen Philosophen Francis Bacon (1561–1626). An seinem Wahrheitsgehalt hat sich in den vergangenen Jahrhunderten nichts geändert. Fortbildung, die uns erforderliches Wissen vermittelt, kann uns nach diesem Verständnis ermächtigen, Aufgaben gut zu erfüllen, ohne von ihnen überfordert zu werden. Wer eine Aufgabe erfüllen muss, die ein Wissen erfordert, über das er oder sie nicht verfügt, ist schnell überfordert, macht Fehler und hat oft ein schlechtes Gewissen, das dazu führt, dass das Gefühl der Überforderung noch weiter zunimmt.

Wie bereits ausgeführt, ist für ein Arbeiten mit hochaltrigen, multimorbiden Menschen ein großes Maß an Wissen und Befähigung erforderlich – vor allem wenn wir die Betroffenen professionell und empathisch betreuen wollen, wenn uns daran gelegen ist, dass Pflege- und Betreuungskräfte ihre Arbeit gut machen können und nicht enttäuscht und frustriert aus dem Beruf flüchten. In Deutschland und in Österreich gibt es berufsbegleitende Curricula für die palliative Betreuung hochbetagter Menschen – in Deutschland das Curriculum Palliative Praxis (Robert Bosch Stiftung 2015, www.boschstiftung.de), in Österreich das Curriculum Palliative Geriatrie (Kojer und Schwänke 2010, www.hospiz.at).

Für die Zukunft sehe ich es als zwingend notwendig an, dass es überall berufsbegleitende Angebote für Mitarbeiterinnen in der Palliativen Geriatrie gibt – im Idealfall sind diese Angebote interdisziplinär gestaltet und richten sich an das ganze multiprofessionelle Team. Ein Beispiel für eine solche Fortbildung ist der Interdisziplinäre Lehrgang für Palliative Geriatrie der Fachgesellschaft für Palliative Geriatrie (www.fgpg.eu).

Eine Investition in Fort- und Weiterbildungen fördert nicht nur die Befähigung, sondern auch die Zufriedenheit der Mitarbeiterinnen und ist damit eine Investition in die Zukunft!

So würde die Geschichte von Frau König heute verlaufen

Nach der Eingewöhnungszeit wird Frau König ein Gespräch angeboten, in dem mit ihr über ihre Wünsche für ein aus ihrer Sicht gutes Sterben (Vorsorgedialog® VSD) gesprochen wird. Das Gespräch findet bereits zu einer Zeit statt, in der Frau König noch gut selbst entscheiden kann. Im Beisein einer Palliativmedizinerin werden verschiedene eventuell eintretende Notfallsituationen besprochen; gemeinsam wird geklärt, wie entschieden werden soll, wenn so eine Situation eintritt. Das Ergebnis dieses Gespräches wird auf einem Krisenblatt festgehalten. Eine Evaluierung erfolgt etwa alle sechs Monate.

In der Akutsituation (Schlaganfall) wird dem Notarzt das Krisenblatt vorgelegt und mit ihm gemeinsam überlegt, ob die Bewohnerin eine Krankenhauseinweisung gewünscht hätte. In diesem Fall wäre es wahrscheinlich gar nicht zur Krankenhauseinweisung gekommen. Falls doch, wäre es selbstverständlich, Frau König zum Sterben ins Pflegeheim zurückzuholen.

22.2 Zukünftige Herausforderungen – »Wenn nichts mehr zu machen ist, ist noch viel zu tun« (Heller et al. 2007)

Für Außenstehende mag es so aussehen, als gäbe es bei der Betreuung Hochbetagter im Leben und im Sterben nicht mehr viel zu tun. Diese Ansicht vertreten leider auch heute noch viele Menschen, die nicht wissen, wie sensibel, fordernd und herausfordernd die Betreuung und Pflege von alten und oft auch dementen Menschen ist.

Es ist bei weitem nicht nur Pflege, die erforderlich ist! Es braucht viel mehr, um ein gutes Leben bis zuletzt zu ermöglichen – und diese Aufgabe wird in Zukunft sicher nicht einfacher werden! Diese zukünftigen Anforderungen möchte ich im folgenden Abschnitt noch einmal genauer aufzeigen, denn nur wenn diese Aufgaben gut erfüllt werden, können wir der Zukunft unserer hochaltrigen Bevölkerung – und damit auch unserer eigenen – hoffnungsfroh und ohne Angst entgegenblicken!

- Wir brauchen ausreichend gut ausgebildete Pflegekräfte, die – ambulant und stationär – gerne in diesem Bereich arbeiten! Der Personalschlüssel muss hoch genug sein, um ruhiges und sorgsames Arbeiten zu ermöglichen. Es ist auch wichtig, dass dieser Schlüssel innerhalb eines Staates in allen Regionen gleich hoch ist, damit nicht der Eindruck entsteht, dass Menschen unterschiedlich viel wert sind, je nachdem in welcher Region sie leben.
- Die Pflegekräfte müssen durch Supervision in ihrem Berufsalltag begleitet werden, denn ihre Arbeit ist zwar sehr befriedigend, aber auch sehr herausfordernd. Wenn wir wollen, dass Betreuungskräfte in der Altenpflege ihre Arbeit möglichst lange und vor allem gern machen und nicht ausbrennen, brauchen sie Begleitung – im Team, aber auch einzeln. Dafür ist finanzielle Unterstützung erforderlich.
- Diplompflegekräfte in der Altenpflege müssen oft in Notsituationen weitreichende Entscheidungen treffen, weil viele Einrichtungen mit Hausärztinnen zusammenarbeiten, die nicht rund um die Uhr erreichbar sind. Daher brauchen Diplompflegekräfte ein sehr umfassendes Wissen in verschiedenen Fachbereichen. Ich vertrete die Auffassung, dass die Altenpflege die Königsdisziplin für diplomierte Gesundheits- und Krankenpflegepersonen ist! In keinem anderen Bereich der Pflege sind so vielfältige fachspezifische Kenntnisse und zusätzlich auch Kenntnisse z. B. in Medizin, Psychologie und Sozialarbeit erforderlich! Voraussetzungen dafür sind regelmäßige berufsbegleitende Fortbildungen und nicht zuletzt auch eine Honorierung, die den physischen und psychischen Ansprüchen und der Verantwortung entspricht, die jede Einzelne auf sich nimmt.
- Auch Pflegeassistentinnen und andere Betreuungskräfte brauchen berufsbegleitende Fortbildungen! Sie sind die größte Berufsgruppe in der Altenpflege und stehen in ihrer Arbeit in ganz engem Kontakt mit den Bewohnerinnen. Sind sie in ihrem Beruf unglücklich, überträgt sich das auch auf die Menschen, die sie betreuen. Unglückliche Pflegekräfte können nur schwer verständnisvoll, geduldig und empathisch sein – als Folge davon sind auch die Menschen unglücklich, die auf ihre Betreuung angewiesen sind.
- In Zukunft wird eine Regelfinanzierung für die palliative Betreuung alter und hochbetagter Menschen unabdingbar sein. Hier ist die Politik gefragt, sich Finanzierungsmodelle zu überlegen. Es ist nicht akzeptabel, dass Hausärztinnen die aufwendige Betreuung von Palliativpatientinnen nicht anders abrechnen können als die Betreuung von Menschen mit geringen Beschwerden, die im Alltag noch einigermaßen gut zurechtkommen. Ebenso wenig kann geduldet werden, dass man sich in vielen Belangen ganz auf das Ehrenamt verlässt!
- Der Wert alter Menschen in der Gesellschaft wird oft allzu gering eingeschätzt. Gleiches gilt für Menschen, die in der Altenpflege arbeiten. Hier besteht noch sehr

großer Veränderungsbedarf – eine große Aufgabe für die Gesellschaft (das sind wir alle!), die Politik, für die Berufsverbände, aber auch für die Menschen, die in diesen Berufen arbeiten und für alle, die an ihre eigene Zukunft denken!
Wir Pflegende haben keinen Grund, uns für unsere Berufswahl zu schämen! Ganz im Gegenteil, wir dürfen stolz sein, dass wir die Menschen betreuen, die die Werbung nicht mehr beachtet, die an den Rand gedrängt und oft vergessen werden. Wir sind das schützende Bollwerk, das ihnen ein gutes Leben und ein gutes Sterben ermöglichen kann. Es ist wichtig, dass wir von unserer Arbeit erzählen – von den vielen schönen Begegnungen und dem dankbaren Lächeln einer Bewohnerin, der man gerade fünf Minuten der so knappen Zeit geschenkt hat. Wenn unsere Arbeit wertgeschätzt werden soll, müssen wir auch dafür sorgen, dass die Welt davon erfährt.

- Ein Bereich, in dem noch viel Entwicklungsbedarf besteht, ist die palliativmedizinische Betreuung. Ideal wäre es, gäbe es genügend Palliativmedizinerinnen für den palliativgeriatrischen Bereich. Das wird indes in absehbarer Zeit kaum möglich sein. Umso dringender brauchen die Hausärztinnen palliativmedizinische Expertise. Schmerztherapie, die Behandlung quälender Beschwerden und das Vermeiden von Polypharmazie sind Bereiche, in denen noch sehr viel zu tun ist.

- Es darf z. B. nicht sein, dass Menschen mit Demenz weniger Schmerzmedikation bekommen, weil sie uns ihre Schmerzen nicht verbal, sondern nur über ihre Körpersprache und ihr Verhalten mitteilen können. Diese nonverbalen Äußerungen zu verstehen und auf sie zu achten ist unabdingbar, um palliativgeriatrisch betreute Hochbetagte zu verstehen und ihren Beschwerden und Bedürfnissen kompetent zu begegnen. Eine weitere Voraussetzung dafür ist das Verstehen des von Cicely Saunders entwickelten Total pain-Konzepts und seine Umsetzung für alte Menschen. Viele Hochbetagte mit und ohne Demenz haben neben ihren körperlichen auch psychische, spirituelle und soziale Schmerzen.

- Vorausschauende Planung muss frühzeitig angeboten werden. Dafür ist es sicher notwendig, dass sich die Einstellung zu Patientenverfügung und Vorsorgevollmacht auch in der jüngeren Bevölkerung ändert.

- »Die Würde des Menschen ist unantastbar« – das steht in den Verfassungen vieler europäischer Länder. Anspruch auf diese Würde hat jeder Mensch, also auch die Alten, Hochaltrigen, Hilflosen und Demenzkranken!

- Assistierter Suizid ist in der Schweiz, in Liechtenstein und in Deutschland inzwischen straffrei, in Österreich ab 2021 unter bestimmten noch zu definierenden Bedingungen ebenfalls. Hier ist die Hospiz- und Palliativbewegung gefragt, Gegenpole zu setzen, um Missbrauch zu verhindern. Um vor allem alte Menschen nicht zum assistierten Suizid zu drängen, ist es wichtig, dass Palliativ- und Hospizeinrichtungen sich laut zu Wort melden und ihre Angebote verstärkt anbieten. Es muss klar zum Ausdruck gebracht werden, dass diese Angebote *die* Alternative zum assistierten Suizid sind und die unantastbare Würde unterstreichen. Das gilt auch oder vielleicht ganz besonders für alte Menschen mit und ohne Demenz!
»…an der Hand, nicht durch die Hand eines anderen Menschen sterben …« – diese Worte schrieb der Wiener Kardinal Franz König im Jahr 2001 an österreichische Politiker. Bereits damals appellierte er an eine »Kultur des Sterbens«, die

vom Hospizgedanken geprägt und getragen sein soll und untrennbar zu einer »Kultur des Lebens« gehört.

In der Einleitung zur 4. Auflage dieses Buches schreibt Marina Kojer: »Niemand kann Wunder wirken, aber jede Einzelne kann durch Zuwendung, Mitgefühl, zur richtigen Zeit eingesetzte fachliche Kompetenz und nicht zuletzt durch ein wenig Kreativität dazu beitragen, dass Patientinnen – heute sprechen wir meistens von Bewohnerinnen – bis zuletzt ein gutes Leben haben.«

Genau dieses gute Leben ist es, das den pflegebedürftigen Menschen ermöglicht werden soll! Es ist also jetzt und in Zukunft noch viel zu tun! Vielleicht schaffen wir es in nicht zu ferner Zukunft zu erreichen, dass jeder alte Mensch, der palliativgeriatrische medizinische und pflegerische Betreuung braucht, sie auch in guter Qualität bekommt.

23 Palliative Geriatrie im Krankenhaus, wo stehen wir?

Roland Kunz

Ein paar Fakten zur Einleitung

In den Industrienationen erleben wir eine eindrückliche Zunahme der Lebenserwartung. Neben verschiedenen sozioökonomischen Faktoren (Wohlstand, soziale Sicherheit, verändertes Gesundheitsbewusstsein und -verhalten) haben veränderte Möglichkeiten und neue Erkenntnisse der Medizin entscheidend dazu beigetragen. Über zwei Drittel der Menschen in Mitteleuropa erreichen heute ein Alter von 80 bis über 90 Jahren. Durch diese Entwicklung sind Sterben und Tod heute vor allem ein Phänomen des hohen Alters geworden.

Mit zunehmendem Alter steigt die Wahrscheinlichkeit, dass Krankheiten nicht mehr geheilt, jedoch durch die medizinische Behandlung in chronische, mehr oder weniger progrediente Krankheiten transformiert werden können. Die steigende Lebenserwartung hat durch das Nebeneinander von verschiedenen chronischen Leiden und akuten Gesundheitsstörungen immer komplexere Situationen zur Folge. Die mit dem Alter steigende Prävalenz der Demenzerkrankungen kann die Begleitung und Betreuung geriatrischer Patientinnen zusätzlich erschweren. Die Gruppe der multimorbiden und oft auch kognitiv eingeschränkten 70–90-Jährigen, stellt heute den Hauptanteil der hospitalisierten Patientinnen dar (▶ Abb. 23.1) (Bundesamt für Statistik CH). In fast 98 % der Fälle ist die Hauptdiagnose mit mindestens einer Nebendiagnose verbunden, im Schnitt werden sieben bis acht Nebendiagnosen gestellt. Ein Drittel der Personen ab 65 Jahren wurden im selben Jahr mindestens noch ein weiteres Mal in ein Spital eingewiesen. Die höchsten Hospitalisierungsraten werden bei den 90–94-Jährigen beiderlei Geschlechts verzeichnet.

Diese betagten Patientinnen wurden in ganz unterschiedlichen Kliniken behandelt, am häufigsten auf der Inneren Medizin oder der Chirurgie. Knapp 12 % der 2018 im Spital Verstorbenen erhielten eine explizite (codierte) Palliativbehandlung. Mehr als acht von zehn dieser Personen litten an einem Tumor und etwas mehr als die Hälfte, der mit Palliative Care begleiteten Personen verstarb während der letzten Hospitalisierung; die übrigen wurden in ein Pflegeheim oder nochmals nach Hause entlassen.

Was sagen uns diese Zahlen zum Thema Palliative Geriatrie im Krankenhaus? Wir stellen fest, dass multimorbide Betagte die Hauptgruppe hospitalisierter Patientinnen ausmachen, dass aber nur ein sehr kleiner Teil von ihnen ein palliatives Betreuungskonzept erhält. Es lohnt sich daher, den Ist-Zustand der Versorgung alter Menschen im Spital etwas genauer zu analysieren und Wege aufzuzeigen, wie die Versorgung im Sinne der Palliativen Geriatrie optimiert werden könnte.

Stationäre Krankenhausfälle nach Alter, 2019

Anzahl Fälle in Tausend

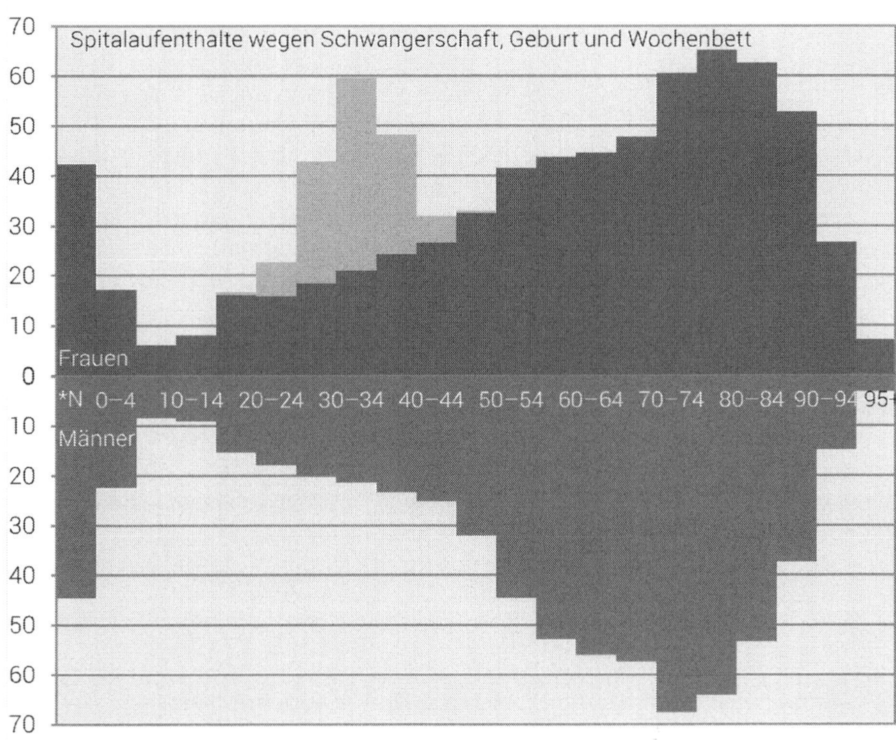

*N Neugeborene

Abb. 23.1: Stationäre Krankenhausfälle nach Alter, 2019 (© BFS 2020)

23.1 Warum werden alte Menschen hospitalisiert?

Diese Frage ist sehr zentral. Sind alle Krankenhauseinweisungen von betagten Menschen wirklich indiziert und die einzig richtige Lösung? Bei Patientinnen, die zu Hause leben – allein oder mit betagten Partnern – bringt eine akute Verschlechterung oder ein neues Problem die Betreuungssituation schnell an Grenzen, was zu notfallmäßigen Einweisungen führt. In diesen Situationen ist eher die soziale Dekompensation der Aufnahmegrund als das medizinische Problem. Oft hat auch nie ein Gespräch darüber stattgefunden, was bei einer akuten Verschlechterung nach dem Willen der Patientin geschehen soll. Im Krankenhaus stürzt man sich dann auf alle pathologischen Befunde und stellt eine lange Diagnoseliste auf, die »abgearbeitet«

wird. Es folgen medizinische Abklärungen und oft auch belastende Interventionen, nicht selten gefolgt von Komplikationen. Der Hauptgrund für die Hospitalisation wird schnell aus den Augen verloren.

Viele Patientinnen werden aus einer Pflegeinstitution ins Krankenhaus verlegt. Die Gründe dafür sind vielfältig. Bei einer Verletzung als Sturzfolge oder einem unerwarteten medizinischen Ereignis ist die Indikation selten infrage zu stellen. Über ein Drittel der Einweisungen aus einem Pflegeheim sind aber bei genauerem Hinschauen als medizinisch nicht wirklich indiziert zu beurteilen (Ouslander und Berenson 2011). Warum werden diese betagten Menschen trotzdem ins Krankenhaus verlegt? Die Gründe sind wohl vielschichtig. Einerseits handelt es sich um Ereignisse, die mit den Patientinnen und den Angehörigen nicht vorbesprochen wurden und alle überrascht haben, andererseits besteht häufig ein Problem der Verantwortungsübernahme. Wenn nachts oder am Wochenende ein akutes medizinisches Problem auftritt, kann die zuständige Pflege die Verantwortung nicht allein tragen und zuwarten; sie ruft den ärztlichen Notfalldienst zu Hilfe. Dieser kennt die Patientin nicht, will nichts unterlassen und veranlasst die Verlegung auf die Notfallstation. Rückblickend wären viele dieser Hospitalisationen zu vermeiden gewesen, wenn im Heim im Sinne der Palliativen Geriatrie rechtzeitig eine gesundheitliche Vorausplanung stattgefunden hätte, die die individuellen Wünsche zu Behandlungsmaßnahmen und deren Grenzen thematisiert hätte.

Der Krankenhauseintritt

Der größte Teil der Einweisungen erfolgt auch heute noch ohne Angabe eines Behandlungsziels. Obwohl die Hausärztinnen ihre Patientinnen und deren Einstellung gut kennen, wird nur das akute Problem als Einweisungsgrund angegeben, was für das Team in der Notfallstation impliziert, dass alles medizinisch Mögliche unternommen werden soll. Und damit wird ein Prozess gestartet, der mit einer Eigendynamik weiterläuft: breite Diagnostik, Identifikation zahlreicher pathologischer Befunde, Beizug entsprechender Spezialistinnen, Behandlung jedes Befundes, jeder Diagnose. Die Zahl der verordneten Medikamente steigt fast täglich, Operationen und Interventionen werden durchgeführt und deren Erfolg wieder überprüft. Chirurginnen operieren, was operabel ist, Internistinnen stellen immer neue Diagnosen und behandeln diese soweit möglich. Die laufend zunehmende Spezialisierung in der Medizin führt dazu, dass viele Spezialistinnen sich um die Probleme der einzelnen Organe der Patientin kümmern, aber niemand sich in diesem medizinischen Lärm einen Moment der Ruhe nimmt, um sich zu fragen, was eigentlich das Behandlungsziel aus Sicht der Patientin ist. Es wird kurative Innere Medizin oder Chirurgie praktiziert, unabhängig vom Alter der Betroffenen.

23.2 Die Rolle der Geriatrie

In den letzten Jahren sind immer mehr geriatrische Kliniken entstanden, die betagte Patientinnen während oder vor allem nach der Akutbehandlung übernehmen, um sich um deren Weiterbehandlung und vor allem Akutrehabilitation zu kümmern. Die Deutsche Gesellschaft für Geriatrie definiert ihren Auftrag folgendermaßen: »Geriatrische Medizin behandelt die speziellen Erkrankungen alter Patientinnen und Patienten, die häufig älter als 65 Jahre sind. Die Mehrzahl der Patienten, die von Geriatrischer Medizin profitiert, gehört der Altersgruppe der über 80-Jährigen an. Diese Patientengruppe weist einen hohen Grad an Gebrechlichkeit und Multimorbidität auf und erfordert einen ganzheitlichen Ansatz. Im Alter können sich Krankheiten mit einem veränderten Erscheinungsbild präsentieren und sind daher häufig schwer zu diagnostizieren. Therapieerfolge treten verzögert ein. In der Regel besteht zusätzlich ein Bedarf an sozialer Unterstützung. Geriatrie umfasst daher nicht nur organorientierte Medizin, sondern bietet zusätzlich die Behandlung im interdisziplinären Team, welches den funktionellen Status und die Lebensqualität des älteren Patienten verbessert und seine Autonomie fördert« (Deutsche Gesellschaft für Geriatrie).

Die Geriatrie bemüht sich also um einen ganzheitlicheren Ansatz, der über die organorientierte Medizin hinausgeht, und sie fokussiert zusätzlich auf die funktionellen Fähigkeiten und die Lebensqualität der Patientin. Mit dem geriatrischen Assessment werden standardmäßig die funktionellen Ressourcen und Risikobereiche evaluiert, um die Selbstständigkeit soweit wie möglich zu fördern und zu erhalten. Um die Lebensqualität zu erhalten und zu stärken, müssten die Behandelnden sich im Klaren sein, was aus Sicht der betroffenen Patientin Lebensqualität ist. Die Geriatrie bringt also eine neue Dimension in die Behandlung ein: Sie befasst sich nicht nur mit objektivierbaren pathologischen Befunden, sondern auch mit den funktionellen Einschränkungen und ihren Auswirkungen auf den Alltag der Patientinnen, auf ihre Selbstständigkeit. Im Gegensatz zur Akutmedizin soll sie sich auch für das interessieren, was für die betroffene Patientin in der aktuellen Lebenssituation subjektiv wichtig ist, was ihr Lebensqualität bietet. Darüber wird aber noch viel zu selten gesprochen.

23.3 Das Angebot der Palliative Care

Nur in einem beschränkten Teil der Krankenhäuser und national unterschiedlich besteht ein spezifisches Angebot für Palliative Care – entweder eine Palliativstation oder mindestens ein palliativmedizinischer Konsiliardienst. Diese Angebote richten sich grundsätzlich an alle Patientinnen mit fortschreitenden, unheilbaren Krankheiten. Genutzt werden sie vor allem für Patientinnen mit fortgeschrittenen onkologischen Erkrankungen, für die keine onkologische Therapie mehr infrage kommt.

Für multimorbide alte Menschen oder Patientinnen mit chronischen Herz- und Lungenkrankheiten wird das Angebot immer noch viel zu selten genutzt. Meistens werden die Betroffenen nicht einmal auf das Angebot hingewiesen.

Gemäß der Definition der WHO versteht sich Palliative Care aber viel breiter und wäre gerade für diese Gruppe von Patientinnen ein wichtiger Ansatz. In der 2002 veröffentlichten Definition steht unter anderem: »Palliative Care [...] bietet Unterstützung, um Patienten zu helfen, ihr Leben so aktiv wie möglich bis zum Tod zu gestalten, sie fördert die Lebensqualität und kann möglicherweise auch den Verlauf der Erkrankung positiv beeinflussen« und schließlich »sie kommt frühzeitig im Krankheitsverlauf zur Anwendung, auch in Verbindung mit anderen Therapien, die eine Lebensverlängerung zum Ziel haben, wie z. B. Chemotherapie oder Bestrahlung, und schließt Untersuchungen ein, die notwendig sind, um belastende Komplikationen besser zu verstehen und zu behandeln« (WHO 2002).

In dieser Definition wurde Palliative Care erstmals neu positioniert. Es geht nicht nur um eine optimale Sterbebegleitung, sondern darum die Haltung von Palliative Care, begleitend zu kurativen Maßnahmen frühzeitig einzubeziehen. In der Literatur wird dafür der Begriff »early Palliative Care« verwendet. Das Nebeneinander von soweit möglich kurativen, rehabilitativen und palliativen Maßnahmen (im Sinne der Symptomlinderung) wäre genau das, was multimorbide alte Menschen brauchen. Dies entspräche ganz der Philosophie von Palliativer Geriatrie. Im Krankenhaus von heute herrscht aber immer noch ein »silohaftes« Denken: je nach Klinik werden Kuration, Rehabilitation oder Palliative Care nicht parallel als integratives Modell, sondern seriell angeboten.

23.4 Palliative Geriatrie als Modell der Zukunft

Die Fachgesellschaft für Palliative Geriatrie FGPG hat sich zum Ziel gesetzt, dieses integrative Modell der Versorgung alter, multimorbider und oft dementer Menschen zu fördern und in allen Behandlungssettings vom Krankenhaus über die Pflegeheime bis zur Betreuungssituation zu Hause zu implementieren. In ihrem Grundsatzpapier zur Palliativen Geriatrie schreibt sie: »Palliative Geriatrie ist ein umfassender, multiprofessioneller Betreuungsansatz für hochbetagte Menschen in ihrer oft langen letzten Lebensphase. Dabei stehen sowohl die Betroffenen als auch ihre An- und Zugehörigen im Zentrum. Ziel ist es, den Betroffenen bis zu ihrem Tod ein gutes, ihren körperlichen und psychischen Bedürfnissen entsprechendes Leben zu ermöglichen und die An- und Zugehörigen in dieser schweren Zeit zu unterstützen. Dies gelingt durch das Zusammenführen der Prinzipien der Geriatrie mit jenen von Palliative Care. Es kommen sowohl kurative als auch rehabilitative und palliative Maßnahmen zum Einsatz. Je näher das Lebensende rückt, desto deutlicher verschiebt sich das Angebot zugunsten hospizlich-palliativer Maßnahmen« (www.fgpg.eu).

Wie kann das Anliegen der Palliativen Geriatrie im Spital umgesetzt und gelebt werden? Es beginnt mit der gemeinsamen Festlegung des »Goal of Care«, des Behandlungsziels. Statt dass zuerst nach möglichst vielen objektivierbaren Befunden gesucht wird und das Behandlungsteam daraus die Behandlungsziele ableitet, findet ein Gespräch mit der Patientin und ihren Angehörigen statt. Was ist das grundsätzliche Ziel der Hospitalisation, was sind die persönlichen Ziele der Patientin in ihrer aktuellen Lebenssituation, welche Erwartungen hat sie, wo setzt sie Grenzen? Bevor weitere Schritte eingeleitet werden, muss das übergeordnete Ziel festgelegt sein, an dem alle weiteren diagnostischen und therapeutischen Schritte gemessen werden. In unserer geriatrischen Klinik haben wir in der elektronischen Krankengeschichte als erste Diagnose das übergeordnete Ziel hinterlegt. Möchte die Patientin alles unternehmen, um wieder nach Hause zurückkehren zu können? Möchte sie alle Behandlungsoptionen ausschöpfen, um wieder ihr bisheriges »normales« Leben führen zu können? Oder kann sie sich allenfalls mit einer neuen »Normalität« mit mehr Unterstützungsbedarf anfreunden? Manchmal ziehen die Betroffenen aber auch eine überraschend klare Bilanz und sagen, dass sie ihr Leben gelebt haben und bereit sind, abzuschließen, dass sie also keine lebensverlängernden oder -erhaltenden Maßnahmen wünschen, sondern nur noch eine gute palliative Begleitung in der letzten Lebensphase.

Oft werden betagte Menschen überfordert, weil nicht das übergeordnete Ziel mit ihnen diskutiert wird, sondern jede Menge Fragen zu einzelnen möglichen Abklärungen oder Behandlungsschritten. Eine Studie hat gezeigt, dass alte Menschen sehr wohl über ihre Prioritäten und Ziele reden möchten, jedoch nicht über einzelne Behandlungsentscheide (Romo et al. 2017). D. h.: Das Respektieren von Autonomie und Willen unserer betagten Patientinnen bedeutet, ihnen nur Therapien vorzuschlagen, die ihre Prioritäten und Ziele unterstützen, nicht aber sie mit Fragen nach Antibiotika oder blutverdünnenden Mitteln zu überlasten.

Umsetzungsmöglichkeiten

Die amerikanischen Kardiologen haben als wegweisendes Modell für die Zukunft das »Tandem« vorgeschlagen, das viel vom Konzept der Palliativen Geriatrie beinhaltet (Kavalieratos et al. 2017). Neben der Standardtherapie der Herzinsuffizienz wird der frühzeitige Einbezug von Palliative Care gefordert, nicht erst in der terminalen Situation, sondern integriert in den Krankheitsverlauf (▶ Abb. 23.2).

Dieses Modell des Tandems, des Miteinanders von kurativen, geriatrischen und palliativen Behandlungsansätzen, sollte in Zukunft in allen medizinischen Spezialfächern Schule machen. So könnte Palliative Geriatrie im Krankenhaus umgesetzt und gelebt werden. Auch wenn wir noch weit davon entfernt sind, sind solche Modelle doch ermutigend und es bleibt zu hoffen, dass sie in den nächsten Jahren in allen medizinischen Fachrichtungen verankert werden können. Bereits 2014 hat James Pacala einen Artikel veröffentlicht, der es auf den Punkt bringt: »Ist Palliative Care die neue Geriatrie? Falsche Frage – wir sind besser miteinander« (Pacala 2014). Die zukünftige Versorgung alter Menschen im Spital kann nur verbessert werden, wenn wir über die Grenzen der einzelnen Kliniken hinweg zusammenarbeiten, auch interprofessionell. Die Fachgesellschaft für Palliative Geriatrie will ein Katalysator für diese Entwicklung werden, auch wenn der Weg dahin noch lang ist.

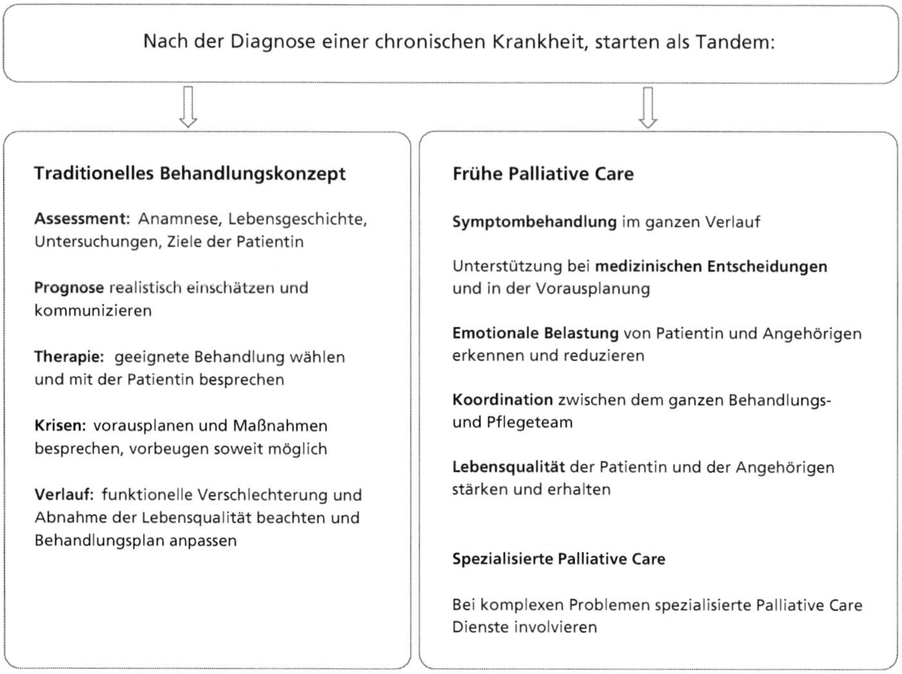

Abb. 23.2: Tandem nach Kavalieratos (nachgedruckt von Kavalieratos et al. 2017, © 2017, mit Genehmigung von Elsevier.)

24 Palliative Geriatrie aus wissenschaftlicher Sicht

Ralf J. Jox

Die Coronapandemie zeigte auf beklemmende Art und Weise, wie sehr der Umgang mit den alten und sehr alten Menschen eine Schicksalsfrage für unsere heutige Gesellschaft geworden ist. Die weltweit, aber ganz besonders in Europa alternden Gesellschaften zeichnen sich dadurch aus, dass in ihnen eine große Gruppe von Menschen lebt, die aufgrund ihres fortgeschrittenen Alters besonders verletzlich (vulnerabel) ist, besonderer Unterstützung bedarf, aber auch einen ganz besonderen, oft unerkannten Wert für die Gesellschaft hat. Die Coronapandemie warf ein Schlaglicht auf diese gesellschaftliche Gruppe, weil die Covid-19-Erkrankung mit hoher Selektivität gerade diese Menschen betrifft: die stärksten Risikofaktoren für einen schweren Krankheitsverlauf bzw. einen tödlichen Verlauf von Covid-19 sind hohes Alter, chronisch fortschreitende Erkrankungen verschiedener Organe und Leben in einem Alters- oder Pflegeheim (Dorjee et al. 2020; Smorenberg et al. 2021).

Die Pandemie brachte durchaus auch viel Solidarität auf familiärer, nachbarschaftlicher und staatlicher Ebene hervor. Dennoch schienen sowohl die drastischen staatlichen Maßnahmen der Pandemiebekämpfung als auch das Verhalten der Bevölkerung eher durch Angst um das eigene Wohl als durch Solidarität mit den Alten motiviert. Hygieneartikel wie Masken, Kittel und Desinfektionsmittel wurden zunächst großzügig den Kliniken zugewiesen, während die Heime Mangel litten und hohe Infektions- und Sterberaten beklagten. Die Angst vor dem Sterben der Schutzbefohlenen hatte Pflegeheimdirektorinnen und Gesundheitspolitikerinnen dazu getrieben, Heime in Gefängnisse zu verwandeln und Besuche engster Angehöriger rigoros zu unterbinden. ohne sich zu fragen, ob die Besuche von Angehörigen und Freunden nicht oft wichtiger sein könnten als die Arbeit der Fachkräfte. Angehörige wurden nur noch als »Besucher« gesehen, aber nicht mehr als Mit-Betroffene, welche nach der Überzeugung der Palliative Care mit den Betroffenen gemeinsam eine Unit of Care darstellen. Zugleich schotteten sich manche Heime derart nach außen hin ab, dass selbst externe Fachkräfte nur noch schwer Zugang fanden, etwa Seelsorgerinnen oder Palliative-Care-Expertinnen. Wenn alte, gebrechliche Menschen in Heimen oder zu Hause an Covid-19 starben, waren aber gerade Palliative Care Expertinnen nicht selten gefordert, für eine kompetente Linderung der Atemnot zu sorgen, bis hin zur Ermöglichung einer palliativen Sedierung. Es war traurig und empörend mitanzusehen, wie manchen Trauernden nach dem Tod einer geliebten Angehörigen ein letzter Abschied und eine würdige Bestattung verweigert wurden, obwohl dies mit Schutzmaßnahmen durchaus ohne größere Gefahr möglich gewesen wäre.

Dieses Amalgam von hysterischer Todespanik, rigoristischer Verbotspolitik und achtloser Altersdiskriminierung machte auf beklemmende Weise deutlich, wie dringend wir heute Palliative Geriatrie brauchen: Palliative Geriatrie steht für das genaue Gegenteil dessen, was ich oben beschrieben habe: Sie steht für ein gutes Leben bis zuletzt, für die konsequente Orientierung an den Bedürfnissen und Wünschen der Betroffenen, für die Akzeptanz menschlicher Sterblichkeit, für eine integrative Sorgekultur, welche Angehörige ebenso einschließt wie multiprofessionelle Fachkräfte. Gottlob gibt es Keime der Palliativen Geriatrie, welche vor Jahrzehnten bereits von der Pionierin Marina Kojer und anderen gesät wurden und inzwischen vielerorts sprießen. In den nächsten Jahrzehnten liegt noch sehr viel Arbeit vor uns, um diese zarten Keime tatsächlich in einen blühenden Garten zu verwandeln, der es multimorbiden alten Menschen ermöglicht, fachlich und menschlich kompetent betreut zu leben und zu sterben. Ich möchte in diesem Text als Wissenschaftler auf den aktuellen Stand der Palliativen Geriatrie reflektieren. Es ist meine Überzeugung, dass Palliative Geriatrie den Humus der Wissenschaft braucht, um erfolgreich Wurzeln schlagen zu können, ganz wie dies bereits Dame Cicely Saunders für die Palliative Care insgesamt propagierte.

Im ersten Teil dieses Textes begründe ich, weshalb Palliative Geriatrie auch einen wissenschaftlichen Zugang benötigt. Der zweite Teil skizziert das Konzept der Palliativen Geriatrie aus meiner wissenschaftlichen Sicht und grenzt es gegen andere Bereiche des Gesundheitswesens ab. Der dritte Teil rückt einige wissenschaftliche Erkenntnisse und Errungenschaften auf dem Gebiet der Palliativen Geriatrie aus den letzten Jahrzehnten in den Blick und formuliert Desiderate und Postulate für die Zukunft.

24.1 Palliative Geriatrie als Wissenschaft

Die Palliative Geriatrie ist zunächst eine Praxis der Sorge, ein tätiges Sichkümmern um alte, gebrechliche, schwerkranke Menschen an ihrem Lebensabend. Diese Praxis ist eingebettet in das Gesundheitssystem im weitesten Sinne. Obschon die moderne Medizin stark auf naturwissenschaftlichen Kenntnissen aufbaut, stellt sich doch die Frage, ob ein wissenschaftlicher Zugang auch für die Palliative Geriatrie nötig und sinnvoll ist. Traditionell gibt es eine gewisse Skepsis insbesondere der Hospizbewegung und der Pflege gegenüber der medizinischen Wissenschaft (Heller und Pleschberger 2014). Ihr haftet zuweilen das Odium an, sie objektiviere den Menschen, rationalisiere die Prozesse und technisiere die Fürsorge.

Zunächst ist festzuhalten, dass Wissenschaft längst nicht auf technisch-experimentelle Naturwissenschaft reduziert werden darf. Gerade im Gesundheitswesen gibt es inzwischen eine reiche Vielfalt an methodisch-wissenschaftlichen Zugängen, welche neben experimentellen Grundlagen und klinischen Studien auch sozialempirische (z. B. qualitative Interviews) und geisteswissenschaftliche Forschung (z. B. Medizin- und Pflegeethik) umfasst. Versteht man Wissenschaft in diesem breiten Sinn, so bringt sie in erster Linie eine große Neugier und ein starkes Interesse der Gesellschaft an dem jeweiligen Themengebiet zum Ausdruck. So verweisen etwa die

Blüte der Astronomie in der Antike oder der Theologie im Mittelalter auf das jeweilige große Interesse an den Gestirnen bzw. an der Begründung des christlichen Glaubens. Umgekehrt ist festzuhalten, dass in aller Regel die Phänomene, welche für die Menschen uninteressant waren, auch nicht wissenschaftlich erforscht wurden. Dies war lange Zeit der Fall für die Umwelt; erst mit dem Bewusstsein für Umweltzerstörung und Klimawandel im 20. Jahrhundert entstand die Umweltwissenschaft. Für die heutige Gesundheitswissenschaft ist kennzeichnend, dass sie sich überwiegend mit den Krebserkrankungen, den Erkrankungen des zentralen Nervensystems und den pharmakologischen Behandlungen derselben befasst. Doch die wissenschaftliche Beschäftigung mit einem Gebiet ist nicht nur Ausdruck gesellschaftlichen Interesses für dasselbe, sondern kann dieses Interesse auch fördern. Angesichts der zunehmenden gesellschaftlichen Relevanz der Sorge um alte, schwerkranke Menschen ist es daher nur logisch, dass sich auch die Wissenschaft des Themas annimmt und seine Relevanz unterstreicht.

Das wichtigste Argument für einen wissenschaftlichen Zugang zur Palliativen Geriatrie leitet sich aber aus dem potenziellen Nutzen für die Betroffenen ab. Die Erkenntnisse der Wissenschaft sollen der bestmöglichen Behandlung, Betreuung, Pflege und Fürsorge für diese Bevölkerungsgruppe dienen. Multimorbide alte und hochbetagte Menschen haben das gleiche Recht wie Jüngere auf qualitativ hochwertige, wirksame und nachhaltige Hilfe, mithin auf eine evidenzbasierte Behandlung (Pientka und Friedrich 2000; Alt-Epping und Nauck 2014). Es fällt auf, dass alte Patientinnen oft systematisch von Medikamentenstudien oder anderen Forschungsarbeiten ausgeschlossen werden, sodass die daraus resultierenden Arzneimittel und andere Behandlungsmaßnahmen zum Teil gar nicht für diese Patientinnengruppe zugelassen werden und nur *off-label* eingesetzt werden können. Die Forschung meidet diese Gruppe auch, weil die Studien große methodische Herausforderungen mit sich bringen: viele Hochaltrige können nicht mehr selbst in die Teilnahme einwilligen, es bestehen oft signifikante Kommunikationsbarrieren und das Risiko ist groß, dass Studienteilnehmerinnen durch Krankheit oder Tod frühzeitig aus den Studien »herausfallen« (Hardy et al. 2009). Es gibt jedoch kreative Möglichkeiten, um trotz dieser Herausforderungen sinnvolle und ergiebige Forschungsarbeiten in dieser Gruppe durchzuführen (Aldridge Carlson 2013). Insbesondere ist erneut festzuhalten, dass eine wissenschaftliche Betätigung auf dem Gebiet der Palliativen Geriatrie nicht auf technisch-biomedizinische Forschung begrenzt werden darf, sondern ein reichhaltiges Spektrum an Themen und Methoden nutzen sollte, wovon einige Beispiele in Kapitel 24.3 genannt werden sollen.

24.2   Konzept von Palliativer Geriatrie

Zunächst allerdings lohnt ein Blick auf das Konzept von Palliativer Geriatrie. Denn gerade ein wissenschaftlicher Zugang muss immer auch reflexiv und selbstkritisch über sich selbst Rechenschaft geben, über die eigenen Besonderheiten und die

Grenzen zu anderen Bereichen nachdenken. Palliative Geriatrie (oder geriatrische Palliative Care, was ich synonym verwende) lässt sich verstehen als eine Tätigkeit, welche das Ziel verfolgt, die Lebensqualität von hochbetagten Menschen, die an schweren, lebensbedrohlichen Krankheiten leiden, ebenso wie die ihrer Angehörigen auf ganzheitliche, wertschätzende Weise zu fördern (Albers et al. 2016).

Wie der Name bereits ausdrückt, baut die Palliative Geriatrie auf den beiden medizinischen Fächern Geriatrie und Palliative Care auf. Die Geriatrie hat sich als Antwort auf die Alterung der Bevölkerung entwickelt und bemüht sich, angemessene Konzepte der Vorsorge, Diagnostik, Rehabilitation und Therapie von multimorbiden, fragilen Patientinnen in den spezifischen biografischen Lebenslagen des Alters anzubieten (Union Européenne des Médecins Spécialistes (UEMS) 2021). Sie betont die Ziele des Funktionserhalts, der sozialen Teilhabe und der Lebensqualität und verfolgt dabei einen interdisziplinären und multiprofessionellen Ansatz (Tinetti 2016).

Die Palliative Care hat sich in den 1960er Jahren als Antwort auf Fehlentwicklungen in der Medizin entwickelt und wendet sich im Gegensatz zur Geriatrie nicht an eine bestimmte Altersgruppe, sondern an Menschen jeden Alters mit ganz spezifischen Bedürfnissen, welche im weitesten Sinn mit der Vorbereitung und Begleitung des Sterbens zu tun haben (Saunders 2000). Dabei lag und liegt der Reformimpetus von Palliative Care für die Medizin vor allem darin, dass sie Tod und Sterben enttabuisieren will, dem technologisch-somatischen Medizinansatz ein biopsycho-sozio-spirituelles Menschenbild entgegensetzt und besonderen Wert auf professionelle Haltungen der Fürsorge, Empathie und Wertschätzung von Patientenautonomie legt (Kübler-Ross 1969). Palliative Care teilt mit der Geriatrie den ganzheitlichen, interdisziplinären und multiprofessionellen Ansatz.

Palliative Geriatrie verbindet die beiden »Schwestern im Geiste«, Geriatrie und Palliative Care, sodass die Stärken beider Fachbereiche auf komplementäre Weise zusammenkommen, um eine bestmögliche Betreuung für hochbetagte Menschen an ihrem Lebensende anzubieten (Voumard et al. 2018). Dabei entsteht keine neue Disziplin oder Spezialität, sondern eine Integration von Wissen und Kompetenzen zum Wohl der Betroffenen – ähnlich wie dies im Bereich der pädiatrischen Palliative Care der Fall ist (▸ Abb. 24.1). Diese Art integrativer Zusammenarbeit mag sogar ein Modell für weitere Bereiche der Medizin sein, wie es andernorts begründet wurde (Voumard et al. 2018). Für die Weiterentwicklung der Palliativen Geriatrie ist es daher von großer Bedeutung, dass die wissenschaftlichen Erkenntnisse gleichermaßen aus der Geriatrie wie aus der Palliative Care, aber auch aus anderen Disziplinen wie etwa der Medizinethik, Psychologie, Kommunikationswissenschaft, Gesundheitssystemforschung und Public Health Berücksichtigung finden. Im Folgenden möchte ich den Wert der Wissenschaften für die Palliative Geriatrie an Hand einiger Beispiele verdeutlichen.

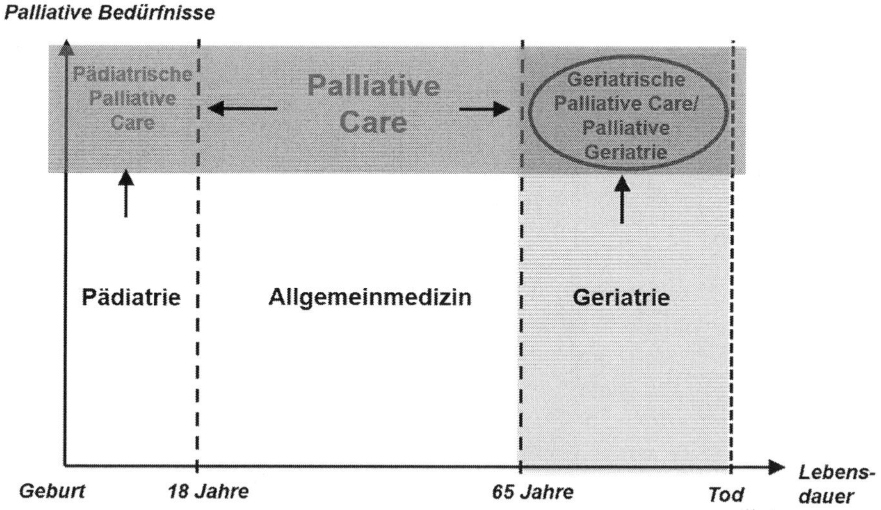

Abb. 24.1: Verortung von Palliativer Geriatrie (Geriatrische Palliative Care) im Kontext von Geriatrie und Palliative Care. Die Altersgrenze der Geriatrie ist nicht fix bestimmt. Palliative Care beginnt pränatal und endet postmortal. (Übersetzt und modifiziert nach Voumard et al 2018).

24.3 Erkenntnisse und Herausforderungen der Palliativen Geriatrie

Palliative Geriatrie steht und fällt mit den Haltungen der dort Tätigen, mit der spezifischen Kultur und Mentalität, die darin zum Ausdruck kommt. Wie ich gezeigt habe, sind die Haltungen der Empathie und Fürsorge, der Wertschätzung Älterer und der Förderung relationaler Autonomie, kein schmückendes Beiwerk, sondern stellen den definitorischen Kern der Palliativen Geriatrie dar. Wissenschaftliche Untersuchungen können dabei helfen, die besten Möglichkeiten zu finden, diese Haltungen tatsächlich sicherzustellen. So gibt es etwa eine wachsende Zahl von Erkenntnissen aus wissenschaftlichen Untersuchungen, wie Empathie und Mitgefühl bei Fachkräften geschult, bewahrt und in die Praxis umgesetzt werden können (Brito-Pons und Librada-Flores 2018; Sinclair et al. 2016). Die Einrichtung von *compassionate communities*, wo Solidarität mit hilfsbedürftigen, vulnerablen Älteren und Kranken auf Gemeindeebene eingeübt und gefördert wird, kann nachweislich unnötige und ungewollte Notfalleinweisungen in die Krankenhäuser verhindern (Abel et al. 2018). Aus Psychologie, Sozialwissenschaft und Ethik gibt es Ansätze, wie wir der grassierenden Altersdiskriminierung in unserer Gesellschaft und insbesondere in unserem Gesundheitswesen entgegensteuern können (Rüegger 2018; Burnes et al. 2019).

Zu den zentralen Haltungen der Palliativen Geriatrie gehört es auch, dass Alter, Krankheit, Demenz und Todesnähe nicht in erster Linie als Defizite, Verluste und Scheitern verstanden werden, sondern als Lebensphasen und Lebenssituationen, die ihre eigenen Herausforderungen haben, aber auch ihren Wert und ihre Bedeutung. Für ein gelingendes, gutes Leben ist es unumgänglich, die eigene Sterblichkeit anzunehmen und positiv damit umzugehen – eine Weisheit, welche seit der Antike bis heute nichts an Bedeutung verloren hat (Gawande 2015; Jox 2014). Dasselbe gilt für das Altern, welches im Grunde als eine protrahierte Form körperlichen Sterbens betrachtet werden kann. Für die Palliative Geriatrie ist es entscheidend, stets ressourcenorientiert vorzugehen, die eigenen Ressourcen der betroffenen Familien und Individuen zu suchen und zu fördern. Das gilt auch und gerade für Menschen mit Demenz, die sich durch ihre hohe Sensibilität und ihren besonderen Gefühlsreichtum auszeichnen, aber gerade dadurch auch besonders verletzlich sind. Ressourcenorientierte Ansätze, die in der Wissenschaft zunehmend untersucht werden, können etwa auf die unverlierbare menschliche Würde (Thomson und Chochinov 2008; Chochinov et al. 2012) oder auch das Beziehungsgeschehen zwischen Betroffenen und Angehörigen oder Betreuerinnen fokussieren (z. B. Selbsterhaltungstherapie SET) (Romero und Wenz 2018).

Generell braucht es aber in der Zukunft noch viel mehr Forschung zum zentralen diagnostischen und therapeutischen Mittel der Palliativen Geriatrie: der Kommunikation (Kojer 2021b). Es ist beschämend und bezeichnend zugleich, wie viele Zehntausende von Stunden in der Aus-, Fort- und Weiterbildung von Gesundheitsfachkräften in das Memorieren theoretischer Fakten fließt, welche innerhalb weniger Jahre wieder obsolet werden. Nur wenige Stündchen werden dahingegen der Kommunikation und dem Herstellen von Beziehungen zu sehr alten Menschen gewidmet. Gerade bei Menschen mit Demenz, die einen großen Teil der palliativgeriatrischen Patientinnen ausmachen, ist das Gelingen der Kommunikation unabdingbar, damit Betreuerinnen aller Berufsgruppen ihre Kompetenz sinnvoll einsetzen können. Gute Gesprächsführung in der Palliativen Geriatrie beginnt mit dem Ernstnehmen des Gegenübers, mit ungeteilter Aufmerksamkeit, vor allem auch für die Körpersprache, richtigem Zuhören und einer für die Betreffende angemessenen Ausdrucksweise. Hier liegt eine riesengroße Herausforderung für die künftige Forschung in der Palliativen Geriatrie. Es gilt herauszufinden, welche Menschen welche kommunikativen Bedürfnisse haben und wie man verschiedene kommunikative Herausforderungen am angemessensten meistern kann. Das mag etwa die Eröffnung einer unheilbaren Erkrankung sein, aber auch das Gespräch mit Menschen mit Demenz, das Gespräch über den bevorstehenden Tod, über Sterbewünsche und ambivalente Wünsche und Hoffnungen, das Gespräch über Versäumnisse und Fehler in der Medizin, das Gespräch über schwierige Therapieentscheidungen zwischen Leben und Tod, um nur einige wenige zu nennen.

Damit ist bereits das Stichwort für einen weiteren relevanten Bereich wissenschaftlicher Erforschung im Bereich Palliative Geriatrie angesprochen: die Entscheidungsfindung. Schon die Beurteilung der Einwilligungsfähigkeit bzw. Urteilsfähigkeit ist ein komplexes Thema, das trotz bestehender juristischer und ethischer Vorgaben zahlreiche offene Fragen aufwirft (Wood et al. 2020; Ehrman et al. 2021). Was die Forschung während der letzten Jahre überzeugend nachgewiesen hat, ist der vielfältige Nutzen eines umfassenden und frühzeitigen *Advance Care Planning*, also einer Vorausplanung und Vorbereitung schwieriger Behandlungsentscheidungen am Lebensende, unterstützt durch geschulte Fachkräfte (Brinkman-Stoppelenburg et al. 2014; Cadona-Morrell et al. 2017; Martin et al. 2016; Kelly et al. 2019). Offene Fragen bestehen aber insbesondere noch hinsichtlich der Frage, wie man diese Gespräche am besten führen soll, wenn die Betroffenen nicht mehr einwilligungsfähig sind und die Entscheidungen rechtsverbindlich von den Stellvertretern getroffen werden müssen (*Advance Care Planning by proxy*) (Jox 2016; Jox et al. 2018). Ethische und praktische Fragestellungen stellen sich zudem häufig im Zusammenhang mit Ernährungsproblemen, etwa wenn Menschen mit Demenz bei der Ernährung abwehrende Gesten zeigen (Kühlmeyer et al. 2015).

Selbstverständlich gilt es in der Palliativen Geriatrie auch, belastende Symptome angemessen zu lindern, dabei aber angesichts der Gefahren von Polypharmazie im Alter nicht-medikamentöse Verfahren zu priorisieren (Schlogl et al. 2020). Bei Unruhe und Agitiertheit im Rahmen einer demenziellen Erkrankung haben sich die vielfach eingesetzten Medikamente in Studien als hoch problematisch erwiesen, insbesondere Benzodiazepine und Antipsychotika (McDermott und Gruenewald 2019; Gaertner et al. 2019). Ein großes Forschungsgebiet bleibt auch die verlässliche Erkenntnis und Differenzierung verschiedener Symptome bei eingeschränkt kommunikationsfähigen Menschen oder Menschen mit kognitiven Störungen, zumal die Verhaltensbeobachtung bei solchen genuin subjektiven Phänomenen ganz grundlegend an erkenntnistheoretische Grenzen stößt (Ellis-Smith et al. 2016).

Abschließend sollte nicht vergessen werden, dass eine würdevolle, angemessene Betreuung hochbetagter, schwerkranker Menschen auch von den Strukturen der Gesundheitsversorgung, den Institutionen, Prozessen und Finanzierungsmodellen abhängt. Forschungsarbeiten aus Deutschland haben gezeigt, dass sich die Sterbeorte allmählich wandeln, wobei immer mehr Menschen in Heimen sterben, immer weniger in ihren eigenen vier Wänden, nach wie vor aber noch etwa die Hälfte aller Menschen in Akutkrankenhäusern (Dasch et al. 2015). Bei hochbetagten Menschen und Menschen mit Demenz sind es zwar mehr, die zu Hause sterben, aber nach wie vor ist es so, dass eine große Zahl von ihnen in ihren letzten Lebensmonaten belastende Einweisungen ins Krankenhaus oder auf die Notaufnahme über sich ergehen lassen müssen (Mitchell 2015; Hoffmann et al. 2019). Palliative Home-Care-Teams und Palliative-Care-Expertise in Heimen nehmen zwar zu, aber nach wie vor findet sich eine systematische Benachteiligung von nicht-onkologischen, hochbetagten Patientinnen, insbesondere solchen mit Demenz, was den Zugang zu Palliative Care anbetrifft (Mataqi und Aslanpoor 2020).

In den stationären Alters- und Pflegeeinrichtungen hat sich durch die Bewegung der Palliativen Geriatrie in den letzten Jahrzehnten erstaunlich viel verbessert: insbesondere da die Verweildauer in diesen Einrichtungen tendenziell immer kürzer wird und die Bewohnerinnen immer multimorbider sind, ist inzwischen die essenzielle Bedeutung eines Palliative-Care-Ansatzes für diese Einrichtungen erkannt. Gleichwohl gibt es noch bedeutende Unterschiede und eine beklagenswerte Unterfinanzierung und Vernachlässigung im Vergleich mit den akutmedizinischen Bereichen des Gesundheitswesens. Wenn die Bevölkerung heute an Palliative Care denkt, dann kommt ihr wahrscheinlich am ehesten die Palliativstation oder der palliative bzw. hospizliche Hausbesuchsdienst in den Sinn. Doch schon jetzt ist es so, dass die stationären Alten- und Pflegeheime, wenn man auf den Versorgungsbedarf blickt, die zahlenmäßig größten und bedeutendsten Palliative-Care-Einrichtungen sein sollten, ohne dass dies bisher verstanden und realisiert wäre. Gerade diese für viele unbequeme Wahrheit hat die Coronapandemie überdeutlich ins Licht gehoben. Wir wollen hoffen, dass die Pandemie bei all ihrer Tragik den Menschen dafür die Augen öffnen möge, wie sehr die Palliative Geriatrie zu einer Schicksalsfrage des 21. Jahrhundert geworden ist – und zwar für uns alle, denn die meisten von uns werden sie eines Tages benötigen und dankbar dafür sein, dass es sie gibt.

Literatur

Abel J, Kingston H, Scally A (2018) Reducing emergency hospital admissions: a population health complex intervention of an enhanced model of primary care and compassionate communities. Br J Gen Pract 68: e803–e810.

Achterberg WP, Gambassi G, Finne-Soveri H et al. (2010) Pain in European long-term care facilities: Cross national study in Finland, Italy and the Netherlands. Pain 148(11): 70–74.

Albers G, Froggatt K, Van den Block L (2016) A qualitative exploration of the collaborative working between palliative care and geriatric medicine: Barriers and facilitators from a European perspective. BMC Palliat Care 15: 47.

Aldridge Carlson MD (2013) Research methods priorities in geriatric palliative medicine. J Palliat Med 16: 838–42.

Alt-Epping B, Nauck F (2014) Forschungsethische Aspekte in der Palliativmedizin. In: Lenk C, Duttge G, Fangerau H (Hrsg.) Handbuch Ethik und Recht der Forschung am Menschen Berlin Heidelberg: Springer. S. 359–365.

Back AL, Allace JI, Starks HE, Pearlman RA (1996) Physician assisted Suicide and Euthanasia in Washington State. JAMA 275(12): 919–925.

Barth P (Hrsg.) (2017) Das neue Erwachsenenschutzrecht. Wien: Linde.

Bartoszek G, Nydahl P (Hrsg.) (2020) Basale Stimulation – neue Wege in der Pflege Schwerstkranker. 7. Aufl. München: Urban & Fischer/Elsevier.

Basler HD, Hüger D et al. (2006) Beurteilung von Schmerz bei Demenz (BESD) – Untersuchung zur Validität eines Verfahrens zur Beobachtung des Schmerzverhaltens. Der Schmerz 20/6: 519–26.

Bauer U, Pitzner S, Schreier MM (2016) Pain treatment in nursing home residents differs according to cognitive state – a cross-sectional study. BMC Geriatr. (Published online doi 10.1186/s12877-016-0295-1).

Beetz A, Riedel H, Wohlfahrt R (Hrsg.) (2018) Tiergestützte Interventionen. München: Reinhardt.

Benedetti F (2013) Physiology of the Doctor-Patient Relationship. Physiol Rev 93(3): 1207–1246.

Bernabei R, Gambassi G, Lapane K et al. (1998) Management of Pain in elderly patients with cancer. SAGE study group. JAMA 279(23): 1877–1882.

Bernatzky G, Likar L (2007) Schmerzentstehung und Behandlung – neue Erkenntnisse wirken in die Praxis. In: Bernatzky G, Likar R, Wendtner F et al. (Hrsg.) Nichtmedikamentöse Schmerztherapie.1. Aufl. Wien, New York: Springer. S. 1–8.

Beubler E (2020) Kompendium der medikamentösen Schmerztherapie. 7. Aufl. Berlin: Springer.

Bienstein C, Fröhlich A (2016) Basale Stimulation in der Pflege: Die Grundlagen. 8. Aufl. Bern, Göttingen: hogrefe.

Böhm E (2011) Ist heute Montag oder Dezember? 11. Aufl. Bonn: Psychiatrie-Verlag.

Böhm E (2012) Verwirrt nicht die Verwirrten. 12. Aufl. Bonn: Psychiatrie-Verlag.

Böhm E (2018) Psychobiographisches Pflegemodell nach Böhm I. 5. Aufl. Wien: Maudrich.

Böhm E (2019) Psychobiographisches Pflegemodell nach Böhm II. 8. Aufl. Wien: Maudrich.

Bosisio F, Jox RJ, Jones L, Rubli Truchard E (2018) Planning ahead with dementia: what role can advance care planning play? A review of opportunities and challenges. Swiss Med Wkly 148: w14706. (doi: 10.4414/smw.2018.14706).

Bowlby J (1951) Maternal care and mental health. WHO 1951. Zit. nach: Lehr U.: Psychologie des Alterns (2006) Wiebelsheim: Quelle & Meyer.

Brinkman-Stoppelenburg A, Rietjens JA, van der Heide A (2014) The effects of advance care planning on end-of-life care: a systematic review. Palliat Med 28: 1000–25.

Brito-Pons G, Librada-Flores S (2018) Compassion in palliative care: a review. Curr Opin Support Palliat Care 12: 472–479.

Bundesamt für Statistik (CH). Gesundheit. Taschenstatistik 2020. (www.bfs.admin.ch/bfs/de/home/statistiken/gesundheit/determinanten.gnpdetail.2021-0251.html, Zugriff 18.02.2021).

Bundesamt für Statistik (CH). Hospitalisierungen mit Palliative Care im Jahr 2018. (www.bfs.admin.ch/bfs/de/home/statistiken/gesundheit/gesundheitswesen/spitaeler.assetdetail.13047590.html, Zugriff 18.02.2021).

Bürger C Patientenrechte und freiheitsbeschränkende Maßnahmen. (http://www.patientenanwalt.com/download/Patientenrechte_freiheitsbeschraenkende_Massnahmen_Buerger_Expertenletter_Pflege.pdf, Zugriff am 01.09.2021).

Burnes D, Sheppard C, Henderson CR (2019) Interventions to Reduce Ageism Against Older Adults: A Systematic Review and Meta-Analysis. Am J Public Health 109: e1–e9.

Cardona-Morrell M, Benfatti-Olivato G, Jansen J (2017) A systematic review of effectiveness of decision aids to assist older patients at the end of life. Patient Educ Couns 100: 425–435.

Cervo FA, Bryan L, Farber S (2006) To PEG or not to PEG: A review or evidence for placing feeding tubes in advanced dementia and the decision making process Geriatrics 61(6): 30–35.

Champagne T (2019) Sensorische Modulation für Menschen mit Demenz. Bern, Göttingen: hogrefe.

Chapparo C (1996) Using an Occupational Performance Model in Practice. Unveröffentlichte Kursunterlage, 1. Österreichischer Ergotherapiekongress, Wien.

Chapparo C, Ranka J (2011) OPM Australia. (http://www.occupationalperformance.com/, Zugriff am16.04.2020).

Chochinov HM, Cann B, Cullihall K (2012) Dignity therapy: a feasibility study of elders in long-term care. Palliat Support Care 10: 3–15.

Cohen-Mansfield J, Dakheel-Ali M, Marx MS et al. (2015) Which Unmet Needs Contribute to Behavior Problems in Persons With Advanced Dementia? Psychiatry Res 228(1): 59–64.

Conradi E (2014) Ethik der Achtsamkeit (https://www.uni-klu.ac.at/pallorg/downloads/7_Conradi.pdf, Zugriff am 23.04.2020).

Coors M, Jox R, in der Schmitten J (2015) Advance Care Planning. Stuttgart: Kohlhammer.

Corbett A, Husebö B, Malcangio M et al. (2012) Assessment and Treatment of Pain in People with Dementia Nat Rev Neurol 8(5): 264-274.

Dasch B, Blum K, Gude P, Bausewein C (2015) Place of Death: Trends Over the Course of a Decade: A Population-Based Study of Death Certificates From the Years 2001 and 2011. Dtsch Arztebl Int 112: 496–504.

de Souto Barreto P, Lapeyre-Mestre M, Vellas B et al. (2013) Potential underuse of analgesics for recognized pain in nursing home residents with dementia: A cross-sectional study. Pain 154: 2427–2431.

Deutsche Gesellschaft für Geriatrie e. V. Was ist Geriatrie? (www.dggeriatrie.de/ueber-uns/was-ist-geriatrie, Zugriff 19.02.2021).

Dirk K, Rachor GS, Knopp-Sihota JA (2019) Pain Assessment for Nursing Home Residents: A Systematic Review Protocol. Nurs Res 68(4): 324-328.

Dorjee K, Kim H, Bonomo E (2020) Prevalence and predictors of death and severe disease in patients hospitalized due to COVID-19: A comprehensive systematic review and meta-analysis of 77 studies and 38,000 patients. PLoS One 15: e0243191.

Ehrman SE, Norton KP, Karol DE (2021) Top Ten Tips Palliative Care Clinicians Should Know About Medical Decision-Making Capacity Assessment. J Palliat Med 1.

Ellis-Smith C, Evans CJ, Bone AE (2016) Measures to assess commonly experienced symptoms for people with dementia in long-term care settings: a systematic review. BMC Med 14: 38.

Ergotherapie Austria www.ergotherapie.at Zugriff am 28.8.2021

Fachgesellschaft für Palliative Geriatrie (FGPG) (2018) Grundsatzpapier Palliative Geriatrie. (www.fgpg.eu/wp-content/uploads/2020/12/20201103_FGPG-Grundsatzpapier_Palliative-Geriatrie_EndV_20200831.pdf, Zugriff 20.02.2021).

Fachgesellschaft für Palliative Geriatrie (FGPG) (2019) Total pain in der Palliativen Geriatrie (https://www.fgpg.eu/wp-content/uploads/2020/11/20201103_Total-Pain-in-der-Palliativen-Geriatrie_EndV_20200909.pdf, Zugriff am 28.11. 2020).

Fachgesellschaft für Palliative Geriatrie (FGPG) (https://www.fgpg.eu/internationaler-lehrgang-palliative-geriatrie/, Zugriff am 01.04.2021).

Feichtner A (2018) Palliativpflege in der Praxis. 2. Aufl. Wien: Facultas.

Feil N (2007) Validation in Anwendung und Beispielen: Der Umgang mit verwirrten alten Menschen. 7. Aufl. München: Reinhardt.

Feil N, de Klerk-Rubin V (2017) Validation, ein Weg zum Verständnis verwirrter alter Menschen. 11. Aufl. München: Reinhardt.

Fercher P, Sramek G (2018) Brücken in die Welt der Demenz. Validation im Alltag. 3. Aufl. München: Reinhardt.

Ferrell BA (1995) Pain evaluation and management in the nursing home. A Intern Med 123: 681–687.

Ferrell BA (1996) Overview of Agng and Pain. In: Ferrell BR, Ferrell BA (Hrsg.) Pain in the Elderly. Seattle: IASP Press.

Ferrell BA (2004) The management of pain in longterm-care. Clin J Pain 20(4): 240–243.

Ferrell BR, Coyle N, Paice JA (Hrsg.) (2014) Textbook of Palliative Nursing. 4. Aufl. Oxford: Oxford University Press.

Finucane, TE, Christmas C, Trevis K (1999) Tube feeding in patients with advanced dementia. A review of the evidence. JAMA 282: 1365–1370.

Frankl V (2007) Ärztliche Seelsorge: Grundlagen der Logotherapie und Existenzanalyse. München: dtv.

Gaertner J, Eychmueller S, Leyhe T (2019) Benzodiazepines and/or neuroleptics for the treatment of delirium in palliative care?-a critical appraisal of recent randomized controlled trials. Ann Palliat Med 8: 504–515.

Gagliese L, Melzack R (1997) Chronic pain in elderly people. Pain 70(1): 3–14.

Gawande A (2015) Sterblich sein. Frankfurt a.M.: S. Fischer.

Gieniusz M, Sinvanil L, Kozikowski A, Patel V, Nourian C, Williams MS, KOHN N, Pekmezaris R, Wolf.Klein G (2017) Percutanous Feeding Tubes in Individuals with Advanced Dementia: Are Physicians »Choosing Wisely«? J Am Geriatr Soc 66(1): 64–69.

Gillick MR (2000) Rethinking the role of tube feeding in patients with advanced dementia. N Engl Jmed 342: 206–210.

Gillick MR, Volandes AE (2008) The standard of caring: Why we still use feedingtubes in patients with advanced dementia. J Am Med Dir Assoc 9(5): 364–367.

Greiffenhagen S, Buck-Werner ON (2007) Altwerden mit Tieren. In: Greiffenhagen S, Buck-Werner ON (Hrsg.) Tiere als Therapie. Nerdlen: Kynos.

Halmich M (2020) Gewaltschutzrecht für Gesundheitsberufe. Praxisliteratur für Gesundheitsberufe – Band IV. Wien: Educa.

Hardy SE, Allore H, Studenski SA (2009) Missing data: a special challenge in aging research. J Am Geriatr Soc 57: 722–9.

Heimerl K, Kojer M, Kunz R, Müller D (2018) Grundsatzpapier Palliative Geriatrie. (https://www.fgpg.eu/wp-content/uploads/2019/11/20180831_FGPG_Grundsatzpapier_Palliative-Geriatrie.pdf, Zugriff am 23.05.2020).

Heller A, Heimerl K, Husebø S (Hrsg.) (2007) Wenn nichts mehr zu machen ist, ist noch viel zu tun. 3. Aufl. Freiburg i. Br.: Lambertus.

Heller A, Pleschberger S (2014) Geschichte der Hospizbewegung in Deutschland. Hintergrundfolie für Forschung in Hospizarbeit und Palliative Care. In: Schnell MW, Schulz C, Heller A, Dunger C (Hrsg.) Palliative Care und Hospiz. EIne Grounded Theory. Heidelberg: Springer. S. 61–74.

Hirsch RD (2000) Gewalt in der Pflege: ein drängendes gesellschaftliches Problem, Manuskript zum Gespräch am 11. Mai 2000 im »Ausschuss für Menschenrechte und Humanitäre Hilfe« des Deutschen Bundestags in Berlin; »Handeln statt Misshandeln« Bonner Initiative gegen Gewalt im Alter e. V.

Hoffmann F, Strautmann A, Allers K (2019) Hospitalization at the end of life among nursing home residents with dementia: a systematic review. BMC Palliat Care 18: 77.

Horgas AL, Elliot AF (2004) Pain Assessment and management in persons with dementia. In: Nurs Clin North Am (39): 593–606.

Huber E (1994) Gesundheit und Kommunikation. In: Communications. Berichtband über den 1. Kongress »Gesundheit und Medien«, Vol 19, 2–3.

Husebø S (2001) Mündliche Mitteilung im Seminar »Schmerz- und Symptombehandlung«. Internationaler Universitätslehrgang Palliative Care/MAS, 25–28.06.

James A, Kapur N, Hawthorne AB (1988) Long term outcome of percutaneous endoscopic gastronomy feeding in patients with dysphagic stroke. Age Ageing 27: 671–676

Jardine M, Miles A, Allen J A (2019) A Systematic Review of Physiological Changes in Swallowing in the Oldest Old. Dysphagia. (doi: 10.1007/s00455-019-10056-3. Online ahead of print).

Jox RJ (2014) Medizin und Sterblichkeit. In: Aurenque D, Friedrich O (Hrsg.) Mediinphilosophie oder philosophische Medizin. Philosophisch-ethische Beiträge zu Herausforderungen technisierter Medizin. Stuttgart Bad Canstatt: frommann holzboog. S. 109–122.

Jox RJ (2016) Lost decisional capacity – lost chance of Advance Care Planning? Bioethica Forum 9: 109–110.

Jox RJ, Bosisio F, Rubli Truchard E (2018) Dementia from a palliative care perspective: why a disease-specific advance care planning is necessary. Ther Umsch 75: 105–111.

Kaasalainen S, Middleton J, Knezacek S et al. (1998) Pain and cognitive status in the institutionalized elderly: Perceptions and interventions. Gerontol nursing (7): 24-31.

Katz WA, Rothenberg R (2005) The nature of pain: pathophysiology. J Clin Rheumatol 11(2 Suppl): 11–15.

Kavalieratos D, Gelfman LP, Tycon LE et al. (2017) Integration of Palliative Care in Heart Failure: Rationale, Evidence, and Future Priorities. J Am Coll Cardiol 70(15): 1919–1930.

Kelly AJ, Luckett T, Clayton JM (2019) Advance care planning in different settings for people with dementia: A systematic review and narrative synthesis. Palliat Support Care 17: 707–719.

Kinästhetics Österreich (https://www.kinaesthetics.at/, Zugriff am 21.06.2020).

Klinger R, Stuhlreyer J, Schartz M et al. (2018) Clinical Use of Placebo Effects in Patients with Pain Disorders. Int Rev Neurobiol 139: 107–127.

Kojer M (1997) Modellversuch Sterbebegleitung im Geriatriezentrum am Wienerwald 1995–1997. Unveröffentlichter Abschlussbericht.

Kojer M (2007) Die Welt der Alten respektieren, ihre Sprache sprechen. In: Heller A, Heimerl K, Husebø S (Hrsg.) Wenn nichts mehr zu machen ist, ist noch viel zu tun. 3. Aufl. Freiburg i. Br.: Lambertus. S. 75 88

Kojer M (2017) Kommunikation und respektvoller Umgang mit älteren Menschen. In: Pinter G, Likar R, Kada O et al. (Hrsg.) Der ältere Patient im klinischen Alltag. Stuttgart: Kohlhammer. S. 105–118.

Kojer M (2019) Ethische Aspekte der Kommunikation mit geriatrischen Patienten. In: Likar R, Kada O, Pinter G et al. (Hrsg.) Ethische Herausforderungen des Alters. Stuttgart: Kohlhammer. S. 341–349

Kojer M (2021a) Schmerz hat viele Gesichter. In: Kojer M, Schmidl M, Heimerl K (Hrsg.) Demenz und Palliative Geriatrie in der Praxis. 3. Aufl. im Druck, Wien: Springer

Kojer M (2021b) Kommunikation – Kernkompetenz der Palliativen Geriatrie. In: Kojer M, Schmidl M, Heimerl K (Hrsg.). Demenz und Palliative Geriatrie in der Praxis. 3. Aufl. im Druck, Wien: Springer.

Kojer M, Schwänke U (2010), modifiziert Thalinger S und Sterba N (2018) Palliative Geriatrie. Landesverband Hospiz Niederösterreich/Dachverband Hospiz Österreich. Eigenverlag.

Kostrzewa S, Kutzner M (2013) Was wir noch tun können. Basale Stimulation in der Sterbebegleitung. 5. Auf. Bern, Göttingen: hogrefe.

Kränzle S, Schmid U (2018) Symptomlinderung. In: Kränzle S, Schmid U, Seeger C (Hrsg.) Palliative Care. 6. Aufl. Berlin: Springer. S. 263–304.

Kränzle S, Schmid U, Riehm C et al. (2018) Grundlagen und Besonderheiten der palliativen Pflege. In: Kränzle S, Schmid U, Seeger C (Hrsg.) Palliative Care. 6. Aufl. Berlin: Springer. S. 195–226.

Kruse A (2017) Lebensphase hohes Alter. Verletzlichkeit und Reife. Berlin: Springer.

Kübler-Ross E (1969) On Death and Dying. New York: Simon & Schuster.

Kühlmeyer K, Schuler A, Kolb C et al. (2015) Interpreting dementia patients' nonverbal behavior during feeding: A survey among nurses in long-term care settings. J Am Geriatr Soc 63 (12): 2541–2549.

Kunz R (2017) Schmerztherapie in der Geriatrie. In: Steffen-Bürgi B, Schärer Santschi E, Staudacher D, Monteverde S (Hrsg.) Lehrbuch Palliative Care. 3. Aufl. Bern: hogrefe. S. 231–239.

Kunz R (2019) Einführung Palliative Geriatrie. Vortrag anlässlich der Fachtagung Palliative Geriatrie am 14.3. Zürich: Stadtspital Waid, Kongressforum.

Kunz R (2021a) Schmerzmanagement beim älteren und kognitiv beeinträchtigten Menschen. In: Kojer M, Schmidl M, Heimerl K (Hrsg.) Demenz und Palliative Geriatrie in der Praxis. 3. Aufl. im Druck. Wien: Springer.

Kunz R (2021b) Palliative Geriatrie die Haute Couture aus Medizin und Pflege. In: Kojer M, Schmidl M, Heimerl K (Hrsg.) Demenz und Palliative Geriatrie in der Praxis. 3. Aufl. im Druck, Wien: Springer.

Loewy E (1999–2001) Wiederholte mündliche Mitteilungen.

Löser C, Müller MJ (1988) Ethische Richtlinien zur Anlage einer PEG-Sonde. Z Gastroenterol 36: 457–458.

Lukas E (2004) Alles fügt sich und erfüllt sich. Die Sinnfrage im Alter. Gütersloher Verlagshaus.

Lum HD, Sudore RL, Bekelman DB (2015) Advance care planning in the elderly. Med Clin North Am. 99(2): 391–403. (doi: 10.1016/j.mcna.2014.11.010).

Mahler K (2017) Interoception. The eighth sensory system. Lenexa, Kansas: AAPC Publishing.

Martin RS, Hayes B, Gregorevic K et.al. (2016) The Effects of Advance Care Planning Interventions on Nursing Home Residents: A Systematic Review. J Am Med Dir Assoc 17: 284–93.

Martinek A, Hammer F (1995) Erfahrungsbericht über das Projekt Multicolor HM, unveröffentlichtes Manuskript.

Mataqi M, Aslanpour Z (2020) Factors influencing palliative care in advanced dementia: a systematic review. BMJ Support Palliat Care 10: 145–156.

May-Ropers C (2002) Das neue Handbuch der Körper-Balance. Nowo Balance. Eine systemische Bewegungstherapie. Paderborn: Junfermann Verlag.

McDermott CL, Gruenewald DA (2019) Pharmacologic Management of Agitation in Patients with Dementia. Curr Geriatr Rep 8: 1–11.

Mitchell SL (2015) Advanced Dementia. N Engl J Med 373: 1276–7.

Morin L, Vetrano L, Rizzuto D et al. (2017) Choosing Wisely? Measuring the Burden of Medications in Older Adults near the Ebd of Life: Nationwide, Longitudinal Cohort Study. Am J Med. 130(8): 927–936.

Morrison RS, Siu AL (2000) A Comparison of Pain and Its Treatment in Advanced Dementia and Cognitively Intact Patients with Hip Fracture. In: Journal Pain Symptom Management 19(4): 240–248.

MTD-Gesetz, § 2 (5) Rechtsinformationssystem des Bundes (RIS) (www.ris.bka.gv.at, Zugriff am 16.04.2020).

Müller M (2017) »Total pain«. In: Steffen-Bürgi B, Schärer Santschi E, Staudacher D et al. (Hrsg.) Lehrbuch Palliative Care. 3. Aufl. Bern: hogrefe. S. 406–414.

Nagele S, Feichtner A (2012) Lehrbuch der Palliativpflege. 3. Aufl. Wien: Facultas.

Nauck F, Radbruch L (2012) Systemische medikamentöse Schmerztherapie. In: Aulbert E, Nauck F, Radbruch N (Hrsg.) Lehrbuch der Palliativmedizin. 3. Aufl. Stuttgart: Schattauer. S. 175–207.

Österreichische Plattform für Interdisziplinäre Altersfragen (ÖPIA) (2013/14) Österreichische Interdisziplinäre Hochaltrigenstudie http://www.oepia.at/hochaltrigkeit/wp-content/uploads/2015/05/OEIHS_Endbericht_Endfassung1.pdf, Zugriff am 02.04.2021).

Ouslander JG, Berenson RA (2011) Reducing Unnecessary Hospitalizations of Nursing Home Residents. N Engl J Med 365: 1165–1167.

Pacala JT (2014) Is Palliative Care the »new« Geriatrics? Wrong question – we're better together. JAGS 62: 1968–1973.

Pearlman RA, Hsu C, Starks HE, Back AL, Gordon JR, Barucha AJ, Koenig BA, Battin MP (2005) Motivations for physician-assisted suicide. J Gen Intern Med. 20(3): 234–239.

Pientka L, Friedrich C (2000) Evidenz-basierte Medizin – Probleme und Anwendung in der Geriatrie. Z Gerontol Geriat 33: 102–110.

Pirker S, Pirker H (2021) Recht auf Gesellschaft In: Kojer M, Schmidl M, Heimerl K (Hrsg.) Demenz und Palliative Geriatrie in der Praxis. 3. Aufl. im Druck, Wien: Springer

Porzsolt F, Kojer M, Schmidl M et al. (2004) A new instrument to describe indicators of wellbeing in old-old patients with severe dementia. Health Qual Life Outcomes 2: 10 (doi: 10.1186/1477-7525-2-10).

Richter J, Schwarz M, Bauer B (2008) Personality characteristics determine health-related quality of life as an outcome indicator of geriatric inpatient rehabilitation. Curr Gerontol Geriatr Res. (Epub 2008 Aug 19.2008:474618. doi 10.1155/2008/474618).

Richter J, Schwarz M, Eisemann M et al. (2003) Quality of life as an indicator for successful geriatric inpatient rehabilitation - a validation study of the ›Vienna List‹. Arch Gerontol Geriatr. 37(3): 265–276.

Rilke RM (1962) Stundenbuch. In: Rilke RM Gesammelte Gedichte. Berlin: Insel-Verlag.

Robert Bosch Stiftung (2015) Curriculum Palliative Praxis (https://www.bosch-stiftung.de/de/publikation/palliative-praxis-kompetenz-und-sorge-fuer-alte-menschen-am-lebensende, Zugriff am 01.04.2021).

Romero B, Wenz M (2018) Therapeutische Empfehlungen für Menschen mit Demenz. Selbsterhaltungstherapie (SET) im Krankenhaus. Stuttgart: Kohlhammer.

Romo RD, Allison TA, Smith AK et al. (2017) Sense of Control in End-of-Life Decision-Making. JAGS 5: e70–e75.

Röpke KP (2019) Prophylaxen für die Pflegepraxis. 4. Aufl. Hannover: Schlütersche Verlagsgesellschaft.

Rosin D (2007) To PEG or not to PEG? Feeding the incompetent patient. Isr Med Assoc J 9(12): 881–882.

Rossato-Bennett M, McDougald A (2014) Alive inside – Musik gegen Demenz. Dokumentarfilm USA: Soulfood Music Distribution.

Rüegger H (2018) Altersdiskriminierung. Jahrbuch Diakonie Schweiz 2: 127–140.

Sacks O (2000) Der Mann, der seine Frau mit einem Hut verwechselte. Reinbek: Rowohlt Taschenbuchverlag.

Sampson E and associates at the Royal Free & University College Medical School, London (2009) Reuters Health Information 14.04.2009, Cochrane Database Syst. Rev. (www.medscape.com Stand 20.04.2009).

Sandgathe-Husebø B (2003) Palliativmedizin in der Geriatrie – Wie alte schwerkranke Menschen leben und sterben. In: Husebø S, Klaschik E (Hrsg.) Palliativmedizin. 3. Aufl. Berlin, Heidelberg, New York: Springer. S. 363–395.

Sandkühler J (2001) Schmerzgedächtnis – funktionelle und strukturelle Veränderungen des schmerzverarbeitenden Systems. Dt. Ärzteblatt 98(42): 2172–2176.

Saunders C (2000) The Evolution of Palliative Care. Patient Educ Couns 41: 7–13.

Saunders C, Baines M, Dunlop RJ (1995) Living with dying. Oxford: Oxford University Press.

Schlogl M, Riese F, Little MO (2020) Top Ten Tips Palliative Care Clinicians Should Know About Cognitive Impairment and Institutional Care J Palliat Med 23: 1525–1531.

Schmidl M (2021) Angehörige von Pflegeheimpatientinnen als Adressatinnen von Palliative Care. In: Kojer M, Schmidl M, Heimerl K (Hrsg.) Demenz und Palliative Geriatrie in der Praxis. 3. Aufl. im Druck, Wien: Springer.

Schmidl M und Kojer M (2021a) Die ärztliche Sicht: Ernährung und ablehnendes Essverhalten bei Hochbetagten mit fortgeschrittener Demenz. Demenz und Palliative Geriatrie in der Praxis. 3. Aufl. im Druck. Wien: Springer.

Schmidl M, Kojer M (2021b) Die letzte Lebensphase. In: Kojer M, Schmidl M, Heimerl K (Hrsg.) Demenz und Palliative Geriatrie in der Praxis. 3. Aufl. im Druck. Wien: Springer.

Shega JW, Hougham G, Stocking CB et al. (2006) Management of Noncancer Pain in Community-Dwelling Persons with Dementia. Journal of the American Geriatrics Society 54(12): 1892–1897.

Sinclair S, Norris JM, McConnell SJ (2016) Compassion: a scoping review of the healthcare literature. BMC Palliat Care 15: 6.

Smorenberg A, Peters EJ, van Daele P (2021) How does SARS-CoV-2 targets the elderly patients? A review on potential mechanisms increasing disease severity. Eur J Intern Med 83: 1–5.

Spaemann R (1999) Warum die Welt ist, kann keine Wissenschaft beantworten. Glück, Leiden, Wahrheit, Weisheit: Was der Philosoph dazu sagt. Die Presse 05. 02 (http://www.imabe.org/fileadmin/mitarbeiter/kummer_susanne/1999-02-05_DiePresse_Interview_Robert_Spaemann.pdf, Zugriff: 22.04.2020).

Spitz RA (1945) Hospitalism – An inquiry into the genesis of psychiatric conditions in early childhood. Psychoanalytic studies of the child 1: 53–74. Zit. nach: Lehr U.: Psychologie des Alterns (2006) Wiebelsheim: Quelle & Meyer.

Taylor RR (2019) The Intentional Relationship Occupational Therapy and Use of Self. 2. Aufl. Philadelphia: FA Davis.

Thiem U, Wilm S, Greiner W et al. (2020) Reduction of potentially inappropriate medication in the elderly: design of a cluster randomised controlled trial in German primary care practices. (Published online May 12. doi 10.1177/2042098620918459).

Thompson GN, Chochinov HM (2008) Dignity-based approaches in the care of terminally ill patients. Curr Opin Support Palliat Care 2: 49–53.

Tinetti M (2016) Mainstream or Extinction: Can Defining Who We Are Save Geriatrics? J Am Geriatr Soc 64: 1400–1404.

Tracy B, Morrison RS (2013) pain management in older adults. Clin Ther. 35(11): 1659–1668.

Union Européenne des Médecins Spécialistes (UEMS) (2021) Definition of Geriatrics (https://uemsgeriatricmedicine.org/www/land/definition/english.asp, Zugiff am 22.03.2021).

Vase L, Wartelowska K (2019) Pain, Placebo and test of Treatment Efficacy: a narrative Review. Br J Anaesth 123(2): 254–262.

Vernooij MA, Schneider S (2018) Handbuch der Tiergestützten Intervention. 4. Aufl. Wiebelsheim: Quelle & Meyer.

Volicer l (2019) Review of Programs for Persons Facing Death with Dementia. Healthcare Basel 7(2): 62. (Published online 2019 Apr15. doi 10.3390/ healthcare 7020062).

Voumard R, Rubli Truchard E, Benaroyo L (2018) Geriatric palliative care: a view of its concept, challenges and strategies. BMC Geriatr 18: 220.

Warden V, Hurley AC Volicer L (2003) Development and psychometric evaluation of the pain assessment in advanced dementia (PAINAD Scale). J Am Med Dir Assoc 4: 9–15.

Warnecke T, Dziewas R, Wirth R, Bauer JM, Prell T (2019) Dysphagia from a neurogeriatric point of view. Pathogenesis, diagnosis and management. Z Gerontol Geriat 52(4): 330–335.

Wehling M (2017) Drug therapy for older people. Z Gerontol Geriatr 50(8): 685–688.

Weinstock C, Bennett R (1968) Problems in communication to nurses among residents of a racially heterogenous nursinghome. Gerontology 8(2): 72–75. Zit. nach: Lehr U.: Psychologie des Alterns (2006) Leipzig: Quelle & Meyer.

Weissenberger-Leduc M (2009) Palliativpflege bei Demenz. Wien, New York: Springer.

WHO (2002) Definition of Palliative Care. (www.dgpalliativmedizin.de/images/stories/WHO_Definition_2002_Palliative_Care_englisch-deutsch.pdf, Zugriff 20.02.2021).

Wood S, Bally K, Cabane C (2020) Decision-making capacity evaluations: the role of neuropsychological assessment from a multidisciplinary perspective. BMC Geriatr 20: 535.

Zhang W, Robertson J, Jones AC et al. (2008) The placebo effect and its determinants in osteoarthritis meta-analysis of randomised controlled trials. Ann Rheum Dis 67(12): 1716–1723.

Glossar

Abdomen:	Bauch
Ablederung der Haut:	Abschürfung oberflächlicher Hautschichten
Agitiertheit:	Erregtheit
Agonie:	Sterbephase
Akupunktur:	Aus der traditionellen chinesischen Medizin stammende Therapiemethode, bei der an genau definierten Körperstellen Nadeln eingestochen werden.
Akutmedizin:	Behandlung akuter Gesundheitsstörungen (vorwiegend im Krankenhaus)
Albino:	Mensch (oder Säugetier) mit vollständigem Pigmentmangel (weißblond, hellrosa Haut, extreme Lichtempfindlichkeit)
Altersdepression:	Für alte Menschen typische Form der Depression
Anamnese:	Erhebung der Krankengeschichte durch den Arzt
ANH:	Artificial nutrition and hydration, d. h. künstliche Ernährung und Flüssigkeitszufuhr (über Infusion oder Sonde)
Antidepressivum:	Zur Behandlung von Depressionen verwendetes Medikament
Apalliker:	Mensch mit schwerer Bewusstseinsstörung (»Wach-Koma«), ausgelöst durch Funktionsausfall der Großhirnrinde (z. B. nach Unfall)
Aphasie:	Sprachstörung durch Schädigung der Sprachregion im Gehirn (z. B. nach Schlaganfall)
Applikationsmenge:	Verabreichungsmenge (bei einem Arzneimittel)
Aromatherapie:	Linderung vielfältiger Beschwerden mithilfe von ätherischen Ölen
Arthrose:	Abnützungserkrankung eines Gelenks
Aspiration:	Eindringen flüssiger oder fester Stoffe in die Atemwege während der Einatmung durch fehlende (bzw. mangelhafte) Schutzreflexe
Axilla:	Achselhöhle
Barthel-Index:	Test, der das Ausmaß der noch erhaltenen Selbstständigkeit feststellt

Basale Stimulation:	Für Behinderte, Demente und Sterbende geeignete Pflegemethode, die versucht, den Bezug zum eigenen Körper und zur Umwelt über gezielte Sinnesreize zu verbessern
BCRS:	Brief Cognitive Rating Scale (engl.) Test zur Feststellung des Demenzgrades
Benzodiazepine:	Chemische Untergruppe von Beruhigungsmitteln (Tranquilizer)
Blasenkontrolle:	Eigene Kontrolle über die Funktion der Harnblase
Bolus:	Genau definierte Dosis eines Medikaments, die bei Bedarf rasch über eine liegende Injektionskanüle verabreicht werden kann
Bronchitis:	Mit Husten einhergehende, vorwiegend infektiöse Entzündung der Schleimhaut der Atemwege
Bronchuskarzinom:	Lungenkrebs
BWS:	Brustwirbelsäule
Cancer en cuirasse:	»Panzerkrebs« Endstadium bei fortgeschrittenem Brustkrebs. Umklammerung der betroffenen Brustseite durch einen Geschwulstpanzer
Carcinosis Pleurae:	Krebs des Brustfells
Cava-Katheder:	Zentraler Venenzugang in die große obere Hohlvene
Chemotherapie:	Einsatz von Substanzen mit schädigender Wirkung auf Krankheitserreger (z. B. Antibiotika) und Tumorzellen (Zytostatika)
Circulus vitiosus:	Teufelskreis
Co-Analgetika:	Medikamente, die zur Behandlung bestimmter Schmerzen herangezogen werden, aber selbst keine Schmerzmittel sind
Computertomografie:	Röntgendiagnostisches computergestütztes bildgebendes Verfahren
Coping:	Bewältigungsstrategie z. B. für Krankheiten
Dauerkatheter:	Für längere Zeit zur Harnableitung in die Harnblase eingeführtes Röhrchen
Dekompensation:	Entgleisung, die entsteht, wenn der Körper die Leistungsminderung eines Organs nicht mehr durch Gegenregulationen ausgleichen (kompensieren) kann
Dekubitus:	Wundliegen (vor allem bei Bettlägerigkeit)
Dement, Demenz:	Fortschreitende degenerative Veränderungen des Gehirns mit allmählichem Verlust der Denkfähigkeit
Dermatologie:	Lehre von den Krankheiten der Haut
Diabetes:	Zuckerkrankheit
Diarrhoe:	Durchfall

Differenzialdiagnostischer Ausgang:	Besuch der eigenen Wohnung gemeinsam mit Pflegeperson und Therapeuten in der Zeit der Entlassungsvorbereitung
Dihydrocodein:	Medikament (zur Hustenstillung und als Schmerzmittel verwendet)
Duktal:	In einem Gang befindlich (in Zusammenhang mit Krebs: Ausbreitung, z. B. in den Gängen der Brustdrüse)
Elektrotherapie:	Mit elektrischem Strom arbeitende Methoden, z. B. der physikalischen Therapie
Embryonalstellung:	Der Patient liegt mit angezogenen Knien zusammengerollt im Bett und nimmt keinen Anteil mehr an der Umgebung
Epileptische Anfälle:	Zentrale Krampfanfälle
Ergotherapie:	Therapieformen zur Hebung oder Erhaltung der Lebensqualität und zur Erzielung der größtmöglichen Selbstständigkeit
Erwachsenenvertreter:	Österreichisch für Gesetzlicher Betreuer. Er ist berechtigt Entscheidungen zu treffen, die die vertretene Person nicht mehr selbst treffen kann. Der Vertreter hat sich dabei nach den Wünschen und Bedürfnissen der vertretenen Person zu richten. Ersetzt seit 2018 den Sachwalter (siehe weiter unten).
Evaluierung:	Auswertung
Exulzeriert:	Geschwürig aufgebrochen
Famulant(in):	Praktikant(in) im Krankenhaus in der Zeit des Medizinstudiums
Fentanylpflaster (transdermales Fentanyl):	Stark wirksames Schmerzmittel in Pflasterform. Der Wirkstoff wird langsam über die Haut aufgenommen
Fund raising:	Geldbeschaffung
Gallenkolik:	Krampfschmerz in Zusammenhang mit Gallenleiden (am häufigsten bei Gallensteinen)
Gastroskopie:	Magenspiegelung
GDS:	Global Deterioration Scale. Test zur Feststellung des Demenzgrades
Granny Kids:	Zusammenführung von alten Menschen und Kindergartenkindern. Projekt des Geriatriezentrums am Wienerwald
Hautrezidiv:	Rezidiv: Wiederauftreten einer Erkrankung nach Abheilung. Hautrezidiv: Wiederauftreten (z. B. von Krebs) im Bereich der Haut
Hemiplegiker:	Mensch mit Halbseitenlähmung (nach Schlaganfall)
Heptadon:	Stark wirksames Schmerzmittel. Opiat

Herzinsuffizienz:	Herzversagen
Hochdruckkrise:	Plötzlicher kritischer Blutdruckanstieg
Hormonrezeptorbestimmung:	Das Vorhandensein oder Fehlen bestimmter, für ein Hormon spezifischer Rezeptoren wird aus dem Blut bestimmt. Das Ergebnis ist bei manchen Tumorarten (z. B. bei Brustkrebs und Prostatakrebs) ausschlaggebend für den Erfolg einer geplanten Hormontherapie
Hospiz:	Früher: Herberge. Heute: Interdisziplinäre ambulante oder stationäre Behandlung (Schmerztherapie und Symptomkontrolle), Pflege und Begleitung Schwerstkranker und Sterbender
Hydromorphon:	Stark wirksames Schmerzmittel, Opiat
Ileus:	Darmlähmung oder Darmverschluss
Infusionstherapie:	Meist intravenöses Einbringen von Flüssigkeiten in den Körper über einen längeren Zeitraum (im Gegensatz zu Injektionen)
Inkontinenz:	Unfähigkeit, den Abgang von Harn und/oder Stuhl willentlich zu kontrollieren
Insuffizienz:	Ungenügende Leistung eines Organs oder Organsystems
Intermittierende, parenterale Flüssigkeitssubstitution:	Parenteral: Die Zufuhr (Medikamente, Flüssigkeiten, Nahrung) erfolgt nicht über den Magen-Darmtrakt, sondern durch Injektion bzw. Infusion. Intermittierend: Die Infusion erfolgt nicht kontinuierlich, sondern in bestimmten Abständen
Ischaemie:	Verminderung oder Unterbrechung der Durchblutung eines Organs oder Gewebes
Kachexie:	Extreme Abmagerung
Karzinom:	Bösartiger Tumor, Krebs
Kinästhetik:	Spezielle Pflegemethode mit deren Hilfe es gelingt, Patienten schonend und angenehm zu drehen oder zu mobilisieren
Kneipp'sche Fußbäder:	Kalt-warme Fußbäder zur Verbesserung der Zirkulation und zur Gesundheitsprophylaxe
Kognitive Fähigkeiten:	Denk- und Gedächtnisleistungen
Kollapsneigung:	Neigung zu kurzzeitiger Bewusstlosigkeit
Komatös:	Schwer bewusstseinsgestörter Patient, nicht mehr durch äußere Reize weckbar
Kombinationstherapie:	Einsatz mehrerer Medikamente (bzw. Methoden) zur Behandlung einer bestimmten Gesundheitsstörung
Kompressionsfraktur:	Stauchungsbruch vor allem von Wirbelkörpern, z. B. durch Sturz aus großer Höhe. Bei alten Menschen mit Osteoporose auch nach banalen Stürzen, u. U. auch spontan

Kumulationsgefahr:	Gefahr der Anhäufung von Arzneisubstanzen im Organismus durch zu häufige Gabe oder durch verzögerte Ausscheidung
Kurative Maßnahmen:	Heilende Maßnahmen
LWS:	Lendenwirbelsäule
Lymphdrainage:	Spezialmassage, fördert die Umverteilung von Gewebsflüssigkeit (Lymphe) und vermindert dadurch schmerzhafte und belastende Schwellungen
Lymphknotenmetastasen:	Tumorabsiedlungen in Lymphknoten. Lymphknoten haben große Bedeutung für die Abwehrleistungen des Körpers.
Lymphödem:	Schwellung durch Behinderung des Abflusses von Gewebsflüssigkeit
Mammakarzinom:	Brustkrebs
Mastektomie:	Entfernung einer Brust. Operationsmethode bei Brustkrebs
Metamizol:	Schmerzmittel
Metastasen:	Absiedlungen von Tumorzellen an anderen Stellen des Körpers
Mini-Mental-State-Test (MMSE):	Häufig verwendeter Demenztest
Mobilisation:	Aktivierung von Patienten und Patientinnen bei und nach Bettlägerigkeit, Unfall, Operation
Morbus Alzheimer:	Demenzform. Fortschreitender Verlust von Gehirnsubstanz und Denk- und Gedächtnisleistung
Morphinsulfat:	Stark wirksames Schmerzmittel, Opiat
Morphintherapie:	Behandlung mit Morphium
Morphium:	Stark wirksames Schmerzmittel; Opiat
MTF:	Medizinisch-Technische Fachkraft
Multicenterstudie:	Studie, die an mehreren verschiedenen Orten gleichzeitig durchgeführt wird
Multimorbidität:	Gleichzeitiges Bestehen von mehreren Krankheiten
Munori:	Schlammpackung. Methode der physikalischen Medizin
Neglect-Syndrom:	Halbseitiges Ignorieren des eigenen Körpers auf der gelähmten Seite nach Schlaganfall. Oft gleichzeitiges Ignorieren aller Sinneseindrücke, die von dieser Seite kommen
Neuralgie:	Schmerzen im Ausbreitungsgebiet eines Nervs
Neuroleptikum:	Gruppe von Psychopharmaka, die vor allem verschiedenen psychischen Störungen und motorischer Unruhe entgegenwirken
Neurologie:	Lehre von den Erkrankungen des Nervensystems und der Muskulatur

Neuromuskuläres System:	Nervensystem und Muskulatur in ihrem Zusammenwirken
Neuropathie:	Empfindungsstörung (mit oder ohne Schmerzen) durch Erkrankung (Störung) von Anteilen des Nervensystems
Neuropathischer Schmerz:	Schmerz, der durch Schädigung oder Irritation von Anteilen des Nervensystems entsteht
Niereninsuffizienz:	Ungenügende Leistung der Nieren
Nowo Balance Therapie:	Spezialform der Bewegungstherapie
Nozizeptoren:	Rezeptoren für die Schmerzwahrnehmung
Nozizeptorschmerz:	entsteht durch Irritation der Nozizeptoren in den geschädigten Geweben
NSAR:	Nicht stereoidale Antirheumatika. Gruppe von entzündungshemmend wirksamen Schmerzmitteln
Oberflächenschmerz:	Von der Körperoberfläche ausgehender Schmerz
Obstipation:	Stuhlverstopfung, Darmträgheit
Opioid:	Stark wirksames Schmerzmittel, Opiat
Osteoporose:	Erkrankung des Skelettsystems mit Verminderung der Knochensubstanz und erhöhter Bruchanfälligkeit
Östrogen:	Weibliches Geschlechtshormon
Palliative Care:	Praxis und Theorie einer von verschiedenen Berufsgruppen in einer Versorgungseinrichtung oder ambulant gemeinsam getragenen Behandlung, Pflege, Betreuung und Begleitung schwerstkranker und sterbender Menschen und ihrer Angehörigen. Unabdingbare Voraussetzungen für Palliative Care sind fachliches Können, Respekt, Einfühlungsvermögen und Zuwendung
Palliative Geriatrie:	Behandlung, Pflege, Betreuung und Begleitung schwerstkranker und/oder dementer und sterbender alter Menschen und ihrer Angehörigen
Pankreas:	Bauchspeicheldrüse
Pankreaskarzinom:	Krebs der Bauchspeicheldrüse
Parkinson:	Parkinsonsche Krankheit, Morbus Parkinson. Fortschreitende, durch Zittern und schwere Bewegungsstörungen gekennzeichnete neurologische Erkrankung
Pathologie:	Lehre von den Krankheiten
PEG-Sonde:	Während einer Magenspiegelung gesetzte Ernährungssonde; durchdringt Magenwand und Bauchdecke. Ermöglicht unter Umgehung des Schluckaktes die Zufuhr von Nährlösungen direkt in den Magen

Phantomschmerzen:	Schmerzen, die vom Gehirn einem nach Amputation nicht mehr vorhandenen Körperteil zugewiesen werden
Physiologie:	Lehre von den normalen Lebensvorgängen, im Gegensatz zu Pathologie (Lehre von den krankhaften Veränderungen im menschlichen Organismus)
Physiologisch:	Ordnungsgemäß funktionierend (z. B.: ein Organ), im Gegensatz zu pathologisch (krankhaft)
Physiotherapie:	Anregung und gezielte Behandlung gestörter Funktionen und Linderung von Beschwerden des Bewegungsapparats z. B. durch Krankengymnastik, Bewegungsübungen, Massagen, Kälte-Wärmeanwendungen
Pipette:	Glasröhrchen zum Ansaugen von Flüssigkeiten
Placebo:	Scheinmedikament
Pleurapunktion:	Punktion zwischen den beiden Blättern des Lungenfells. Dient der Entfernung krankhafter, die Atmung behindernder Flüssigkeitsansammlungen
Pneumonie:	Lungenentzündung
Porotische Knochen:	Von Osteoporose befallene Knochen
Primärtumor:	Der zuerst entstandene bösartige Tumor (im Gegensatz zur Metastase)
Progesteron:	Weibliches Geschlechtshormon
Progrediente Erkrankung:	Fortschreitende Erkrankung
Prophylaxe:	Vorbeugende Maßnahme zur Verhütung von Krankheiten oder Krankheitssymptomen
Psychopharmaka:	Medikamente, die die Aktivität des Zentralnervensystems, beeinflussen und sich auf Stimmung, Emotionalität, Lebensgefühl und Wachheitszustand auswirken können
Psychotherapie:	Alle Formen der psychologischen Behandlung von seelischen Störungen mit und ohne körperliche Auswirkungen
Pulmo:	Lunge
Querbettsitzen:	Aufsetzen am Bettrand. Erste Maßnahme der Mobilisation nach längerer Bettlägerigkeit
Radikale Patientenorientierung:	Ethische Grundhaltung des betreuenden Teams. Vollständige Ausrichtung des Denkens, Planens und Handelns auf die Wünsche, Bedürfnisse und Ziele, die die/der Betreute selbst hat. Setzt bedingungslosen Respekt vor Persönlichkeit und Willen des Patienten, der Patientin voraus
Reaktivierende Pflege:	Pflegemethode, fördert die Selbstständigkeit durch Aktivierung scheinbar verloren gegangener Bewegungs- und Handlungsmuster

Reflexzonentherapie:	Spezialmassage
Resorption:	Aufnahme von Stoffen (z. B. Arzneimitteln) über Haut oder Schleimhaut
Retardiert:	In der Entwicklung zurückgeblieben. Bei Medikamenten: Retardierte Wirkung = Retardwirkung
Retardwirkung:	Wirkung von Arzneimitteln, deren Wirkstoff über einen längeren Zeitraum gleichmäßig freigesetzt wird. Vorteil: Das Medikament kann in größeren Abständen verabreicht werden
Rollator:	Gebräuchliche, mit Rädern versehene Gehhilfe
Sachwalter:	bis 2018 österreichisch für Gesetzlicher Betreuer. Von Gericht beauftragter und befugter Vertreter bei mangelhafter (fehlender) Geschäftsfähigkeit. Hauptaufgabe: Wahrung der Interessen und Ansprüche des Menschen, den er vertritt
Schädelhirntrauma:	Schädelverletzungen mit Gehirnbeteiligung
Schenkelhalsfraktur:	Bruch des Halses (schlanker Teil unterhalb des Gelenkskopfes) des Oberschenkelknochens. Häufige Sturzfolge bei alten Menschen (vor allem bei Frauen)
Schlaganfall:	Plötzlicher Ausfall der Blutversorgung eines Hirnareals durch Gefäßverschluss oder Blutung
Schlüsselreiz:	Reiz, der üblicherweise eine bestimmte Reaktion (ein bestimmtes Verhalten) auslöst
Schmerzdiagnostik:	Feststellung von Art und Ausmaß von Schmerzen
Schmerzpumpe:	Vorrichtung, mit deren Hilfe der Patientin, dem Patienten über einen längeren Zeitraum gleichmäßig oder als Bolus (siehe dort) Schmerzmittel unter die Haut oder über eine Vene zugeführt werden
Schmerzrezeptoren:	In den Geweben des Körpers verteilte winzige Empfangseinrichtungen, über die Schmerzreize registriert werden
Schmerztherapie:	Behandlung von Schmerzen
SDAT:	Senile Demenz vom Alzheimertyp. Häufigste Demenzform bei Hochbetagten
Sedativa:	Beruhigungsmittel
Sedierung:	(Meist medikamentöse) Beruhigung
Sekundärerkrankung:	Zu einer Erkrankung (meist als Folge einer Komplikation) hinzutretende zweite Erkrankung
Sensibilitätsstörung:	Veränderte (abgeschwächte oder verstärkte) Wahrnehmung von Sinnesreizen
Sensomotorisches Training:	Übungen zur Verbesserung der Sinneswahrnehmung und der Bewegungsabläufe
Sensorische Deprivation:	Entzug von Sinnesreizen
Somatisch:	Körperlich

Somnolenz:	Bewusstseinsstörung. Der Patient, die Patientin ist (im Gegensatz zum Koma) durch äußere Reize weckbar
Spitzer-Index:	Test zur Messung der Lebensqualität. Ermöglicht auch Fremdbeurteilung der Lebensqualität
Stethoskop:	Ärztliches Instrument zur Feststellung von normalen und krankhaften Geräuschen von Herz, Lunge, Darm
Strahlentherapie:	Behandlung bösartiger Erkrankungen mithilfe von ionisierenden Strahlen
Supervision:	Fachliche Unterstützung von Professionellen und Teams zur besseren Arbeitsorganisation
Suppositorien:	Zäpfchen
Symptomkontrolle:	Beherrschung quälender Beschwerden durch gezielte Pflegemaßnahmen und medikamentöse Therapie
TENS:	Transkutane elektrische Nervenstimulation. Hemmung der Schmerzleitung durch elektrischen Strom
Terminalphase:	Zustand der Todesnähe. Der Tod tritt höchst wahrscheinlich innerhalb von Tagen ein
Tiefenschmerz:	Nicht von der Körperoberfläche ausgehender Schmerz
Total pain:	Umfassender Schmerz. Berücksichtigt neben der körperlichen auch die seelische, soziale und spirituelle Dimension des Schmerzgeschehens
Tramadol:	Schmerzmittel
Tremor:	Rhythmisches, fein-, mittel- oder grobschlägiges Muskelzittern
Trisomie:	Veränderung in der Erbanlage (Genmutation). Ein Chromosom (Träger der genetischen Information) ist dreifach vorhanden. Häufigste Form: Trisomie 21 (Down-Syndrom: In verschiedener Stärke ausgeprägte geistige Behinderung; gleichzeitig typische Veränderungen des äußeren Erscheinungsbilds). Trisomisch: Individuum mit einer Trisomie
Tumormarker:	Im Körper nachweisbare Substanzen, die oftmals eine Aussage über Vorliegen und Verlauf von bösartigen Erkrankungen ermöglichen
Tumorschmerzen:	Durch einen Tumor ausgelöste Schmerzen
Ulzera:	Mehrzahl von Ulkus (Geschwür)
Unter-, Übermedikation:	Verwendung von zu vielen bzw. zu wenigen Arzneimitteln zur Behandlung eines bestimmten Krankheitszustands oder Symptoms.
Valid (gültig), Validität (Gültigkeit):	Qualitätskriterium für Tests

Validation:	Wertschätzung. Methode, um mit desorientierten Hochbetagten zu kommunizieren
Visusverschlechterung:	Verschlechterung des Sehvermögens
Vitalzeichen:	Puls, Blutdruck, Hautfarbe, Atmung, Körpertemperatur, Bewusstseinslage, Ausscheidung
Wash out:	Zeit bis zur vollständigen Ausscheidung eines Medikaments
Wiener Liste:	Liste des Verhaltens und der Verhaltensänderungen von dementen Hochbetagten. Teil einer von der Abteilung für Palliativmedizinische Geriatrie im GZW durchgeführten Studie
Wind-up-Phänomen:	Teufelskreis, durch den sich ein ungelindert gebliebener chronischer Schmerz selbst verstärkt

Stichwortverzeichnis

Würde   111, 133, 285, 320

Z

Zärtlichkeit   128
Zeitverwirrt   114
Ziele

– persönliche   327
Zielplanung   36
Zuneigung   128
Zusammenarbeit   88, 95
Zuwendung   91, 97, 109, 115, 128, 244, 268
Zwangsmobilisation   77

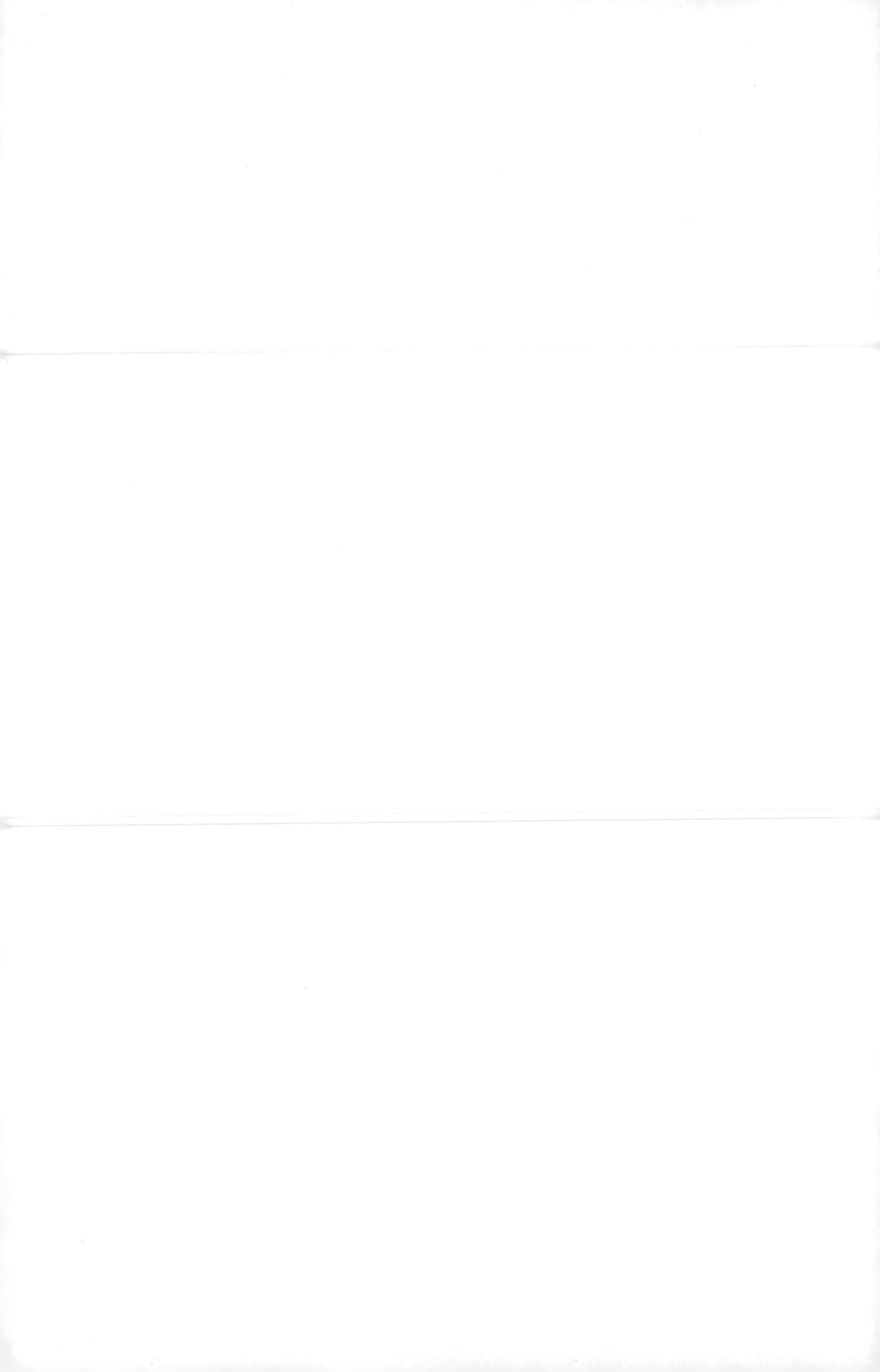